신경계 운동치료학

Therapeutic Exercise *for* Neurological Condition

신경계 운동치료학

Therapeutic Exercise for Neurological Condition

2023년 8월 25일 1판 1쇄 발행
2024년 9월 20일 1판 2쇄 발행

지은이 | 김명철 · 이진환 · 김경훈 · 김상진 · 김용훈 · 김형근 · 신형수 · 정남진 · 정다은 · 정연규 · 이동규 공저

펴낸이 | 김진환
펴낸곳 | 학지사메디컬 HAKJISA MEDICAL
04031 서울특별시 마포구 양화로 15길 20 마인드월드빌딩
대표전화_ 02-330-5188 팩스_ 02-326-0338
등 록 | 2010년 2월 8일 제313-2010-36호
메 일 | hakjisamd@hakjisamd.co.kr
홈페이지 | http://www.hakjisamd.co.kr

ISBN 979-11-92867-67-0 93510

가 격 | 47,000원

신경계 운동치료학

김명철 · 이진환 · 김경훈 · 김상진 · 김용훈 · 김형근
신형수 · 정남진 · 정다은 · 정연규 · 이동규 공저

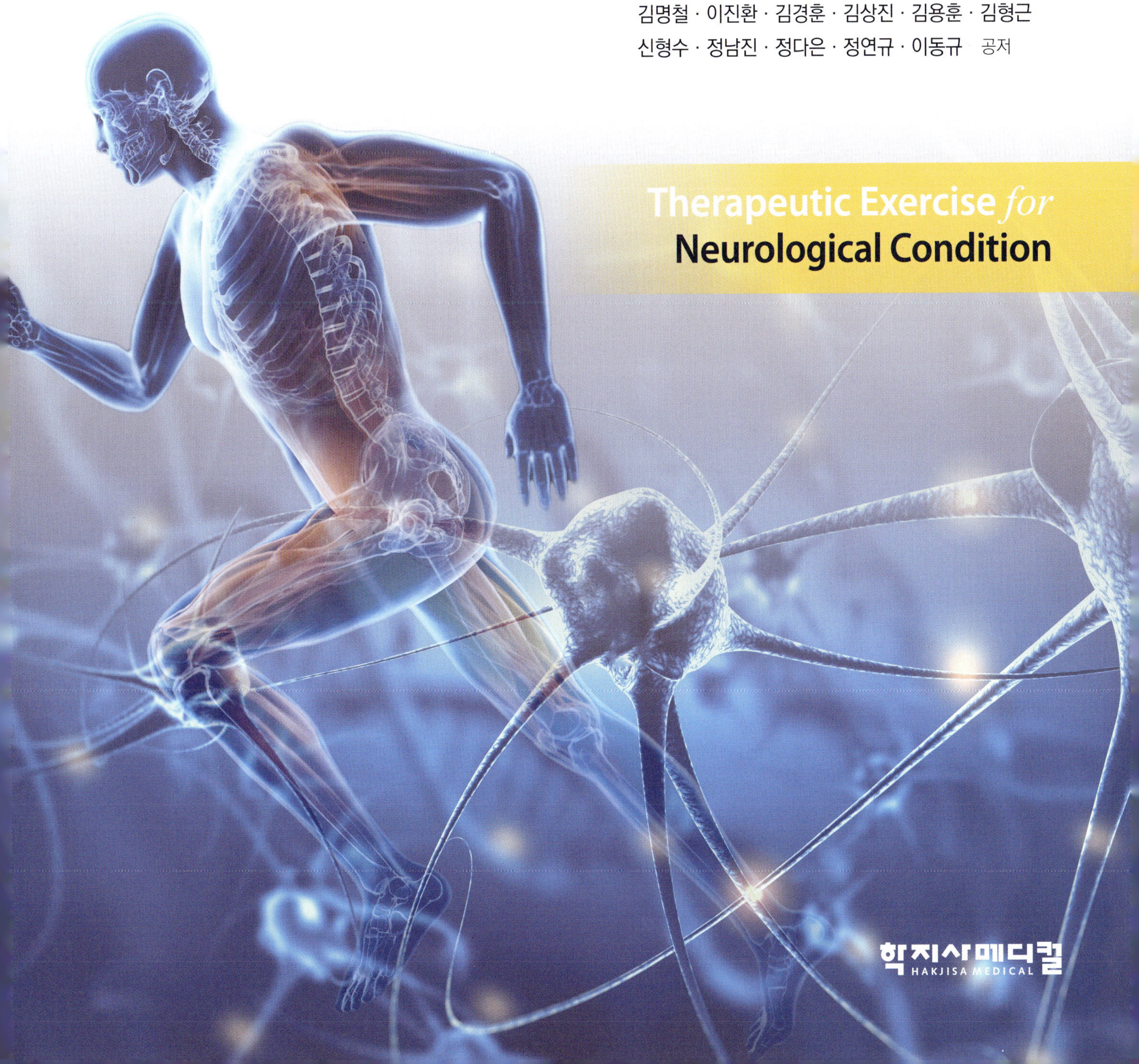

Therapeutic Exercise *for* Neurological Condition

학지사메디컬
HAKJISA MEDICAL

저자 소개

대표 저자

김명철 을지대학교

이진환 대구보건대학교

집필진

김경훈 김천대학교

김명철 을지대학교

김상진 호산대학교

김용훈 마산대학교

김형근 신구대학교

신형수 경운대학교

이동규 전남과학대학교

이진환 대구보건대학교

정남진 대구과학대학교

정다은 김해대학교

정연규 여주대학교

머리말

현재 우리는 빠르게 진화하는 의료 환경의 최전선에 서 있다. 특히 최첨단 의료 장비와 진화되는 인공지능(artificial intelligence, AI)이 의료 주체자인 인간의 역할들을 점차 대체해 나가고 있는 새로운 시대를 맞이하고 있다. 하지만 인간 두뇌의 복합성을 이해하고 신경계의 기능을 완벽하게 대체할 만한 의료 기술은 아직 전무한 수준이며, 특히 인간만이 가지고 있는 지각과 공감능력 그리고 돌봄의 기술 등은 아무리 발달된 의료 로봇들도 가질 수 없는 인간만의 고유한 능력임에는 틀림이 없을 것이다. 따라서 신경계 운동치료는 인간만이 할 수 있는 공감과 돌봄의 기술에 오감(五感)의 능력을 더하여 신경학적 손상을 가진 환자에게 적용함으로써 신경계 회복 기전에 중요한 영향력을 줄 수 있는 물리치료만의 영역이다.

이 교재는 물리치료학과 학생들이나 유사한 전공 분야에서 운동치료를 공부하는 학생들에게 유능한 신경계 운동치료사가 되기 위해 필요한 지식, 기술, 공감 능력을 갖출 수 있도록 세심한 내용으로 집필되었다. 노련한 임상경험과 풍부한 교육 경험을 가진 집필진들의 공동 노력을 통해 차세대 운동치료사가 자신감과 전문 지식을 가지고 뇌-신체 연결의 복잡성을 탐색하고, 이를 활용하여 신체의 움직임을 회복시키는 데 필요한 치료적 기술들을 풍부하게 담았다.

1~2장에서는 신경계 운동치료의 원칙과 치료사의 역할 그리고 신경계 운동조절 및 운동학습에 대한 이론적 고찰을 통해 한층 고도화된 운동치료에 대한 과학적 근거들을 설명하고 있다. 이를 통해 독자들은 뇌의 매혹적인 세계를 탐구하면서 신경계의 놀라운 적응력을 발견하고, 부상이나 질병에 대해 희망과 치유의 손길이 치료사에 의해 전달된다는 개념을 강화시킬 수 있다.

3~8장에서는 효과적인 운동치료를 뒷받침하는 평가 및 평가 기술을 강조하고, 포괄적인 신경학적 검사에서 객관적인 결과 측정에 이르기까지 독자들이 손상 식별, 기능적 목표 설정 및 각 환자의 고유한 요구에 맞는 개인화된 치료 계획 설계가 가능할 수 있도록 도움을 줄 수 있다. 그리고 이 교재의 핵심인 치료적 중재 부분에서 근거 기반 실습 및 임상 전문 지식을 바탕으로 신경 회복을 촉진하고 기능적 독립성을 최대화하는 데 효능이 입증된 운동 기법과 양식을 학습할 수 있다. 또한 환자 치료에 대한 다양한 접근을 강조하여 치료 효과를 극대화하기 위한 돌봄과 공감 기술 그리고 의사소통능력 등 환자 중심의 치료를 서술하고 있다.

9장에서는 뇌졸중, 외상성 뇌손상, 말초신경손상 등 중요 신경계 질환에 대해 구체적이고 적용 가능한 SOAP 형식의 치료 사례들로 구성되어 있다. 질환에 대한 증상과 예후, 치료 계획과 중재 적용 기술들을 임상적 시각에서 설명하고 있어 보다 쉽게 임상 사례들을 이해할 수 있다. 이를 통해 이 교재에서 제시하고자 하는 신경계 운동치료만의 장점과 특징을 알 수 있고, 이를 적용함에 부족함이 없는 지식을 습득할 수 있을 것으로 판단된다.

이 교재를 통해 신경가소성과 신경 적응 그리고 뇌-신체 사이의 상호작용에 대한 이론적 배경을 학습하고, 이를 바탕으로 신경학적 결손을 평가하여 질환별 맞춤형 운동치료 개입을 설계하며, 온정적인 환자치료 기술을 습득할 수 있을 것이다. 단순한 운동치료 기술에 대한 학습을 뛰어넘어 신경계 질환에 대한 희망과 변화에 대한 이야기를 만들고, 치유와 회복에 대한 희망의 참고서가 되길 바란다.

끝으로 코로나19를 거쳐 약 2년간의 긴 집필 시간에도 지치지 않는 열정과 노력을 보여 주신 집필진 교수님들과 끝까지 최고의 교과서 출간을 위해 도움을 주신 학지사메디컬 편집부 직원들에게 깊은 감사의 말을 전한다.

2023년 8월

대표저자 **김명철**

목차

CHAPTER 7

Vojta 접근법

CHAPTER 8

기타 운동치료 접근법

CHAPTER 9

질환별 사례

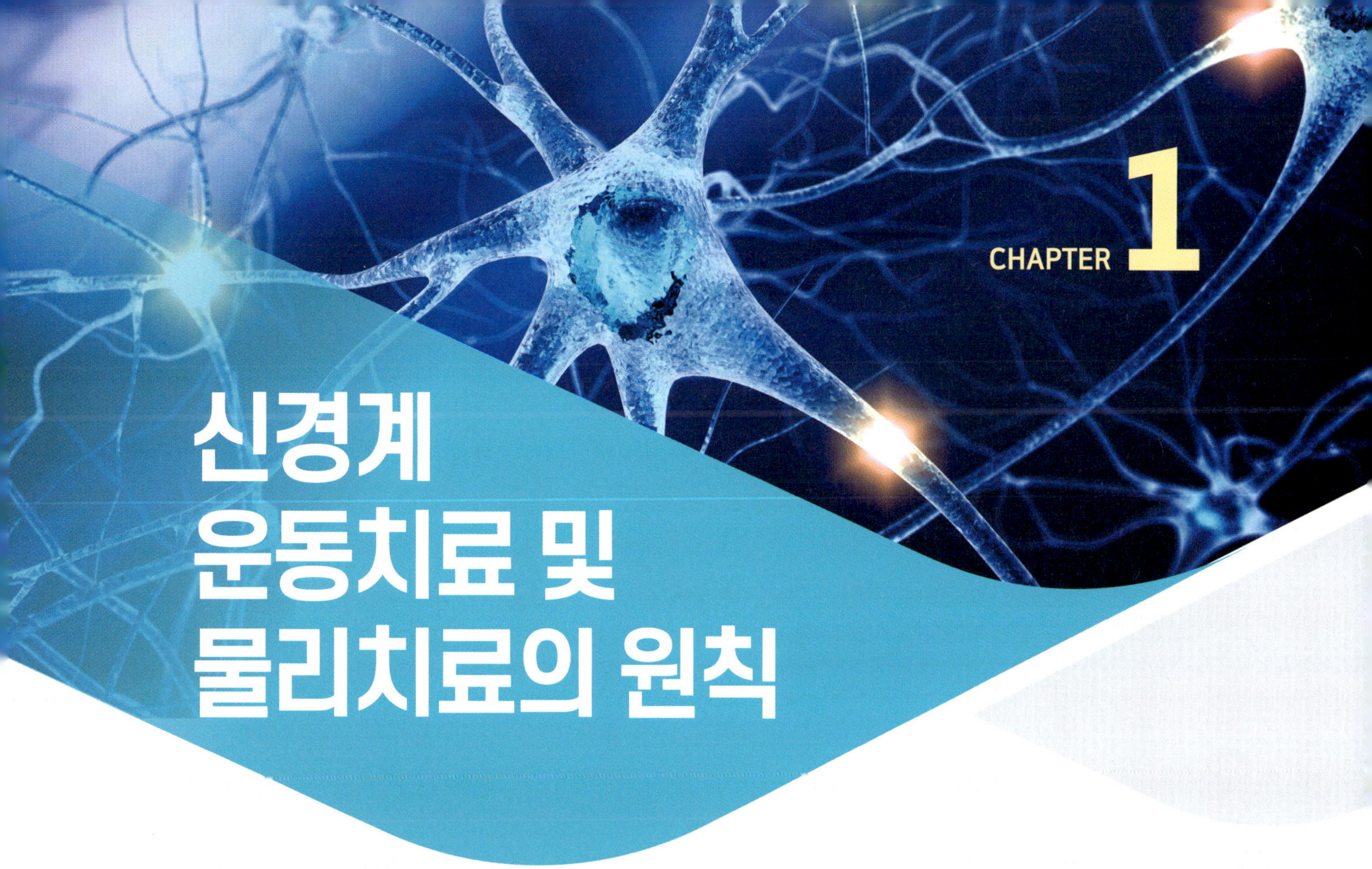

CHAPTER 1

신경계 운동치료 및 물리치료의 원칙

학습목표

1. 신경계 운동치료의 정의에 대해 설명할 수 있다.
2. 신경계 운동치료의 역사에 대해 설명할 수 있다.
3. 신경계 운동치료의 목표에 대해 설명할 수 있다.
4. 신경계 운동치료의 역할에 대해 설명할 수 있다.
5. 신경계 운동치료를 위한 기능과 장애를 분류할 수 있다.

핵심용어

- 검사와 평가 Examination & evaluation
- 기능 Function
- 운동치료 Therapeutic exercise
- 자세 Posture
- 장애 Disability
- 장애모델 Disability model
- ICF International classification of functioning

1 개요

신경계 운동치료 대상자들은 뇌졸중, 외상성 뇌손상, 척수손상, 파킨슨 질환 등의 원인인 중추신경계 손상 환자와 팔다리의 말초신경 손상 환자들이다. 이러한 환자들은 신경계통의 손상으로 신체의 비정상적인 기능과 운동장애가 유발된다. 중추신경계 및 말초신경계, 즉 신경계 손상 환자에게서 나타나는 근육 약화나 조절 이상, 마비의 원인, 뇌졸중 환자들에게서 나타나는 회선 보행(circumduction gait)의 원인, 손상 이후 팔다리의 긴장도 증가 등 환자에게서 나타나는 증상에 대한 원인과 문제점을 파악하는 것이 치료사의 역할이다. 물리치료사는 환자에게서 나타나는 정상적인 기능을 방해하는 비정상적인 동작과 반사에 대한 원인을 찾고, 문제점을 해결하기 위한 치료 계획을 수립할 수 있어야 한다.

신경계 손상은 회복이 어렵고 힘들다고 알려져 있다. 말초신경계의 경우 손상의 정도와 손상 부위에 따라 회복률이 다르며, 중추신경계 또한 손상 이후 치료사에 의한 운동치료를 통한 새로운 신경계의 재조직화(reorganization)가 손상된 기능을 회복하는 데 중요한 역할을 한다. 신경계의 재조직화와 같은 신경해부생리학적 변화를 신경가소성(neuroplasticity)이라 하며, 이를 기반으로 신경계 손상 환자들에 대한 치료 중재와 접근 방법의 근거가 될 수 있다. 하지만, 치료사의 기술과 환자의 상태에 따른 적절하지 못한 치료 방법 및 중재를 적용할 경우, 환자에게 적합하지 않은 신경계의 재조직화가 일어나며 환자의 기능을 개선하기 어려울 수 있으므로 환자에 대한 적절한 평가와 진단을 통한 중재 방법을 선택해야 한다.

치료사에 의한 반복적인 운동치료의 적용과 손상된 근육에 대한 자극은 신경가소성의 변화를 유도하기 위함이다. 치료사에 의한 운동치료와 적절한 자극은 손상된 신경 연접 부위에서 몇 가지 연접 변화를 발생시킨다. 신경제거과민(denervation hypersensitivity), 연접 효율성 회복(recovery of synaptic effectiveness), 연접 과효율성(synaptic hypereffectiveness), 연접의 가면벗기기(unmasking of silent synapse)를 통해 신경가소성의 기전을 설명한다. 신경가소성은 운동 학습에 있어 치료의 반복과 지속적인 자극의 결과이며, 중추신경계 손상 후 회복 기간에 발생된다. 이처럼 물리치료사는 신경가소성의 극대화를 위해 환자에게 필요하고 적절한 자극 및 움직임을 유도해야 한다. 신경가소성을 통한 환자의 시냅스 재형성과 기능 회복을 위해 Rood 접근법, Brunnstrom 접근법, Bobath 접근법, Vojta 접근법, 고유수용성신경근촉진법(proprioceptive neuromuscular facilitation, PNF) 등이 사용될 수 있다.

신경계 운동치료 적용 시 물리치료사는 정상적 움직임에서 복잡한 신체 활동까지 다양한 분석과 결과를 바탕으로 효과적인 운동치료를 제공하기 위해 환자의 문제점과 잠재력을 파악하여 다양한 운동 방법을 습득해야 하며, 다양한 운동과 움직임, 자극이 신체에 미치는 영향을 정확하게 파악하고 있어야 한다.

2 신경계 운동치료의 역사

동양에서의 신경계 운동치료 역사는 중국에서 기원전 200년경 음양오행 사상에 기초한 고대 자연철학의 의학 이론과 침구 이론이 기록된 황제내경(黃帝內經)에서 기록되어 있으며, 서양에서는 의학의 아버지라 불리는 Hippocratess(B.C 460)에 의해 시작되었다(그림 1.1). Hippocratess는 관절의 개념을 통해 운동이라는 단어를 처음 사용하였고, 현대의 관절기법과 유사한 방법을 사용하였다. 이후 18세기 Tissot은 장기 병상 생활 환자의 호흡기 질환 및 욕창치료, 근력 증가, 관절가동범위 증가의 치료 방법을 제시하였고, 19세기 Ling은 일반적인 체조와 운동치료를 구별하여 의미를 부여하였다.

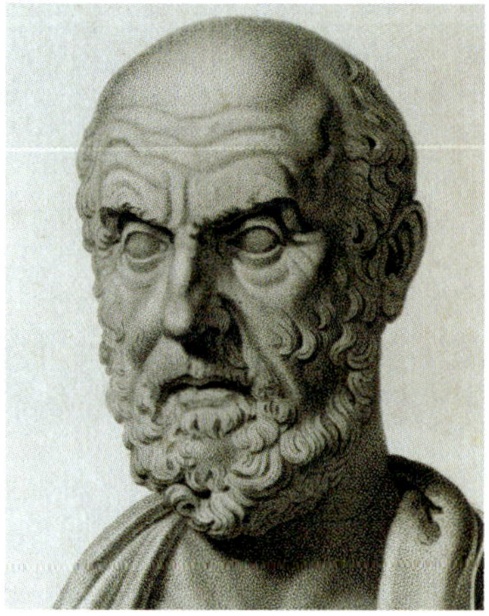

그림 1.1 Hippocratess

19세기 말 반신마비 환자의 기능적 치료가 시작되었는데, Hirschberg는 안정기에서 근재교육 운동, 수동 운동, 보행 훈련 등 단계적인 훈련을 제시하였으며, 1889년 Frenkel은 척수마비의 실조성 움직임(ataxic movement)에 대한 운동프로그램을 제시하였다. Frenkel의 실조 운동은 현재까지 협응성(coordination)을 위한 훈련방법으로 사용되고 있다.

20세기 초반 제1, 2차 세계 대전 이후 발생한 전쟁 환자나 유럽 국가에서 발생한 소아마비 환자의 증가로 인해 물리치료에 대한 관심이 커졌고 학문적 발전이 이루어졌다. 이 시기의 소아마비 환자의 치료 방법은 뻗침 운동과 보조기 착용을 통한 관절가동범위 유지를 목적으로 실시되었다. 근력 유지와 증진을 위해 신경계 역할이 중요하다는 것은 인식되었지만 환자에게 발생되는 비정상적 움직임에 대한 아래운동신경세포와 중추신경계의 역할은 명확히 밝혀지지 않았다. 이후 점차적으로 신경계 손상 환자들에 대한 신경생리학적 접근과 다양한 동물 모델을 기반으로 한 신경생리학적 실험을 통해 신경계 손상 환자에서 신경근육 조절의 중요성이 대두되었다.

이후 1940~1970년 사이 중추신경계 손상 환자들에게서 발생되는 운동 양상을 관찰하여, 다양한 감각입력과 움직임을 적용시킨 치료 접근법들이 소개되었다. 이 당시 소개된 치료 접근법에는 Bobath 접근법, 신경발달치료, 고유수용성신경근촉진법, Rood 접근법, Brunnstrom 접근법이 있다.

현재까지 다양한 접근법들은 신경계 손상 이후 신경가소성과 운동조절 향상을 위해 지속적으로 발전되어 사용되고 있다. 따라서 물리치료사는 다양한 접근법의 선택에 있어 접근법마다의 치료 원리 및 중재 방법의 차이는 있으나, 손상 이후 환자의 신체 기능 증진을 위해 환자의 상황과 문제점을 고려하여 치료적인 접근법을 선택하는 것이 중요하다.

최근 신경계 운동치료의 발달은 움직임의 형태나 운동학습 차원에서 기술 획득이 어떻게 발생하게 되는가에 중점을 두고 신경생리학적 검사, 근전도검사, 동작분석검사, 뇌검사 등을 통한 정상적 움직임 조절 연구가 활발하게 이루어지고 있다. 이러한 검사를 통해 치료 방법들의 이론적 근거 마련과 함께 기능적 운동 수행 능력을 향상시키기 위한 근력 향상, 근지구력 향상, 유연성 회복뿐만 아니라 과제지향적 운동과 기능 회복에 초점을 두고 치료를 실시하고 있다.

3 신경계 운동치료의 목적

신경계 운동치료는 뇌졸중, 외상성 뇌손상, 척수손상, 파킨슨병 등 중추신경계 손상 환자들의 신경계 손상으로 인한 감각, 근육, 신경전도로, 협응, 신체 컨디셔닝 향상 등 다양한 목적을 두고 이루어진다. 신경계 운동치료는 최종적으로 환자들의 기능 회복을 통한 독립적인 일상생활활동을 목적으로 실시되며, 일반적인 신경계 운동치료의 목표는 다음과 같다.

- 관절가동범위 회복(recovery of range of motion)
- 근력 증진(muscle strengthening)
- 지구력 증진(increase endurance)
- 균형능력 증진(increase of balance ability)
- 협응능력 증진(increase of coordination)
- 안정성 증가(increase of stability)
- 운동성 증가(increase of mobility)

4 신경계 운동치료의 원칙

신경계 손상 환자들에 있어 운동치료는 환자의 기능적 움직임을 유발시키며, 잠재되어 있는 능력을 이끌어 내야 하기 때문에 매우 힘든 과정 중 하나이다. 신경계 운동치료의 원칙 중 첫 번째로 치료사들은 환자들이 운동치료의 목적을 이해하기 위해 충분한 설명과 시각적 되먹임(visual feedback)을 제공함으로써 환자들의 참여를 증진시킬 수 있다. 두 번째로 환자는 편안한 자세를 취해야 하며, 이 자세는 환자에게 운동치료를 실시할 때 안정적인 자세이자 움직임을 유도하기 위한 자세여야 한다.

세 번째는 치료하고자 하는 관절을 적당히 고정하여 안정성을 유지해야 하며, 네 번째는 모든 동작을 부드럽고 자연스럽게 움직여 가능한 정상 관절가동범위까지 운동시켜야 한다. 이때 너무 강한 강도로 움직임을 하였을 경우 관절 및 연부 조직의 손상이나 근육의 보호 반사로 인한 비정상적인 패턴이 발생할 수 있으므로 환자의 운동능력에 맞는 강도 설정이 필요하다. 마지막으로 효율적인 뇌의 재조직화와 신경가소성을 위해 움직임의 반복과 집중이 필요하다.

5 신경계 운동치료에 자주 사용되는 용어

① **관절가동범위(range of motion, ROM)**: 운동 가능한 관절 범위를 말하며, 관절의 모양, 운동축, 병변 유무나 상태, 연령 등에 따라 변할 수 있다. 같은 관절이지만 개인마다 가지는 자세에 따라 약간의 차이가 발생할 수 있다. 신경계 손상 환자들의 관절가동범위 평가는 손상측과 비손상측을 비교하는 것이 일반적이다.

② **늘임(lengthening)**: 연부 조직의 수동 또는 능동 운동을 통해 조직의 길이를 늘이는 것이다.

③ **신경근 조절(neuromuscular control)**: 감각계와 운동계의 상호작용으로 작용근, 대항근, 협력근 등이 고유감각 정보와 운동 감각 정보를 예측 및 반응하게 하고, 적절한 순서로 조화된 운동을 시행할 수 있도록 하는 것이다.

④ **자세조절(posture control)**: 정적 및 동적 상태에서 관절의 위치를 조절하여 지속적으로 신체 정렬을 유지할 수 있는 능력이다.

⑤ **균형(balance)**: 지지면(base of support)에서 신체의 무게중심(center of mass)을 유지할 수 있는 능력으로 전정계(감각계)와 운동계의 상호작용을 통해 중력과 외부 동요에 대하여 신체를 유지할 수 있는 능력이다.

⑥ **운동성(mobility)**: 관절의 움직임을 통한 신체 활동을 가능하게 하기 위한 인체의 구조 또는 능력이다.

⑦ **안정성(stability)**: 근육의 협력작용과 인대의 수동장력에 의해 정적 자세에서 움직임이 유발될 때, 인체를 안정된 상태로 유지할 수 있는 능력이다.

⑧ **유연성(flexibility)**: 수축성 구조(근육)와 비수축성 구조(인대, 힘줄)의 신장력을 의미하기도 하며, 신경계 손상으로 인한 근 긴장 이상으로 움직임 결여가 발생할 때 유연성이 떨어짐을 의미하기도 한다.

6 신경계 운동치료를 위한 물리치료사의 역할

물리치료사는 뇌졸중, 외상성 뇌손상, 파킨슨병, 척수손상 등과 같은 신경계 손상 환자들에 대한 해부학 및 생리학 지식과 증상에 대한 평가 및 진단의 근거를 사전에 학습하고, 지속적인 최신 치료 접근법을 조사함으로써 치료의 기술을 향상시킬 수 있다. 또한 질환에 대한 일반적인 증상과 함께 내·외적 환경의 영향으로 나타나는 환자별 임상 증상을 판단하고, 기능 저해 요소에 대한 문제점 리스트를 작성함으로써 환자에 대한 적절한 치료 과정과 접근법을 선택할 수 있다. 따라서 물리치료사들은 현재 신경계 손상 환자에게 적용하는 평가 및 진단의 근거를 마련하기 위한 임상 연구를 지속적으로 조사 및 검증하고, 치료사가 선택한 운동치료 접근법이 환자에게 적절한지 주기적으로 검증할 필요가 있다.

또한 신경학적 손상과 기능 손상의 관련성을 설명할 수 있어야 하며, 환자의 문제점에 대한 저해 요소는 무엇이 있는지, 정상적인 기능을 위해 무엇을 해야 하는지, 어떻게 치료해야 하는지, 그리고 기능 개선 결과를 어떻게 나타낼 것인지에 대해 정확하게 알고 있어야 한다. 무엇보다 중요한 것은 환자가 손상 이전의 정상적인 동작에 대해 재학습하도록 하는 것이며, 질환의 결과로 나타나는 손상(impairment)이 일상생활을 할 수 있도록, 즉 정상적인 기능(function)과 활동(activity), 참여(participation)를 할 수 있도록 환자의 동작과 움직임 양상을 확인하고 치료해야 한다.

물리치료사는 환자 반응에 적합한 동작을 이끌기 위해 정확하고 적절한 강도의 자극을 줄 수 있어야 한다. 환자가 주어진 동작을 수행할 수 없을 때에는 핸들링을 이용하거나 중력을 제거한 상태에서 동작을 유도하거나 작은 범위에서 큰 범위, 그리고 집중 훈련을 통해 환자의 동작을 유도해야 한다. 따라서 신경계 물리치료의 목표는 환자에게서 나타나는 비정상적인 동작 및 반사를 억제함으로써 정상적인 기능과 동작을 회복시켜 독립적인 일상생활활동을 수행하도록 하는 것이다.

7 신경계 물리치료의 장애 개념과 모델

장애는 삶의 조건 중 하나로 대부분의 사람들은 생의 어느 단계에서 일시적 혹은 영구적인 손상을 경험하며, 특히 노년기에 이르러 기능상의 많은 어려움을 경험하게 된다. 또한 장애를 가진 가족(친인척) 및 친구가 있어 그들에게 도움을 주고 있거나, 비장애인들이 장애를 가진 친인척과 장애를 가진 친구들에게 도움을 주고 돌보는 책임을 가지고 살고 있다. 장애의 유형은 다양하지만, 장애에 대한 전형적인 관점은 휠체어 사용자와 시각 및 청각장애인과 같은 전통적인 집단과 함께 뇌성마비와 같은 선천적인 것부터 외상 이후 신체적인 손상 그리고 관절염을 앓고 있는 여성, 치매 노인 등 모두를 포함하는 단어이다.

장애는 신체적 차원의 손상, 기능적 차원의 활동 제한, 사회적 차원의 참여 제한을 가진다. 손상은 신체 구조나 물리적 · 심리적 기능상의 상실이나 비정상적인 상태를 말하며, 일반 타인이 개인의 비정상적인 상태를 확인할 수 있다. 활동 제한은 일상의 과업에서 기대되는 개인의 통합된 활동의 제한을 말하며 일상생활활동의 제한, 학습, 의사소통, 대인관계 등 사회활동에서의 제한 등이 있다. 참여 제한은 교육, 취업, 결혼, 정치적 참여 등 사회적 참여의 제한을 말하며 장애에 대한 사회적 반응을 말한다.

장애는 개별적 · 사회적 · 통합적 모델로 구성되어 있으며, 손상을 가진 개인과 환경 간의 상호작용에 대한 개념으로 발전되어 2001년 세계보건기구에서 개발된 ICF (international classification of functioning, disability and health disablement model)로 계승되어 왔다(표 1.1). ICF는 건강과 기능장애를 이해하는 국제 공통 플랫폼으로 기능(function)과 장애(disability)를 기술하는 포괄적인 분류체계이며, 신체기능 및 구조의 손상 활동 제한, 참여 제한 그리고 상황 요인(환경 요인, 개인 요인) 등의 영역으로 구성된다(그림 1.2). ICF 장애 모델은 영역 간 상호작용이 일어나는 양방향성(bidirectional) 모델이며, Na-gi, NCMRR, ICIDH-1 장애 모델은 단방향성(monidirectional) 모델로 장애(disability)와 손상(impairment), 핸디캡(handicap) 등을 나열하는 모델이다(표 1.2).

물리치료사가 ICF 모델을 사용하는 목적은 첫째, 신경계 손상 환자의 기능을 유지 및 향상시키기 위한 팀 접근 방법으로 기록과 사례 고찰을 위해 ICF 용어(신체기능 및 구조의 손상, 활동 제한, 참여 요인, 환경 요인, 개인 요인 등)를 사용하여 의사소통한다. 둘째, 운동 기능장애를 여러 가지의 가능

표 1.1 장애 모델

구분	개별적 모델	사회적 모델	통합적 모델
장애 개념	개인의 손상에서 비롯된 능력 제약	손상을 가진 개인의 활동과 사회 참여를 제한하는 모든 형태의 사회적 차별	손상을 가진 개인과 환경간의 부적응 상태
손상 원인	개인의 불행	사회 환경에서 비롯됨	개인과 환경 모두에 원인
목표	손상(능력)의 회복	차별 없는 사회	개인과 환경의 적응(변화)
장애 분류 체계 (WHO)	ICIDH(1980)	-	ICIDH-2(1997) · ICF(2001)

성을 열어 놓고 비판적인 사고를 통하여 분석적 관점에서 이해할 수 있다. 이는 기능장애를 신체계통, 사람 및 사회 수준의 관점에서 분석할 수 있도록 하며, 치료사와 보호자가 협력적으로 환자의 기능 문제를 확인할 수 있다.

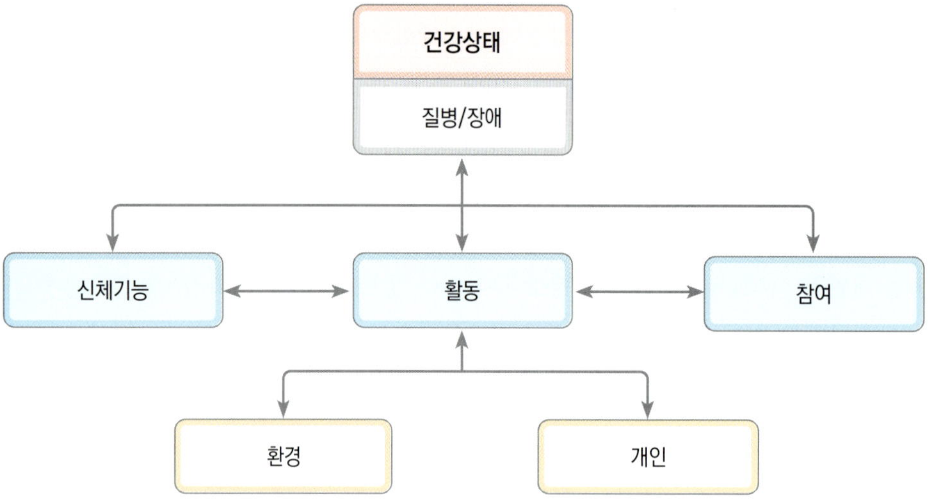

그림 1.2 ICF 모델

표 1.2 ICF 장애 모델의 용어

		정의	제한	예
신체기능		신체계통의 생리적 기능	손상은 신체기능의 문제	청각, 시작, 정신기능, 감각기능, 근육기능, 통증, 언어기능, 심폐기능, 관절가동범위, 피부기능 등
신체구조		신체 해부학적 부분 (기관, 팔, 다리, 몸통)	손상은 신체구조의 문제	신경계통구조, 눈 및 귀의 관련 구조, 음성과 언어 관련 구조, 피부 관련 구조 등
활동		개인이 수행하는 과제나 행동	개인이 활동을 수행하는 데 어려운 생태	보행, 이동, 읽기, 쓰기, 계산하기, 문제해결능력, 옷 입기, 화장실 가기 등
참여		다양한 사회적 상황에서 역할을 수행하는 것	사회적 역할 수행이 어려운 상태	직장생활, 학교생활, 여가활동 등
상황 요인	환경 요인	기능 및 장애에 미치는 외부적 요인으로 물리적, 사회적 또는 다른 사람의 장애에 대한 인식 등을 말함		
	개인 요인	기능 및 장애에 미치는 개인적 요인으로 성별, 연령, 교육 상태, 직업, 정신, 심리, 사회적 배경, 종교 등		

참고문헌

장정훈 외 옮김. 물리치료대백과사전. 나눔의 집. 2001.

신경계운동치료학편찬위원회. 신경계운동치료학. 범문에듀케이션. 2017.

이건철 외. 사례중심 신경계운동치료학. 현문사. 2015.

강권영 외. 최신신경계운동치료학. 하늘뜨락. 2012.

김명철 외. 신경계운동치료학. Pacific Books. 2016.

송명수 외 옮김. 제넷카 · 쉐파드의 신경재활. 영문출판사. 2009.

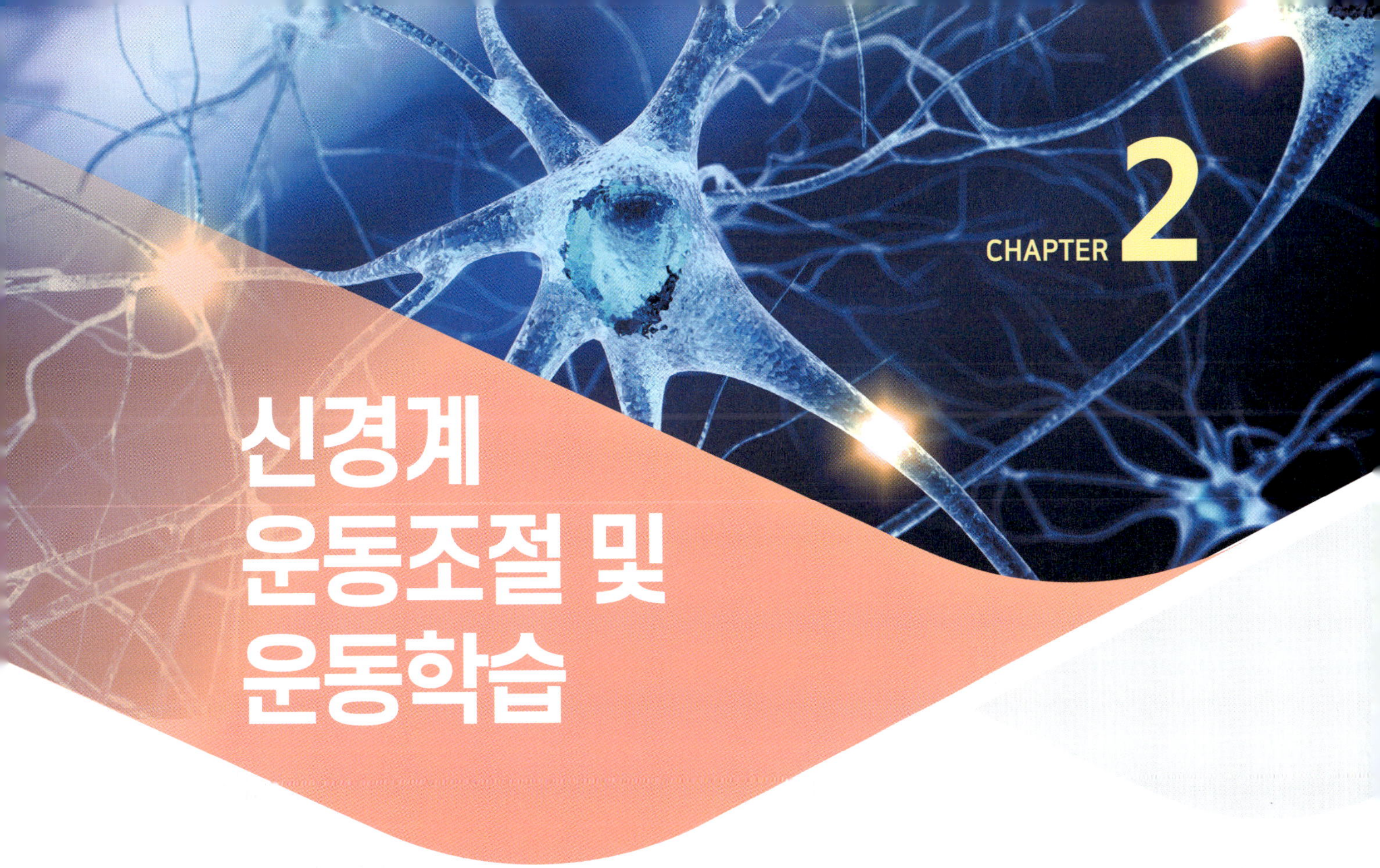

CHAPTER 2

신경계 운동조절 및 운동학습

학습목표

1. 운동조절의 정의에 대해 설명할 수 있다.
2. 운동조절의 이론에 대해 설명할 수 있다.
3. 운동학습의 정의에 대해 설명할 수 있다.
4. 운동학습 이론에 대해 설명할 수 있다.
5. 운동학습 모델에 대해 설명할 수 있다.
6. 운동학습의 훈련 방법에 대해 설명할 수 있다.
7. 신경가소성의 정의에 대해 설명할 수 있다.
8. 신경손상 후 신경가소성과 기능 회복에 대해 설명할 수 있다.

핵심용어

- 고위 수준 조절 중추High control center
- 반사 모델Reflex model
- 수직계층적 모델Hierarchial model
- 시스템 모델System model
- 운동조절Motor control
- 운동프로그램Motor program
- 운동학습Motor learning

1 운동조절

운동조절(motor control)이란 의도적이고 목표지향적인 움직임을 시작하고 지시하며 조절하는 과정을 말한다(그림 2.1). 즉, 자세조절과 움직임조절은 다양한 이론들에 의해 연구 및 설명되고 있다. Farber(1993)는 특정한 운동과제를 수행하기 위해 자신의 행동을 조절하고 협응하는 기전을 운동조절이라고 하였고, Shumway-Cook(2007)은 운동조절을 움직임에 필수적인 기전을 조절하는 능력으로 정의하였다. 운동조절은 크게 두 가지 영역으로 나눌 수 있다. 하나는 공간에서 인체의 안정성이 주어지는 과정으로 자세조절(postural control)과 균형조절(balance control)에 대한 것이고, 다른 하나는 인체의 수의 운동조절에 대한 연구이다. 즉, 운동조절은 한마디로 자세나 수의 운동조절을 연구하는 것이다. 운동조절과 관련된 이론들은 크게 반사 모델(reflex model), 수직계층적 모델(hierarchical model), 시스템 모델(system model)의 세 가지로 분류된다.

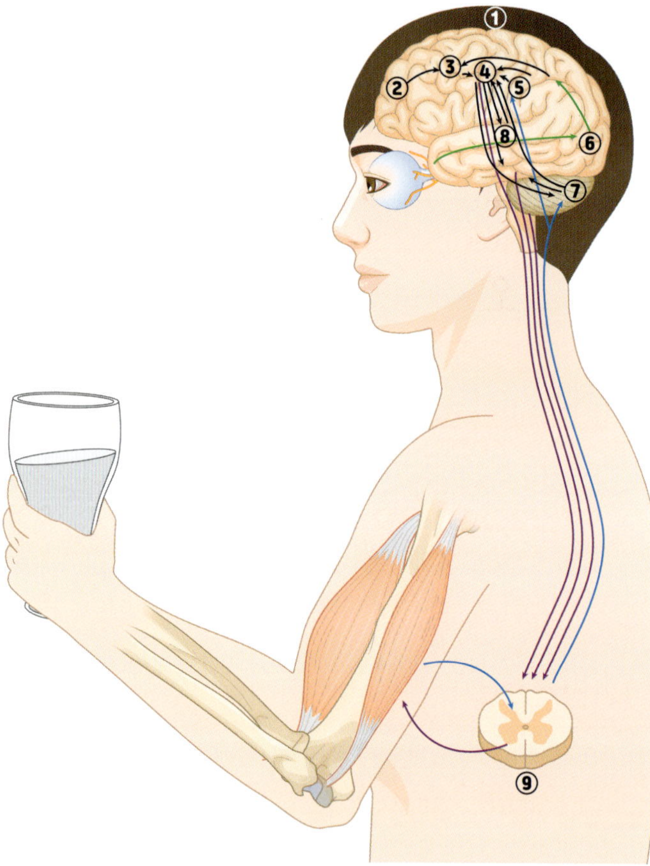

① 보조 운동 영역(Supplementary motor area)
② 이마앞 영역(Prefrontal area)
③ 뒤가쪽 이마앞 운동 영역(Dorsolateral prefrontal motor area)
④ 1차 운동 영역(Primary motor area)
⑤ 1차 감각 영역(Primary sensory area)
⑥ 1차 시각 영역(Primary visual area)
⑦ 소뇌(Cerebellum)
⑧ 바닥핵(Basal ganglia)
⑨ 척수(Spinal cord)

그림 2.1 운동조절

1) 반사 모델

(1) 반사 모델의 이론

19세기 말에서 20세기 초 Charles Sherrington은 움직임, 즉 반사는 특정 감각 자극 입력에 의한 특정 운동 반응을 일으키는 것으로 반사 이론에서 감각 입력은 운동 출력을 위해 필수적이며, 감각 입력 없이는 움직임이 발생할 수 없다고 하였다. 또한 복잡한 수의 운동(volunary movement)은 반사의 성공적인 결합의 결과물이라고 하였다. Sherrington은 반사가 특정한 감각 입력에 의해 나타나는 것이며, 단순한 형태로 학습되지 않는 반응이라고 설명하였다. 또한 반사는 운동의 기본 단위이며, 반사의 결합을 통해 성공적인 움직임이 발생된다고 하였다(그림 2.2).

Adams(1971)는 계획된 움직임과 실제 움직임 간의 오차(error)를 비교하고 교정해 주는 정보를 되먹임(feedback)이라 하였고, 감각 입력과 되먹임으로 운동 반응을 조절하는 닫힌 고리 조절 이론(closed-loop control theory)을 설명하였다. 닫힌 고리 조절 이론은 특정 동작을 달성하기 위해 실행기(executive system)에서부터 효과기(effector)로 다시 실행기까지의 회로가 감각 정보, 즉 되먹임에 의해 조절된다는 것이다. 닫힌 고리 조절은 감각 되먹임(sensory feedback)에 의해 움직임이 조절된다는 개념인 반사 이론을 뒷받침할 수 있다.

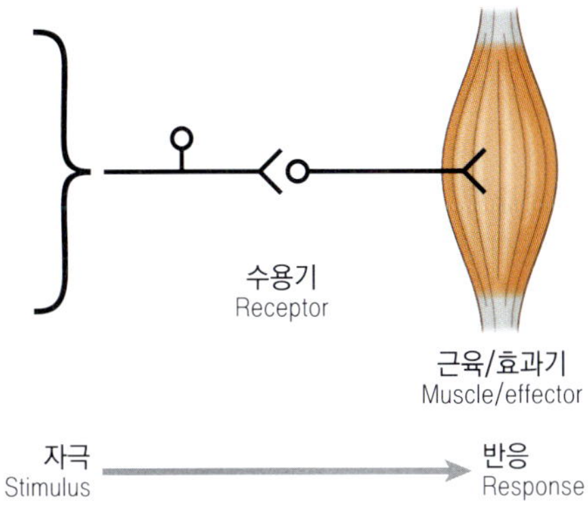

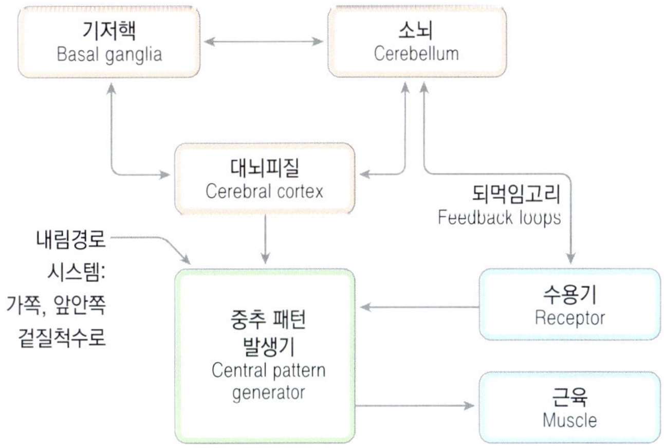

그림 2.2 반사 이론

(2) 반사 모델의 한계점

반사 이론은 움직임에 대한 조절이 일어나는 형태를 설명할 수 있지만 목표지향적 동작을 수행하는 운동 조절에 대한 설명이 너무 단순하게 설명된다는 한계점이 있다. 빠른 반응의 움직임이나 감각 자극 없이도 뇌의 움직임을 계획하고 실행하는 열린 고리 조절 이론(open loop control theory)을 설명할 수 없다. 즉, 되먹임이 이루어질 수 있는 시간적 여유가 없는 빠른 움직임을 설명할 수 없다. 또한 환경의 변화가 일어나기를 기다리는 운동조절보다는 환경 변화에 대한 선행적 운동조절(anticipatory control)과 다양한 수의적 움직임이 조절되는 것과 차이가 있다.

Schmidt(1974)에 의한 열린 고리 조절 이론은 감각 되먹임과 비교기가 움직임을 조절하는 데 필수적인 것이 아니며, 구조화된 운동 명령의 미리 먹임(feed-forward) 조절과 효과기가 움직임을 형성한다고 하였다. 반사 이론에 의한 운동조절은 느리고 정확한 동작 수행 시 설명이 가능하며, 감각 되먹임을 활용하여 소규모 수정을 통해 움직임을 조절한다. 반사 이론의 닫힌 고리 조절은 감각 되먹임과 계획된 움직임의 오차를 수정 · 반영할 충분한 시간이 없기 때문에 빠르고 짧은 시간의 운동 수행은 열린 고리 조절 이론으로 설명해야 한다.

2) 수직계층적 모델

(1) 수직계층적 모델 이론

Hugling Jackson(1932)은 고위 수준의 조절 중추가 움직임에 필요한 정보를 계층적으로 전달하여 하위 수준의 조절 중추를 조절하고, 운동조절 과정에 유일하게 관여하는 수직계층적 모델(hierarchical model)을 정의하였다. 이 모델에서는 움직임을 조절하기 위해 가장 낮은 단계인 척수, 중간 단계인 뇌줄기, 가장 높은 단계인 대뇌겉질까지 수직적으로 계층이 나뉘어져 있으며(그림 2.3), 움직임을 조절하는 과정으로 고위 수준 조절 중추의 운동프로그램(motor program)에 의해 조절된다고 하였다(그림 2.4). 이 운동프로그램은 신경계에서 출력되는 근활성 패턴을 조절하는 운동프로그램에 의해 정상적 움직임이 발생된다고 설명하였다. 수직계층 이론에서 고위 중추는 의식적 · 수의적 움직임과 평형 및 보호 반응을 조절하고, 하위 중추가 반사적 움직임을 조절하는 것으로 분류되어 있으며, 하향식(top-down)으로 전달하여 운동 명령을 실행한다.

수직계층 이론에서 운동조절 손상 환자의 경우, 고위 수준 중추의 조절이 손상되어 하위 수준 중추 반사의 패턴이 나타나 협응된 움직임 패턴이 차단되고, 운동체계가 변화되어 비정상적 패턴이 발생되기 때문에 고위 수준 중추의 조절이 일어날 수 있도록 하위 수준 조절 중추의 감각 자극을 통해

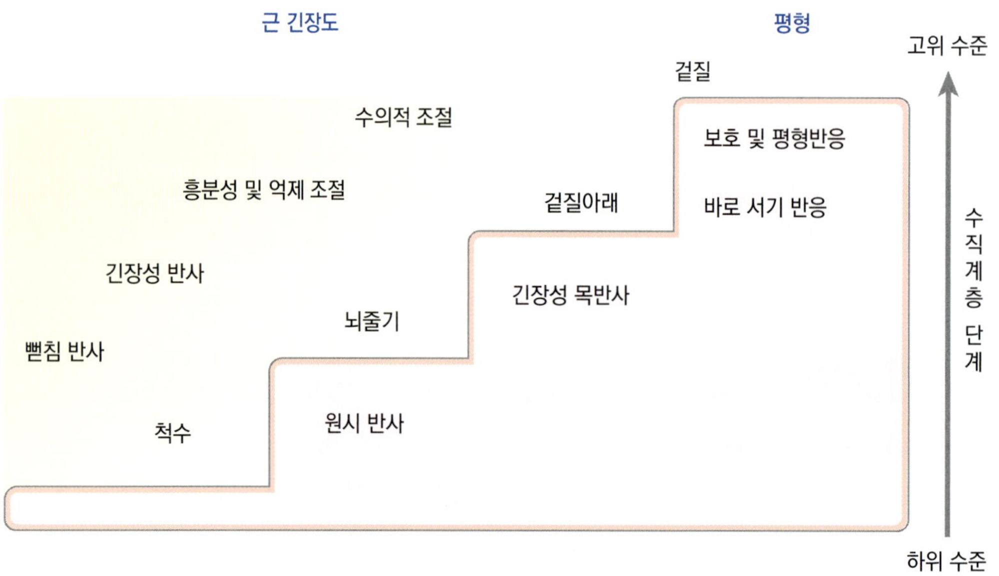

그림 2.3 수직계층적 모델의 계단식 배열

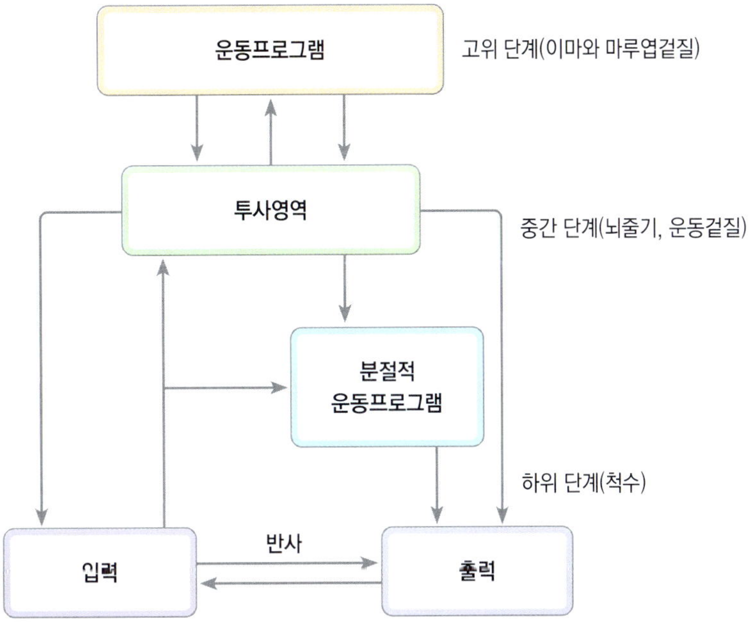

그림 2.4 수직계층적 모델 이론

상위의 중추를 활성화시키는 것을 지료 목표로 한다. 고위 수준 중추의 협응된 움직임을 촉진하고 하위 수준에서 발생하는 원시 반사를 억제한다. 그리고 과다 항진된 뻗침 반사를 감소시켜 환자가 하위 단계를 벗어나 각 관절과 근육이 고위 단계의 조절을 할 수 있도록 돕는 것이다.

아동의 운동발달은 중추신경계의 발달에 따라 원시 반사가 억제되고, 평형 반응을 발달시킴으로써 나타난다. 신경촉진모형은 수직계층 이론을 기초로 하고 있는데, 이는 고위 수준의 움직임을 촉진하고 하위 수준의 비정상적인 반사를 억제하는 접근 방식이다. 아기의 성장에 따라 일차적으로 척수 단계의 원시 반사가 먼저 일어나고, 중뇌 단계의 자세 반사 패턴이 나타나며, 이후 점차 성숙한 자세 반응(평형 반사, 바로잡기 반사, 보호 폄 반사)으로 발달한다.

(2) 수직계층적 모델의 한계점

하위 수준의 조절 중추인 척수 조절은 고위 수준 중추의 조절이 없어도 가능하다는 것이다. 즉, 하위 단계에서 발생하는 통증에 대한 회피 반사(withdrawal reflex) 등에 대해서 설명할 수 없다. 또한, 1975년 Grillner의 고위 중추 조절을 차단한 척수 고양이 실험에서 감각 되먹임을 차단한 고양이가 트레드밀에서 보행이 가능하다는 것을 밝혀내었고, 이를 보행의 중추 패턴 발생기(central pattern generator, CPG)라고 정의하였다. 이 연구를 통해 수직계층적 모델에서 이야기하는 고위 수준의 조절 중추 운동 명령 없이 감각 되먹임을 제거한 상태에서도 보행 움직임이 가능하고, 하위 수준의 조절 중추인 척수에 보행과 관련한 중추가 있다는 것을 알 수 있었다.

인간의 운동 발달은 성숙이 진행됨에 따라 원시 반사의 척수 수준 조절에서 성숙한 대뇌겉질 수준 조절로 단계적으로 발달하지만, 인간의 성숙과 운동의 발달은 반드시 계층적인 발달 단계 순서에 따르지 않는다.

또한 고위 수준 조절 중추의 운동프로그램에 의한 조절에서는 동일한 움직임을 수행했을 때 항상 똑같은 방식으로 수행되지 않는다. 이는 구조화된 운동프로그램이라도 변화하는 환경 조건에 따라 운동 실행 중에도 수정 또는 다른 형태의 움직임이 발생될 수 있다는 것이다.

Tip

운동프로그램

말초의 되먹임 없이 수행되는 순서화된 운동으로, 운동이 시작되기 전에 나타나는 구조화된 일련의 근육 명령

- **닫힌 고리 체계:** 숙련된 운동수행에 고유감각(proprioceptor)을 포함한 몸감각(somatosensory) 되먹임이 필수적임
- **열린 고리 체계:** 운동프로그램 이론은 되먹임 없이도 움직임이 실행되고 운동 발생 이전에 운동순서가 준비됨

3) 시스템 모델

(1) 시스템 모델 이론

1932년 Bernstein에 의해 시스템 모델(system model)이 제시되었다. 시스템 모델은 중추신경계 내에서 다양한 부위들이 수평적으로 운동조절에 참여하는 사회학적-수평적 시스템(socialistic-heterarchical system)에 근거를 두고 있다. 또한 움직임들은 말초나 중추에서 각각 조절되는 것이 아니라, 많은 시스템들의 상호작용한 결과로 나타나는 것이라 하였다(그림 2.5).

시스템 모델은 여러 시스템의 상호작용으로 정확한 동작과 최종적인 운동 행동이 나타난다. 움직임의 조절은 운동조절을 비교하고 명령하고 기록하는 신경계들을 포함하며, 근육뼈대계와 환경과 같은 신경계 외부의 운동조절과 함께 움직임 전략을 조직적으로 생산하도록 한다. 또한, 신경계는 과제 목표를 달성하기 위해 예상했던 환경의 상호작용과 실제 상호작용을 비교함으로써 가장 효과적인 움직임 전략을 찾아 지속적으로 수정하여 다양한 환경에서 외부 환경적 변화에 적응할 수 있도록 한다. 이러한 환경적 변화를 이용하여 신경계 치료 시 다른 운동조절 시스템과 달리 운동패턴이나 반사를 유발시키기보다 기능적 과제를 이용하여 환경의 변화를 통하여 신경계의 변화를 유도한다. 치료는 환자 개인의 특성에 따라 다양하고 자연스러운 상황에서 실행하며, 환자가 처한 개인적인 환경적 특징을 최대한 활용하여 훈련한다. 환자에게는 장애가 아닌 기능을 강조하여 다양한 자세 변화와 변화되는 바닥면(chaning of base of support), 시각 차단 유무, 생체역학적 협응에서 과제를 훈련하도록 한다.

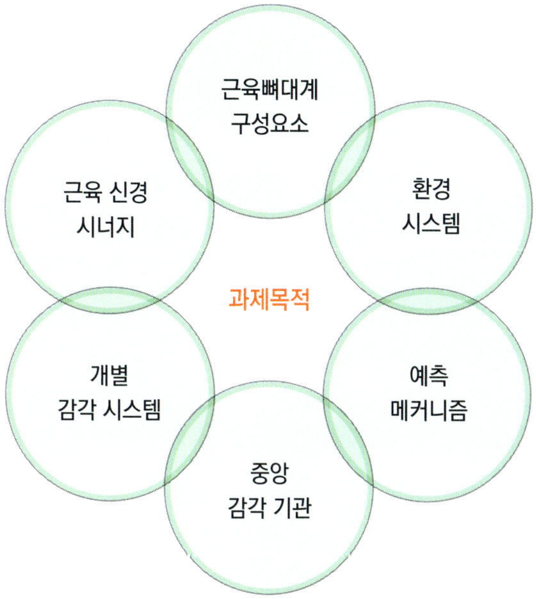

그림 2.5 시스템 모델

(2) 시스템 모델에서 자세조절의 개념

① 자동적 자세 반응

자동적 자세 반응(automatic postural response)은 서 있는 대상의 지지면(base of support)을 예측 불가능하게 움직여 동요에 대한 근육 반응을 통한 동적 자세 반응으로 확인할 수 있다. 정상인에서 자동적 자세 반응은 다양하게 변화하는 지지면에 대해 균형을 유지하기 위한 근육들의 협력작용으로 나타난다. 즉, 인체의 동요에 대하여 근육들이 자동적으로 수축 순서에 의해 균형조절이 발생하는 것이다. 균형을 깨뜨리는 동요는 약한 동요에 대한 발목 전략(ankle strategy), 비교적 큰 동요에 대한 엉덩 전략(hip strategy) 그리고 안정성 한계를 벗어나는 경우 넘어지지 않고 버틸 수 있도록 발디딤 전략(steppage strategy)을 사용한다(그림 2.6).

② 선행적 자세조절

선행적 자세조절(anticipatory postural control)이란 팔다리의 움직임이 일어나기 전에 자세를 유지하는 근육들의 수축이나 관절을 안정시키는 근육들이 먼저 수축이 일어나는 것이다. 중추신경계는 운동이 일어나기 전 각 부위의 활동 수위를 적절히 준비할 수 있으며, 이는 균형조절에 관여한다. 선행적 자세조절은 미리 되먹임 조절(feedforward postural control)을 설명하며, 이들은 모두 열린 고리 조절 체계(open loop control system)이다. 만약 선 자세에서 위팔두갈래근(biceps brachialis)을 사용한 운동을 할 때, 위팔두갈래근보다 장딴지근(gastrocnemius)이 먼저

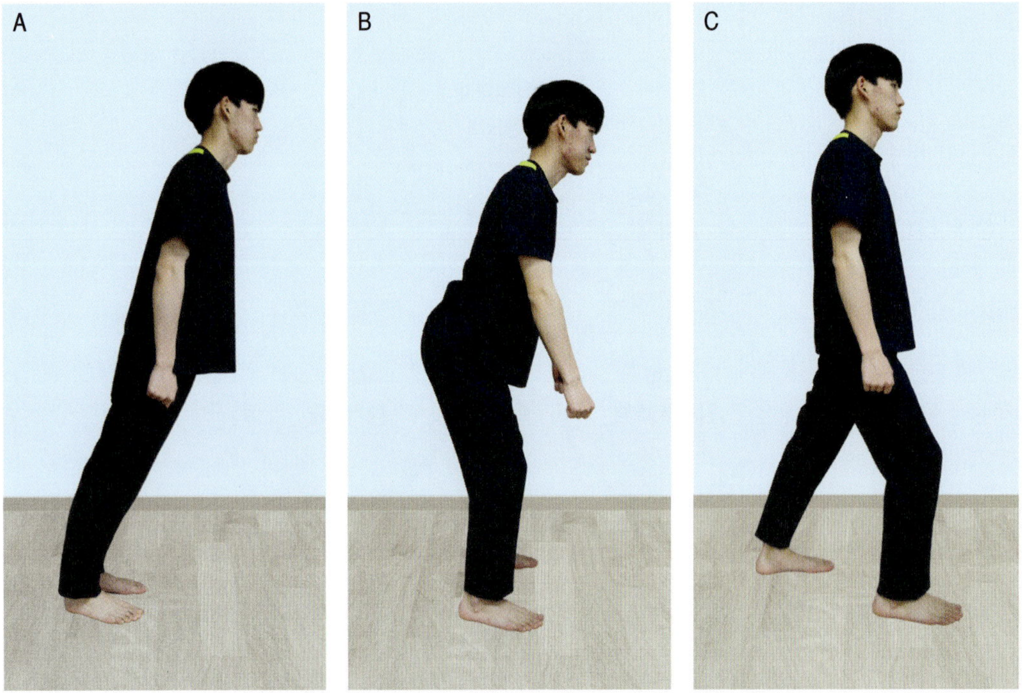

그림 2.6 자동적 자세 반응 전략. A: 발목 전략, B: 엉덩 전략, C: 발디딤 전략

활성화되고, 뭇갈래근(multifidus)이 먼저 활성화되는 것은 실제로 상지의 움직임을 유도하더라도 자세조절을 위하여 하지 먼쪽 근육과 몸통의 안정화 근육이 먼저 수축하여 안정성을 만들고, 그 후 실제 움직임에 관여하는 상지 근육이 수축된다.

(3) 시스템 모델의 한계점

시스템 모델은 전략이나 협응 등의 용어 정의가 다른 과학 분야와 다르게 해석될 수 있고 추상적이기 때문에 이론을 조직화하고 임상적 적용 결과와 비교하기 어려우며, 운동조절에 미치는 다양한 시스템이 여러 측면에서 상호작용에 대한 신경해부학적 구조에 연관시키기 어려워 운동조절의 신경계의 구조와 관련하여 이론화하기 힘들다.

4) 운동조절과 관련된 신경해부생리

운동조절과 운동학습에는 외부환경으로부터의 감각 입력(자극)을 지각하고 생성되는 운동 정보를 전달하여 조화로운 움직임을 생성하는 감각-운동 통합과정을 포함한다. 운동조절은 뇌 안에서 체계적으로 시스템화되어 있으며, 중추신경계를 통해 조절하고 있다.

(1) 감각수용기

① 시각수용기

환경에서의 물체의 움직임에 대한 정보를 제공해 주는 동시에 운동 행동을 환경의 요구에 맞춰준다. 또한, 어떤 목표와 관련된 특별한 행동을 유발하는 데 도움을 준다. 예를 들어, 보행 시 어떤 장애물을 회피하는 행동을 하는 것이다.

② 청각수용기

나선 기관(cortis organ) 내에 위치한 예민한 털 세포에 의해 정보를 제공받는다. 이 세포들이 환경에서 움직임의 특성에 대한 정보와 자신의 움직임에 대한 정보를 비교하여 소리에 대한 정보를 제공해 준다.

③ 안뜰수용기

안뜰과 반고리관(semicircular canals)에 있는 털 세포에 의해 정보를 제공받는다. 둥근주머니(saccule)와 타원주머니(utricle)는 중력과 선가속도(linear acceleration)가 머리에 어떤 영향을 주는지에 대한 정보를 제공한다. 반고리관은 각가속도(angular acceleration)와 머리의 회전을 느끼게 하며 머리가 움직일 때 우리의 눈이 한 곳에 머무를 수 있게 해 준다. 안뜰 안구 반사(vestibulo-ocular reflex)를 통하여 머리를 회전하는 동안 목표물을 응시할 수 있도록 눈 운동을 조절한다. 안뜰 척수 반사(vestibulo-spinal reflex)는 머리와 자세 안정성을 유지하기 위하여 보상적인 신체 움직임을 일으킨다.

④ 몸감각수용기

운동조절과 관련된 촉각수용기 및 고유감각수용기와 같은 기계적 수용기가 포함된다. 고유감각수용기에는 근육의 신장 속도와 길이 변화를 감지하는 근육방추와 근 긴장도를 감지하는 골지힘줄기관이 있다.

(2) 척수

척수(spinal cord)는 특정한 자극에 대해 자동적이고 선형화된 반응을 나타내는 반사 중추이다. 단일연접뻗침반사(monosynaptic stretch reflex)와 다연접회피반사(polysynaptic withdrawal reflex) 등이 속한다. 척수에는 보행을 위한 중추 패턴 발생기가 있는데, 이는 운동조절 이론 중에서 열린 고리 또는 운동프로그램을 설명한다. 운동조절과 관련된 내림로는 척수 앞뿔(ventrol horn of spinal cord)에서 정지하고 움직임과 관련된 정보를 대뇌와 소뇌로 전달하는 오름로들이 존재한다.

(3) 뇌줄기

겉질척수로를 제외한 모든 내림로들이 뇌줄기에서 발생된다. 앞안쪽경로(ventromedial pathway)에 속하는 안뜰척수로, 그물척수로, 덮개척수로가 있고, 이들은 균형과 자세조절에 관여하며, 팔다리 간의 조화로운 움직임을 조절한다. 뒤가쪽경로(posterolateral pathway)에 속하는 겉질척수로는 과제의 공간적 특성에 맞춘 운동조절과 섬세한 손 운동에 관여하며, 적색척수로는 손가락을 제외한 상지의 굽힘근 조절에 관여한다.

(4) 대뇌겉질

운동프로그램은 보조운동영역, 앞운동겉질, 뒤쪽마루엽에서 발생한다. 임상적으로 특정한 과제를 수행하면 대뇌겉질이 활성되며, 한쪽 뇌가 손상된 경우에도 건강한 쪽의 팔다리에서 움직임의 능력이 떨어지는 것을 볼 수 있다. 앞운동겉질은 목표지향적인 움직임을 계획하는 데 중요한 역할을 하며, 이 구조가 손상되면 마비는 나타나지 않으나 움직임이 서툴러지고 학습으로 얻어진 숙련된 운동을 수행하지 못한다. 보조운동겉질은 움직임의 복합한 순서들을 프로그램화하는 역할을 한다. 이 구조가 손상되면 근육 마비 및 감각 소실 없이 단순한 움직임은 할 수 있으나, 일상생활 동작인 단추를 채우거나 머리를 빗는 계획된 전략이나 복잡한 근 수축을 요구하는 움직임을 실행할 수 없는 실행증(apraxia)이 발생한다.

(5) 소뇌

소뇌는 움직임을 시작하고 수행하며 운동학습에 관여한다. 소뇌는 움직임의 방향, 정도, 힘, 타이밍을 조절하도록 돕기 때문에 부드럽고 조화된 움직임이 일어나도록 관여한다. 소뇌는 비교측정의 역할을 한다. 즉, 대뇌로부터 움직임의 의도된 명령과 말초로부터 오는 운동 실행 정보를 비교하여 움직임의 오차(movement error)를 발견하고 수정한다. 그러므로 소뇌는 사람이 과제를 수행하는 동안 환경이 변하면 그에 따라 자세와 움직임을 변화시킬 수 있게 한다.

(6) 바닥핵

바닥핵(basal ganglia)은 대뇌겉질 – 줄무늬체 – 창백핵 – 시상 – 대뇌겉질 회로를 통해 움직임을 조절하고 정확한 동작이 일어날 수 있도록 한다. 바닥핵은 억제(damping) 혹은 조절자(modulating system)로서의 역할을 한다.

다양한 바닥핵 회로들은 이미 프로그램화되어 대뇌겉질에 저장되어 있는 운동프로그램을 적절하게 선택하는 데 매우 중요한 기능을 한다. 즉, 바닥핵은 정상상태에서 대뇌겉질이나 다른 여러 부위에서 오는 수많은 다양한 입력을 받아 이를 적절하게 처리한 후, 그 상황에 가장 알맞은 운동프로그램을 선택하는 기능을 한다. 따라서 이 회로에 이상이 생기면 잘못된 운동프로그램을 선택하여 운동불능(akinesia), 운동감소증(hypokinesia), 운동완만(bradykinesia) 등의 증상이 일어날 수 있다.

(7) 둘레계통

둘레계통(limbic system)은 주관적인 감정, 감정적인 동기, 기억을 담당한다. 그리고 개개인의 욕구와 관련된 동작을 통제 및 결정하기도 한다. 바닥핵, 앞운동영역, 연합영역과 부분적으로 연결되어 있기 때문에 이러한 욕구들이 목표지향적인 움직임으로 전환된다. 그러므로 둘레계통은 행동을 촉진하거나 억제하는 데 중요한 역할을 한다.

2 운동학습

1) 운동학습의 정의

운동조절은 학습된 움직임 조절의 이해에 대한 것이라면, 운동학습(motor learning)은 새로운 과제, 운동의 획득과 수정에 관한 연구로써 올바르고 원활한 움직임을 숙련하고, 목표로 하는 과제를 수행하는 능력을 훈련하거나, 운동 기능을 습득하는 것이다. 이는 숙련된 동작을 습득하는 과정으로, 훈련과 경험으로부터 비교적 영구적으로 보존할 수 있는 복잡한 과정이다. 또한 손상 후 과제를 하지 못하는 경우에는 기술의 재학습이 요구된다. 운동학습은 네 가지 공통적인 특징을 가진다.

- 학습은 숙련된 움직임을 위한 능력을 획득하는 과정이다.
- 학습은 훈련을 통해 이루어진다.
- 학습은 직접적으로 측정될 수 없고 행동을 통해 간접적으로 평가된다.
- 학습은 행위의 상대적으로 장기적 변화를 만들어 낸다.

신체운동은 신경계의 지배와 조절로 일어나기 때문에 운동학습에서 감각계와 운동계의 협응 관계는 중요하다. 감각운동학습은 감각과 근육운동의 조화를 위해 수정되고 조정되는 신경계의 통합기능이 학습으로 인해 정상적인 운동수행을 성취해 가는 과정이라고 할 수 있다. 또한 운동학습은 신체의 반복적 운동이나 기능이 미숙하지만 반복해서 연습함으로써 정확성이 증가하게 된다. 정확한 운동수행을 위해서는 수행과정에서 나타날 수 있는 오류를 경험하고 수정해야 하는 단계를 거치는데, 이때 적절한 내·외적 감각 자극을 통하여 운동학습을 더 효율적으로 이루어지게 한다. 오류 확인과 수정 과정은 자동화 과정을 거치게 되는데, 이는 자연스럽고 안정적인 운동수행을 만들어 준다(그림 2.7).

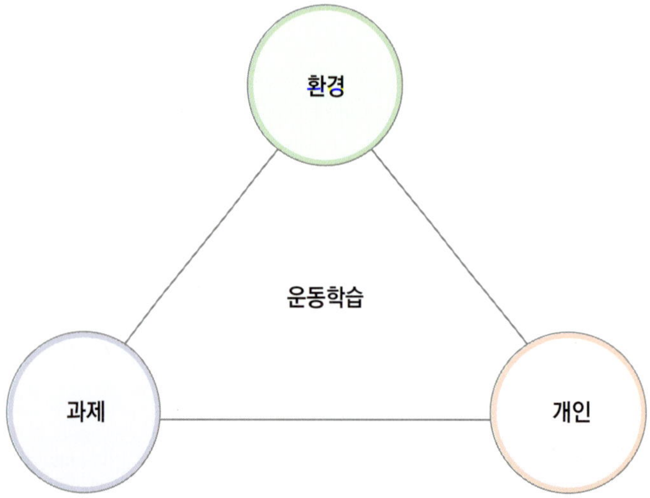

그림 2.7 운동학습을 위한 3가지 요소

운동학습은 정상인 운동수행의 학습 과정을 이야기하고 있지만, 최근에는 환자의 기능 회복(recovery of function)에 적용하기도 한다. 기능 회복은 학습 또는 재학습 운동과제를 통해 손상으로 인한 상실된 운동 숙련성을 재획득하여 회복할 수 있게 한다.

2) 운동학습 이론

학습과 운동과제 수행을 위한 운동학습 이론에는 Adams의 닫힌 회로 이론, Schmidt의 도식이론 그리고 생태학적 이론이 있다(그림 2.8).

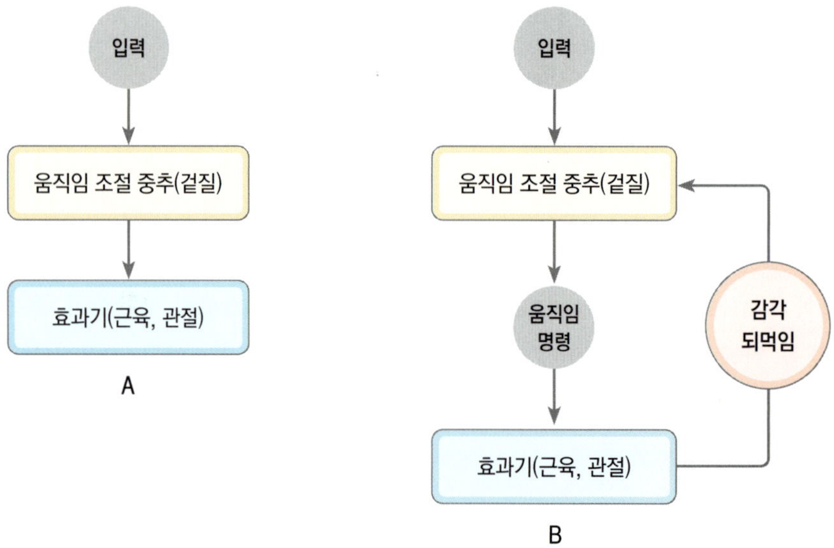

그림 2.8 A: 열린 회로 시스템, B: 닫힌 회로 시스템

(1) 닫힌 회로 이론

1971년 Adams에 의해 발표된 닫힌 회로 이론(closed-loop theory)은 감각 되먹임과 운동조절의 닫힌 회로 과정을 중심으로 설명된다. 움직임으로부터 나온 감각 되먹임과 원하는 움직임에 대한 기억 간의 비교가 중추신경계에서 일어난다. 움직임을 선택하고 시작하는 기억 흔적(memory trace)과 연습을 통해 만들어진 행동 수정의 내적 기준이 되는 지각 흔적(perceptual trace)이라는 두 유형이 있다. 기억 흔적에 의해 움직임이 시작되고 지각 흔적을 통해 움직임을 수행하고 오류를 찾아낸다. 훈련을 통해 올바른 지각 흔적이 강화되고, 올바르지 않은 지각 흔적이 감소되는 과정을 학습이라 말한다. 따라서 올바른 학습을 위해 정확한 움직임은 반복하고 오류는 피해야 한다. 그러나 이 이론은 감각 되먹임 없이 새로운 움직임을 만드는 현상에 대해서는 설명할 수 없다. 또한 모든 움직임이 지각 흔적을 만들어 낸다면 저장해야 할 용량이 너무 커진다는 점과 다양한 훈련을 시행한 군에서 더 나은 수행 결과를 보였던 점이 이 이론의 한계점이다.

(2) 도식이론

Schmidt는 1975년 도식이론(schema theory)을 발표하였다. 도식이라는 용어는 본래 한 종류의 대상자들이 가지고 있는 다양한 표현에 대한 기억으로 저장된 추상적인 표상을 의미한다. 예를 들어, 여러 종류의 개를 본 후 개의 특성에 대한 일련의 추상적 규칙, 즉 도식을 가지게 되고 그 후 개를 보게 되면 개로 인식할 수 있게 된다. 도식이론은 느린 움직임은 되먹임, 빠른 움직임은 프로그램에 의해 만들어진다고 가정하였다. 학습을 통해 도식이 형성되고, 그로 인해 새로운 움직임이 일어나는 열린 고리(open-loop) 조절 과정과 일반화된 운동프로그램(generalized motor program) 개념이 강조되었다. Schmidt는 운동프로그램을 움직임의 세부적인 항목들을 포함하는 것이라기보다는 어떠한 경우에도 같은 동작을 만들어 낼 수 있는 일반화된 규칙이라고 하였다.

움직임 이후 만들어진 단기기억은 회상 도식(recall schema)과 인지 도식(recognition schema)으로 변환된다. 회상 도식은 반응 생산을 담당하는 것으로 특정 반응을 선택하는 데 사용된다. 이는 여러 번의 시도에 의해 만들진 결과이다. 회상 도식은 움직임의 초기 상태를 결정하고 인지 도식은 과거의 감각 경험에 의한 결과로 반응평가를 위해 사용된다. 회상 도식은 환자가 물컵을 잡는 훈련에서 다양한 조건으로 학습하면 팔 뻗기 동작의 규칙성이 만들어지도록 한다. 학습 이후 여러 종류의 물컵을 잡는 훈련으로 인지 도식을 형성하고, 규칙성의 개선을 통해 적절한 팔 뻗기 작업이 가능해진다. 운동학습은 이러한 도식을 새롭게 만드는 과정으로 생각할 수 있다.

도식이론은 Adams의 닫힌 회로 이론에서 제기된 기억 저장 공간에 관한 문제 및 새로운 움직임을 만들어 내는 운동프로그램에 대한 한계점을 해결하였다. 그러나 다양한 형태의 훈련 중 가장 효과적인 도식, 즉 운동프로그램을 만든다고 하였으나 일반화된 운동프로그램이 만들어지는 방법에 대해서 설명할 수 없다는 제한점을 가지고 있다.

(3) 생태학적 이론

1997년 Karl Newell이 만든 생태학적 이론(ecological theory)은 시스템과 생태학적 운동조절 이론으로부터 만들어졌고, 과제 해결을 모색하는 전략의 개념에 기초를 두고 있다. 학습은 최적의 지각 작업공간(perceptual workplace)과 운동 작업공간(motor workplace)을 탐색하여 각각 최적의 해결책을 찾아내는 과정이다. 생태학적 이론의 운동학습은 지각과 행동의 과제와 관련된 적절한 전략을 찾는 것이고, 규칙에 의존하는 것이 아니다. 즉, 지각 작업공간과 운동 작업공간의 역동적 탐색활동을 중요시한다. 부적절한 신호와 적절한 신호를 구분하고 적절한 운동신호와 관련된 지각을 적절한 운동전략과 연결 짓는다. 즉, 환자의 지각과 동작 환경 사이의 관계를 강조한다. 예를 들면, 물이 들어 있는 물컵을 들어 올릴 때 환자는 물컵의 크기, 무게 등 동작을 수행하는 동안의 환경을 지각단서로 기억할 수 있다. 환자는 지각단서를 통해 최적의 운동 전략을 학습할 수 있다.

3) 운동학습 모델

학습 단계를 설명하는 운동학습 모델은 Fitts의 3단계 모델, Neo-Bernsteininan 모델, Gentile의 2단계 모델이 있다. 이 세 가지 모형을 통해 운동학습의 특성을 이해할 수 있다.

(1) Fitts의 3단계 모델

1964년 Fitts의 3단계 모델(Fitts's three stages model)은 숙련된 학습을 위한 인지 단계, 연합 단계, 자동 단계로 구성되며(그림 2.9), 이 모델은 시간 경과에 따라 어떻게 학습이 되는가를 설명하고 있다. 학습자의 다른 특성과 치료사의 중재 전략의 형태에 영향을 받으며, 각각의 학습 단계도 차이가

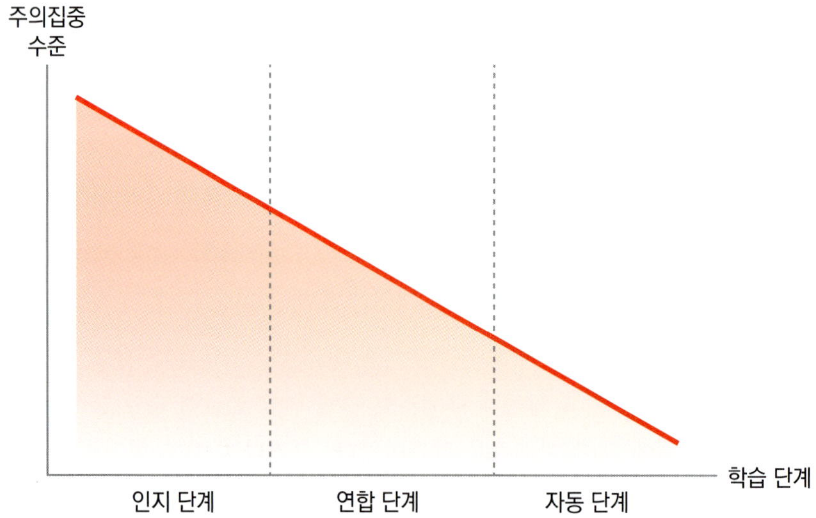

그림 2.9 Fitts의 3단계 모델

있을 수 있다. 새로운 운동기술을 학습하여 움직임이 자동화됨에 따라 주의는 감소하는데, 일반적으로 단계의 진행에 따라 주의 요구량은 감소한다.

① 인지 단계

인지 단계(cognitive stage)는 운동학습의 초기 단계로, 환자가 운동기술을 학습할 때 무엇을 해야 하는지 생각하고, 기술의 특성을 이해하며, 과제 수행을 위한 전략을 개발하는 단계이다. 이 단계는 자신의 신체 정렬, 운동의 방향과 강도 그리고 거리에 대해서 주의집중과 같은 높은 수준의 인지 활동이 요구된다. 운동이나 기능적 과제 시 하고자 하는 동작을 어떻게 정확하고 안전하게 할 수 있는지를 학습한다. 치료사는 목적 동작의 운동패턴을 정확하게 보여 줌으로써 시각에 의한 운동 수정을 가능하게 할 수 있다.

이 단계에서는 오류 수정 능력의 부족으로 운동수행 시 실수를 할 수 있으며, 운동의 일관성이 부족할 수도 있다. 활동 수행 과제를 부분적으로 분리해서 훈련하거나 반복적인 수행과정은 되먹임 기전으로 수정되고, 치료사는 촉각과 구두지시 등을 제공할 수 있다.

② 연합 단계

연합 단계(associative stage)는 인지 단계에서 획득된 과제 수행 능력을 결합하여 수행 전략을 선택하고, 운동과제를 수행하기 위한 안정된 운동조절이 가능한 단계이다. 이 단계에서는 과제 수행 시 문제점을 알아가는 단계이며, 잘못된 과제 수행에 대한 해결책을 찾을 수 있게 된다. 운동의 시간과 거리들의 조절로 인지 단계보다 수행의 일관성 및 수행력이 점차 향상된다. 완벽한 운동 형태는 아니지만 변화되는 상황에 따라 동작의 형태를 바꾸는 방법을 알기 시작하는 단계이다.

이 단계에서는 보조를 줄이거나 과제 수행의 자세와 환경을 복잡하게 하여 문제를 환자 스스로 해결할 수 있도록 기회를 제공하게 된다. 예를 들어, 보행 훈련 시 경사도의 변화로 환경적 복잡화를 시키거나 거울을 사용하여 스스로 문제점을 수정할 수 있도록 한다.

③ 자동 단계

자동 단계(autonomous stage)는 운동학습의 마지막 단계로, 연합 단계의 과제 수행 능력이 증진됨에 따라 동작이 거의 자동적으로 이루어지기 때문에 움직임 자체에 대한 의식적인 주의가 크게 요구되지 않고, 의식이 없는 상태에서도 자동적으로 수행되는 단계이다.

이 단계에서는 운동기술의 다른 측면으로 주의를 전환시킬 수 있어 일상생활동작과 다양한 과제를 결합시켜 활동을 수행하도록 한다. 예를 들어, 보행 훈련에서 갑작스러운 환경 변화를 주거나 과제를 수행할 수 있도록 훈련하는 것이다. 이 단계는 과제 수행에서 가장 잘 조화되고 효과적인 움직임을 구성하는 데 많은 연습을 하는 것이 중요하고, 연습의 강도에 따라 며칠에서 몇 달이 걸릴 수도 있다.

표 2.1 운동학습의 단계와 치료전략

	정의	치료전략	예시
인지 단계	무엇을 할 것인지 결정하는 단계	• 활동수행 과제와 과제에 대한 목적을 확인시킨다. • 활동수행 과제를 보여 주어 시각적 정보를 제공하여 따라할 수 있도록 하고, 과제의 속도와 거리를 인지시키기 위해 감각의 앞먹임 정보를 제공한다. • 집중할 수 있도록 환경적 변화를 제거하고 수행 정도에 따라 동기부여 및 도수적 도움을 제공한다. • 복잡한 활동수행 과제를 부분적으로 분리하여 단순 운동으로 학습한다. • 시행착오가 발생할 수 있으며, 스스로 평가하여 활동과제 수행의 잘못을 인지하게 한다.	팔을 뻗어 물건을 집거나 잡는 동작을 보여 주고 따라하게 한다(물컵에 물을 마시는 동작을 분리하여 단순운동으로 학습).
연합 단계	어떻게 할 것인가를 결정하는 단계	• 다양한 과제 훈련의 지시와 반복횟수를 증가시킨다. • 변화된 환경을 준비하고, 과제의 복잡성을 증가시켜 학습한다. • 적절한 되먹임을 주어 스스로 오류를 수정하도록 한다. • 과제 수행에서 문제점을 스스로 찾아 해결하고, 보조를 점차 줄여 독립적으로 수행하도록 한다. • 과제 수행의 환경적 조건을 점차 복합적 또는 복잡하게 변화시켜 다양한 과제 훈련을 독립적으로 수행하도록 한다.	환경에 대한 변화로 보행 훈련에서 경사도를 점차 증가시키거나 훈련 과정 중에 거울을 보게 하여 스스로 잘못된 것을 찾아내어 수정할 수 있게 한다.
자동 단계	어떻게 성공시킬 것인가를 결정하는 단계	• 운동연습을 통한 숙련, 무의식적 수행, 복잡한 활동을 수행한다. • 자발성의 증가와 기능적 과제를 수행한다. • 일관성 및 숙련도 증가를 위해 운동 형태를 변화시키고, 다양한 환경적 배경에서 훈련을 수행한다. • 수행 과제를 일상생활동작과 결합하여 독립적인 수행이 가능하도록 훈련한다. • 적은 에너지로 과제를 수행할 수 있도록 한다.	가능하다면 어렵고 복잡한 활동을 수행시키며 보행 중 갑작스런 환경적 변화에도 적응할 수 있도록 훈련한다.

(2) Neo-Bernsteininan 모델

1991년 Bernstein의 Neo-Bernsteininan 모델은 환자의 동작 수준 자체에 중점을 두어 단계를 나누었고, 움직임의 자유도를 조절하는 것이 운동학습의 과정이라고 설명하였다. Vereijken은 Bernstein의 생태학적 틀과 결합하여 환자가 움직임에 대한 문제를 해결하기 위해 어떻게 신체의 움직임을 조절하는지를 설명하기 위해 초보 단계, 고급 단계, 전문가 단계의 시스템 3단계 모델(systems three-stage model)로 구분하였다(그림 2.10).

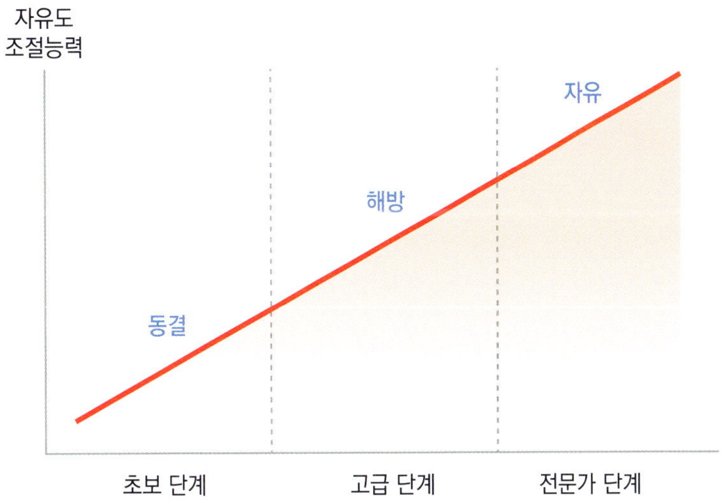

그림 2.10 Neo-Bernsteininan의 시스템 3단계

① 초보 단계

초보 단계(novice stage)는 움직임의 문제를 해결하기 위해 자유도 일부를 제한하여 단순화하는 단계이며, 동결(freezing out) 단계라고도 한다. 초보 단계에서는 움직이는 동안 관절을 고정하거나 여러 관절을 억제·결합한 움직임을 만들어 자유도를 감소시킬 수 있다. 자유도를 감소시켰을 때 부자연스러운 움직임이 나타나게 되며 동작 환경적 변화에 대한 적응이 어려울 수 있다.

② 고급 단계

고급 단계(advanced stage)는 해빙(unfreezing) 단계라고도 하며, 관절 자유도의 제한을 풀어 주거나 자유도를 추가하여 근육 반응 시너지 통합으로 더 많은 기능적 움직임을 만들 수 있고, 동작 환경의 변화에 쉽게 적응할 수 있다.

③ 전문가 단계

전문가 단계(expert stage)는 움직임 과제 목표를 달성할 수 있도록 자유도가 효율적으로 조절되고, 자유도의 재구성을 할 수 있는 단계로 자유(freeing) 단계라고도 한다. 환자는 자유도 조절과 함께 외부에서 작용하는 힘을 이용하는 능력으로 움직임 문제를 해결하고 학습한다.

(3) Gentile의 2단계 모델

1972년 Gentile의 2단계 모델(Gentile's two-stage model)은 학습자의 과제 수행 시 환경적 특성이 학습자의 목표에 어떠한 영향을 주며, 각 학습 단계에서 요구되는 치료사의 지시전략이 무엇인지에 대해 제시하였다. 1단계에서 학습자의 목표는 동작 환경을 파악하여 움직임을 어떻게 구성할 것인가를 확인하는 것이다. 학습자는 움직임과 관련된 조건들을 찾아내고 선택적으로 참여해야 한다. 2단계는 새로 학습한 움직임을 수행 환경에 맞도록 정교하게 훈련하는 단계이다.

4) 운동학습의 훈련 방법

운동학습의 훈련을 통하여 환자의 운동기술을 습득하고 수정을 가능하게 한다. 운동학습은 새로운 운동기술 학습 또는 재학습하는 과정으로 환자의 능력에 맞는 훈련 방법을 계획해야 한다. 목표 달성을 위해 환자 능력과 자신의 활동에 집중할 수 있도록 적절한 형태의 과제가 주어져야 한다. 구체적인 목표와 과제를 제시하여 환자의 동기를 유발시켜 줄 필요성이 있으며, 치료사는 구두지시 또는 시범을 통해 과제의 개념을 인지할 수 있도록 노력해야 한다. 운동학습은 고정된 훈련 방법보다는 다양한 환경적 요소와 과제를 사용하는 것이 효과적이다.

Tip

운동학습에 영향을 주는 변수

- 환자의 목표와 과제에 대한 이해
- 환자의 집중력 및 동기부여
- 환자의 특성(감정, 지능, 재능, 경험, 신체 특성)
- 훈련 횟수-반복
- 훈련의 형태
- 운동의 다양성
- 운동수행의 환경적 요소

(1) 과제의 형태

과제의 형태에는 불연속적 과제(discrete task), 연속적 과제(serial task), 계속적 과제(continuos task)가 있다. 불연속적 과제는 운동의 시작과 끝을 인식할 수 있는 것이다. 예를 들면, 물건 잡기, 의자차의 브레이크 잠그기 등과 같은 것이다. 연속적 과제는 불연속적 과제가 연속으로 이루어진 것이다. 예를 들면, 숟가락으로 음식을 먹기 위해서는 먼저 정확한 자세를 취하고 숟가락을 잡고, 밥을 숟가락으로 떠서, 그것을 입으로 가져가는 것이 각각 완성되어야 하는 것이다. 계속적 과제는 활동 수행적 과제이며, 처음과 끝이 없이 반복적이고, 전체 동작을 계속적으로 하는 것이다. 예를 들면, 보행, 계단 오르기와 내려오기, 자전거 타기 등이다.

(2) 훈련

훈련(practice)은 과제의 동작 또는 일련의 동작을 반복해서 시행하는 것이다. 어떤 활동을 가르칠지, 얼마의 시간을 적용할지, 다양한 과제를 어떤 순서로 시킬지 등을 고려해야 한다. 훈련의 양, 종류, 변화는 기술의 습득과 유지에 영향을 주기 때문에 치료사는 연습할 환경과 치료 방법 등 치료 전략을 미리 세워야 한다. 또 훈련전략의 선택에 따라 운동과제의 학습 속도에도 영향을 주기 때문에 환자가 운동학습의 어느 단계에 해당하는지 평가하여 운동의 형태와 단계별 훈련전략을 고려해야 한다. 환자의 훈련량에 따라 더 많은 학습이 일어나므로 연습 횟수는 최대로 실시한다(표 2.2).

표 2.2 운동학습에 대한 훈련 방법

훈련 방법	내용
집중 훈련(massed practice)	• 쉬는 시간이 거의 없다. • 훈련 시간이 휴식 시간보다 길다.
분산 훈련(distriuted practice)	• 휴식 시간이 훈련 시간과 같거나 더 길다. • 시간이 지남에 따라 휴식 시간을 감소시킨다. • 운동 초기와 인지, 집중도가 떨어지는 환자에게 적용한다.
계속 훈련(constant practice)	• 한 가지 과제만 계속 수행한다. • 같은 환경 조건에서 집중적으로 학습한다. • 운동학습의 인지 단계, 운동 초기 기술습득을 위해 사용한다.
변화 훈련(variable practice)	• 다양한 가지의 과제를 수행한다. • 환경을 변화시켜 새로운 환경과 과제에 대해 적용하도록 한다.
구획 훈련(blocked practice)	• 같은 조건에서 예측된 순서로 과제를 반복한다. • 다음 과제로 넘어가기 전, 현재의 과제가 완전히 학습된 후 다음 단계로 넘어간다. • 한 번에 하나의 과제만 집중하기 때문에 환자가 다른 과제로 바꾸기 전 첫 번째 과제를 숙달하기 위한 전략으로 동작에 대한 정확한 학습이 가능하다.
무작위 훈련(random practice)	• 예측할 수 없는 순서로 과제를 변화시켜 시행되는 훈련 방법이다. • 높은 인지처리와 문제해결능력이 요구된다. • 주어진 과제를 무작위로 연습하며, 하나의 과제가 두 번 연속적으로 반복되지 않도록 한다.
부분 훈련(part practice)	• 과제를 쪼개어 하나의 부분만 훈련하는 것이다. • 운동학습 초기에 복잡하거나, 움직임의 순서, 기술을 습득하는 데 효과적이다.
전체 훈련(whole practice)	• 연속적인 학습에는 전체 훈련이 효과적이다. • 재활 초기에는 부분 연습으로 복잡한 과제를 이해 및 학습하고, 재활 후기에는 전체 연습을 통해 연속적인 기술을 습득하는 것이 필요하다.

(3) 되먹임

되먹임(feedback)은 운동과제를 학습하는 과정에서 중요하게 작용하는 요인으로, 되먹임을 제공하는 주체에 따라 내재적 되먹임(intrinsic feedback)과 외재적 되먹임(extrinsic feedback)으로 구분할 수 있다.

내재적 되먹임은 환자 자신의 고유수용성 감각, 운동 감각, 촉각, 시각, 청각 등의 감각 정보로부터 받는 되먹임으로, 환자의 운동수행의 결과로 몸에 내재되어 있는 감각계를 통해 받아들여진다. 움직일 때 팔다리 자세에 관한 몸감각 정보에 관한 시각 정보가 그 예이다.

외재적 되먹임은 내재적 되먹임을 보완하기 위한 것으로, 보강 되먹임(augmented feedback)이라고도 한다. 자신의 감각 정보가 아닌 외부의 감각 정보로부터 주어지는 되먹임으로, 보행을 하는 동안 물체를 피하기 위해 발을 더 높게 드는 것이 필요하다고 알리는 것이다.

치료사는 환자가 훈련하는 동안 과제의 수행 전과 과제 완료 직후에 보강 되먹임을 제공해 줄 수 있으며, 되먹임을 통해 학습자에게 실수를 알려 주고, 다음 단계의 수행 방법 정보를 제공한다. 그리고 동기를 유발시키고 단기적 수행 또는 처음 학습하는 단계에 효과적이다. 하지만 반복적인 되먹임은 자신의 실수를 교정하는 능력을 떨어뜨리고, 자동 단계에서는 큰 효과가 없다는 단점이 있다. 운동 학습의 훈련에서 되먹임은 정보 전달, 훈련 강화, 처벌, 동기부여 등에 활용할 수 있다.

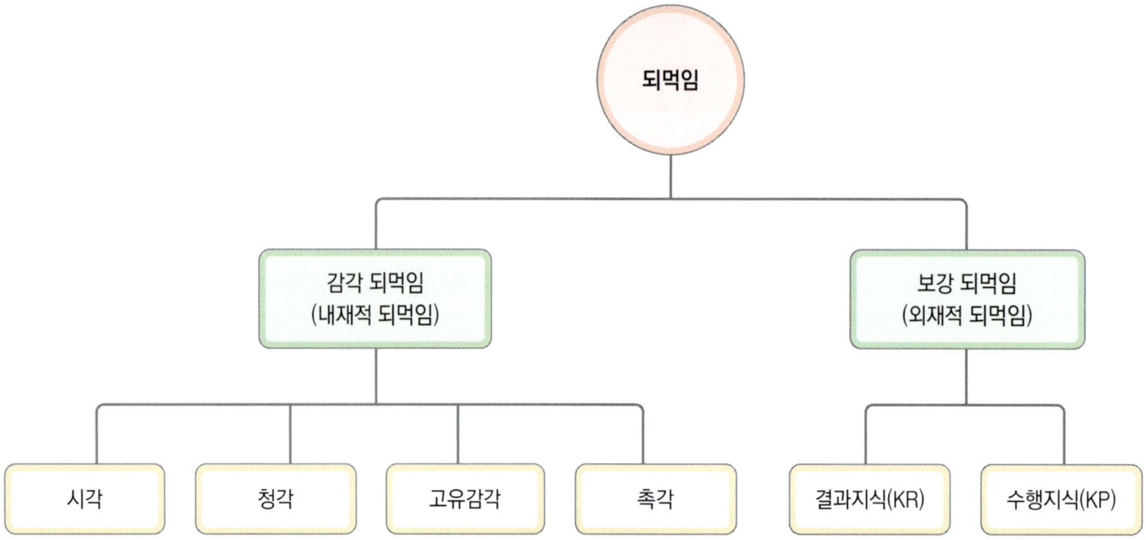

그림 2.11 되먹임의 종류

(4) 전이

학습의 전이(transfer)는 훈련을 통하여 습득한 기술과 경험의 결과로 비슷한 형태의 훈련 과제 수행이 능력이 향상되거나 감소하는 것을 말한다. 전이는 수직 전이(vertical transfer)와 수평 전이(lateral transfer) 두 가지로 나뉘는데, 수직 전이는 복잡한 전체 과제를 부분적으로 나누어 훈련하여 부분에서 전체 과제로 전이되는 것을 말하며, 수평 전이는 동일한 운동학습 과제에서 동일한 운동학습 과제로 전이되는 것을 말한다. 예를 들면, 한쪽 팔의 훈련이 반대쪽 팔의 운동학습에 영향을 주는 것이다.

(5) 동기부여

운동학습을 위해 개인의 수준과 학습의 최대화를 위한 조건 중 하나가 동기부여이다. 동기란 학습

수행을 자극하여 유도하고 환자가 하고자 하는 욕구를 나타낸다. 기본적인 동기부여는 환자의 자기만족 필요성에서 시작되고, 환자의 운동수행 과정을 관찰하여 추론할 수 있다.

(6) 훈련전략

운동학습에서는 과제 수행 환경이 중요하다. 다양한 환경적 변화에 대한 부분을 고려해야 하며, 단계별 훈련전략 계획이 필요하다.

3 뇌 가소성

가소성은 시간 경과에 따라 행동의 변화를 유도하는 신경계의 변화를 의미하며, 초기 뇌의 발달, 학습 및 기억뿐만 아니라 뇌손상 후의 재구성화에도 관련이 있다. 가소성을 통해 단기간의 시냅스 연결의 강도와 효율성의 변화가 일어나고, 장기적으로 신경세포 간의 연결 수 변화와 재구성화가 일어난다. 가소성은 학습에 의해 일어나고 기능 회복으로 이이진다. 새로운 운동기술의 학습은 대뇌겉질 내 연결의 가소성과 연관되어 있으며, 대뇌겉질의 변화는 동작의 변화로 이어진다. 이러한 대뇌겉질의 변화는 새로운 기술을 학습할 때 일어나고 단순한 반복만으로는 변화가 일어나지 않는다. 학습의 기전은 장기적 활성(long-term potentiation)으로 설명할 수 있다. 주위 환경이나 병변에 따라 대뇌겉질의 기능과 형태학적 변화를 신경계의 적응(neural adaptation) 과정이라 할 수 있다. 이는 뇌 병변 이후 학습 및 기억 등의 대뇌 기능 회복에 중요한 역할을 한다. 가소성은 대뇌에 광범위하게 분포하고 있는 신경세포 연결에서 일어나며, 신경세포 연결의 변화로 새로운 네트워크가 형성하게 된다. 학습과 같이 기능 회복은 손상 후 나타나는 단기적인 기능 변화에서부터 재지도화와 같은 장기적 구조변화에 이른다. 신경가소성은 몇 초 이상 지속되고 주기적으로 나타나지는 않는다.

물리치료의 측면에서는 신경가소성을 통해 궁극적으로 기능 회복과 행동학적 변화가 일어나는 것이 바람직하지만, 신경가소성이 기능 회복과 상관없을 수도 있다. 신경가소성은 연습과 치료에 의해 촉진될 수 있으므로, 치료의 주된 요점 중 하나는 신경가소성이 바람직한 방향으로 일어나도록 하는 것이다.

비서술적(내재적) 학습은 주의나 의식적인 생각 없이도 자동으로 시행되는 학습이며, 반대로 서술적(외재적) 학습은 자각하는 것과 같이 의식적인 과정이 필요하고, 표현된 지식의 결과이다. 비서술적 학습은 반복되는 자극에 대해 학습하는 것으로, 무해한 자극에 대한 학습된 억제반응을 습관화라고 하며, 반대로 유해한 자극에 대한 반응의 증가는 민감화라고 한다.

1) 습관화

습관화(habituation)는 신경가소성 중에서 가장 단순한 형태이며, 반복적인 자극에 대한 반응의 감소를 보이는 것이다. 특정한 자극을 줄 때 나타나는 반응의 감소는 글루탐산염을 포함한 흥분성 신경전달 물질의 분비와 연접이후 막수용기의 민감도 변화, 세포 내의 자유 칼슘이온 감소로 인해 발생하는 것으로 여겨진다. 이는 세포기전으로 자극 경로에서 연접효율이 기능적으로 감소되어 회피반사 습관화가 일어나는데, 이때 감각신경 세포와 사이신경세포 사이에서 연접활동이 감소되어 나타난다. Sherrington은 해로운 자극으로부터 처음엔 회피하는 반응을 보이다가 반복되면 더 이상 회피 반응을 보이지 않는 반사적 행동을 관찰하였다. 이는 몇 초간 휴식이 지나면 습관화 효과가 사라져 다시 감각 자극에 회피 반응이 유발될 수 있지만, 장기간 반복 자극은 신경연접의 영구적 · 형태학적 변화를 일으키게 된다. 반복적인 자극의 지속으로 연접연결의 수가 감소되는 습관화를 활용하여 귀울림(tinnitus) 환자에게 보청기를 사용하는 것이다. 습관화는 덜 중요한 자극을 무시하는 동안 중요한 자극에 집중시켜 주는 학습의 다른 종류로 생각된다.

임상적으로 습관화는 민감도가 증가된 신경 반응을 감소시키는 데 사용되고 있다. 예를 들면, 일부 아동에서 촉각 자극에 대해 비정상적인 과민반응을 보이는데 비정상적인 민감성을 촉각 방어(tactile defensiveness)라고 한다. 이러한 아동의 촉각 방어 치료 방법은 부드러운 자극을 피부에 적용하고 점차 자극 강도를 증가시켜 습관화되도록 한다. 안뜰(vestibular) 장애가 있는 현훈 환자는 어지러움, 현훈, 메스꺼움 증상을 호소하는데, 이러한 환자들에게 반복적으로 증상을 유발하여 자극을 주면 점차 반응이 감소되는 습관화가 발생한다.

또 다른 예로, 안뜰계 장애가 있는 양성 급발작 자세성 현훈 환자는 특정한 방향으로의 움직임에 의해 어지럼증, 현훈, 메스꺼움과 같은 증상들을 호소하게 된다. 이 환자들에서도 반복적으로 증상이 일어나도록 자극을 주어 점차 반응이 감소되는 습관화를 형성시킨다.

2) 민감화

민감화(sensitization)는 위협적이고 유해한 자극에 대한 반응의 증가이다. 예를 들면, 통증 자극을 받은 후에 가벼운 접촉 정도의 자극에도 평소보다 더 강한 반응을 보이는 것이다. 어떤 자극에 대한 습관화 이후 유해한 자극에 의한 통증을 가하면 탈습관화를 만들 수 있어 민감화는 습관화를 상쇄시킬 수 있으며, 민감화의 증가는 환자의 각성을 높여 주는 역할을 할 수 있다.

민감화도 단기와 장기가 있으며, 습관화의 경우와 마찬가지로 연접이 관여하지만 좀 더 복잡하다. 단기 민감화는 단백질 구조의 변화, 장기 민감화는 세포의 구조적 변화와 새로운 단백질의 합성을 동반한다. 예를 들어, 칼륨 전도성의 변화로 전달물질을 신경종말로부터 많이 방출하여 흥분성 연접이후 전위(excitatory postsynaptic potential, EPSP)를 증가시킨다. 이를 통해 자극에 따른 전달

물질이 연접에서 억제 또는 흥분으로 습관화나 민감화에 영향을 준다.

그리고 습관화나 민감화는 단기 기억과 장기 기억와 연관되어 있으며, 단순한 기억기능의 하나라고 할 수 있다. 단기 기억은 연접의 변화에서 장기 기억은 구조적인 변화에서 발생할 수 있다.

참고문헌

이문규 외. 운동조절과 운동학습. 범문에듀케이션. 2015.

안소윤 외. 운동조절과 이론과 실제. 영문출판사. 2014.

신경계운동치료학편찬위원회, 신경계운동치료학. 범문에듀케이션. 2017.

이건철 외. 사례중심 신경계운동치료학. 현문사. 2015.

강권영 외. 최신신경계운동치료학. 하늘뜨락. 2012.

김명철 외. 신경계운동치료학. Pacific Books. 2016.

전혜선 외 옮김. 신경계물리치료학. 군자출판사. 2011.

강정일 외. 물리의학 개론. 대학서림. 2017.

송명수 외 옮김. 제넷카 · 쉐파드의 신경재활. 영문출판사. 2009.

김종만 옮김. 신경과학. 엘스비어코리아. 2014.

백남종, 신준호. 운동 학습의 개념과 이론. Brain & NeuroRehabiliation. 2010.

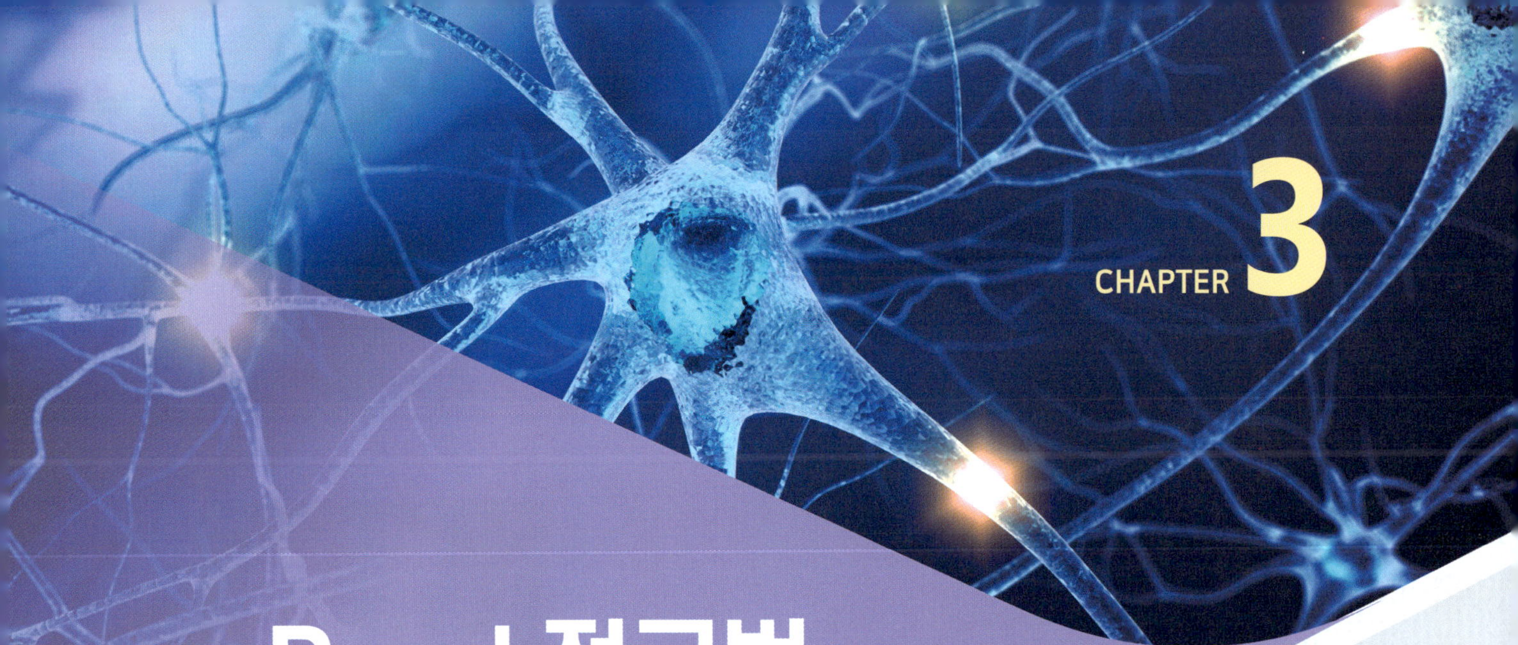

CHAPTER 3

Rood 접근법

학습목표

1. Rood 접근법의 기본 개념과 원리를 설명할 수 있다.
2. 운동발달단계와 생명기능 발달단계에 대해 설명할 수 있다.
3. 운동조절단계에 대해 설명할 수 있다.
4. Rood 접근법의 치료 기법에 대해 설명할 수 있다.

핵심용어

- 가벼운 일근 Light work muscles
- 감각 자극 Sensory stimulation
- 무거운 일근 Heavy work muscles
- 억제 기법 Inhibition techniques
- 촉진 기법 Facilitation techniques

1 개요

1) 역사

Rood 접근법(Rood approach)은 1940년대에 물리치료사이자 작업치료사인 Margaret S. Rood에 의해 발달된 신경생리학적 접근법으로 원래 뇌성마비아의 치료를 위해 고안되었으나 이후에는 운동조절에 문제가 있는 환자들에게도 적용되었다(그림 3.1). Rood는 발달과정과 신경생리학적 문헌을 바탕으로 Rood 이론을 창시하였으나, 저술 활동은 활발하게 하지 않았다. 따라서, Rood 접근법을 기술한 문헌의 대부분은 그녀와 함께 일했던 Ayres, Farber, Heininger, Randolph, Huss, Stockmeyer 등의 물리치료사와 작업치료사에 의해 새롭게 재해석되었다.

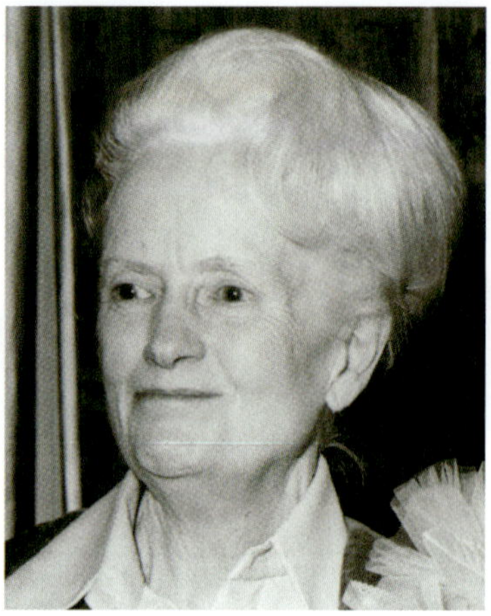

그림 3.1
Margaret S. Rood(1909~1994)

초기의 Rood 이론은 신경계의 계층적 특징(hierarchical nature) 가설에 기반을 두었으나 이후 새롭게 재구성된 Rood 이론은 신경계 기능의 상호연계적 관점에서 최근의 운동조절이론과 동적 시스템에 기반을 두고 있다. Rood는 임상 · 실전 중심 학자로, 자신의 임상 연구 자료를 운동발달의 신경생리학적 이론 등과 연결시켜 설명하려 하였으며, 동물연구로부터 얻어진 정보를 임상치료에 적용하려고 노력하였다. Rood의 주요 공로는 활동과 신경계 상호작용의 중요성을 부각시킨 것이다. 즉, 활동과 신경계는 역동적이고 비선형의 방법으로 서로 간에 상호영향을 미친다고 보았다. Rood는 감각 및 운동 신호들의 되먹임 고리(feedback loop)가 서로 상호영향을 미치고, 감각-운동 행동은 정상 발달 순서에 따라 나타나며, 정신적 · 신체적 기능 및 자율신경계 기능은 한 시스템 내에서 상호의존적으로 작동한다고 하였다.

2) 기본 개념

중추신경계의 손상은 근 긴장도, 운동계획, 움직임 패턴의 변화를 포함한 운동조절의 많은 변화와 관련 있으며, 감각계통 손상과 감각 되먹임 해석의 손상과도 관련이 있다. Rood 접근법의 기본 개념은 적절한 감각 자극을 통해 특정 운동 반응을 이끌어낼 수 있다는 것인데, 감각과 운동은 서로 밀접한 상호관계를 이루고 있으며 감각-운동 행동의 패턴은 발달 순서에 따라 나타난다. Rood는 운동 반응이 정상운동발달 순서에 따라 달라지며, 정신적 · 신체적 기능 및 자율신경계 기능과 상호관련성을 가진다고 하였다. 운동패턴은 출생 시에 존재하는 원시적인 반사로부터 발달되고 이들 원시 반사 패턴은 의식적인 고위 중추의 조절이 획득될 때까지는 감각 자극을 통하여 점차적으로 수정되면서 이용된다. 따라서, 만일 특정한 수용기에 대해 적절한 자극을 적용할 수 있다면 정상 운동발달단계와 같이 진행될 수 있고, 그것에 의해 반사적 운동이 유도되어 신경생리학적 원리에 의해 운동 기억 흔적(motor engrams; 반복된 자극에 의해 생성된 숙련된 움직임)이 습득될 수 있다고 생각하였다.

Rood 접근법은 현재의 지식과 시대적 해석을 반영하여 지속적으로 수정되고 발전되었는데, 6가지 주요 개념이 전통적 관점으로부터 재해석되었다. 표 3.1은 Rood 접근법의 전통적 개념과 수정된 개념을 비교한 것이다.

표 3.1 Rood 접근법의 전통적 개념과 수정된 개념 비교

전통적 개념	수정된 개념
근 긴장도의 정상화는 움직임의 전제조건이다.	근 긴장도와 운동조절은 서로 상호작용한다.
치료는 기능적 발달수준에서 시작된다.	굽힘과 폄 패턴은 서로 상호작용한다.
근육 반응의 재교육은 반복을 통해 일어난다.	근육 반응의 반복은 움직임 패턴을 만든다.
움직임은 기능적 향상에 목표를 둔다.	의지 또는 목표의 방향은 움직임과 상호작용한다.
실생활과 근접한 활동은 치료 효율성과 일반화 능력을 증가시킨다.	실생활과 근접한 활동은 치료 효율성과 일반화 능력을 증가시킨다.
치료사의 치료적 사용은 환자의 요구와 맞아야 한다.	치료사는 환자와 상호작용을 위해 신체 표식을 사용한다.

첫째, Rood 접근법의 전통적 개념에서는 움직임의 전제조건으로 정상적인 근 긴장도를 강조하였으나, 현재 수정된 개념에서 근 긴장도는 운동조절을 위한 필수적인 전제조건이 아니라 움직임에 영향을 주는 다양한 변수 중 하나이며, 근 긴장도와 운동조절은 서로 상호작용한다. 둘째, 굽힘과 폄 패턴이 서로 상호작용을 한다는 것은 일상활동을 통해 경험하는 굽힘 패턴들과 폄 패턴들 사이의 역동적 관계를 말한다. 결과적으로 굽힘과 폄 패턴의 균형 혹은 불균형은 자세 패턴의 동적 시스템에 영향을 미친다. 셋째, 근육반응의 반복은 일정한 움직임 패턴을 만들게 되는데, 반복적인 신경근육 활동을 통해 운동학습이 이루어지면 운동행동에 관련된 뇌의 프로그래밍을 통해 기억 속에 저장된다(motor engram). 넷째, 의지와 목표의 방향은 움직임과 상호작용을 하게 되는데, 이는 발달 연구에 기초한 것으로서 운동 활동에 대한 의지가 운동 활동의 특성과 질에 영향을 미친다는 것을 의미한다. 다섯째, 실생활과 근접한 활동 혹은 가상 환경에서의 활동 치료는 기능적 움직임과 열린 환경을 제공함으로써 치료의 효율성과 일반화 능력을 증가시킨다. 여섯째, 치료사는 환자와의 상호작용을 위해 신체 표식(somatic markers)을 사용한다. 신체 표식이란 주어진 시간과 상황의 학습된 반응 내에서 사람의

느낌이나 감정 상태를 수집하는 것을 의미하며, 숙련된 치료사는 자신이 치료하는 환자의 태도와 감정 상태를 잘 파악하여 원활한 상호관계 속에서 치료를 잘 수행할 수 있다.

2 치료 원리 및 원칙

1) 치료 원리

Rood 접근법의 기본 치료 원리는 다음과 같다.

(1) 정상적인 근 긴장도와 적절한 감각 자극

정상적인 근 긴장도(normalization of tone)는 실행과 움직임, 평형을 위한 기초를 제공하며, 적절한 감각 자극(appropriate sensory)을 사용하는 것은 기대했던 근육의 반응을 유도하기 위한 Rood 접근법의 기본 원리이다. 특히, 감각 자극의 사용은 초기 발달단계에서 운동조절을 획득하는 데 도움이 된다. Rood에 따르면, 조절된 감각 입력(controlled sensory input)은 정상적인 근 긴장도, 계획된 근 반응, 정확한 운동을 유발하기 위해 요구되는 필수 요소이다. 만약 중재가 여러 감각계와 관련되어 있고 이것이 상호감각통합을 유발한다면 적응반응이 더 강하게 일어날 것이다.

(2) 발달 순서

감각운동조절은 발달 순서(development sequence)에 기초하고 있으므로, 치료사는 치료를 하는 동안 환자의 현재 발달 수준을 제대로 평가하여 점차 더 높은 수준의 조절에 도달할 수 있도록 노력해야 한다. 발달 순서는 머리에서 꼬리로, 몸쪽에서 먼쪽으로, 굽힘근에서 폄근 방향으로 이루어지므로, 환자의 평가와 치료는 이 단계에 따라 적용되어야 한다. 또한, 신경생리학적 이론에 근거하여 중추신경계의 하위 수준에서 얻어진 근 반응은 상위 수준의 발달을 증진시키기 위해 사용된다.

(3) 목적 있는 움직임

Rood는 환자로부터 원하는 운동패턴을 얻기 위해 목적 있는 움직임(purposeful movement)을 사용하였는데, 이는 최근에 재활 훈련에서 매우 공통적인 요소이다. 또한, 환자의 능동적인 참여가 매우 중요한데, 만일 치료사가 환자의 근육 활성화를 감지할 수 있고 접촉을 단계화할 수 있다면 환자는 움직임의 능동적 참여를 증진시키기 위한 최상의 입력을 받을 수 있을 것이다.

협응(coordination)된 움직임을 위한 작용근, 대항근, 협동근의 작용은 대뇌겉질에서 개별적으로 조절하지 않고 운동 계획과 목적에 따라 겉질 아래 중추(subcortical center)에서 프로그램화되어 있다. 따라서, 근육의 협응을 통한 적절한 운동패턴을 이끌어내기 위해서는 겉질 아래 프로그램을 발달시켜야 하고, 이를 위해 특정한 동작을 사용해야 한다. 이러한 치료 방법은 팔다리 근육보다는 몸통 근육의 훈련이 더 적합하다. 왜냐하면, 팔다리 근육을 주로 사용하는 수의적인 움직임은 겉질에서 시작하는 피라미드로의 영향을 받지만, 근육의 협응은 겉질 아래 영역과 바깥피라미드로의 조절을 받기 때문이다.

(4) 반복적인 움직임

Rood는 평가와 치료에 있어서 감각운동의 학습에 근거를 두고 있다. 학습은 숙련된 동작을 하기 위해 훈련이나 반복적인 경험을 통해 영구적인 변화를 이끌어내는 과정이다. 따라서, 움직임의 반복(repetition of movement)은 운동학습을 위해 필수적인 요소이며, 중추신경계가 손상된 환자들은 그들이 가진 능력 내에서 새로운 운동행동을 생성하고 뇌조직의 재구성을 위해 끊임없이 움직임을 반복하는 연습을 해야 한다. 만약 치료사가 기능적 움직임 동안 자세조절을 촉진하고 이러한 움직임 패턴을 반복할 수 있는 기회가 확대된다면, 기능적 움직임 패턴은 환자의 운동행동 레퍼토리로 자리매김할 수 있을 것이다.

2) 치료 원칙

Rood는 신경근 기능장애 및 운동조절장애 치료를 위한 네 가지 원칙을 제시하였다.

(1) 긴장성 목반사와 미로반사는 감각 자극의 효과를 변화시킬 수 있다.

긴장성 목반사와 미로반사는 뇌줄기 수준의 반사로, 공간에서 머리의 위치를 변경시키거나 신체에 대한 머리의 위치 변화에 따라 나타나는 자세 반사를 말하는데, Rood는 이러한 반사를 이용하여 감각 수용기의 활성화를 조절할 수 있다고 믿었다. 감각 자극을 적용하는 동안 긴장성 목반사와 긴장성 미로반사의 영향은 적용된 자극 효과를 촉진하거나 억제시킬 수 있기 때문에, 자극을 주는 동안 환자의 자세는 매우 중요하다.

(2) 특정 수용기에 대한 적절한 자극은 주요한 신체 반응을 이끌어낼 수 있다.

Rood는 감각입력에 의한 특정 수용기의 활성을 통해 정신적 · 신체적 작용 및 자율신경계의 작용을 이끌어내고자 했는데, 이는 신경계의 통합에 의한 적응 반응, 반사적 보호 반응, 자율신경계에 의한 항상성 반응 등을 말한다.

(3) 근육은 자극에 대한 반응과 활동의 특성에 따라 위상성 굽힘근과 긴장성 폄근으로 나눌 수 있다.

Rood는 근육의 유형을 활동의 특성과 자극에 대한 반응에 따라 가벼운 일근(위상성 굽힘근)과 무거운 일근(긴장성 폄근)으로 분류하였다(표 3.2). 가벼운 일근은 대항근의 상반억제(reciprocal inhibition)를 동반하는 움직임으로 주로 수의적인 움직임이나 자율신경계에서 활동할 때 작용하며, 무거운 일근은 정상적인 움직임에서 근육이 유지(holding) 혹은 협력 수축(co-contraction)을 하거나 고정된 자세일 때 작용한다.

표 3.2 Rood에 의한 근육 분류

	가벼운 일근	무거운 일근
운동 특징	가동성 근육	안정성 근육
위치	신체의 표면, 바깥쪽, 먼쪽	신체의 깊은 곳, 안쪽, 몸쪽
관절	다관절 근육	한 관절 근육
조절	수의적 조절	반사적 조절
자극	가볍고 빠른 근육의 뻗침, 낮은 문턱값 외수용기의 자극에 의해 활성화	강한 저항, 지속적인 신장의 유지, 높은 문턱값 수용기의 자극에 의해 활성화
근육 종류	굽힘근, 모음근, 다관절 폄근	벌림근, 깊은 부위의 일차 폄근

① 가벼운 일근

가벼운 일근(light work muscles) 혹은 위상성 굽힘근(phasic flexor)은 가동성 근육으로 주로 신체의 표면과 바깥쪽 그리고 먼쪽에 위치하고 있다. 대부분 다관절 근육으로 무거운 일근보다 더 많은 수의적 조절을 받는다. 가볍고 빠른 근육의 뻗침이나 낮은 문턱값 외수용기의 자극에 의해 활성화되며, 저항을 주지 않은 상태에서 근육이 수축하면 억제된다. 굽힘근과 모음근, 다관절 폄근 등이 가벼운 일근에 속하며 이들을 생리적 굽힘근(physiologic flexors)이라고도 부른다.

② 무거운 일근

무거운 일근(heavy work muscles) 혹은 긴장성 폄근(tonic extensor)은 주로 신체의 깊은 곳과 안쪽, 몸쪽 그리고 관절 가까이에 위치하고 있는 근육들로 보통 한 관절 근육이다. 대부분 항중력 폄근들이 포함되는 긴장성 안정근으로 장시간 피로 없이 지속적인 수축이 가능하다. 가벼운 일근과 달리 반사적 조절을 받으며, 강한 저항이나 지속적인 뻗침의 유지, 높은 문턱값 수용기의 자극에 의해 활성화된다. 벌림근과 깊은 부위의 일차 폄근이 무거운 일근에 속한다.

(4) 무거운 일근이 가벼운 일근보다 먼저 통합되어야 한다.

Rood는 목과 몸통, 팔다리에서의 발달 순서가 다름을 강조하였는데, 발달 순서에서 목과 몸통은 초기에 무거운 일을 담당한다. 무거운 일이란 중력이나 저항에 대항하여 위치를 조절할 수 있는 힘을 말한다. 가벼운 일은 팔다리에서 처음 생기고 외수용기가 초기에 활성화된다. 정상적인 움직임 패턴을 회복하기 위해서는 발달단계와 똑같은 순서로 근육을 재교육해야 하는데, 초기에는 목과 몸통에서 무거운 일을 해내도록 하고, 이후에 팔다리에서 가벼운 일을 할 수 있도록 한다.

3) 계통발생학적 운동발달단계

Rood는 운동발달 과정을 계통발생학적 순서에 따라 근육뼈대단계(그림 3.2)와 생명기능단계로 나누었으며 각 8단계로 구분하였다(표 3.3). 근육뼈대는 머리, 목, 몸통, 팔다리의 활동을 말하고, 생명기능은 생장 활동, 호흡 활동, 말하기 활동 등이 포함되는데, 발달 과정에서 이 두 가지 요소는 상호영향을 미친다. 과거에는 이러한 발달단계가 치료를 위한 기본으로 사용되었으며, 운동조절은 이 단계

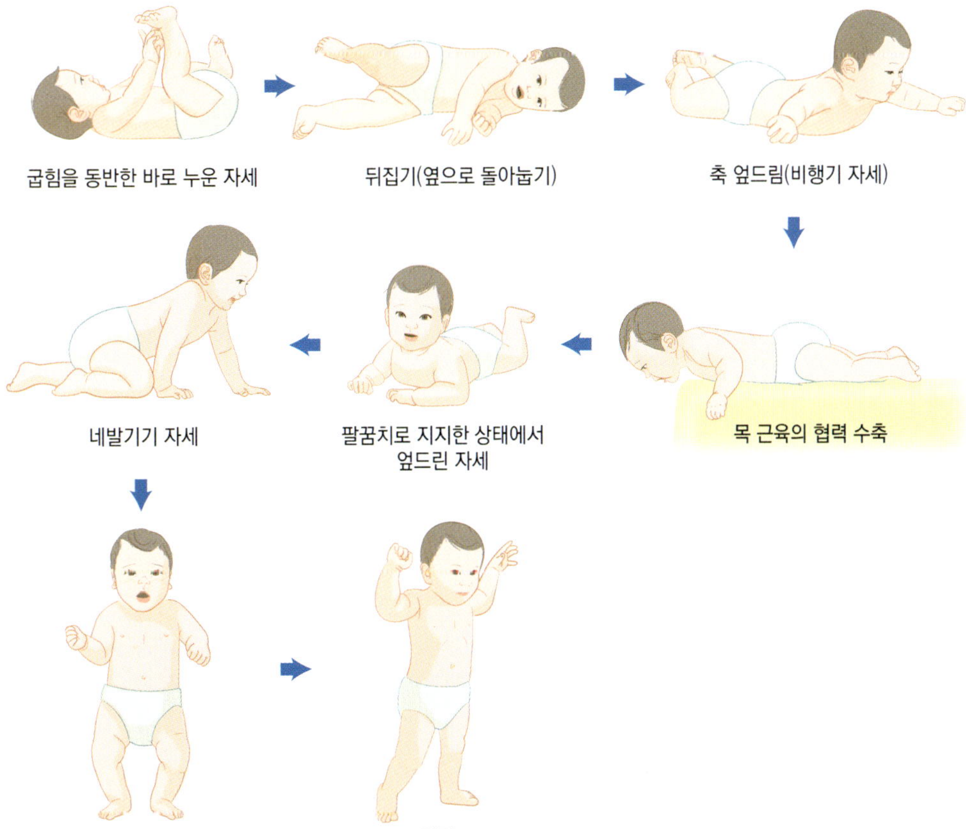

그림 3.2 근육뼈대 운동발달단계

표 3.3 계통발생학적 운동발달단계

	근육뼈대 발달단계	생명기능 발달단계
1단계	굽힘을 동반한 바로 누운 자세	들숨
2단계	뒤집기(옆으로 돌아눕기)	날숨
3단계	축 엎드림(비행기 자세)	빨기
4단계	목 근육의 협력 수축	액체 삼키기
5단계	팔꿈치로 지지한 상태에서 엎드린 자세	발성
6단계	네발기기 자세	씹기
7단계	서기	고체 삼키기
8단계	걷기	말하기

내에서 촉진 혹은 억제되는 것으로 여겨졌다. 그러나, 현재는 이것이 기능적 움직임과 결합되었을 때 좋은 효과를 가져올 수는 있으나, 운동조절에서 필수적인 것은 아니라고 본다.

Rood 치료의 목적은 정상적으로 습득하게 되어 있는 발달단계를 다시 회복시키는 것이며, 개개의 근육들이 계통발생학적 단계를 따라 수축하는 능력을 습득하면 신경근 통합이 정상적으로 이루어진다고 믿었다. 계통발생학적으로 폄보다 굽힘, 벌림보다 모음, 노뼈 패턴보다 자뼈 패턴이 먼저 발달하며, 돌림이 가장 나중에 발달된다고 하였다.

(1) 근육뼈대 발달단계

① 굽힘을 동반한 바로 누운 자세

굽힘을 동반한 바로 누운 자세(supine withdrawal)는 T10 척추 부위 쪽에서 나타나는 전체적인 굽힘 반응으로 목을 굽힘하고 양팔과 다리를 교차시켜 몸의 앞쪽 부분을 보호하는 자세이다. 이 자세는 상반억제를 필요로 하는 운동성 자세로 몸통과 몸쪽 근육의 힘든 일이 요구된다. 또한, 긴장성 미로반사의 통합을 돕기 때문에 폄근 긴장도가 우세하거나 상호 교대적 굽힘 패턴이 나타나지 않는 환자에게 이 자세를 적용하는 것이 좋다.

② 뒤집기(옆으로 돌아눕기)

뒤집기(roll over toward side-lying)를 할 때 같은 방향의 팔과 다리를 구부리는데, 이러한 움직임은 팔과 다리의 운동성 패턴이며 가쪽 몸통 근육을 활성화시킨다. 또한, 안뜰계의 반고리관을 자극하고 돌림할 때 목과 바깥눈근육을 활성화시킨다. 이 자세는 바로 누운 자세에서 긴장성 반사 패턴이 우세한 환자에게 적용된다.

③ 축 엎드림(비행기 자세)

축 엎드림(pivot prone)은 엎드려 누운 자세에서 몸 전체를 폄 시키는 자세로 전체 범위에서 목, 어깨, 몸통, 양다리의 폄이 일어나는 자세이다. 이 자세를 취하고 유지하는 것이 어렵지만 선 자세에서 폄근의 안정성을 위한 전제조건이며, 운동성과 안정성을 함께 강화시킬 수 있으므로 중요하다. 이 자세를 유지하기 위해서는 대칭적 긴장성 목반사와 긴장성 미로반사의 통합이 이루어져야 한다.

④ 목 근육의 협력 수축

목 근육의 협력 수축(neck co-contraction)은 몸통과 팔다리의 협력 수축보다 먼저 일어나므로 최초의 안정성 자세라고 할 수 있다. 머리를 가볍게 위 · 아래로 움직이면 폄근과 돌림근들이 활성화되며, 이러한 활동은 목의 굽힘근과 깊은 긴장성 폄근을 모두 활성화시킨다. 엎드린 자세를 취할 때는 중력에 대항하여 머리를 들어 올리기 위해 목 굽힘근과 폄근의 협력 수축이 잘 이루어져야 하기 때문에 먼저 목 굽힘근이 활성화되어야 한다. 머리를 숙였을 때는 목과 위등세모근 내 고유수용기가 신장되며, 바닥으로부터 얼굴을 수직으로 들어 올렸을 때는 긴장성 미로 바로잡기 반응이 나타난다. 이 자세는 목의 안정성과 바깥눈 조절을 증진시킨다.

⑤ 팔꿈치로 지지한 상태에서 엎드린 자세

팔꿈치로 지지한 상태에서 엎드린 자세(prone on elbow)는 목 근육의 협력 수축과 축 엎드림 자세 이후에 나타난다. 팔꿈치로 체중을 지지하게 되면 위팔뼈 관절오목 부위와 어깨뼈의 안정성에 영향을 주는 위 몸통 근육계가 활성화된다. 이 자세는 환경에 대한 보다 넓은 시야와 양쪽으로 체중을 이동할 수 있는 기회를 제공하며, 대칭적 긴장성 목반사를 억제시킨다.

⑥ 네발기기 자세

네발기기 자세(quadruped posture)는 목과 어깨의 안정성이 만들어진 이후에 나타나는 자세로, 아래 몸통과 양다리의 협력 수축을 필요로 한다. 초기에는 정적인 자세로 몸통과 팔다리의 활성화에 의해 T10 수준의 배 부위가 처지게 되지만, 이러한 근 수축은 몸통 굽힘근과 폄근의 협력 수축을 발달시킨다. 이후에 체중을 앞 · 뒤, 좌 · 우, 대각선 방향으로 옮기면서 안정성을 포함한 운동성이 나타나며, 이것은 평형 반응을 위한 준비단계이다.

⑦ 서기

서기(standing)는 팔이 자유로워지면서 손의 집기나 조작이 가능해지는 자세이다. 체중이 두 다리에 균등하게 분포되었을 때 체중 이동이 시작되며, 바루 세우기 반응과 평형 반응 같은 높은 수준의 신경학적 통합이 이루어진다.

⑧ 걷기

걷기(walking)는 체중 이동을 포함한 몸의 다양한 부분의 조화된 움직임을 필요로 하는 정교한 과정으로 기술, 운동성, 안정성이 결합된 것이다. 정상적인 보행을 위해서는 체중을 지지하는 능력, 균형을 유지하는 능력, 발걸음 동작이 필요하다.

(2) 생명기능 발달단계

① 들숨

들숨(inspiration)은 숨뇌에 있는 들숨중추의 긴장성 활동이 지속되어 나타나는 것으로 호흡은 들숨이 강제 날숨에 의해 깨어졌을 때 위상성으로 이루어진다. 운동조절의 운동성 단계에 해당한다.

② 날숨

날숨(expiration)은 들숨의 깊이에 따라 달라지는데, 들숨의 깊이는 깊은 곳에 위치한 목 굽힘근과 폄근의 협력 수축 또는 배 근육과 허리 부위 근육들의 협력 수축에 의해 영향을 받는다. 들숨의 깊이는 배의 위-오른쪽 1/4 가로막 부위에 얼음 자극을 적용함으로써 증가시킬 수 있다. 울기, 재채기, 기침 등은 모두 날숨에 의한 반응이며 운동성 단계이다.

③ 빨기

빨기(sucking)는 혀의 목뿔위근과 목뿔아래근의 안정성, 목 부위와 얼굴 근육들의 협력 수축에 의해 일어난다. 호흡과 먹기(feeding)도 빨기의 또 다른 형태이며, 빨기 반사는 잡기 반응(grasping response)의 일종으로 영양분 섭취를 위해 반드시 필요한 원시 반사이다. 혀 끝에 압력을 가하여 빨기를 촉진할 수 있으며, 안정성 단계에 해당한다.

④ 액체 삼키기

액체 삼키기(swallowing liquids)는 입천장, 혀, 목젖, 점막의 경피 자극에 의해 촉진된다. 입둘레근은 삼키기를 위해 중요한 근육이며 볼근과 위인두수축근의 뻗침에 의해 활성화된다. 빨기와 삼키기는 호흡 기능과 관련이 있으며, 삼키기는 삼차신경이 지배하는 부위를 음식물로 자극하면 유발될 수 있다. 빨기와 삼키기는 굽힘을 동반한 바로 누운 자세나 목 근육의 협력 수축을 통해 촉진될 수 있으며, 삼키기는 조절된 운동성 단계에 해당한다.

⑤ 발성

발성(phonation)은 조절된 날숨의 한 형태이며, 빨기가 잘 되면 발성이 효과적으로 잘 이루어질 수 있고, 축 엎드림 자세에서 발성을 촉진할 수 있다. 발성 시 혀의 뒷부분은 안정성 단계, 혀의 앞부분은 숙련 단계에 해당한다.

⑥ 씹기

씹기(chewing)는 중력에 대항하여 아래턱을 적당한 위치에 유지할 수 있는 씹기 근육의 기능이 정상적으로 이루어져야 가능한 동작이며, 자세 기능의 하나이다. 씹기는 생명 활동에 매우 중요한 요소로서 조절된 운동성 단계에 해당한다.

⑦ 고체 삼키기

고체 삼키기(swallowing solids)는 조절된 운동성 단계에 해당한다.

⑧ 말하기

말하기(speech)는 이해할 수 있는 단어들의 합성으로 이루어지며, 숙련 단계에 해당한다.

4) 운동조절단계

루드는 운동조절 발달단계를 운동성, 안정성, 조절된 운동성, 숙련으로 이어지는 4단계로 구분하고, 운동조절단계와 계통발생학적 운동발달단계를 통합하였다(표 3.4).

(1) 1단계: 운동성

1단계는 운동성(mobility) 단계로 대항근들의 상반 억제에 의해 근육의 고유범위 내에서 수축하는 단계이다. 이는 보호 기능을 위한 초기 운동성 패턴으로 작용근이 수축할 때 대항근이 이완되는 신속하면서 위상적(phasic)인 움직임의 형태이다. 기본적인 움직임은 척추와 척추위 중추(supraspinal center)에 의해 지배되는 원시적인 반사 패턴으로 굽힘을 동반한 바로 누운 자세, 뒤집기, 축 엎드림, 들숨, 날숨 등이 포함된다.

(2) 2단계: 안정성

2단계는 안정성(stability) 단계로 관절 주위의 근육들이 안정성을 제공하기 위해 동시에 협력 수축을 일으키는 긴장성 · 정적(tonic) 근육 패턴이다. 협력 수축은 대항근이 주도하여 작용근과 동시에 수축하는 것을 말한다. 이러한 패턴은 오랜 기간 물체나 자세를 유지하기 위한 능력을 제공하며, 기능적 움직임 시 안정성을 제공하는 자세조절의 기초가 된다. 축 엎드림, 목 근육의 협력 수축, 팔꿈치로 지지한 상태에서 엎드린 자세, 네발기기 자세, 서기, 빨기, 발성 등이 이 단계에 포함된다.

(3) 3단계: 조절된 운동성

3단계는 조절된 운동성(mobility on stability) 단계로 신체의 먼쪽 부위는 지지면에 고정되고 몸쪽 부위는 수축하고 움직이는 단계이다. 즉, 안정성에 기초를 둔 운동성을 말하며 네발기기 자세가 좋은 예

표 3.4 운동조절단계와 계통발생학적 운동발달단계의 통합

	1단계: 운동성	2단계: 안정성	3단계: 조절된 운동성	4단계: 숙련
생명기능	들숨 날숨	발성(혀의 뒷부분) 빨기	액체 삼키기 씹기 고체 삼키기	발성(혀의 앞부분) 말하기
근육뼈대	굽힘을 동반한 바로 누운 자세			
	뒤집기			
	축 엎드림	축 엎드림(유지)		
		목 근육의 협력 수축	목 근육의 협력 수축 (공간에서 머리 조절)	
		팔꿈치로 지지한 상태에서 엎드린 자세	팔꿈치로 지지한 상태에서 엎드린 자세(옆으로 이동, 앞뒤로 이동, 한쪽 체중지지)	팔꿈치로 지지한 상태에서 엎드린 자세(머리는 중력에 대항하여 똑바른 자세를 유지하고, 숙련된 사용을 위해 한쪽 팔은 자유로움, 배밀이)
		네발기기 자세	네발기기 자세(흔들기, 이동, 한쪽 체중지지)	네발기기 자세(숙련된 사용을 위해 한쪽 팔은 자유로움, 배밀이, 몸통 돌림과 상반 운동, 교차 대각선 운동)
		서기	서기(체중 이동, 한쪽 체중지지)	서기와 걷기

이다. 팔과 다리는 지지면에 고정된 상태에서 몸통은 움직임을 위해 자유롭다. 공간에서 머리를 유지하기 위해 목 근육의 협력 수축, 팔꿈치로 지지한 상태에서 엎드린 자세(옆으로 이동하기, 뒤로 밀고 앞으로 당기기, 한쪽으로 체중지지하기), 네발기기 자세(흔들기, 이동하기, 한쪽으로 체중지지하기), 서기(체중 이동하기, 한쪽으로 체중지지하기), 액체 삼키기, 씹기, 고체 삼키기가 포함된다.

(4) 4단계: 숙련

4단계는 숙련(skill) 단계로 대뇌겉질 수준의 조절을 필요로 하며, 신체의 몸쪽 부위가 안정되고 먼쪽 부위는 자유롭게 움직이는 단계이다. 운동조절의 가장 상위 수준으로 운동성과 안정성이 결합된 형태이다. 숙련된 움직임을 잘 수행하기 위해서는 먼쪽 분절이 자유롭게 움직이는 동안 몸쪽 분절은 안정되어야 한다. 예를 들어, 연필로 글씨를 쓸 때 연필을 잡은 손과 손가락은 자유롭게 움직이지만 어깨와 몸통은 안정되어 있어야 글씨를 잘 쓸 수 있다. 이 단계에서는 팔 뻗기, 이동과 같은 동작이 나타난다. 팔꿈치로 지지한 상태에서 엎드린 자세(머리는 숙련된 움직임을 하고 있고 숙련된 사용을 위해 한쪽 팔을 자유롭게 사용하기, 엎드려서 기어가기), 네발기기 자세(숙련된 움직임을 위해 한쪽 팔을 자유롭게 사용하기, 배밀이, 몸통 돌림과 대각선으로 교차하여 움직이기), 서기와 걷기, 발성, 말하기 등이 포함된다.

3 치료 기법

Rood 접근법에 따른 치료 목적은 정상적으로 습득하게 되어 있는 발달단계를 다시 회복시키는 것이다. 기본적인 치료 원리는 감각수용기를 통해 근육의 운동이 일어나고, 그에 따라 운동 반응이 발달하는 데 있다. 감각수용기는 외수용기(exteroceptors)와 내수용기(interoceptors)로 구분할 수 있으며, 외수용기는 가벼운 일을 하는 근육, 내수용기는 무거운 일을 하는 근육과 관련이 있다.

반응을 촉진 및 억제하기 위해 촉각, 온도 감각, 후각, 미각, 청각, 시각, 고유수용성 감각 등의 자극을 사용할 수 있다. 피부 감각을 촉진하기 위해 빠른 솔질, 가벼운 쓰다듬기, 얼음 자극 등을 사용하고, 고유감각을 촉진하기 위해 무거운 관절 압박, 저항, 안뜰 자극 등을 사용한다. 촉진 기법은 운동성 촉진 기법과 안정성 촉진 기법으로 구분할 수 있다(표 3.5). 억제를 위한 자극으로는 미지근한 온도, 가벼운 관절 압박, 부드러운 흔들기 등이 있다.

표 3.5 운동성과 안정성에 따른 촉진 기법의 분류

운동성 촉진 기법	안정성 촉진 기법
• 가벼운 촉지와 피부 쓰다듬기 • 얼음 자극 • 안뜰 자극 • 빠른 뻗침 • 가볍게 두드리기	• 빠른 솔질 • 얼음 자극 • 무거운 관절 압박 • 저항 • 뻗침 압력 • 내재적 뻗침 • 뼈 압박

1) 촉진 기법

(1) 피부 촉진 기법

Rood의 피부 촉진을 위한 감각 자극 방법에는 빠른 솔질, 가벼운 쓰다듬기, 얼음 자극 등이 있다.

① 빠른 솔질

빠른 솔질(fast brushing)은 C 감각섬유에 대한 높은 역치 자극이며, 이 자극은 다연접 통로를 통하여 γ 날신경 작용을 활성화시켜 근육방추 활동을 촉진함으로써 근 긴장을 증가시킨다. 척주에 인접한 뒤가지 부위의 피부에 빠른 솔질을 하면 깊은 등근의 긴장성이 촉진되고, 앞가지에 의해 지배되는 근육 위의 피부에 빠른 솔질을 하면 표면근의 긴장성 반응이 유발되어 안정성이 촉진된다. 빠른 솔질의 적용은 그물활성계(reticular activating system)를 촉진하여 자극 후 30~40분경에 그 효과가 최대에 도달한다. 빠른 솔질은 촉진이 필요한 근육과 대응하는 피부분절에 3~5초 동안 적용하고, 30초 후에 반응이 없으면 각 부분의 솔질을 3~5회 더 반복한다(그림 3.3). C2 피부분절이 시작되는 삼차신경 외부 순환경로, 귓바퀴, L1~L2, S2~S4는 빠른 솔질이 금기되는 부위이다.

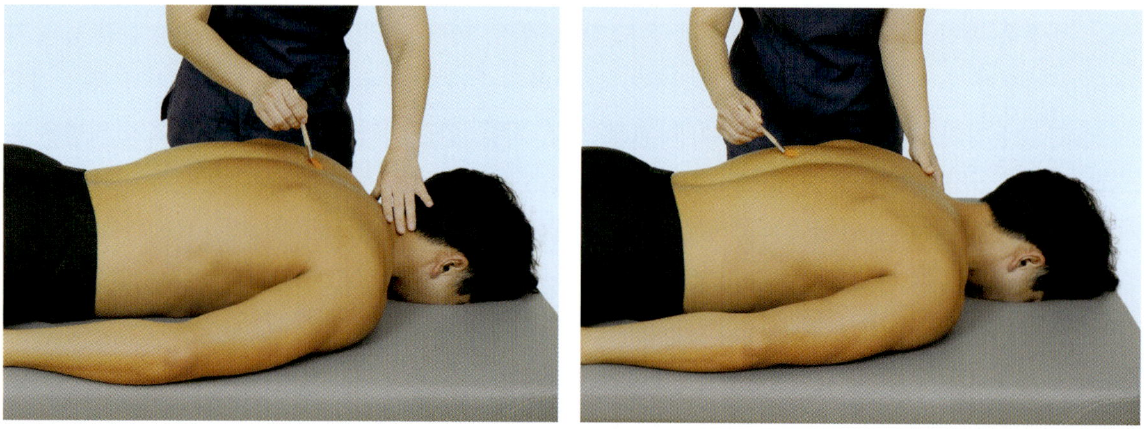

그림 3.3 빠른 솔질

② 가벼운 쓰다듬기

Rood는 위상성 근육의 반사 활동을 촉진시키기 위해 가벼운 쓰다듬기(light stroking)를 적용하였다. 주로 근 긴장력이 부족하거나 움직임이 저하된 경우에 운동성을 촉진시키기 위해 사용하는 방법이다. 손바닥과 발바닥 혹은 손가락과 발가락의 갈퀴막 등쪽을 가볍게 문지르면 자극된 팔다리에 위상성 회피동작(phasic withdrawal motion)이 유발되며, 지속적으로 반복할 경우 교차 폄 반사 패턴이 나타난다. 자극 빈도는 초당 2회씩 적어도 10회 이상 실시하며, 과도한 자극이나 반동효과(rebound effect)를 방지하기 위해 손가락 끝이나 면봉을 사용하여 30초 간격으로 3~5회 쓸어내린다.

얼굴에 가벼운 쓰다듬기를 적용할 경우, 먼저 윗입술에 은근한 압박을 가해 전반적인 억제반응을 일으킨 후 얼굴에 가벼운 자극을 준다. 처음에는 코나 턱 부위에 먼저 자극을 준 다음 얼굴 부위로 옮겨 가며, 입술 끝에서 뺨으로 가벼운 접촉을 적용하면 목의 표면 근육군을 활성화시켜 자극이 주어지는 쪽으로 머리가 기울어지게 된다.

③ 얼음 자극

얼음 자극(icing)은 근육 활동과 자율신경계의 반응을 촉진시키기 위해 사용되며, A 감각섬유, C 감각섬유, 자율신경계를 촉진하는 방법이 각각 다르다.

▪ A 감각섬유

주로 이완형이나 저긴장성 환자에게 운동성을 촉진하기 위해 사용하며, 낮은 역치의 A 감각섬유를 촉진하기 위해서 손바닥과 발바닥 혹은 손가락과 발가락의 갈퀴막 등쪽에 얼음조각을 이용하여 3~5회 빠르게 문지른다(그림 3.4A). 표면 근육에 반사적 회피 반응을 일으켜 A-δ섬유를 활성화시킨다.

▪ C 감각섬유

높은 역치의 C 감각섬유를 촉진하는 방법은 주로 자세 반응의 유지 및 안정성을 촉진시키기 위해 사용한다. 각얼음과 같은 적당한 크기의 얼음 조각을 촉진시키고자 하는 근육의 피부분절에 3~5초 정도 지속적으로 압력을 가하면서 문지른 다음 얼음물을 닦아낸다(그림 3.4B).

▪ 자율신경계

주로 교감신경계를 자극하기 위해 사용하며 호흡, 삼킴, 침 분비, 입술 닫기를 촉진시킨다. 얼

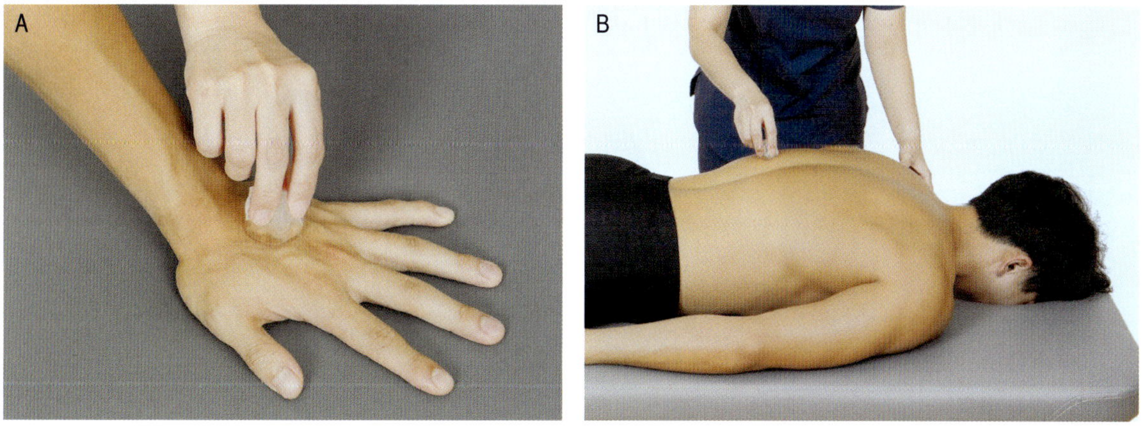

그림 3.4 얼음 자극. A: A 감각섬유 촉진, B: C 감각섬유 촉진

음을 입술에 접촉시키면 도피성 반응에 의해 입을 벌리고, 입술 안쪽이나 혀에 적용하면 입을 닫게 된다.

(2) 고유감각 촉진 기법

고유감각 촉진 기법은 근방추, 골지힘줄기관, 관절 감각수용기와 같은 고유수용기 및 안뜰기관을 자극하여 운동 반응을 촉진시키고 조절하는 방법이다. 고유수용기는 외수용기에 비해 천천히 적응되며 지속적인 자세 패턴을 이끌어내지만, 반사점증(recruitment)이 거의 없기 때문에 자극이 주어지는 동안만 운동 반응이 지속된다.

① 무거운 관절 압박

무거운 관절 압박(heavy joint compression)이란 뼈의 긴 축을 따라 작용하는 관절 압박이 체중보다 큰 경우를 말하며, 저항의 양은 지지하고 있는 관절 위에 항상 존재하는 정상 체중보다 커야 한다. 관절에 협력 수축을 촉진시키기 위해 사용하는 방법으로 팔꿈치로 지지한 상태에서 엎드린 자세, 네발기기 자세, 앉기, 서기와 같은 단계에서 사용할 수 있다(그림 3.5). 관절 압박을 위해 치료

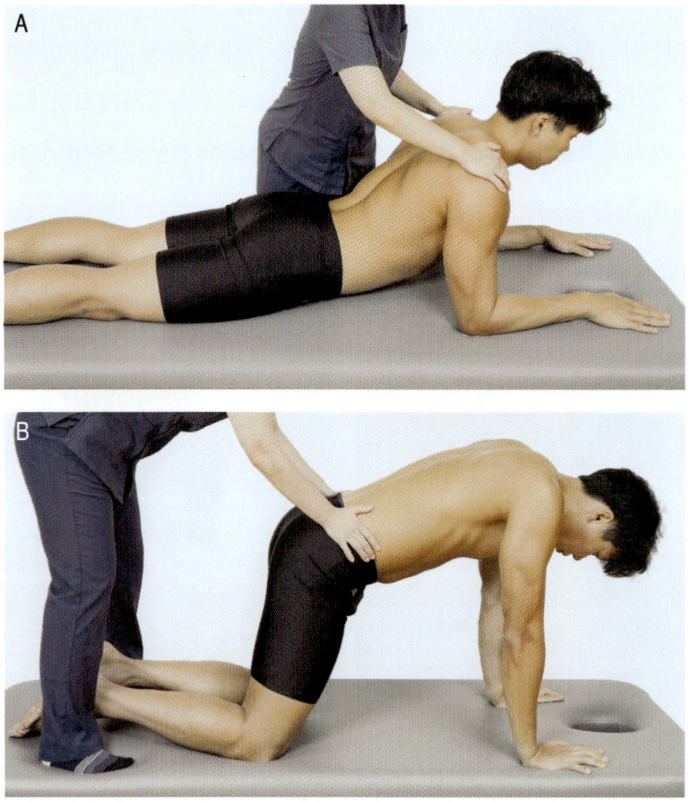

그림 3.5 무거운 관절 압박. A: 팔꿈치로 지지한 상태에서 엎드린 자세, B: 네발기기 자세

사의 손이나 모래주머니 등을 이용할 수 있으며, 위팔뼈 혹은 넙다리뼈와 같이 긴 뼈에 적용될 때 가장 효과적이다. 무거운 관절 압박은 염증이 있는 관절에는 사용할 수 없다.

② 저항

저항은 안정성 근육을 강화시키기 위한 목적으로 사용하며, 발달단계에 따라 등장성 수축을 적용한다. 근육이 짧아진 범위의 최대 저항은 깊은 긴장성 자세 근육 내 근방추의 구심성 신경을 활성화시켜 안정성을 촉진한다(그림 3.6). 반응성을 높이기 위해 저항을 적용하기 전 빠른 솔질이나 빠른 뻗침을 함께 사용할 수 있다.

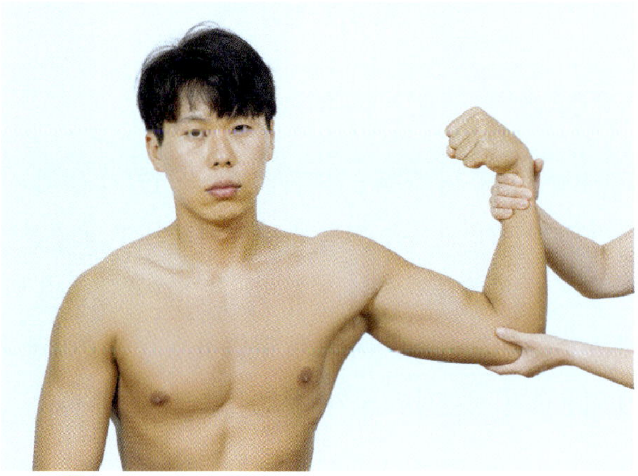

그림 3.6 저항

③ 안뜰 자극

안뜰계는 근 긴장도, 균형, 방향, 보호 반응, 뇌신경 기능, 좌 · 우 통합, 청각 및 언어 발달, 눈의 추적 등에 영향을 미치는 발산 시스템으로 수평면과 수직면의 선형 가속 및 감속, 돌림(spinning) 및 구르기(rolling)와 같은 각운동의 가속 및 감속 시 자극된다. 안뜰 자극은 고유감각을 강하게 입력하는 방법이며, 자극의 속도를 조절하여 촉진 또는 억제로 사용할 수 있다. 빠른 흔들기는 흥분을 일으키고, 느리고 부드러운 흔들기는 긴장을 완화시킨다.

④ 뻗침 압력

뻗침 압력(stretch pressure)은 표면근 위에 엄지, 집게, 가운데 손가락의 패드를 위치시킨 다음, 엄지를 다른 손가락으로부터 멀어지도록 아래 방향으로 움직이면서 강한 압박과 뻗침을 적용한다(그림 3.7). 근육 힘살에 대한 지속적인 압력의 적용은 근육을 신장할 때와 비슷한 반응을 유발하며, 근육 힘살에 대한 뻗침 압력은 안정성을 촉진시킨다. 피부 마찰을 감소하기 위해 윤활제를 사용할 수 있으며, 자극은 3초 이상 적용하지 않는다.

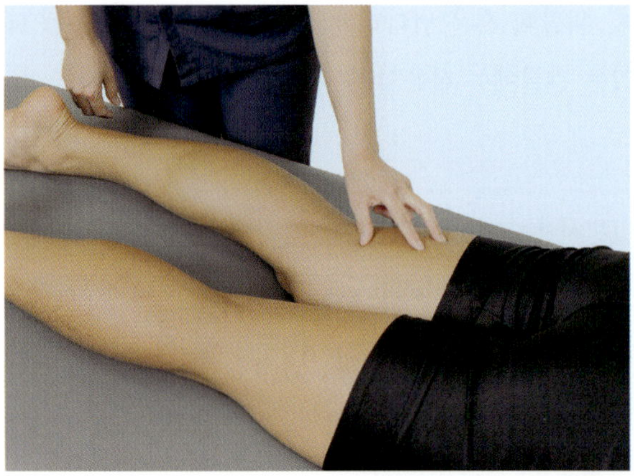

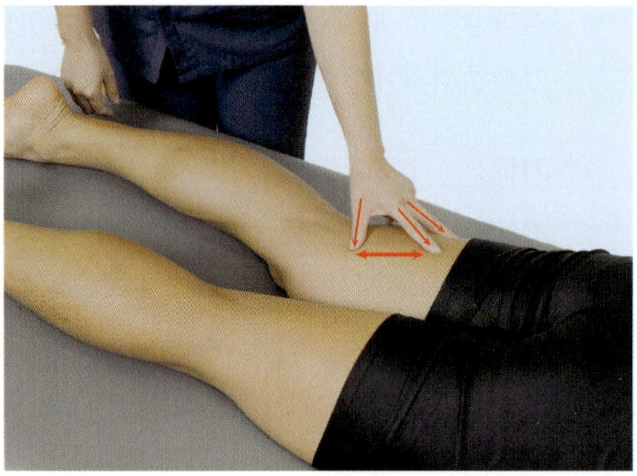

그림 3.7 뻗침 압력

⑤ 빠른 뻗침

빠른 뻗침(quick stretch)은 인체 내 고유수용기를 활성화시키기 위해 사용되며, 지속적인 자세 패턴을 이끌어낸다. 가볍고 빠르게 근육을 뻗침시키면 근육 방추의 흥분에 의해 위상성 뻗침반사가 유발되며, 작용근에 대한 빠른 뻗침은 단일 연접 반사를 통해 근육의 반사 활동을 촉진시킨다. 빠른 뻗침을 적용할 때는 먼쪽 관절이 한 방향으로 움직이는 동안 팔다리의 몸쪽 관절을 고정시켜야 하며, 경련성 근육에 적용하면 경련성이 증가될 수 있으므로 주의해야 한다(그림 3.8).

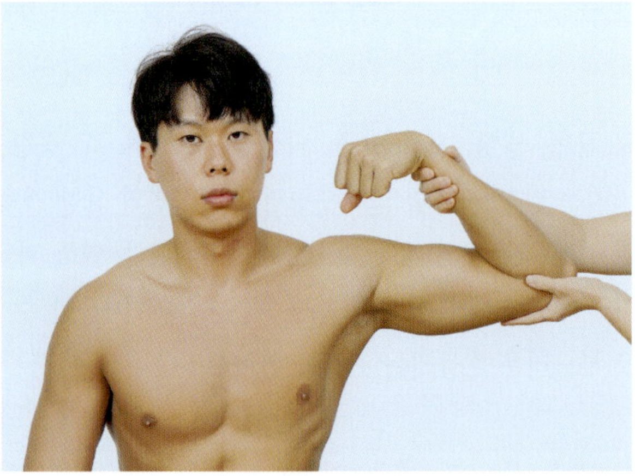

그림 3.8 빠른 뻗침

⑥ 내재적 뻗침

손이나 발의 내재근에 대한 뻗침은 어깨관절의 안정성과 주변 근육들의 협력 수축을 촉진시키기 위해 사용된다. 활동이 체중지지 자세와 결합되면 몸쪽 관절 주변 근육들의 협력 수축이 촉진된다. 예를 들어, 케틀벨과 같이 손잡이가 달린 기구를 사용하게 되면 내재근의 길이가 늘어나 어깨 관절의 협력 수축을 촉진하게 된다(그림 3.9).

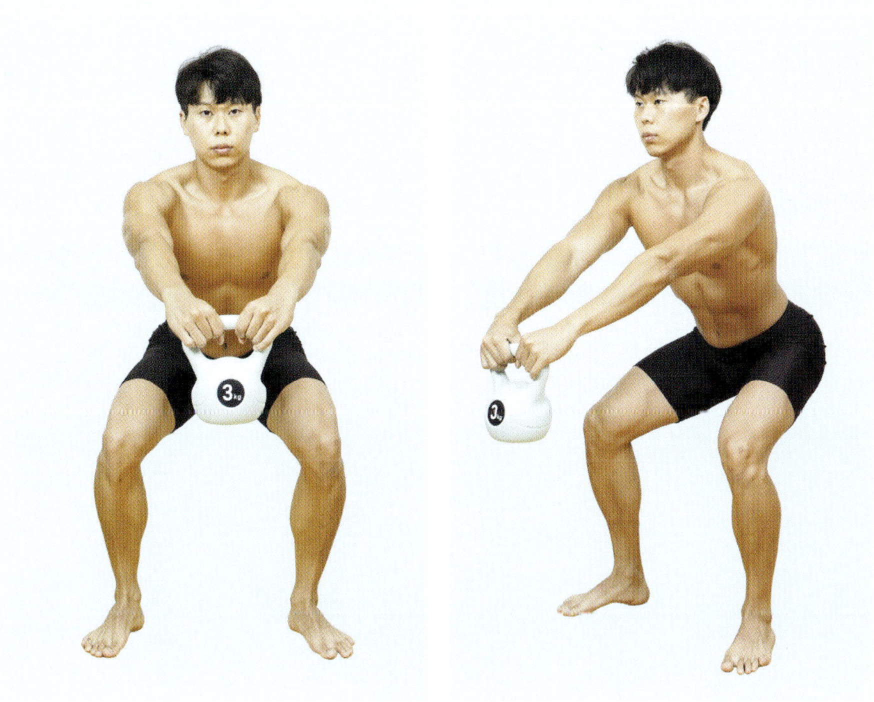

그림 3.9 내재적 뻗침

⑦ 이차종말 뻗침

무거운 일근에서 근육 방추의 II섬유 들신경 입력을 통해 이차 뻗침 반사가 유발되면 생리적 폄근과 벌림근의 대항근인 생리적 굽힘근과 모음근의 수축이 촉진된다.

⑧ 가볍게 두드리기

힘줄이나 근육의 힘살을 3~5회 가볍게 두드리는 동작은 근육의 수축을 촉진한다(그림 3.10). 이 방법은 근육 방추의 들신경 입력을 자극하여 근 긴장도를 증가시킴으로써 운동성을 촉진할 수 있다.

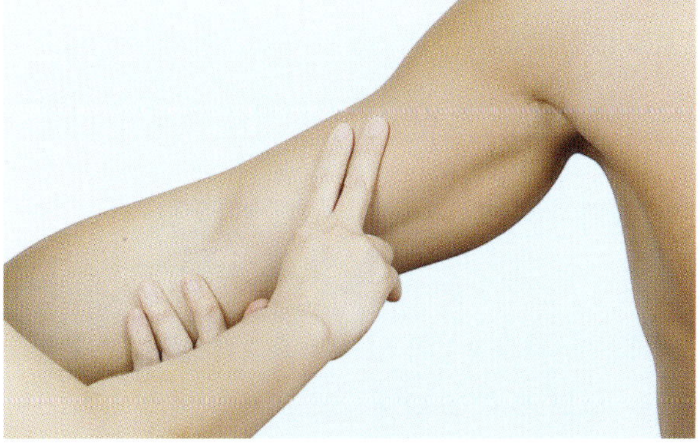

그림 3.10 가볍게 두드리기

⑨ 치료적 진동

치료적 진동은 과민감성 피부의 민감도를 낮추고, 근육의 긴장성 촉진을 위해 사용한다. 초당 100~300회의 주기를 가진 진동기를 근육의 힘살 위에 직접적으로 적용하며, 자극은 1~2분을 초과해서는 안 된다. 힘줄이나 뼈 돌출부, 3세 이하의 어린이나 65세 이상의 노인, 바깥피라미드계나 소뇌에 병변이 있는 사람에게는 적용하지 않는다.

⑩ 뼈 압박

뼈 돌출부위에 대한 압박으로 일반적으로 가벼운 움직임과 함께 적용한다. 목적 있는 운동을 하는 동안 촉진 및 억제를 모두 유도할 수 있는데, 예를 들어 발꿈치뼈의 가쪽면에 압력을 가하면 안쪽 발등 굽힘(medial dorsiflexion)이 촉진되고 장딴지근의 작용이 억제된다(그림 3.11). 반면, 발꿈치뼈의 안쪽면에 압력을 가하면 가쪽 발등 굽힘(lateral dorsiflexion)이 촉진된다.

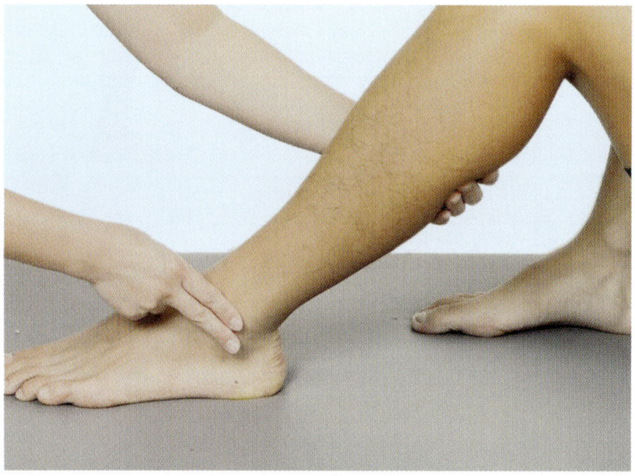

그림 3.11 뼈 압박

2) 억제 기법

근육이 과도하게 긴장되어 있거나, 강직이 있는 경우 근육의 긴장을 완화하기 위해 미지근한 온도, 가벼운 관절 압박, 천천히 쓰다듬기 및 굴리기, 부드러운 흔들기 등이 사용된다.

(1) 미지근한 온도

미지근한 온도는 시상하부의 온도 수용기에 영향을 주고 부교감신경계를 자극하여 몸을 이완시키기 때문에 과긴장성이 있거나 주의력 결핍 및 과잉행동장애(ADHD)가 있는 환자에게 적용한다. 환자는 5~10분 동안 면 담요 또는 이불로 몸 전체를 감싸 편안하게 누워 있는다.

(2) 가벼운 관절 압박

체중보다 낮은 무게의 관절 압박은 관절 접근(approximation)이라고 부르며, 관절 주변에 뻣뻣함이나 경련이 있는 근육의 억제를 위해 사용하는데, 특히 반신마비 환자의 어깨관절 통증과 주변 근육의 불균형을 일시적으로 상쇄시킬 수 있다. 어깨관절에서 가벼운 관절 압박을 적용하는 방법으로 먼저 환자는 앉은 자세나 바로 누운 자세를 취하고, 치료사는 환자의 어깨 위에 한 손을 두고 다른 손은 팔꿉관절 아래에 둔다. 팔을 35~45° 벌림시킨 상태에서 위팔뼈머리를 관절오목 사이로 압박하면서 밀어 넣는다. 근육이 이완되기 시작하면 치료사는 어깨관절의 통증과 경직을 감소시키기 위해 작은 원을 그리며 위팔뼈를 천천히 부드럽게 돌림한다(그림 3.12). 관절 압박은 자극이 주어지는 동안 최대의 효과를 가진다.

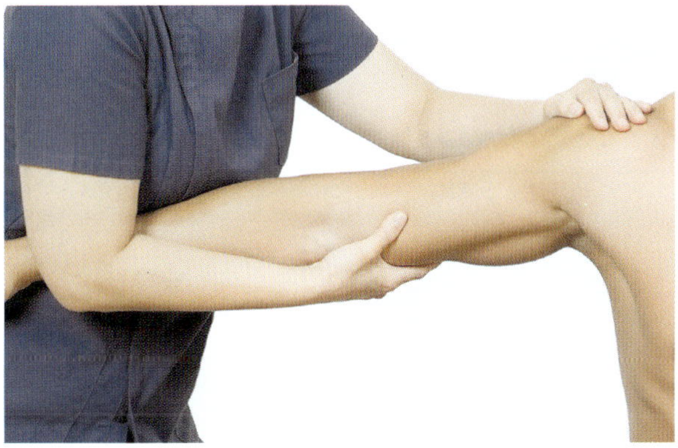

그림 3.12 가벼운 관절 압박

(3) 천천히 쓰다듬기

천천히 쓰다듬기(slow stroking)는 근육을 이완하기 위해 사용하는 방법으로 환자가 엎드린 자세에서 치료사는 척추 뒤가지의 등쪽 부위를 따라 가시돌기의 양쪽에 손끝으로 깊은 압력을 주면서 율동적으로 움직인다(그림 3.13). 쓰다듬기는 뒤통수에서 꼬리뼈까지 천천히 부드럽게 적용하며, 양손을 번갈아 가면서 지속적으로 실시한다. 반동 현상으로 인한 교감신경 가지의 자극을 일으킬 수 있으므로 자극이 3분 이상 지속되지 않도록 한다.

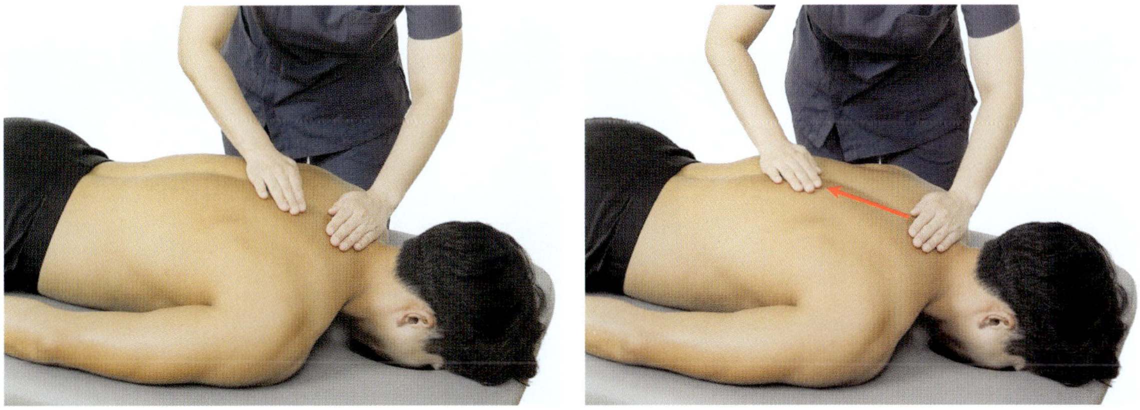

그림 3.13 천천히 쓰다듬기

(4) 천천히 굴리기

천천히 굴리기(slow rolling)는 환자가 옆으로 누운 자세에서 시작하며, 치료사가 환자의 어깨와 골반 부위를 잡고 엎드린 자세로 굴린 후 다시 바로 누운 자세로 천천히 율동적으로 굴려준다(그림 3.14). 바닥과 마찰을 방지하기 위해 무릎 사이나 머리 아래에 베개를 받쳐 줄 수 있으며, 반신마비 환자의 경우 비마비측이 아래로 향한 옆으로 누운 자세에서 시작한다.

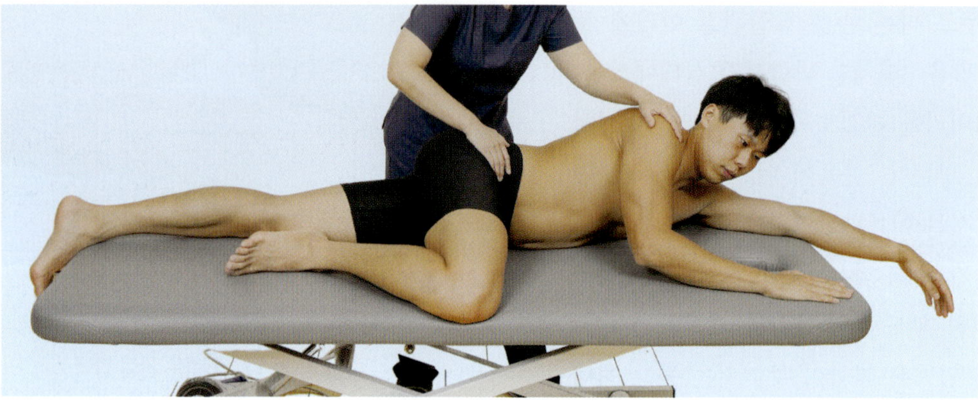

그림 3.14 천천히 굴리기

(5) 부드러운 흔들기

부드러운 흔들기는 억제를 위해 사용하는 방법이다. 몸 전체를 천천히 흔드는 것은 근육의 긴장을 완화시킬 수 있으나, 흔들의자와 같이 도구를 사용하는 경우 속도가 빨라지지 않도록 주의해야 한다. 왜냐하면 너무 빠른 속도는 안뜰기관을 자극하여 촉진이 일어나기 때문이다. 네발기기 자세에서의 흔들기는 목이 몸통과 일직선을 이루게 하여 목의 고유수용기가 팔다리의 긴장에 영향을 받지 않도록 한다(그림 3.15).

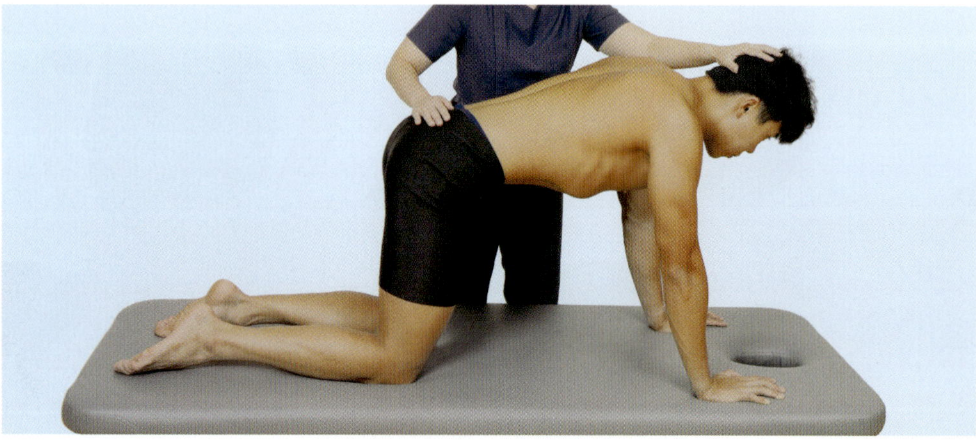

그림 3.15 부드러운 흔들기

(6) 힘줄 압박

근육의 힘줄에 압박을 가하면 근육의 정지부 아래에 있는 파치니안 소체(Pacinian corpuscles)를 자극하여 근육을 억제시킨다.

(7) 지속적인 뻗침

지속적인 뻗침은 오랜 시간 동안 근육이 정상적인 길이보다 더 길어진 위치에 놓이게 하는 방법으로, 근육 방추가 늘어난 길이에 적응되어 그것보다 더 길어지지 않으면 흥분하지 않으므로 간접적인 억제 효과를 얻을 수 있다. 근육의 길이가 길어지는 위치로 팔다리를 움직이기 전에 짧고 강력한 수축을 환자 스스로 시행하면 근육의 긴장을 억제시킬 수 있다.

표 3.6 촉진과 억제를 위한 감각 자극 기법

촉진 기법		억제 기법
피부 촉진 기법	고유감각 촉진 기법	
빠른 솔질	무거운 관절 압박	미지근한 온도
가벼운 쓰다듬기	저항	가벼운 관절 압박
얼음 자극	안뜰 자극	천천히 쓰다듬기
	뻗침 압력	천천히 굴리기
	빠른 뻗침	부드러운 흔들기
	내재적 뻗침	힘줄 압박
	이차종말 뻗침	지속적인 뻗침
	가볍게 두드리기	
	치료적 진동	
	뼈 압박	

3) 특수감각 자극 기법

자율신경계를 자극하는 것은 Rood 개념의 한 부분이다. 같은 자극이더라도 강도와 빈도수에 따라 각각 교감신경계 혹은 부교감신경계가 활성화되며, 이들 자극들은 감정반응뿐만 아니라 신체반응도 함께 유발한다. 저긴장성일 때는 교감신경계가 활성화되고, 반대로 과긴장성 또는 과운동성일 때는 부교감신경계가 활성화된다. Rood는 이러한 자극들의 조작이 운동장애 환자들의 치료에 사용될 수 있다고 하였다(표 3.7).

표 3.7 교감신경계 및 부교감신경계 자극 기법

교감신경계 자극 기법	부교감신경계 자극 기법
• 얼음자극 • 불쾌한 냄새나 맛 • 날카롭고 짧은 음성 명령어 • 밝은 섬광등 • 빠른 템포의 불규칙한 음악	• 느리고 규칙적이며 반복적인 흔들기, 굴리기, 쓰다듬기 • 쾌적한 냄새 • 부드럽고 낮은 목소리 • 미지근한 온도 • 손바닥 혹은 발바닥, 윗입술, 배 접촉 • 낮은 밝기의 빛 • 부드러운 음악

청각과 시각의 자극은 중추신경계 손상 환자의 운동 억제나 촉진을 위해 사용할 수 있다. 이때 치료사의 목소리 크기나 말투는 환자에게 각기 다른 영향을 미치는데, 빠르고 짧게 끊어지는 말투와 차분한 말투에 대한 환자의 반응은 차이가 있으며, 큰 소리는 환자에게 자극적이다. 단조로우면서 옅은 색의 환경은 긴장의 이완이나 수면을 촉진하지만, 원색적이면서 자극적인 색의 환경은 촉진의 효과가 있다. 또한, 후각과 미각의 자극을 통하여 자율신경계에 영향을 주어 신경계를 억제 혹은 촉진시킬 수 있다(그림 3.16).

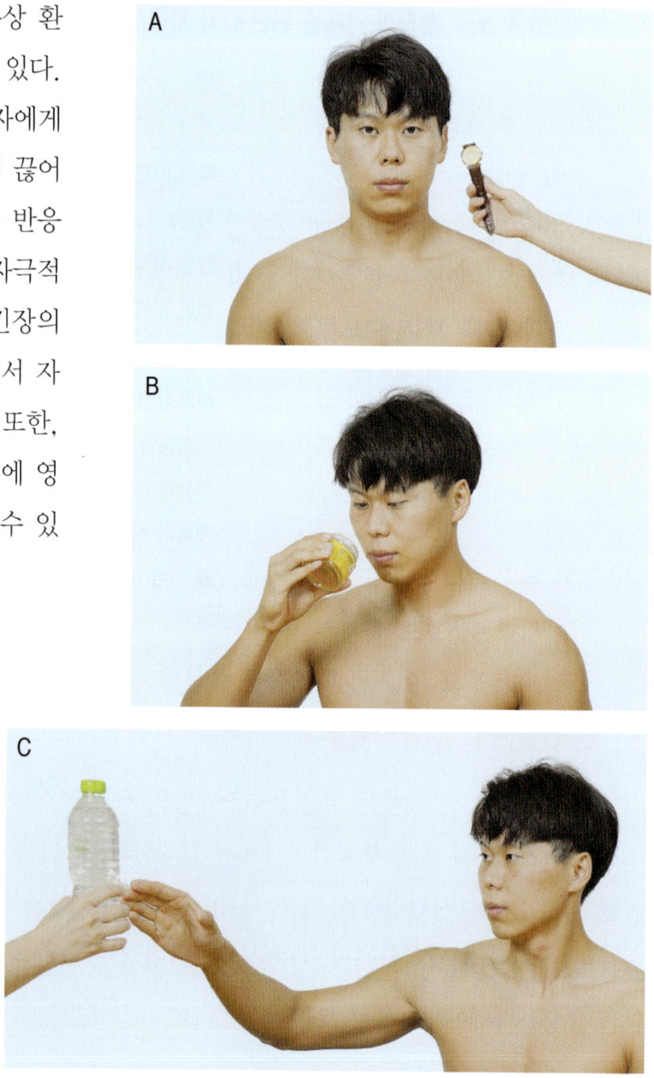

그림 3.16 특수감각 자극 기법.
A: 청각, B: 후각, C: 시각

4) 생명기능 발달을 위한 감각 자극 기법

앞에서 언급한 것과 마찬가지로 생명기능의 발달단계는 들숨, 날숨, 빨기, 삼키기, 발성, 씹기, 말하기 등으로 이루어져 있다. 입안과 혀는 생명기능 발달과 밀접한 관련이 있는 기관이며, 혀 감각 인식의 어려움은 입안 준비 단계에서 요구되는 섬세한 운동조절을 어렵게 하고, 입안과 혀의 감각저하는 침 흘림이나 음식물의 만성적인 흡인을 가져올 수 있다. 이로 인해 기침 반사 또는 구토 반사를 유발하여 호흡기관지 감염과 폐렴의 원인이 되기도 한다. 또한, 과민성 감각은 턱 내밀기, 긴장성 깨물기 반사, 혀 내밀기를 초래하며, 이러한 입안과 혀의 감각장애는 삼키기나 씹기와 같은 운동장애를 함께 유발할 수 있다. 특히, 씹기와 삼키기는 생명 유지와 직결된 기능으로 혀의 운동성과 안정성이 확보되어야 가능하며, 혀에 대한 자극을 통하여 촉진시킬 수 있다.

Rood에 의해 고안된 혀 감각 자극 기법은 신경생리학적 · 발달학적 치료에 기초를 두고 있으며, 감각조절 자극을 통해 원하는 운동은 촉진시키고 원하지 않는 운동은 억제하여 근 긴장을 정상화하는 데 목적이 있다. 치료 방법은 혀를 비롯한 볼, 턱, 입술, 물렁입천장 부위에 손가락이나 얼음막대, 전동칫솔 등을 이용하여 감각 자극을 주는 치료 기법으로, 이를 통해 입안 감각을 정상화시키고 비정상 반사를 억제하여 삼킴과 입안 운동을 촉진시키며, 능동적인 혀 운동의 효율성을 증진시킬 수 있다.

(1) 혀 운동의 촉진과 억제법

① 혀의 후방 올림과 삼킴 발달을 위한 촉진

혀의 윗부분을 3~5초 정도 지속적으로 누르면 처음에는 구토 반응이나 깨물기 반응을 보이지만, 계속해서 자극을 주면 혀의 뒤쪽이 올림되고 삼킴 패턴이 발달하게 된다. 자극을 주는 지점은 보통 혀의 뒤쪽 1/3 부위이며, 설압자나 숟가락 등을 이용하여 자극한다(그림 3.17).

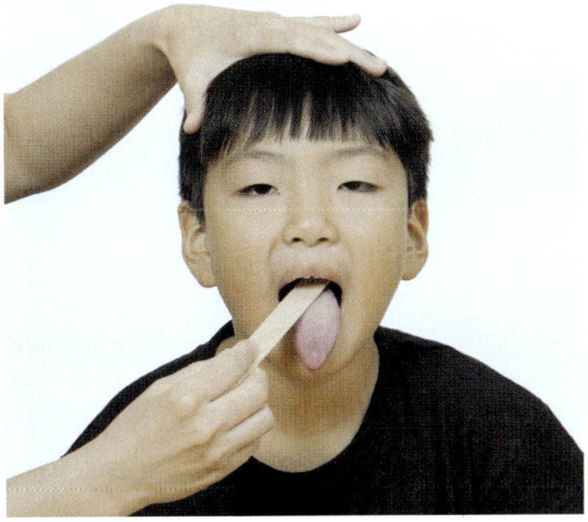

그림 3.17 혀의 후방 올림과 삼킴 발달을 위한 촉진 방법

② 혀 운동 정상화를 위한 구토반응 촉진

구토반응의 저하가 있을 때 입천장인두활과 입천장혀활을 설압자로 뻗침시키거나 혀의 상면 혹은 뺨의 안쪽 부위, 입천장인두활을 부드러운 칫솔로 가볍게 톡톡 치면 구토반응이 촉진된다(그림 3.18). 이때 입천장인두활이나 입천장혀활에 손상을 주지 않도록 주의해야 한다. 혀의 운동패턴이 정상화되면 다음 단계의 발달을 촉진시킨다.

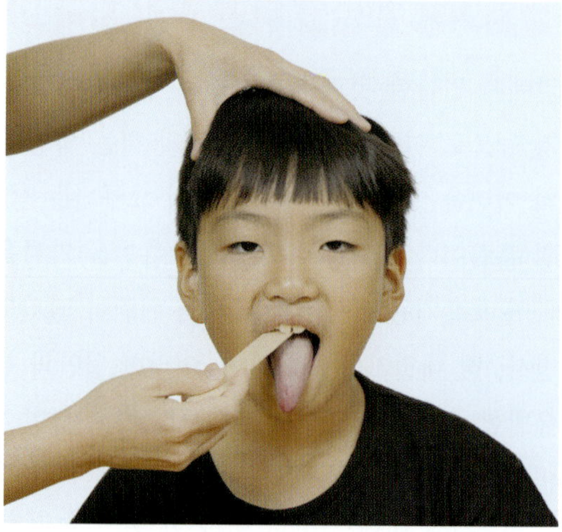

그림 3.18 혀 운동 정상화를 위한 구토반응 촉진 방법

③ 혀의 뒤당김 발달을 위한 촉진

혀의 뒤당김(retraction)이 잘 되지 않으면 아기가 우유를 먹는데 어려움이 발생하게 된다. 혀의 뒤당김을 촉진시키는 방법은 세 가지가 있다.

- 혀 뒤당김근(tongue retraction muscles)에 대해 압력을 가한다. 치료사가 뺨이나 입 주위 혹은 관자놀이 등에 적당한 강도로 지속적인 압력을 가하면서 뺨 중앙선 아래를 엄지를 사용해서 자극한다(그림 3.19).

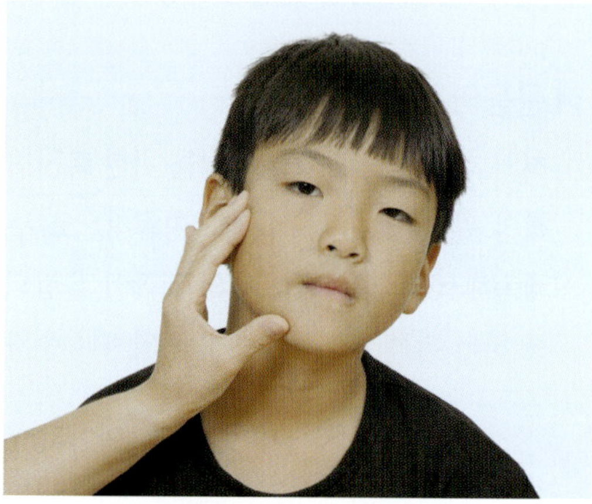

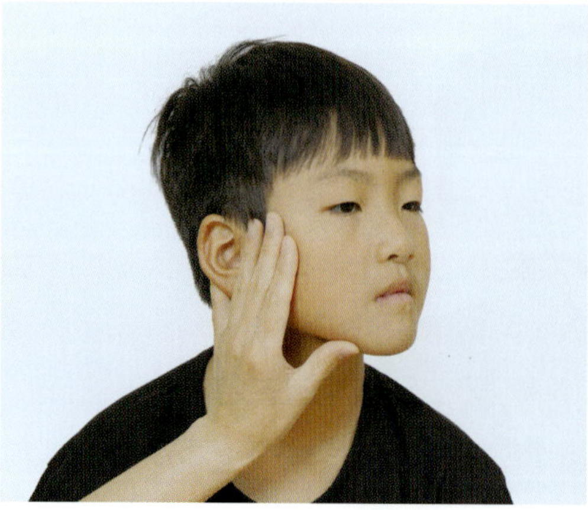

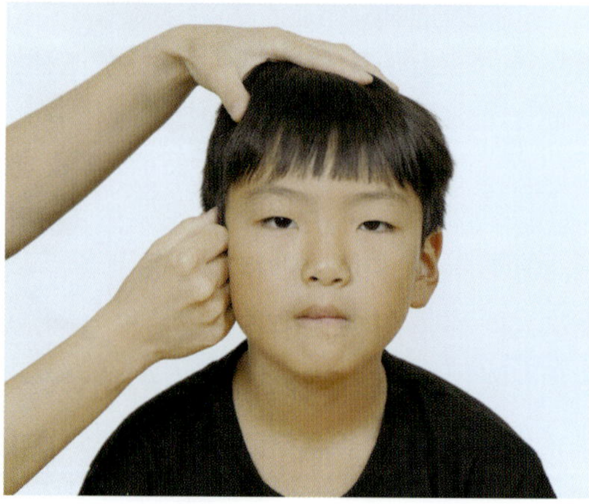

그림 3.19 혀의 뒤당김 발달을 위한 촉진 방법 1

- 중앙에 있는 혀주름띠 위 혀 아래 부위를 집게손가락이나 설압자 등을 이용하여 수동적으로 진동시킨다(그림 3.20). 혀 밑 부위는 매우 민감한 부위이므로, 치료사는 무리하게 압력을 주지 않도록 주의해야 한다.

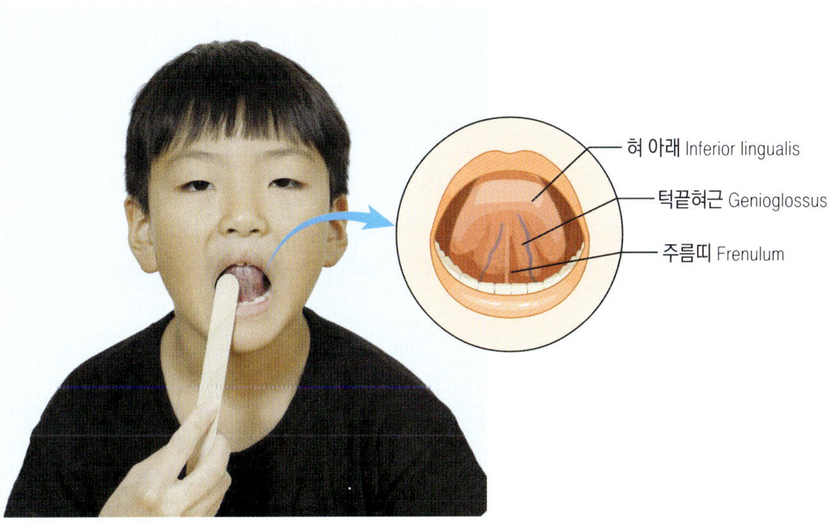

그림 3.20 혀의 뒤당김 발달을 위한 촉진 방법 2

- 혀를 앞쪽으로 잡아당겨 혀를 빠르게 뻗침시킨다. 치료사는 젖은 거즈를 손가락에 감아 환자의 혀를 붙잡고 대각선으로 내밀기 동작을 시키면서 혀를 끌어당긴다(그림 3.21).

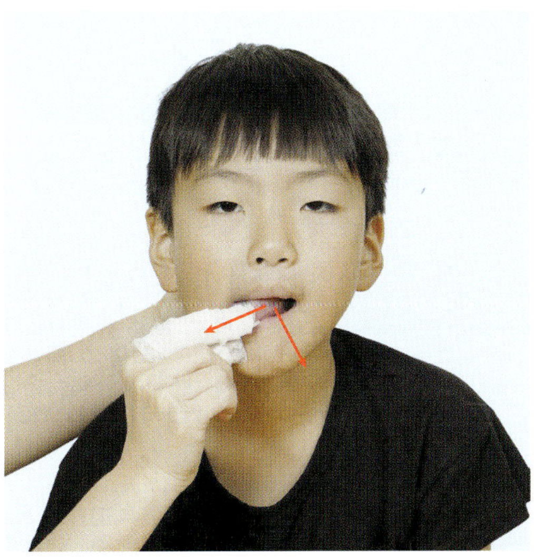

그림 3.21 혀의 뒤당김 발달을 위한 촉진 방법 3

④ 씹기를 위한 촉진

정상적인 혀 뒤당김 패턴을 가지고 있는 어린이나 성인을 위해 씹기 준비 동작으로 혀를 한쪽으로 움직이는 연습을 한다. 혀를 가볍고 빠르게 한쪽 방향으로 내미는데, 이때 압력은 혀의 가쪽면에 적용한다(그림 3.22). 같은 방법으로 반대쪽도 실시한다.

⑤ 혀 내밀기 발달을 위한 촉진

손가락이나 설압자를 이용하여 혀끝에 압력을 주고 뒤쪽으로 밀면 혀 내밀기가 촉진된다. 이때 앞쪽 치아 뒤의 입천장을 가볍게 문지르면 혀의 올림이 동시에 촉진된다(그림 3.23). 또한, 혀를 위, 아래, 왼쪽, 오른쪽으로 빠르게 뻗침하면 설압자가 움직이는 반대 방향으로 혀의 촉진이 일어난다. 입술 밖으로 내민 혀를 잘 가져오지 못하면 혀끝에 얼음조각을 이용하거나 거즈를 이용하여 혀끝을 빠르게 잡아당긴다.

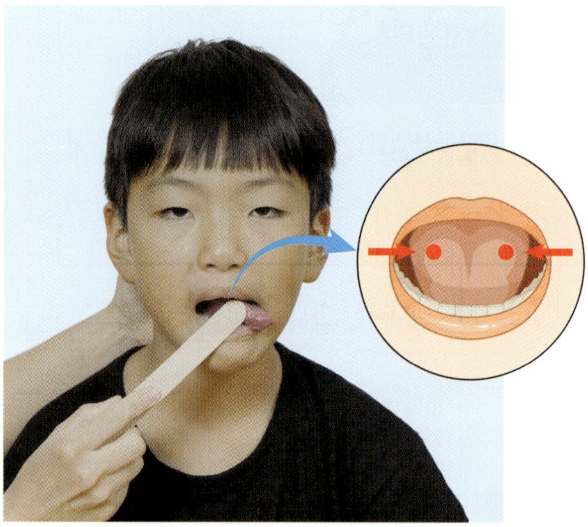

그림 3.22 씹기를 위한 촉진 방법

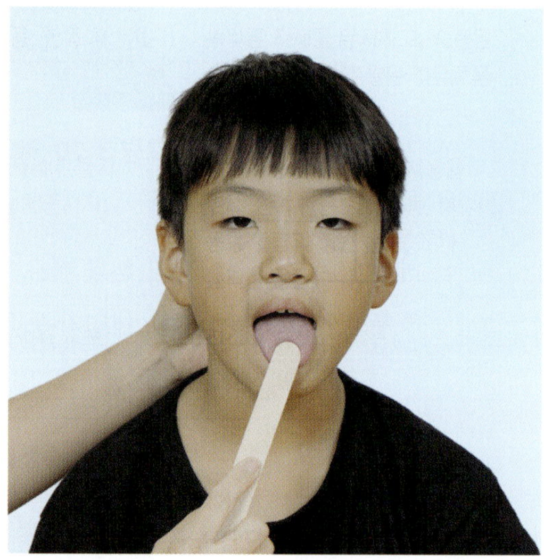

그림 3.23 혀 내밀기 발달을 위한 촉진 방법

(2) 입안 감각 자극 기법

혀 이외에도 손가락, 순가락, 얼음막대, 전동칫솔 등을 이용하여 볼, 턱, 입술을 자극할 수 있다(표 3.8).

5) Huss의 치료

Joy Huss는 Rood의 영향을 받아 중추신경계 손상으로 인한 기능장애의 치료에 신경생리학적 관점으로 접근한 작업치료사이다. Huss는 치료적 접촉(therapautic touch)과 환자-치료사 간의 상호작용에

표 3.8 입안 감각 자극 기법

자극 부위	자극 기법
볼	1. 손가락으로 양쪽 볼 눌러주기: 양쪽 볼에 손가락을 올려놓고 손끝으로 눌러준다.
	2. 손가락으로 양쪽 볼 두드리기: 양쪽 볼에 손가락을 올려놓고 손끝으로 두드린다.
	3. 차가운 숟가락으로 자극하기: 한쪽 볼에 차가운 숟가락을 올려놓고 입꼬리에서 귀 끝까지 압박하여 자극을 준다. 반대쪽 볼도 시행한다.
	4. 얼음막대로 자극하기: 한쪽 볼에 얼음막대를 올려놓고 입꼬리에서 귀 끝까지 움직이면서 자극을 준다. 반대쪽 볼도 시행한다.
	5. 전동칫솔로 자극하기: 한쪽 볼에 전동칫솔을 올려놓고 입꼬리에서 귀 끝까지 움직이면서 자극을 준다. 반대쪽 볼도 시행한다.
턱	1. 양쪽 턱 누르기: 양손의 엄지손가락을 턱 아래에, 나머지 네 손가락을 양쪽 턱에 놓고 턱을 지그시 누른다.
	2. 양쪽 턱 두드리기: 양손의 엄지손가락을 턱 아래에, 나머지 네 손가락을 양쪽 턱에 놓고 턱을 두드린다.
	3. 양쪽 턱 잡고 떨림 자극 주기: 양손의 엄지손가락을 턱 아래에, 나머지 네 손가락을 양쪽 턱에 놓고 턱을 누르며 떨림을 준다.
	4. 얼음막대로 자극하기: 한쪽 턱 가운데에 얼음막대를 올려놓고 귀 끝까지 움직이면서 자극을 준다. 반내쪽도 시행한다.
	5. 전동칫솔로 자극하기: 한쪽 턱 가운데에 전동칫솔을 올려놓고 안이나 밖으로 원을 그리며 귀 끝까지 움직이면서 자극을 준다. 반대쪽도 시행한다.
입술	1. 입술 주위 압박하기: 양손의 네 손가락을 입술 위에 두고 양쪽 윗입술과 아랫입술 주위를 힘 있게 눌러준다.
	2. 인중 누르기: 인중에 검지를 가볍게 올려놓고 지속적으로 눌러준다.
	3. 입술 잡고 자극하기: 엄지손가락과 검지손가락으로 아랫입술을 잡고 눌러준다. 윗입술도 동일하게 시행한다.
	4. 입술 선 따라 움직이며 자극하기: 검지손가락으로 윗입술 선을 따라 움직이며 자극을 준다. 아랫입술도 선을 따라 움직이면서 시행한다.
	5. 입술 선 따라 얼음막대로 자극하기: 얼음막대를 윗입술에 대고 윗입술 선을 따라 움직이면서 약간의 압박과 함께 자극을 준다. 아랫입술도 선을 따라 움직이면서 시행한다.
	6. 입술 선 따라 전동칫솔로 자극하기: 전동칫솔을 윗입술에 대고 윗입술 선을 따라 움직이면서 자극을 준다. 아랫입술도 선을 따라 움직이면서 시행한다.

대한 필요성을 강조하였으며, Rood 접근법에 기초하여 근 긴장 장애와 운동장애에 대한 치료지침을 마련하였다(표 3.9).

표 3.9 Huss의 치료지침

근 긴장 항진증에 대한 지침	근 긴장 저하증에 대한 지침	운동과다증에 대한 지침
• 온수 • 고유수용성 감각 입력	• 흔들기 • 구르기 • 평면 위에서 회전 • 온몸 자극	• 느린 쓰다듬기

(1) 근 긴장 항진증에 대한 지침

뇌졸중, 경직형 뇌성마비, 파킨슨병, 다발경화증 등 위운동신경세포(upper motor neuron, UMN) 병변에서 나타나는 과도한 근 긴장을 억제하기 위해 온수를 이용하거나, 긴장이 항진된 근육의 대항근에 고유수용성 감각을 입력한다.

(2) 근 긴장 저하증에 대한 지침

아래운동신경세포(lower motor neuron, LMN) 병변, 감각신경원질환, 척수매독, 근육질환, 소뇌질환 등이 있는 환자는 근력 약화, 감각장애와 더불어 근 긴장 저하가 나타난다. 이러한 환자들을 위해 흔들기, 구르기, 평면 위에서 회전, 온몸 자극 등을 이용할 수 있으며, 이는 운동발달을 촉진시킬 수 있다.

(3) 운동과다증에 대한 지침

운동과다증(hyperkinesis)은 느린비틀림운동, 무도병, 실조 등에서 볼 수 있는데, 이를 억제하고 안정성을 촉진하기 위해 느린 쓰다듬기를 적용한다. 초기에는 먼쪽보다 몸쪽 부위를 자극하여 안정성을 확보하는 데 중점을 두고, 몸쪽 부위가 안정화되면 기기나 배밀이 등을 시도한다.

참고문헌

강권영 외. 최신 신경계운동치료학. 하늘뜨락. 2012.

김영근 외. 아동작업치료 이론의 틀. 정문각. 2007.

김종만 외. 신경계물리치료학. 정담미디어. 2012.

신경계운동치료학편찬위원회. 신경계운동치료학. 범문에듀케이션. 2017.

신경계운동치료학교재편찬위원회. 신경계 운동치료학. 대한나래출판사. 2022.

신경계질환중재학편찬위원회. 신경계질환 중재학 2판. 범문에듀케이션. 2018.

안소윤 외. 운동조절과 이론과 실제. 영문출판사. 2014.

이건철 외. 사례중심 신경계운동치료학. 현문사. 2015.

최혜숙 외. 작업치료학 5판. 현문사. 2006.

송우진, 박지혁, 정민예 외. 연하장애를 가진 뇌성마비아동의 구강감각치료의 효과. The journal of korean society of occupational therapy. 2013; 21, 47-58.

Bordoloi K, Deka RS. Scientific reconciliation of the concepts and principles of rood approach. Int J Health Sci Res. 2018; 8(9): 225-234.

Rood, M. S. Neurophysiological mechanisms utilized in the treatment of neuromuscular dysfunction. American Journal of Occupational Therapy. 1956;10, 220-225.

CHAPTER 4

Brunnstrom 접근법

학습목표

1. Brunnstrom 접근법의 정의에 대해 설명할 수 있다.
2. Brunnstrom 굽힘근 공동운동패턴, 폄근 공동운동패턴에 대해 이해할 수 있다.
3. 연합반응과 연합동작을 이해할 수 있다.
4. 자세 반사의 종류와 기능에 대해 설명할 수 있다.
5. Brunnstrom 치료 방법에 대해 설명할 수 있다.

핵심용어

- 레이미스트징후 Raimiste's sign
- 연합반응 Associated reaction, AR
- 원시자세반사 Primitive postural reflex
- 협력작용패턴 Synergic pattern
- 회복단계 Recovery stage

1 개요

1) 역사

1960년대 성인 반신마비 환자의 치료에 관한 방법으로 Brunnstrom 접근법이 나타났으며, 반신마비 환자의 운동조절 문제를 치료하기 위해 사용하였다. 스웨덴 출신인 Single Brunnstrom는 물리치료사로 활동하였으며, 제2차 세계대전 때 실무에서 발전된 그녀의 이론이 미합중국 전역에 퍼져 나갔다. 그녀의 임상적인 관찰과 주요 치료 조사는 북동에서 처음 행해졌고, 동작 치료라 불리는 치료적 접근방식의 발전을 이끌어 냈다. 뇌졸중 이후 운동기능 장애의 치료에 대한 최초의 체계적인 접근법이며 연합반응을 이용하고 약한 공동운동패턴의 수의적 수축을 출현하는 시기에 도수 저항을 이용한 신체 기능 증강법이다. Brunnstrom에서 성인 반신마비 환자의 평가는 원시자세반사, 기본 팔다리 공동운동, 연합반응, 환자의 감각, 수의적 조절능력 등을 기본요소로 한다. 뇌손상 회복단계에서 나타나는 비정상적인 패턴의 움직임은 초기에 공동운동으로 조절하고 후기에는 수의적 움직임을 유도하면서 정상적인 운동패턴의 확립을 도모한다.

2) 치료 배경

회복 초기에 기능적 움직임을 유발하기 위해서 원시자세반사(primitive postural reflex), 협력작용패턴(synergic pattern), 비마비측과 마비측의 저항을 통해 몸 전체 팔다리의 연합반응(associated reaction, AR)을 통한 자발적 운동을 복제하여 독립적 일상생활훈련을 하는 데 목적을 둔다. 굽힘근과 폄근의 공동운동이 어느 정도 가능한 시기에 적용하는 것이 이상적이다.

성인 반신마비 환자들을 관찰해 보면 몇 가지 공통적으로 나타나는 현상을 찾아볼 수 있다. 첫째, 반사나 수의적으로 생기는 공동운동패턴(synergy movement)이 거의 판에 박은 듯이 전형적(stereotyped)으로 나타난다. 둘째, 뇌손상 이후 급성기에 나타난 이완성은 경련성으로 변해간다. 셋째, 원시자세반사와 연합반응이 등이 다시 출현하게 된다. 넷째, 경련성이 나타날 경우 약간의 수의적 운동이 가능하다.

Brunnstrom은 반신마비 환자의 공동운동패턴에 관한 여러 가지 문제점을 해결하는 데 많은 공헌을 하였다. 반신마비 환자의 공동운동패턴은 굽힘근 공동운동패턴(flexor synergy pattern) 또는 폄근 공동운동패턴(extensor synergy pattern) 둘 중 하나에서 변형이 일어난다. 일반적으로 팔은 굽힘근 공동운동패턴, 다리에는 폄근 공동운동패턴이 출현한다. 신경생리학적으로 하나의 공동운동패턴에서 여러 근육들은 서로 강한 연계성을 가지고 있다. 그리고 성인 반신마비 환자의 공동운동패

Tip

Brunnstrom의 치료 목표는 다음과 같다.

1. 성인 반신마비 환자의 팔과 다리가 회복되는 일련의 과정을 6단계로 분류하였으며, 모든 과정에서 치료에 집중한다.
2. 공동운동패턴을 최소화하여 개별적 또는 선택적 분리 동작을 만들어 낸다.
3. 근육의 긴장도를 낮추거나 조절하여 협조운동을 촉진시킨다.
4. 고유수용성 감각 입력을 통해 움직임이 일어나도록 유도한다.
5. 원하지 않은 원시자세반사를 억제하고 목적 있는 연합반응을 이끌어 낸다.
6. 원하는 반응이 완전 소실될 경우 시너지 활동이라도 이용해 일상생활활동을 교육시킨다.

턴은 다른 움직임과 결합되어 움직임이 일어나기 힘들고, 자유도의 수가 감소하여 각 관절과 근육의 선택적 움직임이 제한이 있다.

반신마비 환자의 대한 치료 방법은 환자의 회복과정과 시기에 관련해서 밀접한 연관성이 있으며, 내용은 다음과 같다. 첫째, 뇌졸중 환자의 일반적인 회복단계에 따라서 6단계로 분류하며, 크게는 이완기, 강직기, 회복기의 3가지로 구분된다. 이러한 단계의 회복은 순차적으로 발생하며 어느 단계도 거르지 않고 일어난다. 모든 회복단계가 순서적으로 나타나는 것은 아니지만 심한 대뇌겉질 손상 환자는 일정 단계에서 멈추는 경우도 있다. 또한 각 시기별 수의적 운동의 여부, 원시 반사, 연합반응, 공동운동패턴, 강직, 강직이 최고조로 나타나는 시기, 공동운동패턴 안에서 수의적 움직임, 강직의 감소, 분리된 움직임, 협응된 움직임, 개별적인 관절운동의 회복, 빠른 속도의 타이밍과 움직임 등으로 구성된다. 그리고 중요한 것은 팔다리의 공동운동패턴 변화가 다르기 때문에 각각 다른 단계에서 나타나는 문제점을 파악해야 한다.

둘째, 공동운동패턴은 원시자세반사와 밀접한 연관성이 있다. 모든 움직임의 기초는 척수 수준, 뇌줄기 수준, 대뇌겉질 수준에서 활동을 촉진하거나 억제하여 움직임 조절을 담당한다. 중요한 부분은 반신마비 환자의 수의적 움직임을 이끌어 내기 위해 구심성과 원심성 정보의 기전이 필요하며, 이를 위해서는 감각과 운동의 조화가 중요하다는 것이다.

셋째, 전형적인 반신마비 환자에게서 나타나는 공동운동패턴이다. 공동운동패턴은 강직의 정도를 알 수 있으며, 이는 반신마비 환자의 회복단계와 관련이 있다. 팔다리의 공동운동패턴은 굽힘과 폄의 형태로 나타난다.

2 Brunnstrom의 뇌졸중 환자 평가

1) 긴장성 목반사 및 긴장성 안뜰반사

긴장성 목반사와 긴장성 안뜰반사는 네덜란드의 Magnus와 de Kleijin에 의한 제뇌동물 실험을 통해서 발견되었다. 머리를 굽힘하게 되면 팔에서는 굽힘, 다리에서는 폄의 근장도가 증가한다. 이는 머리가 굽혀질 때 팔의 굽힘근 긴장이 우세하고 다리에서는 폄근 긴장이 우세하며, 반대로 머리를 폄을 하게 되면 팔에서는 폄과 다리에서는 굽힘의 근긴장도가 증가한다.

(1) 긴장성 목반사

긴장성 목반사(tonic neck reflex, TNR)는 크게 대칭성 긴장목반사(symmetric tonic neck reflex, STNR)와 비대칭성 긴장목반사(asymmetric tonic neck reflex, ATNR)로 구분한다. 동물에서의 목 굽힘 시 양쪽 팔의 굽힘과 양쪽 다리의 폄을 발생시키는 것을 발견하였다. 반대로 목 폄 시 상반효과(opposite effects)가 있어서 팔은 폄하고 양쪽 다리는 굽힘한다. 이 두 가지 자세는 동물이 울타리 아래로 기어 빠져나가는 모습을 보면 명백해진다. 따라서 성인 반신마비 환자에게서도 이와 같은 현상이 나타나는 것을 발견하였다. 목의 운동과 위치에 따라서 팔다리 긴장도의 변화가 생긴다(그림 4.1).

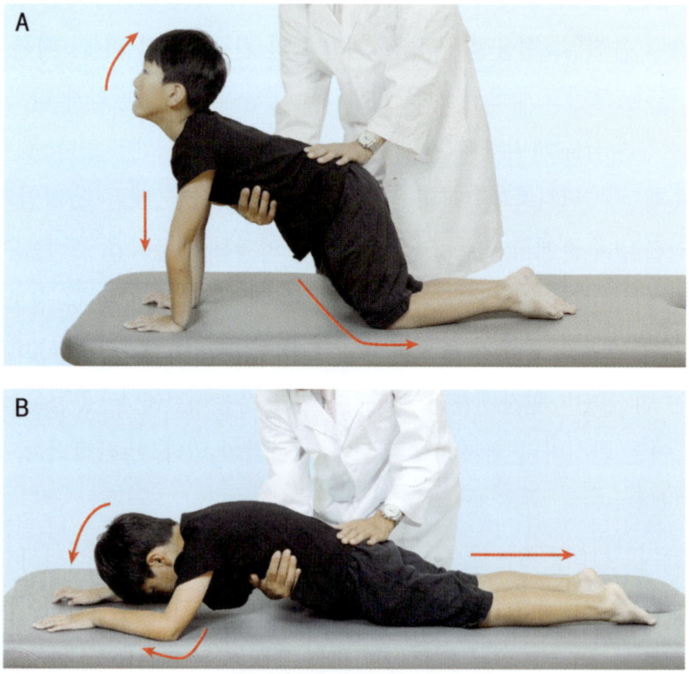

그림 4.1 대칭성 긴장목반사.
A: 목 폄 시 양쪽 팔은 폄, 양쪽 다리는 굽힘이 일어난다. B: 목 굽힘 시 양쪽 팔은 굽힘, 양쪽 다리는 폄이 일어난다.

① 대칭성 긴장목반사

대칭성 긴장목반사는 머리의 굽힘과 폄에 따라 팔다리의 움직임이 대칭적으로 일어나는 반사를 말한다. Magnus에 의하면 대칭성 긴장목반사는 생후 4~6개월쯤에 나타나기 시작하며, 8~12개월쯤에는 통합이 이루어진다. 만약 통합 시기가 지나서 나타날 경우, 반사성숙의 지연을 의미한다.

② 비대칭성 긴장목반사

비대칭성 긴장목반사는 얼굴이 향한 쪽 팔다리의 폄과 반대측 팔다리의 굽힘이 일어난다. 예를 들어, 머리를 오른쪽으로 향하게 되면 오른쪽 팔다리는 폄, 왼쪽 팔다리는 굽힘의 긴장도가 나타난다. 비대칭성 긴장목반사 패턴 양상은 활 쏘는 자세 또는 펜싱 자세를 생각하면 쉽게 이해할 수 있다. 비대칭성 긴장목반사의 특징은 왼쪽보다는 오른쪽에서, 다리보다는 팔에서 더욱 강하게 발생한다. 양성반응은 머리를 한쪽으로 돌리게 되면 팔다리에서는 전형적인 패턴이 발생하고 음성반응은 아무런 반응이 일어나지 않는다(그림 4.2).

비대칭성 긴장목반사는 생후 4~6개월쯤에 나타나기 시작하며, 8~12개월쯤에는 통합이 이루어진다. 만약에 통합 시기가 지나서 나타날 경우 반사성숙의 지연을 의미한다.

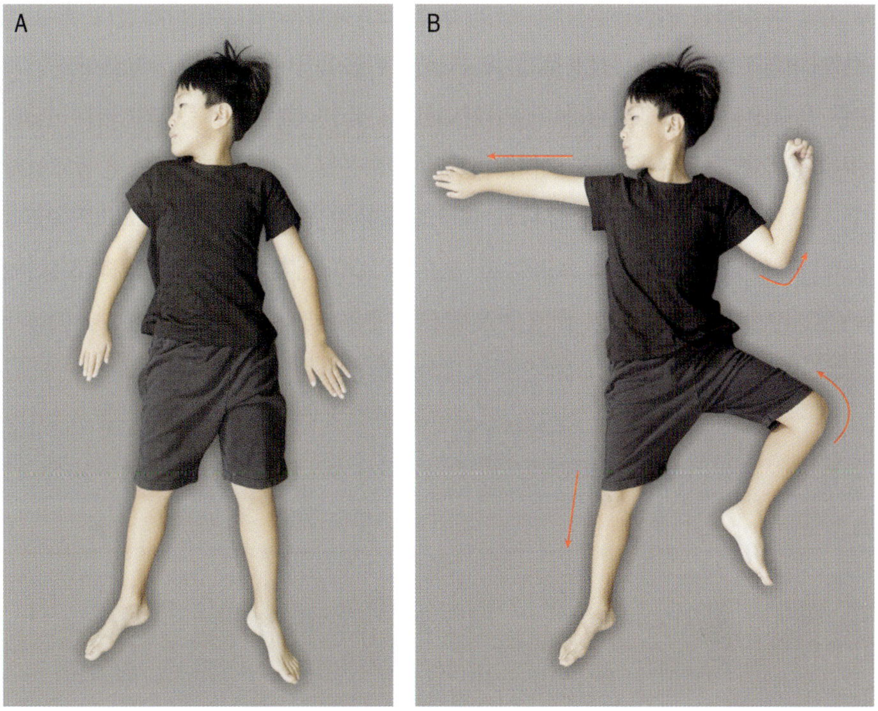

그림 4.2 비대칭성 긴장목반사.
얼굴이 향한 쪽은 팔다리 폄, 뒤통수 쪽은 팔다리 굽힘이 일어난다.

(2) 긴장성 안뜰반사

긴장성 안뜰반사(tonic labyrinthine reflex, TLR)는 머리의 위치가 공간에서 변화하기 때문에 일어난다. 중력에 대항하여 머리가 놓여진 자세에 의해 팔다리의 긴장도가 변화되는 반사를 의미한다. 예를 들어, 동물이 뒤집어져 복측이 위를 향한 바로 누운 자세(supine position)에서는 사지의 폄근 긴장이 높아지고, 반대로 될 경우에는 긴장이 가장 적어진다. 즉, 머리를 바로 가운데에 위치한 상태로 바로 누운 자세에서는 폄근의 긴장도가 촉진되고, 굽힘근의 긴장도는 억제된다. 엎드려 누운 자세(prone position)에서는 바로 누운 자세에서의 긴장도가 반대로 나타난다.

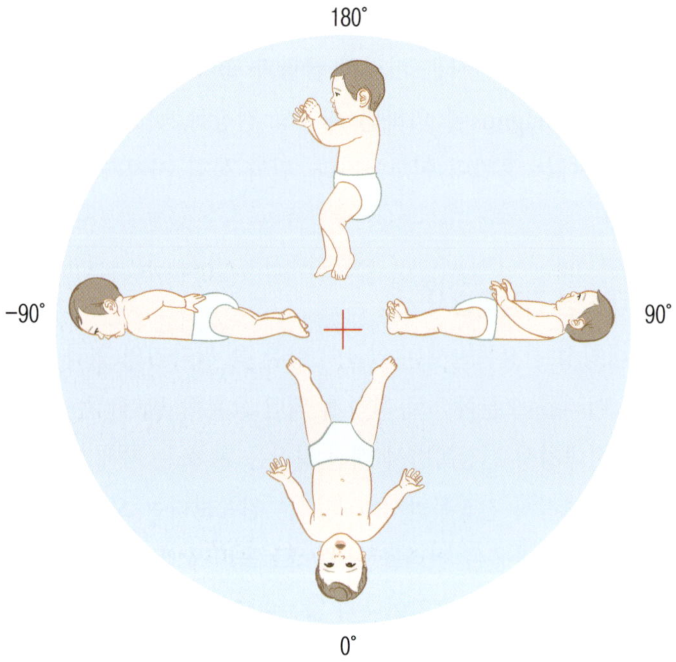

그림 4.3 긴장성 안뜰반사.
중력에 대항하여 머리가 놓여진 자세에 의해 팔다리의 긴장도 변화가 다르게 나타난다.

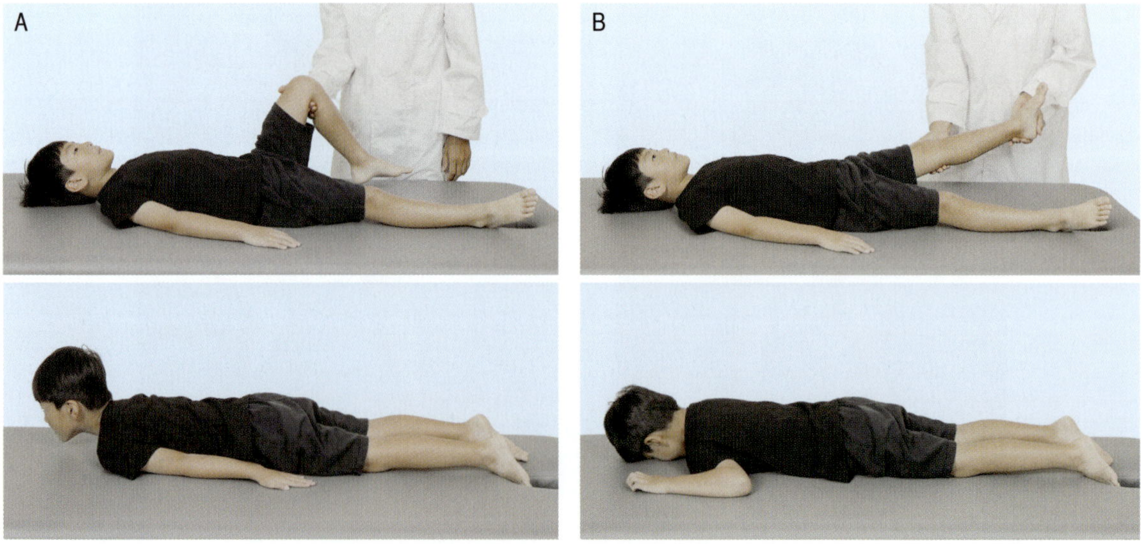

그림 4.4 긴장성 안뜰반사. A: 음성반응, B: 양성반응

긴장성 안뜰반사는 생후 4~6개월쯤에 나타나기 시작하며, 6개월이 지나서 반사가 나타나면 반사성숙의 지연을 의미한다.

(3) 긴장성 허리반사

긴장성 허리반사(tonic lumbar reflex)는 Shimamoto, Nakajima에 의해 발견하였으며 Tokizane에 의해서 인용되었다. 골반의 위치에 따라서 몸의 근 긴장도 변화가 생기는 반사이다. 골반 위에서 체간의 움직임에 따라 팔다리 굽힘근과 폄근의 근 긴장도 변화가 일어난다. 예를 들어, 몸통이 오른쪽으로 회전하며 오른쪽 팔 굽힘과 다리의 폄이 촉진되고, 왼쪽으로 회전하며 오른쪽 팔의 폄과 다리의 굽힘이 촉진된다(그림 4.5). 이러한 움직임들은 공 또는 창 던지기, 테니스 서브동작 그리고 각종 경기 활동에서 일어난다. 일반적으로 긴장성 허리반사는 다리에서 더 우세하게 나타난다.

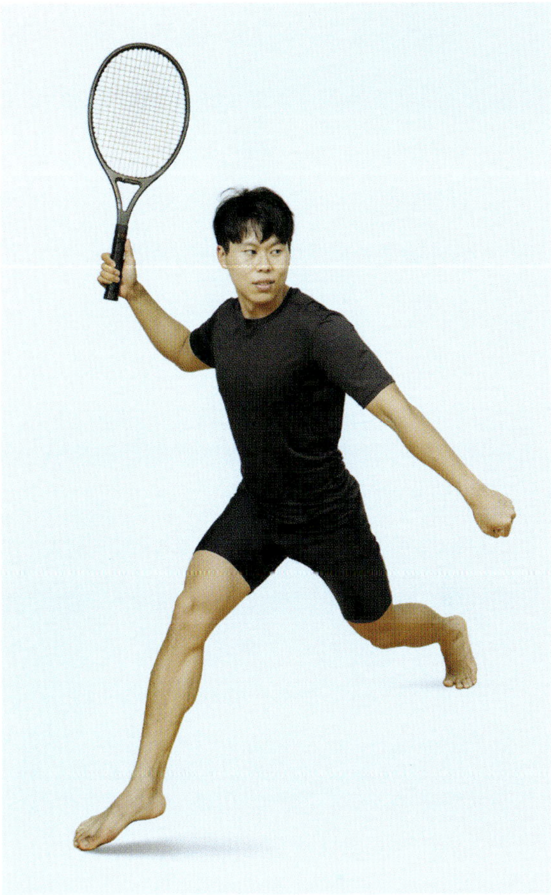

그림 4.5 긴장성 허리반사

2) 연합반응의 평가

연합반응(associated reaction, AR)은 반신마비 환자의 반사적 근 긴장과 불수의적 팔다리 운동이 나타나는 것을 의미한다. 연합반응은 평범한 움직임이나 신체 일부분의 강한 수의 운동 시에 경련성 반응이 나타나는데, 이때 불수의적 운동(involuntary movement) 또는 반사적 근 긴장의 형태가 일어난다.

연합반응과 연합동작(associated movement, AM)은 모두 과잉된 움직임에서 나타난다. 연합반응은 근 긴장도가 비정상적으로 높은 환자, 즉 경련성을 가진 환자에게서 긴장도가 증가하여 나타나는 불수의적인 움직임을 말한다. 연합동작은 정상적인 근 긴장도를 가진 사람에게서 나타나는 움직임을 말한다. 즉, 움직임을 효율적으로 하기 위해서 나타나는 과잉된 동작을 의미한다(표 4.1). 임상에서 연합반응의 평가는 환자의 문제점에 대한 원인을 찾는 데 도움이 될 수 있다.

표 4.1 정상적인 동작과 연합반응의 특성

	정상적인 동작	연합반응
동원순서	적절한 동원순서	비정상적인 동원순서
근 긴장도	적절한 장력 발생	비정상적인 장력 발생
관절가동범위	완전한 관절가동범위	완전한 관절가동범위 또는 제한된 관절가동범위
회전력	운동에 필요한 회전력 발생	회전력 생산의 변화
효율성	높은 효율성	효율성 저하

(1) 연합반응의 출현

연합반응은 비마비측에 저항 운동이나 목적 있는 동작을 수행하게 되면 마비측에서 비정상적인 동작이 일어나게 된다(그림 4.6, 4.7). 즉, 비마비측 손으로 무엇인가 잡으려고 할 때(그림 4.8~4.11), 앉아서 옷을 빨리 입거나 벗으려고 할 때, 비마비측으로 다리를 굽힘할 때 마비측 다리를 폄하면서 긴장도가 증가할 때, 환자가 어려운 말을 시도할 때 연합반응을 관찰할 수 있다. 이때 비정상적인 동작은 불수의적 동작 혹은 반사적 근 긴장도 증가를 의미한다. 이러한 연합반응은 경련성이 존재할 때보다 움직임을 쉽게 유도할 수 있다.

반신마비 환자의 연합반응의 예는 다음과 같이 관찰할 수 있다. 첫째, 앉았다 일어서기(sit to stand) 동작에서 일반적으로 반신마비 환자는 비마비측 팔을 폄한 상태에서 환자의 팔다리는 체중을 지지하지 못하고 굽힘의 긴장도가 증가되는 현상을 볼 수 있다. 이때 비대칭성 긴장목반사가 출현해서 환자의 움직임을 볼 수 있다. 둘째, 앉은 자세에서 환의를 빨리 입거나 벗으려고 할 때 또는 비마비측 다리를 구부릴 때, 마비측 다리가 갑자기 펴지는 현상을 보이거나 근 긴장도가 증가되는 현상을 볼 수 있다. 셋째, 반신마비 환자가 하품이나 재채기를 하거나 어려운 말을 시도할 경우, 의도하지 않

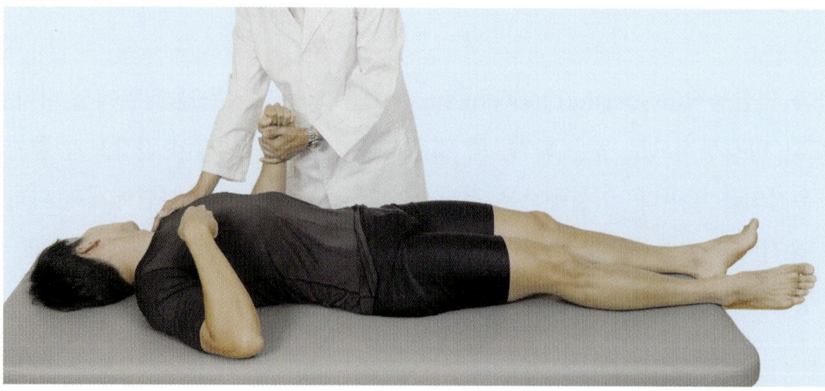

그림 4.6 누운 자세에서 비대칭성 긴장목반사를 사용하여 비마비측 팔 굽힘근 저항에 대한 마비측의 연합반응

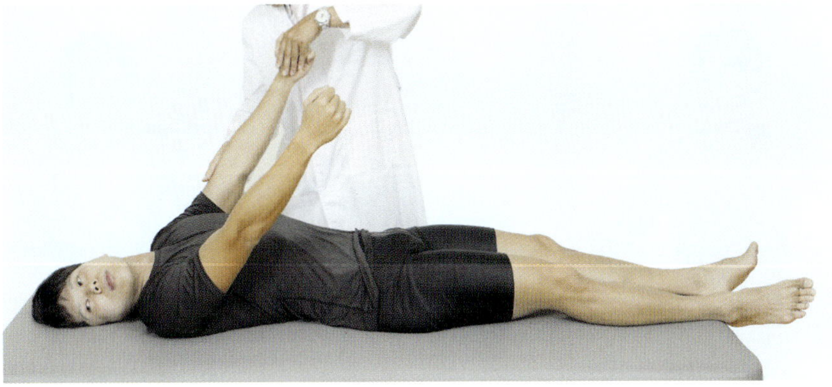

그림 4.7 누운 자세에서 비대칭성 긴장목반사를 사용하여 비마비측 팔 폄근 저항에 대한 마비측의 연합반응

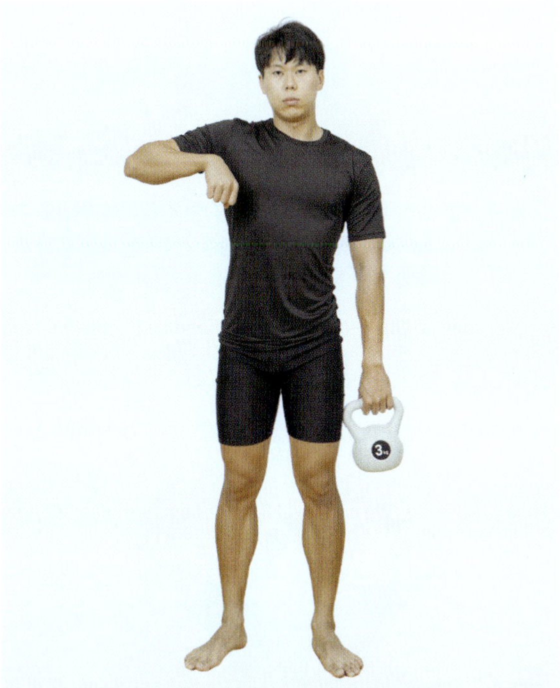

그림 4.8 반신마비 환자의 비마비측 손으로 악력계에 압력을 가하게 되면, 마비측 팔의 공동운동패턴이 유발되며 공동운동패턴에서의 비슷한 모습을 관찰할 수 있다.

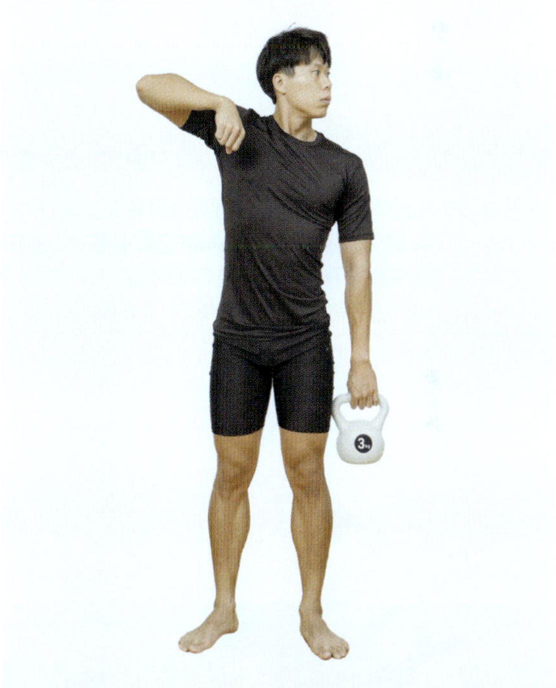

그림 4.9 긴장성 목반사가 연합반응에 의한 팔의 굽힘근 공동운동패턴 촉진

았던 팔다리에서의 공동운동패턴이 발생한다. 예를 들어, 반신마비 환자가 아침에 하품을 할 경우 팔이 앞쪽으로 폄과 내미는 동작을 관찰할 수 있다. 넷째, 환자가 스스로 팔을 올릴 경우 공동운동패턴으로 인해 팔의 수평 위보다 약간 벌림되는 현상을 관찰할 수 있다(그림 4.12, 4.13).

따라서 물리치료사는 연합반응을 잘 관찰하여 환자의 상태를 적절하게 평가하고, 반신마비 환자

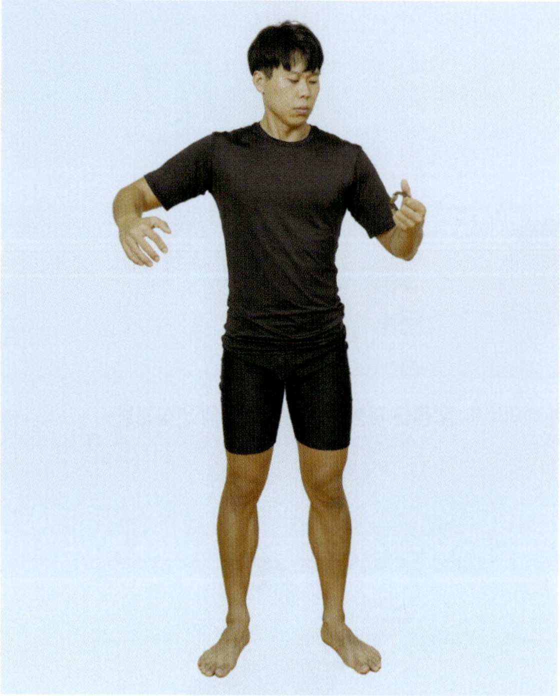

그림 4.10 반신마비 환자는 손목시계의 숫자를 보는 동안 마비측 팔의 근 긴장도가 감소하여 팔이 몸쪽으로 떨어지는 모습을 관찰할 수 있다. 앞서 쥐고 있던 주먹이 펴지며 손가락이 벌어지는 형태가 나타난다.

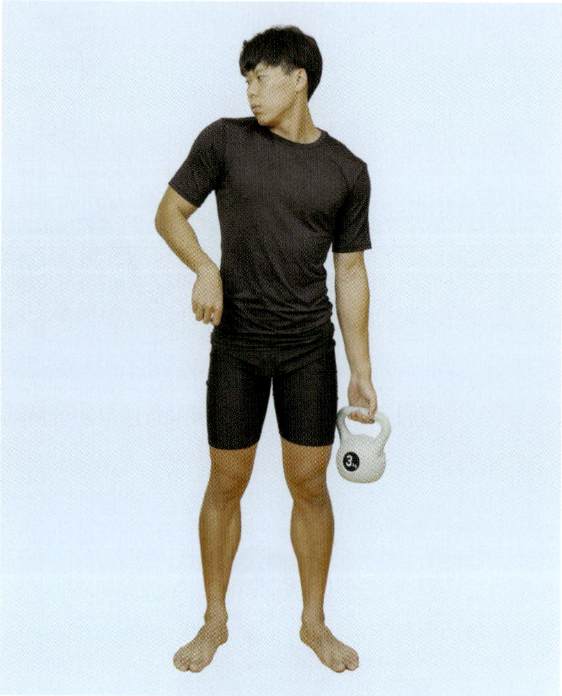

그림 4.11 반신마비 환자의 악력계를 쥔 상태에서 머리를 마비측으로 돌린 다음, 비대칭성 긴장목반사를 통해 마비측에 폄근 공동운동패턴을 관찰할 수 있다.

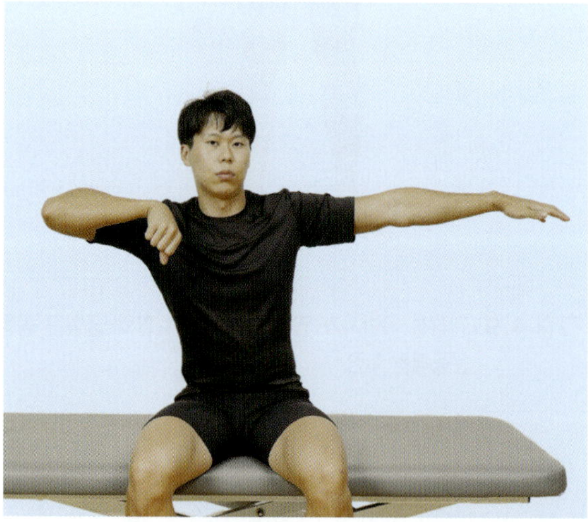

그림 4.12 반신마비 환자에게 수의적으로 수평 위까지 팔을 벌림할 경우, 비마비측의 팔은 가능하나 마비측의 팔에서는 굽힘근 공동운동패턴이 현저하게 나타난다.

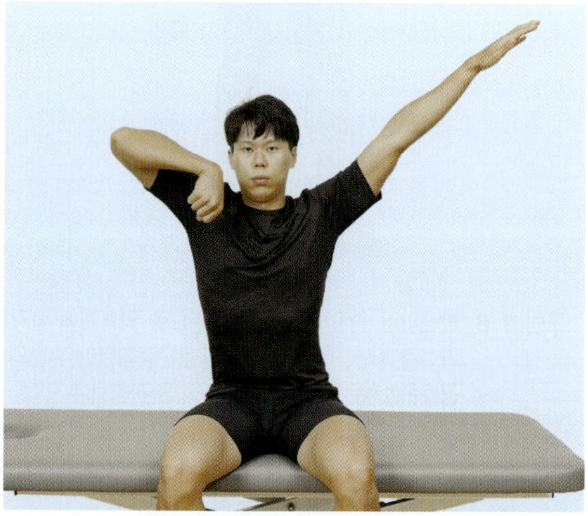

그림 4.13 반신마비 환자에게 어깨관절을 위로 들어 올린 경우, 비마비측 팔에서는 완전한 관절가동범위에서 움직임이 일어난다. 마비측 팔에서는 굽힘근 공동운동 때문에 수평 위보다 약간 올리는 모습을 관찰할 수 있다.

의 치료에 응용할 수 있어야 하며, 기능과 상태에 따라 연합반응의 촉진과 억제를 조절할 수 있어야 한다.

(2) 연합반응의 진전

연합반응은 이완성 마비에서 경직성 마비로 넘어가는 단계, 즉 강직이 나타나는 시기에 출현한다. 연합반응은 수의 자극으로부터 반응이 나타날 때까지 잠재 시간이 있으며, 한번 출현하게 되면 지속시간이 길게 유지되는 특징을 가지고 있다.

여러 가지 원인에 의해 나타나지만 의식의 회복과 근 긴장도의 변화에 문제가 되기도 한다(표 4.2). 보통 반신마비 환자의 연합반응은 잠재되어 있다가 자극이 주어지면 나타나거나 일정한 시기가 지나면 나타날 수 있다.

표 4.2 연합반응의 임상적 등급

등급	수의적 조절과 연합반응 발현	범위
경도 연합반응	• 수의적 조절 가능, 주어진 상황에서 발생 • 신체적 · 감정적 스트레스가 주어지면 발생	• 일시적이며, 일부에서 가동범위 제한
중도 연합반응	• 수의적 조절 가능, 생각만 해도 나타나고 동작을 수행하는 동안 심해짐	• 신체의 한 분절 이상에서 발생
고도 연합반응	• 수의적 조절 어려움, 동작을 수행하지 않은 상태에서도 반응이 나타남 • 환자 스스로 조절하기 어려움	• 두 개 이상의 분절에서 발생

(3) 임상 양상

반신마비 환자는 의식이 회복되면 운동조절을 위해 많은 수의적 움직임을 시도한다. 이것은 뇌에서 움직임에 대한 인식을 하지 못하기 때문에, 환자 스스로 수의적 움직임을 위한 노력에 의해 일어나며 대상작용을 하면서 수의적 움직임이 가능하다. 보통 비정상적인 움직임은 주로 뇌성마비 환자에게서 나타나지만, 성인 반신마비 환자 역시 비슷한 증상이 동반되기도 한다. 성인 반신마비 환자의 뇌손상에 의한 운동마비의 특징은 움직임을 상실했다는 것보다 근육이 본래의 협조적 운동 활동 순서에 문제가 나타난다는 것이다. 그러므로 물리치료사가 정상적인 움직임 발달단계를 염두하면서 반신마비 환자의 기능적 패턴을 만들어 나가는 데 노력하면서 치료에 임해야 할 것이다.

3) 공동운동패턴

공동운동패턴(synergy movement)은 반신마비 환자의 초기에 이완성 단계(flaccidity stage)를 지나 서서히 강직이 발달하면서 팔다리의 공동운동으로 나타난다. 이완성 단계로 환자의 수의 운동이 불가능한 단계가 지나면 초기 강직이 서서히 나타나게 된다. 이 단계에서 반신마비 환자는 팔다리의 반사운동과 수의 운동이 나타나게 되며, 팔다리의 공동운동패턴은 반사나 수의 운동과는 관련 없이 일정하게 정해진 형태로 나타난다. 공동운동패턴은 굽힘근 공동운동패턴과 폄근 공동운동패턴으로 크게 두 가지로 분류된다(표 4.3).

표 4.3 성인 반신마비 환자의 공동운동패턴

관절	팔		다리	
	굽힘근 공동운동패턴	폄근 공동운동패턴	굽힘근 공동운동패턴	폄근 공동운동패턴
움직임	• 어깨뼈 뒤당김 • 어깨관절 벌림, 가쪽돌림 • 팔꿉관절 굽힘, 뒤침 • 손목관절 및 손가락 굽힘	• 어깨뼈 내밈 • 어깨관절 모음, 안쪽돌림 • 팔꿉관절 폄, 엎침 • 손목관절 및 손가락 굽힘	• 엉덩관절 굽힘, 벌림, 가쪽돌림 • 무릎관절 굽힘 • 발목관절 발등 굽힘, 안쪽번짐 • 발가락 및 발등 폄	• 엉덩관절 폄, 모음, 안쪽돌림 • 무릎관절 폄 • 발목관절 발바닥 굽힘, 안쪽번짐 • 발가락 굽힘
강한 움직임	• 팔꿉관절 굽힘	• 어깨관절 모음, 안쪽돌림	• 엉덩관절 굽힘	• 엉덩관절 모음, 무릎관절 폄, 발목관절 안쪽번짐, 발바닥 굽힘
약한 움직임	• 어깨관절 벌림, 가쪽돌림	• 팔꿉관절 굽힘	• 엉덩관절 벌림, 가쪽돌림	• 엉덩관절 폄, 안쪽돌림

• 위팔과 다리의 벌림 및 가쪽돌림 동작은 굽힘근 공동운동 움직임이고, 모음 및 안쪽돌림 동작은 폄근 공동운동 움직임으로 작용한다.
• 강한 움직임이란 가장 뚜렷하고 강력하게 나타나며, 처음으로 나타나는 반응이고 회복이 가장 느린 움직임이다.

(1) 팔의 공동운동

일반적으로 팔의 공동운동은 굽힘근 공동운동과 폄근 공동운동이 나타난다. 반신마비 환자에게는 주로 폄근 공동운동패턴보다 굽힘근 공동운동패턴이 더 우세하게 나타난다. 반신마비 환자에서 볼 수 있는 굽힘과 폄의 공동운동은 원시적이고 추상적이며, 마치 하나의 결합된 집단 운동처럼 움직임이 발생한다.

공동운동의 치료 목적은 강한 움직임을 줄이며, 약한 움직임을 만들어 나가면서 분리되고 선택적인 움직임이 일어날 수 있도록 유도해야 한다.

① 팔의 굽힘근 공동운동(전형적인 반신마비 환자의 팔 자세)

팔의 굽힘근 공동운동 중에서 강직이 가장 강력한 움직임은 팔꿉관절 굽힘근이며, 어깨관절 벌림근과 바깥돌림 근육이 가장 약한 움직임이다. 그리고 팔에 강직이 심할 때도 팔꿉관절에서 굽힘 패턴이 나타난다. 따라서 뇌졸중 환자의 강직을 최소화시키는데 팔꿉관절의 강직 움직임이 중요한 부분을 차지한다. 팔의 전형적인 굽힘근 공동운동패턴은 팔이음뼈(shoulder girdle) 올림(elevation)으로부터 시작되고, 등세모근의 문제가 동반되면서 위팔두갈래근(biceps)의 근육 유형(type) 변화가 시작된다. 일부 반신마비 환자에게서는 어깨관절 벌림과 바깥돌림보다는 젖힘이 우세하기도 한다. 손목과 손가락에서는 굽힘이 가장 흔하게 동반되며, 반신마비의 운동양상은 개인마다 현저한 차이가 있다. 엄지가 나머지 네 손가락으로 안으로 들어가는 형태의 움직임이 발생한다(표 4.4, 그림 4.14, 4.15).

표 4.4 팔의 굽힘근 공동운동 움직임

관절	작용
팔이음뼈	뒤당김 혹은 올림
어깨관절	바깥돌림 90° 벌림
팔꿉관절	예각에 가까운 굽힘
아래팔	완전범위 뒤침
손가락 손목	굽힘

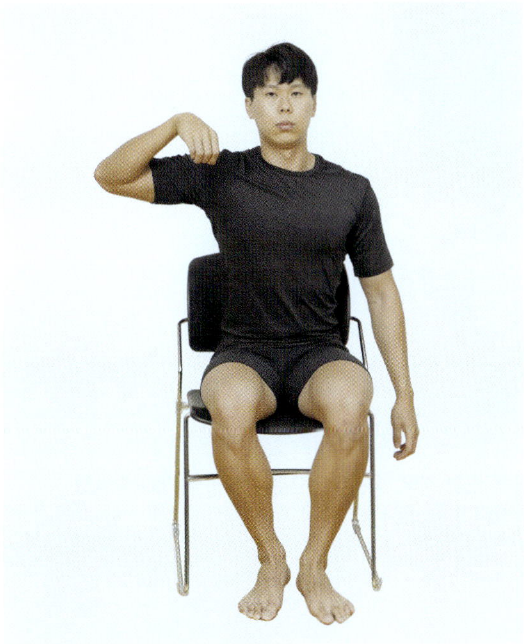

그림 4.14 팔의 공동운동패턴

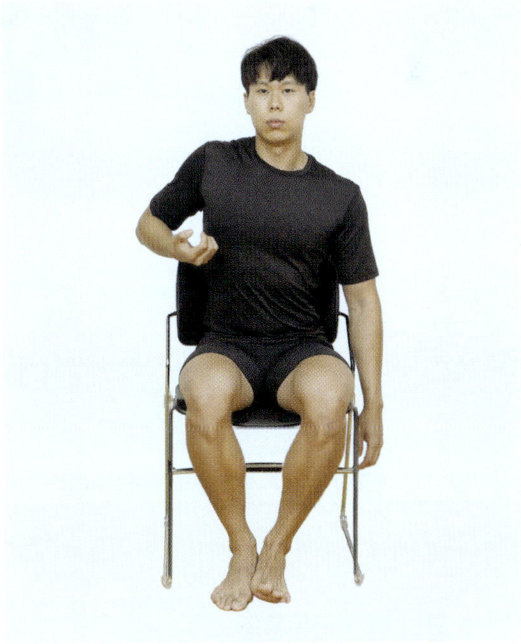

그림 4.15 팔 어깨관절 젖힘과 아래팔 뒤침을 동반한 공동운동패턴

그림 4.16은 연합반응을 통해 유발된 굽힘근 공동패턴이 나타난 그림이고, 그림 4.17은 공동운동패턴이 반수의적으로 이루어짐을 나타낸다.

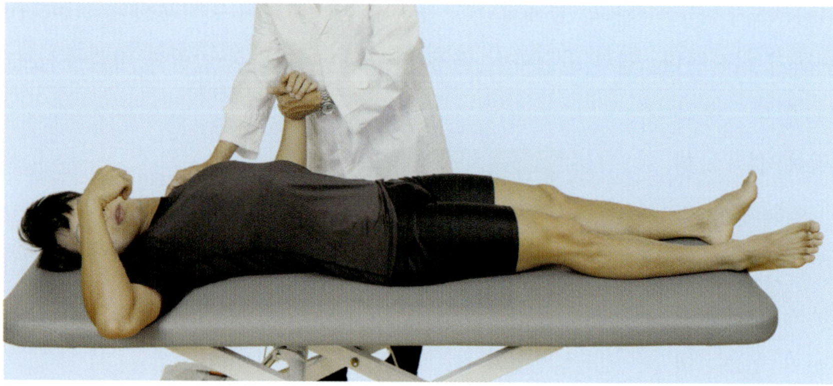

그림 4.16 바로 누운 자세에서 비마비측 굽힘근 저항을 가할 경우, 마비측 팔의 굽힘근 공동운동패턴을 촉진한다.

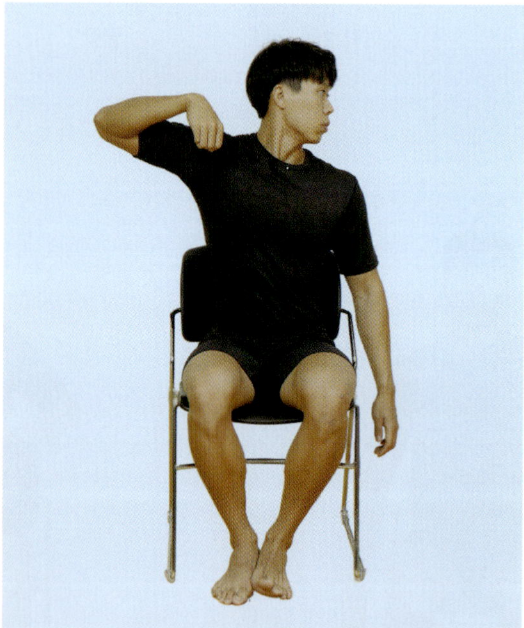

그림 4.17 반신마비 환자의 수의적 움직임을 유도할 경우, 공동운동으로 긴장성 목반사에 의해 굽힘근 공동운동패턴이 활성화된다.

② 팔의 폄근 공동운동

팔의 폄근 공동운동에서 강직이 가장 강한 움직임은 어깨관절 모음과 안쪽돌림이며 반대로 팔꿉관절 폄이 가장 약한 움직임이다. 팔의 굽힘근 공동운동은 폄근 공동운동보다 먼저 나타나는데,

공동운동의 강직과 발달이 모두 존재하면 굽힘근과 폄근 공동운동의 가장 강력한 움직임들이 결합하여 전형적인 반신마비의 자세를 나타낸다(표 4.5). 어깨관절 안쪽돌림근인 큰가슴근(pactoralis major), 어깨밑근(subscapularis), 큰원근(tere major), 넓은등근(latissimus dorsi)의 근 긴장도가 높아지면 어깨관절의 모음과 안쪽돌림에서부터 시작한다.

표 4.5 팔의 폄근 공동운동 움직임

관절	작용
팔이음뼈	내밈 자세에서 팔이음뼈의 고정
어깨관절	안쪽돌림 모음
팔꿉관절	완전 폄
아래팔	완전범위 엎침
손목	굽힘
손가락	폄

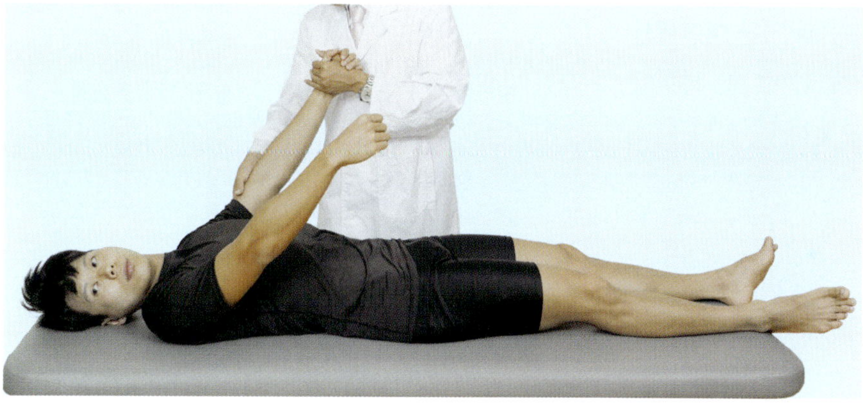

그림 4.18 반신마비 환자의 비마비측 폄근에 대한 저항을 가할 경우, 연합반응에 의해 마비측 다리의 폄근 공동운동패턴이 발생하게 된다.

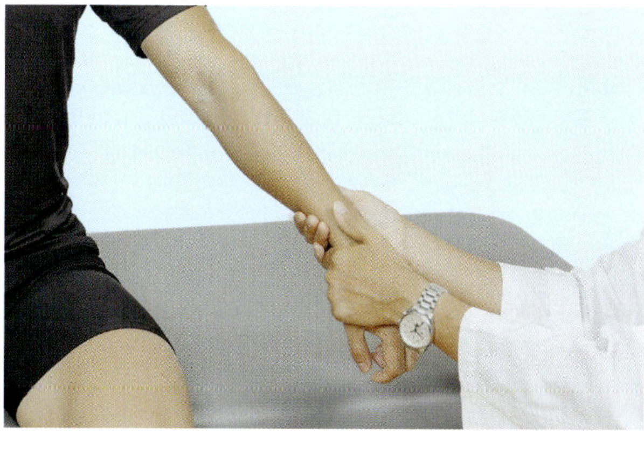

그림 4.19 반수의적 노력에 의해 폄근 공동운동패턴 유도.
비대칭성 긴장목반사를 통해 비마비측 팔의 저항으로 마비측 팔에 폄근 공동운동패턴을 활성화시킨다.

(2) 다리의 공동운동

① 다리의 굽힘근 공동운동

다리의 굽힘근 공동운동에서 가장 강한 요소는 엉덩관절 굽힘이며, 가장 약한 요소는 엉덩관절 벌림과 바깥돌림이다. 긴장성 반사의 영향으로 바로 누운 자세에서 굽힘 공동운동을 수행하는 것은 환자가 상당한 어려움을 느끼지만, 앉은 자세에서는 발목관절에 발등 굽힘과 엉덩관절 굽힘의 실질적인 공동운동 움직임 관찰이 가능하다. 다리의 굽힘근과 폄근 공동운동 움직임에서 발목관절에서 안쪽번짐 동작은 굽힘근과 폄근 패턴에서 동일하게 일어나는 특성이 있다(표 4.6).

표 4.6 다리의 굽힘근 공동운동 움직임

관절	작용
엉덩관절	굽힘 벌림 바깥돌림
무릎관절	약 90° 굽힘
발목관절	발등 굽힘 안쪽번짐
발가락	발가락의 발등 굽힘

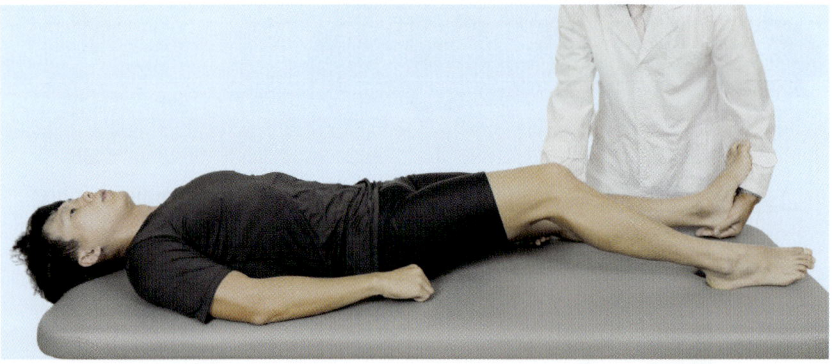

그림 4.20 반신마비 환자의 비마비측 발목관절 발바닥 굽힘에 대한 저항 운동을 실시할 경우, 마비측에 연합반응으로 굽힘근 공동운동패턴이 일어난다. 이때 마비측 다리의 굽힘이 발생한다.

② 다리의 폄근 공동운동

다리의 폄근 공동운동은 매우 강하며, 그 중 가장 강한 요소는 엉덩관절 모음, 무릎관절 폄, 발목관절 발바닥 굽힘 동작이다. 다리 폄근의 협동 움직임 중 엉덩관절 모음과 무릎관절 폄, 발목관절 안쪽번짐과 발바닥 굽힘 등은 강한 움직임들이며 그 외 움직임들은 약하게 나타난다. 엉덩관절 모음근은 그 중 가장 강한 움직임으로 넙다리네갈래근과 공동운동을 만들어 움직임이 나타난다(표 4.7).

표 4.7 다리의 폄근 공동운동 움직임

관절	작용
엉덩관절	폄, 모음 안쪽돌림
무릎관절	폄
발목관절	발바닥 굽힘, 안쪽번짐
발가락	발가락의 발바닥 굽힘(때에 따라 엄지발가락이 폄되는 경우도 있음)

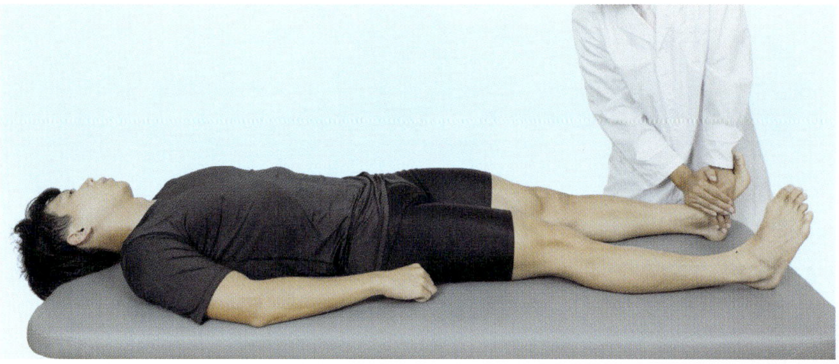

그림 4.21 반신마비 환자의 비마비측 발목관절 발등 굽힘에 대한 저항운동을 실시할 경우, 마비측에 연합반응으로 폄근 공동운동패턴이 일어난다.

③ 다리 공동운동패턴의 운동 방향 역전

폄근 공동운동패턴의 관절운동은 굽힘근 공동운동패턴과는 반대 방향으로 움직임이 일어나게 된다. 또한 운동 방향의 역전은 다른 움직임에서도 동반된다. 예를 들어, 굽힘 공동운동패턴인 어깨관절 벌림과 바깥돌림의 저항운동을 실시하게 되면 모음과 안쪽돌림의 폄근 공동운동패턴이 일어난다.

예외로 다리의 굽힘과 폄 공동운동패턴에서는 공통적으로 발목관절의 안쪽번짐이 나타난다. 발목관절 안쪽번짐에 저항을 실시할 경우에는 바깥번짐이 일어나지 않게 된다. 즉, 다리의 공동운동에서는 발목관절 가쪽번짐이 일어나지 않는다.

(3) 같은쪽 공동동작

같은쪽 공동동작(homolateral synkinesis)은 같은쪽 팔과 다리의 상호의존으로 팔 또는 다리에 저항을 주어 같은쪽 연합반응을 이끌어 낸다. 예를 들어, 침범되어 있는 팔에 대해 굽힘 동작을 했을 때 같은쪽 다리가 굽힘되는 것으로, 같은 방향의 공동운동은 반사로 인해 유발되는 운동들 중 가장 명확하게 나타난다. 그리고 한 관절의 굽힘은 다른 관절의 굽힘을 유도하거나 촉진하는 경향이 있다.

Brunnstrom은 오른쪽 반신마비 환자의 증례보고(팔의 중등도 강직, 연합반응 존재, 굽힘근과 폄근의 공동운동을 능동적으로 시행할 수 있는 상태)를 통해 연합반응의 예를 설명하였다(그림 4.22, 4.23).

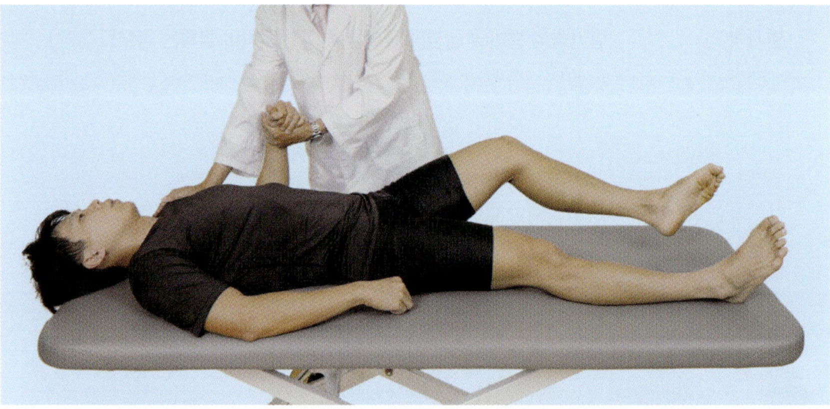

그림 4.22 같은쪽 공동동작. 바로 누운 자세에서 머리의 위치를 중립한 상태로 마비측 팔 굽힘에 대한 저항을 실시할 경우, 마비측 다리의 굽힘근 공동운동패턴이 일어난다.

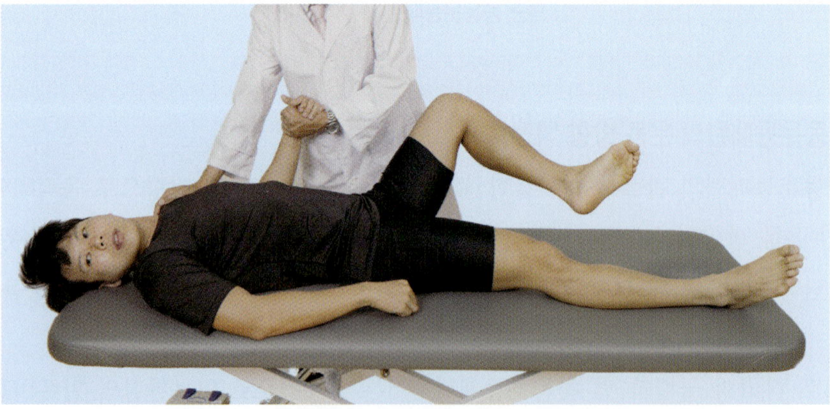

그림 4.23 바로 누운 자세에서 비대칭성 긴장목반사를 통해 머리를 비마비측으로 회전할 경우, 목 부위에서 발생한 자극에 의해 다리의 굽힘근 공동운동패턴에 더 강한 연합반응이 일어난다.

3 Raimiste 징후

프랑스 신경생리학자인 Raimiste에 의해 반신마비 환자의 특징을 관찰하였다. Raimiste 징후란 반신마비 환자를 바로 누운 자세에서 침범되지 않은 비마비측 넙다리에 대한 벌림 저항을 주게 되면 마비측 넙다리의 벌림이 나타나고, 비마비측 넙다리에 대한 모음 저항을 주게 되면 마비측 넙다리의 모음이 나타나는 연합반응이다. 이는 히스테리 반신마비와는 다른 기질 반신마비 징후로, 양성반응은 만성 반신마비 환자뿐만 아니라 급성 환자에게서도 나타날 수 있다(그림 4.24).

반신마비의 마비측 다리 근력을 평가하기 위해 비마비측의 다리와의 비교를 통해 연합운동을 알게 되었다. 환자의 마비측 다리 벌림근과 모음근의 근력이 P등급인 경우, 비마비측의 저항을 통해서 마비측 다리의 움직임을 유도하는 데 사용한다.

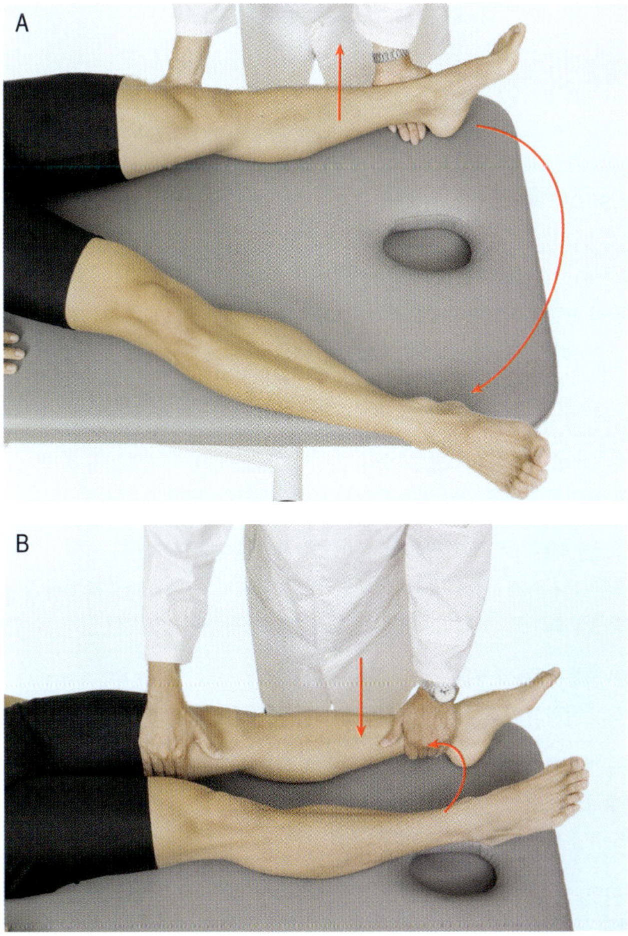

그림 4.24 Raimiste 징후. A: 비마비측 엉덩관절 벌림근 저항을 통해 대상자의 마비측 엉덩관절 벌림 촉진, B: 비마비측 엉덩관절 모음근 저항을 통해 대상자의 마비측 엉덩관절 모음 촉진

4 회복단계의 평가

팔다리의 회복 정도에 따라 1~6단계로 평가하며, 공동운동, 원시자세반사, 팔다리의 공동운동, 수의적 운동조절 능력, 감각 등이 기본 요소이다. Brunnstrom은 선택된 움직임을 수행할 때, 사지에 원하는 움직임을 만들어 내는 관절 외에도 다른 신체 관절의 움직임이 만들어지는 것을 패턴(pattern), 병리학적 상승효과(pathologic synergy)라고 정의하였다. 뇌졸중 환자의 회복단계에서 Brunnstrom 단계를 평가하는 것은 임상적 관점으로 볼 때 매우 중요한 부분으로, 이를 통해 움직임 능력의 평가와 운동성 회복의 정도를 확인 및 예상할 수 있다. 기능의 회복단계는 팔다리 부분에 따라 차이가 나타나며, 지절과 손의 회복단계에서 조금의 차이가 있지만 일반적으로 1~2단계는 이완성 단계, 3~4단계는 강직성 단계, 5~6단계는 회복단계로 분류한다. 회복단계는 환자의 상태나 손상 부위의 정도에 따라서 조금씩 다르게 나타난다(표 4.8).

표 4.8에서 나타낸 것은 회복단계의 신체 부분에 따라 달라지기 때문에, 신체 부분마다 분리하여 평가하는 것이 정확하다. 표 4.9, 4.10, 4.11은 각 신체 부분의 회복단계에 대한 요약정리이다.

표 4.8 Brunnstrom 회복단계

단계	특징
1	• 이완성 단계로 전체 팔다리의 수의 운동이 불가능한 단계이다.
2	• 강직이 서서히 나타나고, 공동운동이 약간 출현한 상태이다. • 팔은 폄근보다 굽힘근, 다리는 굽힘근보다 폄근의 공동운동이 먼저 나타난다.
3	• 공동운동을 수의적으로 할 수 있다. • 강직이 가장 심하게 나타나고, 일정한 패턴을 가지고 있다.
4	• 공동운동패턴이 무너지고 분리운동이 부분적으로 가능하게 된다. • 강직은 감소하기 시작하며 손을 뒤로 가져가는 동작, 팔을 수평으로 만들고 몸통을 조절하는 동작, 팔꿉관절 90° 굽힘 상태의 아래팔 엎침과 뒤침 동작이 가능해진다.
5	• 기본 공동운동으로부터 독립된 운동이 나타난다. • 강직이 현저히 감소하여 4단계보다 복잡한 동작의 조정이 가능하다.
6	• 거의 정상에 가까운 협조운동이 가능하고, 독립적으로 여러 동작이 정상 또는 정상에 가까운 움직임을 할 수 있다. • 경직이 소실되거나 없다.

• 가끔 운동 속도, 타이밍, 협응, 근력, 지구력 등의 적절한 패턴이 비손상측과 비교하여 전혀 손상이 없거나, 발견되지 않는 단계를 포함시켜 7단계로 나누는 경우가 있다.

표 4.9 손의 회복단계

단계	특징	
1	• 이완성 단계로 수의적 움직임이 없다.	
2	• 능동적 손가락 굽힘근이 매우 약하거나, 움직이지 못한다.	
3	• 손가락 전체를 동시에 쥐는 집단 움켜잡기와 갈고리 잡기가 나타난다. 단, 움켜쥔 손가락을 펼 수 없으며, 반사에 의한 폄근의 움직임이 가능하다.	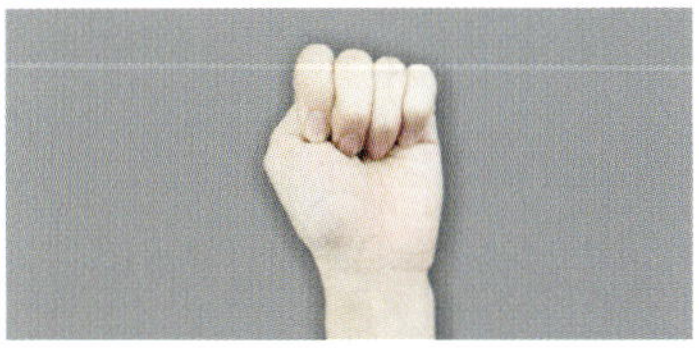
4	• 엄지의 폄이 가능해지고, 바깥쪽 집기가 가능하다. • 작은 범위에서 반수의적 손가락 폄 동작이 가능하다.	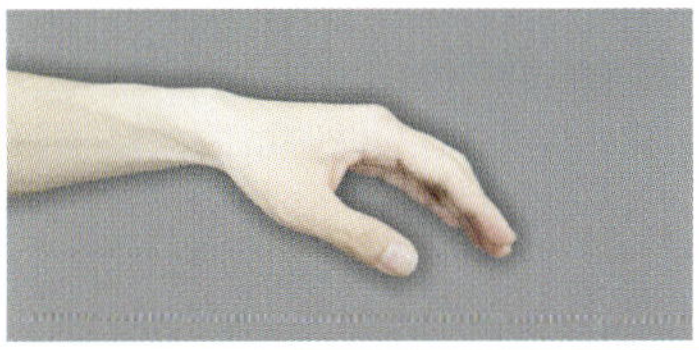
5	• 손바닥 집기가 가능하다. • 원통형, 구형 잡기가 가능하다. • 다양한 범위의 능동적 집단 손가락 폄이 가능하다.	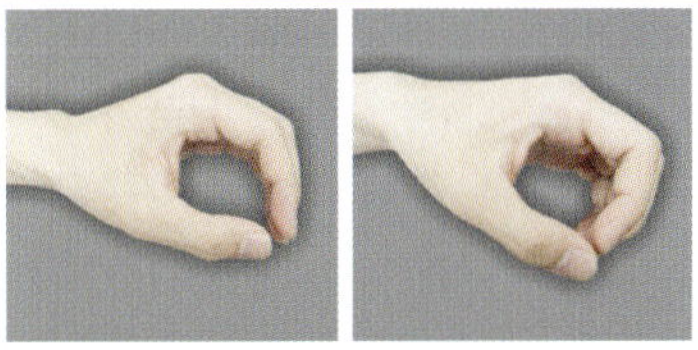
6	• 모든 형태의 집기가 가능하다. • 정상 범위로 능동적 폄과 개별적 손가락 움직임이 가능하다.	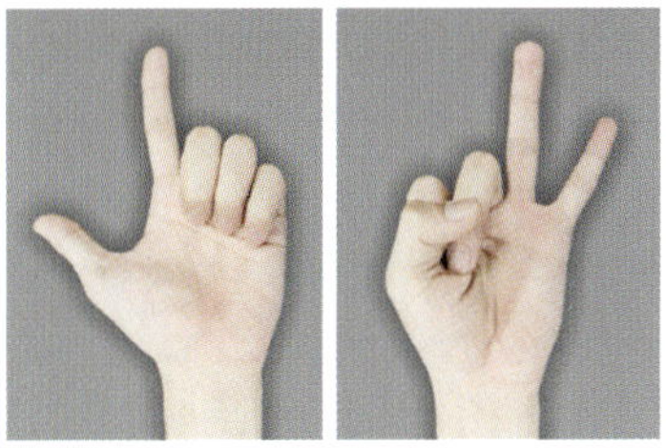

• 손의 평가는 앉은 자세에서 실시하는 것이 보통이지만, 앉을 수 없을 때는 바로 누운 자세에서 실시한다.

모든 회복단계가 순서대로 발생하는 것은 아니며, 심한 중증의 대뇌겉질 손상이 있을 때 일정한 단계에서 멈추기도 한다. 어떤 동작이든 회복단계 안에서 완전하게 이루어진 것을 기록해야 한다. 현재 단계와 이후 단계의 중간 동작이 나타나면 1~2단계 또는 2~3단계와 같이 표기한다.

성인 반신마비 3단계의 공동운동패턴을 가진 환자를 평가한다면 협동요소(component of synergy)나 동작들의 운동범위를 관찰한 다음, 퍼센트(%)나 분수로 기록한다. 예를 들어, 팔의 굽힘근에 대한 공동운동 평가를 위해서는 환자의 손을 입과 귀로 가져가게 하여 팔꿉관절에서 완전한 굽힘 동작이 일어나고 어깨관절 벌림에서 거의 완전하게 움직임이 나타나며, 아래팔 뒤침에서 중간범위, 어깨관절 바깥돌림에서 부분적 운동이 일어난다면 이 동작을 다음과 같이 기록하게 된다.

표 4.10 팔의 회복단계

단계	특징	
1	• 이완성 단계로 수의적 움직임이 없다.	
2	• 강직이 서서히 발달하기 시작한다. • 팔에서는 공동운동이 발달하고, 굽힘근 공동운동이 먼저 일어난다.	
3	• 공동운동이 약간의 수의적 움직임을 할 수 있다. • 강직이 가장 심하게 나타난다.	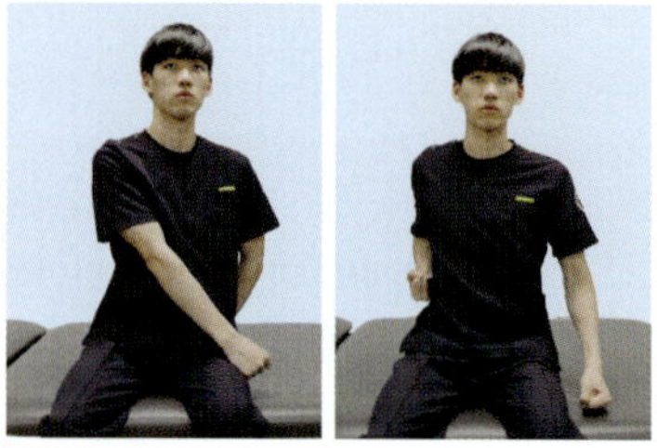
4	• 공동운동에서 분리된 동작이 가능하다. - 팔을 뒤로 가져가는 동작 - 팔꿉관절 90° 굽힘 상태에서 아래팔 엎침/뒤침 • 움직임이 가능하다. - 강직이 서서히 감소하기 시작	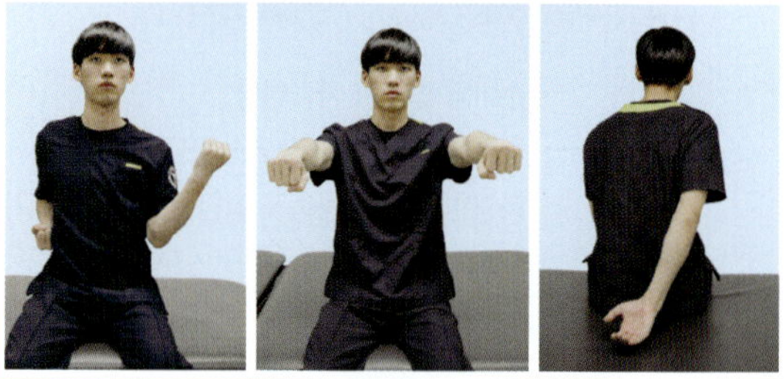
5	• 공동운동에서 독립된 동작이 가능하다. - 팔의 수평벌림 동작이 가능 - 팔꿉관절 폄 상태에서 아래팔 엎침/뒤침 움직임 가능 - 강직이 현저히 감소	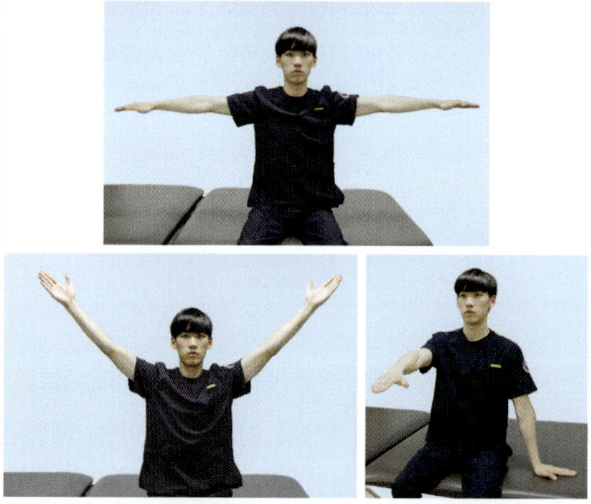
6	• 정상에 가까운 협조운동이 가능하고, 각 관절의 독립적인 운동이 가능하다.	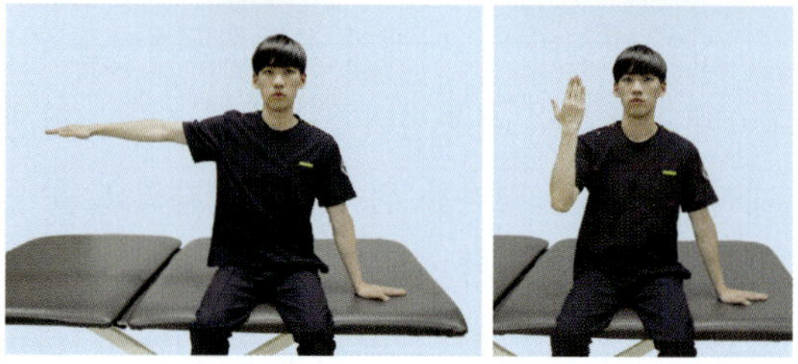

• 팔의 평가는 보통 앉은 자세에서 실시하지만, 앉을 수 없을 때는 바로 누운 자세에서 실시한다.

- 어깨관절 벌림: 3/4 (75%)
- 어깨관절 바깥돌림: 1/4 (25%)
- 팔꿉관절 굽힘: 1 (100%)
- 아래팔 뒤침: 1/2 (50%)

표 4.11 다리의 회복단계

단계	특징	
1	• 이완성 단계로 수의적 움직임이 없다.	
2	• 약간의 수의적 운동이 있다.	
3	• 앉은 자세나 선 자세에서 운동연합으로 엉덩관절 굽힘, 무릎관절 굽힘, 발목관절 발등 굽힘이 가능하다.	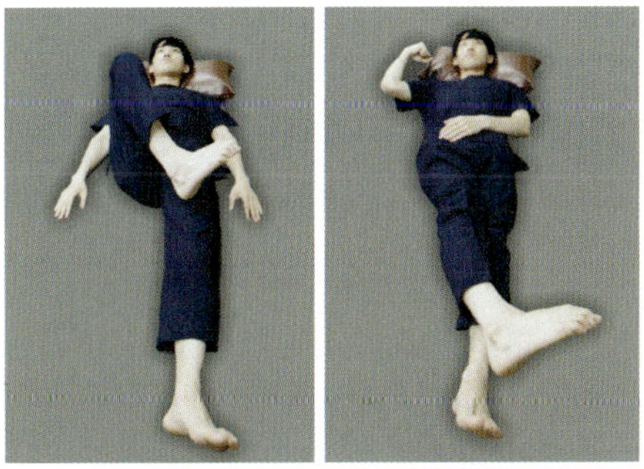
4	• 앉은 자세에서 무릎관절을 90° 이상 굽힘할 수 있다. • 발뒤꿈치가 바닥에서 떨어지지 않은 상태에서 발목관절 발등 굽힘이 가능하다.	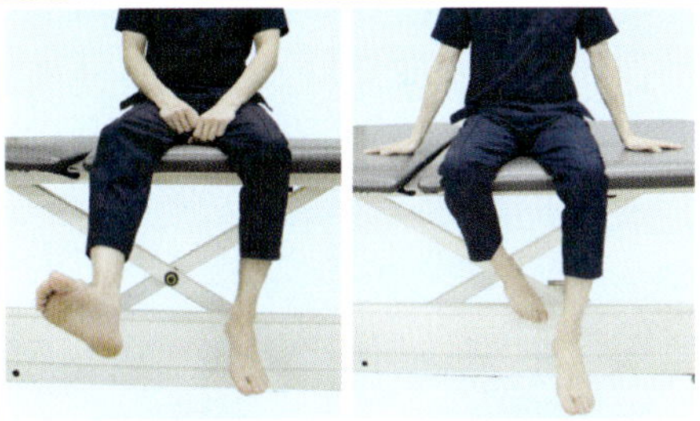
5	• 선 자세에서 엉덩관절 폄과 함께 체중을 부하하지 않고 독립적인 무릎관절 굽힘이 가능하다. • 무릎관절 폄과 함께 독립적 움직임으로 발목관절 발등 굽힘이 가능하다.	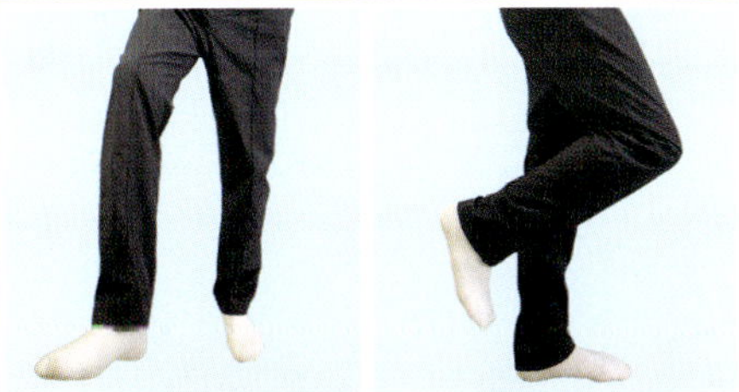
6	• 선 자세에서 엉덩관절 벌림을 할 수 있다. • 앉은 자세에서 발목관절 번짐과 무릎관절 돌림이 가능하다.	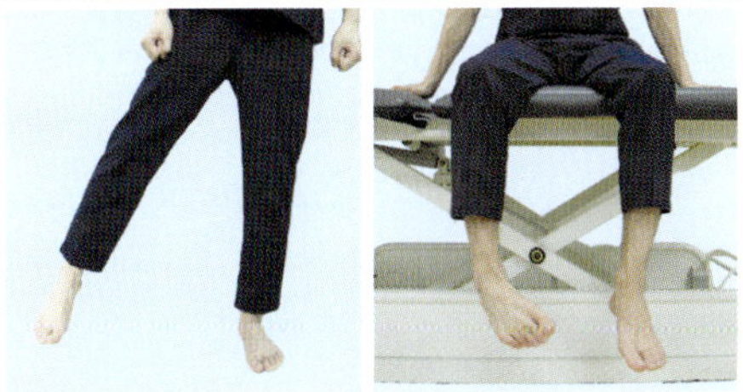

평가는 숙련된 치료사가 시행해야 하며, 반신마비 환자에게 미칠 수 있는 다양한 내-외적 요소를 고려해야 한다. 또한 환자가 자신이 무엇을 해야 하는지 정확하게 인지하고, 이해하고 있는지를 확인해야 한다. 환자의 평가 자세가 어떤 위치인가에 따라 달라질 수 있으므로 중력, 기저면(base of support), 몸의 중심선(center of gravity) 등을 고려하여 평가를 실시한다.

1) 치료 기법

(1) 몸통의 기능 운동

제한된 몸통 가동성과 비대칭적인 몸통 자세는 반신마비 환자의 중요한 문제점이다. 몸통의 비대칭성은 지각장애, 질병부인(anosognosia), 마비측 무시, 시야결손을 가중시킨다. 또한 비대칭적인 몸통 자세는 중력선과 신체의 수직에 대한 방향성 손실, 공간에서의 잘못된 위치를 인식하거나 신체형상(body image)에도 문제가 발생한다. 이러한 이유로 반신마비 환자들은 체중 이동, 뻗침, 골반 전후 운동, 몸통 회전, 팔다리 움직임 간의 분리된 운동에 어려움이 생겨 집단 운동이 일어난다.

바로 누운 자세에서 팔다리의 반사 억제 패턴 하에 위치하고 강직 패턴의 반대 자세를 취하게 한다. 그리고 마비측 골반의 전방 운동을 촉진하고 넙다리관절 모음을 통해 몸통 뻗침을 유도한다(그림

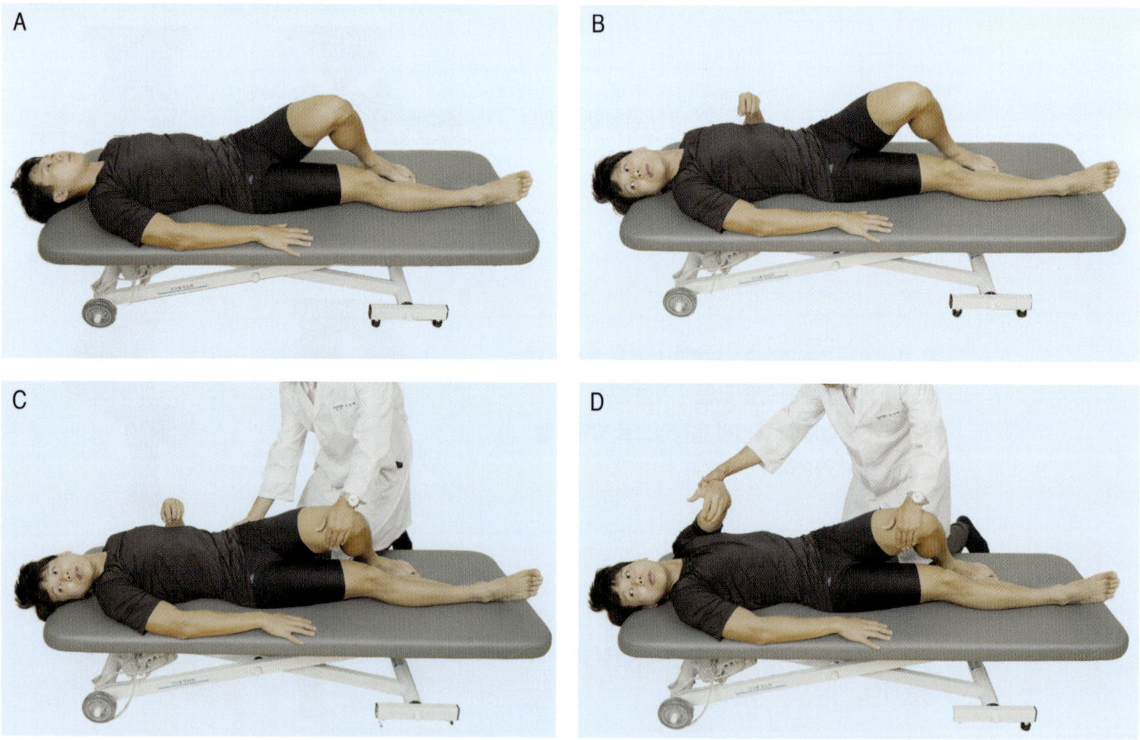

그림 4.25 마비측 팔다리 공동운동패턴을 통해 몸통근육 뻗침 및 회전 운동 촉진

4.25). 이때 원시자세반사의 긴장성 안뜰반사를 촉진하기 위해 머리를 중립된 상태에서 팔다리의 근긴장도를 조절하여 몸통의 기능 운동을 향상시킬 수 있다. 그리고 Brunnstrom 접근법을 응용하여 체중지지가 되는 쪽은 폄근, 체중지지가 되지 않는 쪽은 굽힘근을 활성화하기 위해 비대칭성 긴장목반사 방법을 적용하여 임상에서 사용할 수 있다.

(2) 팔의 기능 운동

팔의 움직임은 옷 입기, 먹기, 씻기, 쓰기 등과 같은 다양한 과제 수행을 위해 소단위 운동기술(fine motor skill)과 기기, 걷기, 균형 유지하기 등의 대단위 운동기술(gross motor skill)로 분류한다. 뇌졸중 후 6개월이 지난 이후에도 약 55~75%의 환자들이 팔 기능 약화를 호소하고 있으며, 70%가 팔 기능 약화로 인한 개인위생, 옷 입기, 식사 등의 일상생활활동에서 제한을 겪는다. 만성기로 진행될수록 팔 기능 회복이 어려워지기 때문에, 초기에 팔 기능 회복에집중해야 한다. 팔 기능은 물건을 잡거나 조작하는 등의 섬세한 움직임을 비롯하여 식사, 옷 입기, 목욕 등과 같은 일상생활에서 필수적이다.

앉은 자세에서 팔의 기능적 훈련으로 과제의 위치에 따라 팔과 몸통의 협조적 훈련을 실시할 수 있으며, 마비측 팔의 폄근을 촉진시키기 위해 머리의 움직임을 동반하여 치료를 실시한다.

① 1~3단계 훈련

성인 반신마비 환자의 회복단계 중 1~3단계 훈련의 치료 목표는 공동운동패턴을 이용해 수의 운동의 조절과 목적 있는 활동을 강조하는 데 있다. 1단계에서는 근 수축이 없는 이완성 단계이므로 팔의 아탈구(subluxation)를 주의해야 한다. 이를 예방하기 위해서 Bobath 슬링을 착용한다. 2단

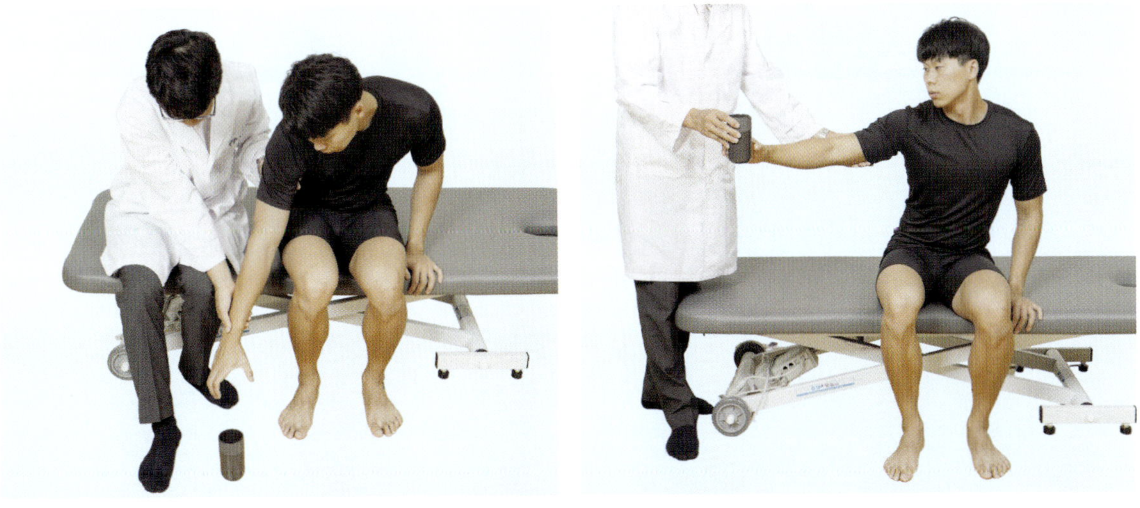

그림 4.26 팔의 기능적 훈련 1

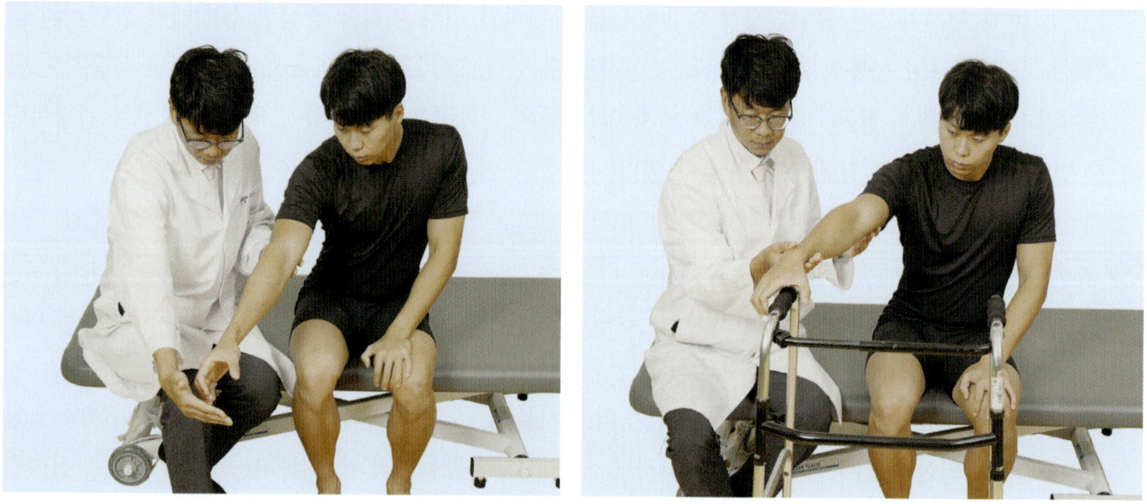

그림 4.27 팔의 기능적 훈련 2

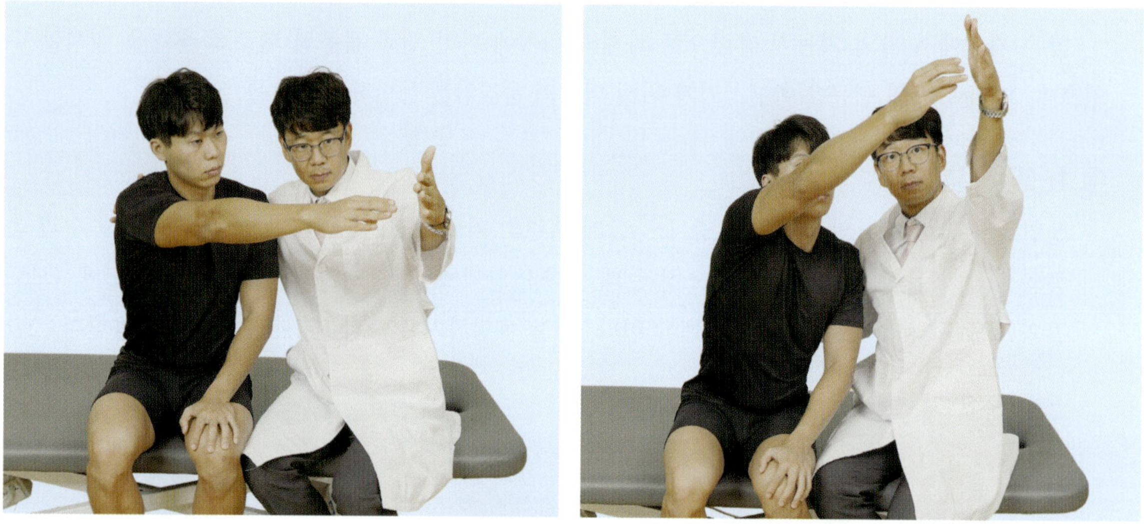

그림 4.28 팔의 기능적 훈련 3

계에서는 강직이 서서히 발생하면서 약간의 수의적 움직임이 가능하기 때문에, 이 단계에서 수의운동을 실시한다. 3단계에서는 강직이 가장 심하게 발생하므로 기본적인 치료 원리는 팔의 수의운동을 통해 근 수축, 고유수용성 자극 그리고 피부수용기를 자극하여 훈련을 실시한다. 근 수축은 먼저 등척성 수축으로 어느 정도 유지가 가능하다면 동심성 수축을 실시한 다음 편심성 수축으로 진행한다.

② 4~5단계 훈련

성인 반신마비 환자의 회복단계 중 4~5단계 훈련의 치료 목표는 공동운동패턴에서 벗어나 분리적 움직임 증진에 초점을 둔다. 이 단계에서는 환자가 의식적으로 활동하는 데 있어서 어느 정도 극복이 가능한 상태이다. 치료 방법은 강한 요소들이 포함된 것부터 시작하여 약한 요소들이 포함된 어려운 운동으로 진행한다.

4단계에서의 운동 방법은 팔의 굽힘근 공동운동에서 손을 몸 뒤로 가져가는 동작(그림 4.29), 아래팔 돌림 운동 등을 볼 수 있다. 손을 몸 뒤로 가져가기 운동은 넓은등근이나 큰원근, 마름근 등에 의해 이루어지며, 이 동작은 굽힘근 공동운동패턴에서 폄근 공동운동패턴으로 발전될 것임을 알 수 있다. 치료 방법은 아래팔 아래 부분이 몸의 등쪽에 닿은 상태에서 실시하며, 점차 폄근 공동운동패턴을 활성화하면서 떨어진 상태로 운동을 실시한다(그림 4.30).

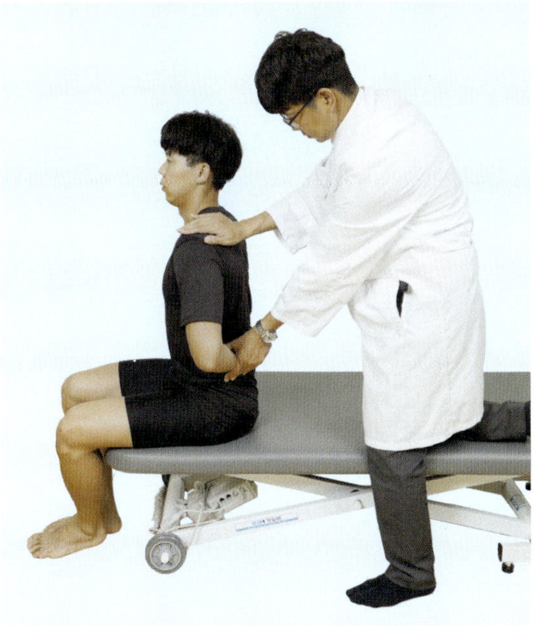

그림 4.29 팔의 굽힘근 공동운동에서 손을 몸 뒤로 가져가는 동작

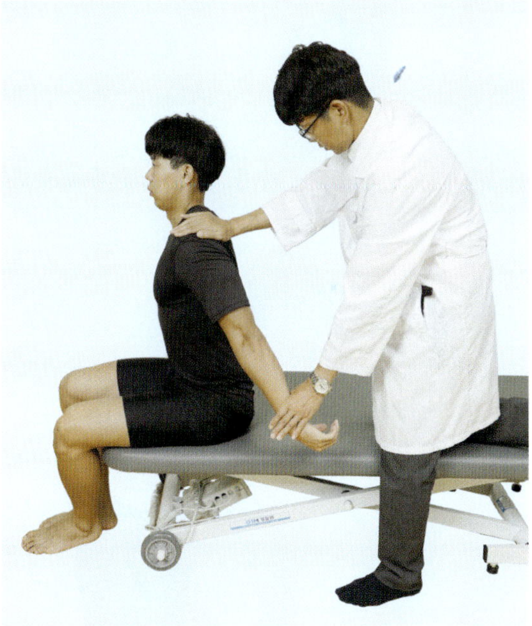

그림 4.30 팔의 폄근 공동운동에서 손을 몸 뒤로 가져가는 동작

5단계는 기본 공동운동에서 벗어나 독립적인 운동이 가능한 시기이다. 이때 운동은 강직이 현저히 감소된 시점이므로 팔꿉관절 폄 상태에서 아래팔 엎침과 뒤침에 대한 분리 동작 운동을 실시할 수 있다. 또한 팔꿉관절 폄 상태에서 앞쪽 수평 자세에서 팔을 앞쪽으로 뻗어 앞톱니근 수축을 통해 안정성 운동을 강화시킬 수 있다(그림 4.31).

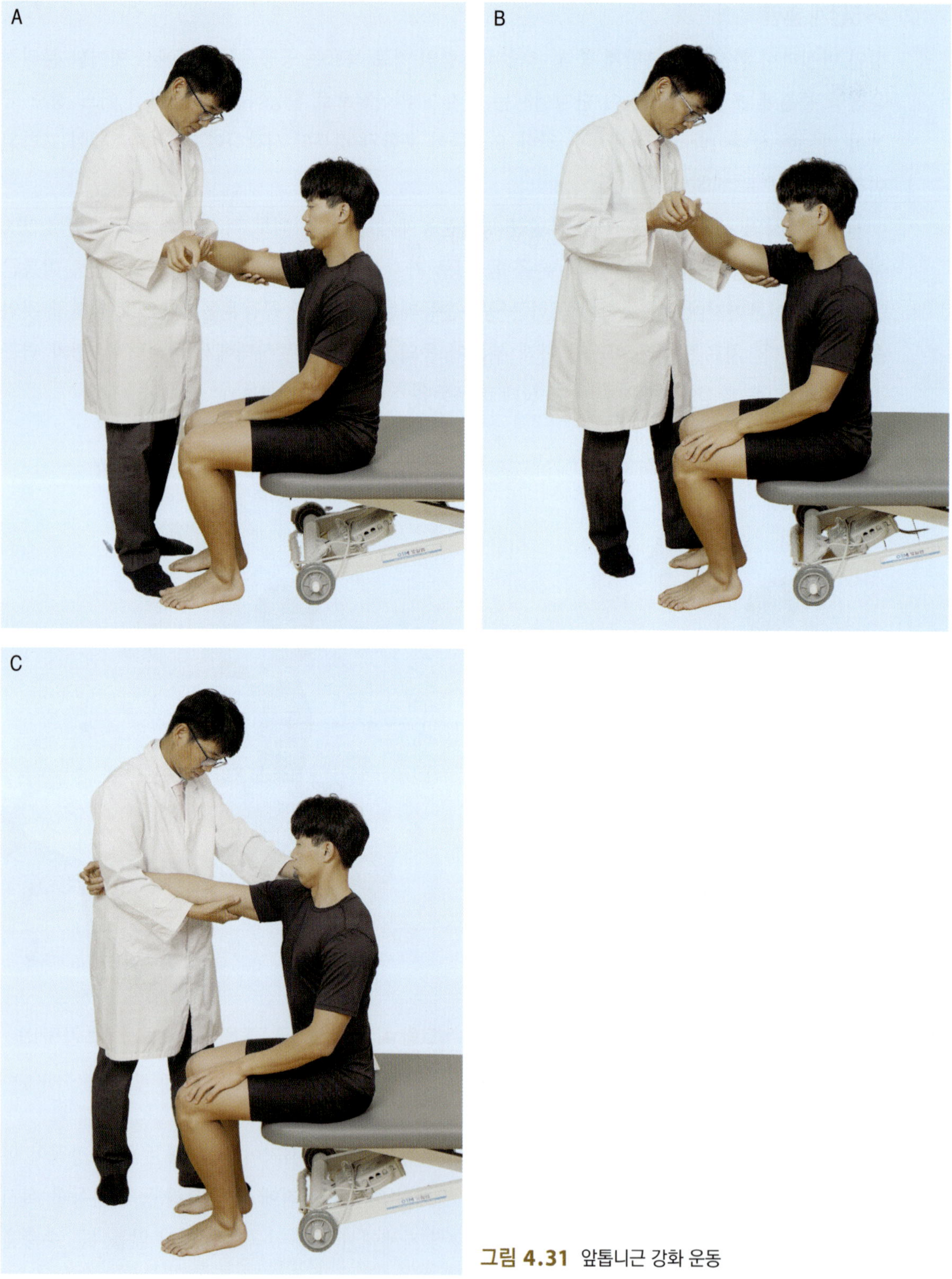

그림 4.31 앞톱니근 강화 운동

활동과제

68세 노인으로 평소 고혈압과 당뇨 약을 복용하고 있으며, 집안일을 하다가 갑자기 쓰러져 응급실로 내원하였다. 영상진단 결과 중대뇌동맥 파열로 인한 출혈로 뇌졸중 진단을 받았다. 현재 상태는 약간의 수의적 움직임이 가능하고 강직이 서서히 출현하고 있다.

- 다음 사례의 뇌졸중 환자에서 자주 나타나는 공동운동패턴에 대해 설명하시오.

- 뇌졸중 환자의 1~3단계 Brunnstrom 팔 평가 및 치료법에 대해 설명하시오.

- 뇌졸중 환자의 팔과 다리의 기능적 움직임을 향상시키기 위해 Brunnstrom 접근법에 대해 설명하시오.

- Brunnstrom 평가에서 손, 팔, 다리의 회복단계에 대해 설명하시오.

참고문헌

김명철. 신경계운동치료학. 퍼시픽북스. 2016.

김종만 외. 신경계물리치료학. 정담미디어. 2012.

강권영 외. 최신경계운동치료학. 하늘뜨락. 2006.

오경환, 정진우. 편마비 환자의 운동치료. 대학서림. 1989.

안소윤 외. 운동조절 이론과 실제. 영문출판사. 2014.

신경계운동치료학교재편찬위원회. 신경계운동치료학. 대한나래출판사. 2022.

신경계운동치료학교재편찬위원회. 신경계운동치료학. 메디컬포럼. 2020.

신경계운동치료학 편찬위원회. 신경계운동치료학. 범문에듀케이션. 2018.

신경계질환물리치료 중재학 편찬위원회. 신경계질환 물리치료 중재학. 대한나래출판사. 2017.

신경계질환물리치료 중재학 편찬위원회. 신경계질환 물리치료 중재학. 범문에듀케이션. 2018.신경계질환물리치료 중재학 편찬위원회. 신경계질환 물리치료 중재학. 학지사메디컬. 2020.

이건철 외 신경계운동치료학. 현문사. 2019.

채정병 외. 질환별물리치료 개정 6판. 영문출판사. 2020.

Kathryn A, Sawner, Jeanne M, et al. Brunnstrom's movement therapy in hemiplegia(a neurophysiologic approach): Lippincott Willams & Wilkines, 2ed., 1992.

Louis Caplan M.D; Caplan's stroke: A clinical approach: Saunders, 4ed., 2009.

Michael P, Barnes, Bruce H, et al. Recovery after stroke: Cambridge University Press, 2009.

Naghdi S, Ansari NN, Mansouri K et al. A neurophysiological and clinical study of Brunnstrom recovery stages in the upper limb following stroke. Brain Inj. 2010;24(11):1372-8.

Pandian S, Arya KN, Davidson EWR. Comparison of Brunnstrom movement therapy and Motor Relearning Program in rehabilitation of post-stroke hemiparetic hand: a randomized trial. J Bodyw Mov Ther. 2012;16(3):330-337.

Perry CE. Principles and techniques of the Brunnstrom approach to the treatment of hemiplegia. Am J Phys Med. 1967;46(1):789-815.

Wagenaar RC, Meijer OG, van Wieringen PC et al. The functional recovery of stroke: a comparison between neuro-developmental treatment and the Brunnstrom method. Scand J Rehabil Med. 1990;22(1):1-8.

Wang F, Zhang D, Hun S et al. Brunnstrom Stage Automatic Evaluation for Stroke Patients by Using Multi-Channel sEMG. Annu Int Conf IEEE Eng Med Biol Soc. 2020 3763-3766.

CHAPTER 5

Bobath 접근법

학습목표

1. Bobath 접근법의 역사와 최신 이론에 대해 설명할 수 있다.
2. Bobath 개념에서의 임상 추론을 위한 동작을 이해할 수 있다.
3. Bobath 개념에서의 임상 평가 방법을 설명할 수 있다.
4. Bobath 접근법의 중재 원리를 설명할 수 있다.

핵심용어

- 문제해결 접근법 **Problem solving approach**
- 반사 억제 자세 **Reflex inhibition posture**
- 반사 억제 패턴 **Reflex inhibition patterns**
- 운동조절 **Motor control**
- 정상 자세 조절 **Normal posture control**

1 개요

1) 역사

Bobath 접근법은 물리치료사인 Berta Bobath와 소아과 의사이자 Berta Bobath의 남편인 Karel Bobath에 의해 제안된 운동치료 중재법으로, 그들의 성을 따서 Bobath 접근법으로 명명되었다. 두 사람은 각자의 위치에서 정상 동작과 운동 및 이완 요법에 대한 이해, 다양한 경험과 지식을 바탕으로 중추신경계 질환에 대한 접근법으로 발전시켰다(그림 5.1, 5.2). 1950년 이전에는 전통적인 재활 방법으로 마사지, 온열, 견인 및 저항 기구를 이용하여 수동 및 능동 운동이 주로 사용되었다. 또한 필요에 따라 보조기, 지팡이와 같은 보행 보조기를 사용하여 환자의 삶의 질을 개선시켜 주었다. 당시 대부분의 뇌졸중 환자들은 상지에서 굽힘 패턴, 하지에서 폄 패턴 등과 같이 대다수가 비슷한 양상의 경직 패턴을 보여 주었다(Bobath, 1970). 이에 Berta Bobath 여사는 인체 동작과 이완기술에 대한 지식을 바탕으로 환자의 마비측 긴장도 변화와 동작, 기능 회복에 초점을 두고 치료를 이어 나갔다. 이후 남편인 Karel Bobath 박사에 의해 Berta Bobath 여사의 치료에 대한 임상적 효과를 신경생리학적 이론을 바탕으로 임상 현장에 맞게 재해석하였다.

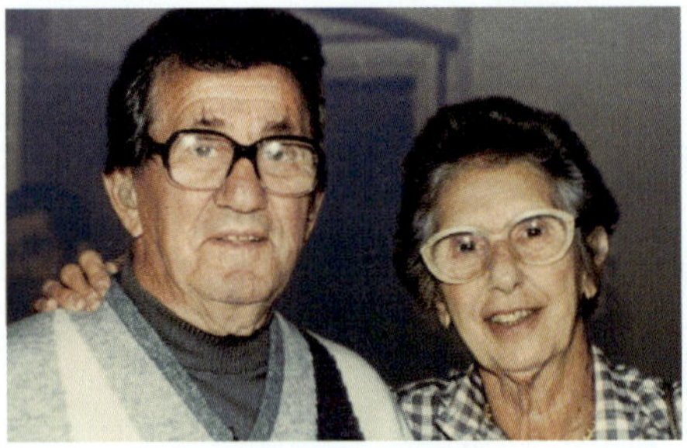

그림 5.1 Bobath 부부

1940년 인간의 움직임은 계측 모델(hierarchical model)로 대뇌겉질이 척수를 조절한다는 내용이 운동조절의 핵심 이론으로 자리 잡고 있었다. 또한 신경계는 크기가 클수록, 연결 수가 많을수록 복잡한 것으로 인식되었으며, 신경계의 신호전달은 전기적인 방법으로 구조화된 회로를 통해 전달되는 것으로 파악하였다. 동작은 척수에 입력되는 자극에 의한 반사의 결과로 시작되고, 출생 시 나타나는 원시 반사를 통해 동작이 성숙하며, 중추신경계가 발달함에 따라 동작이 정교해지는 것으로 알려져 있다.

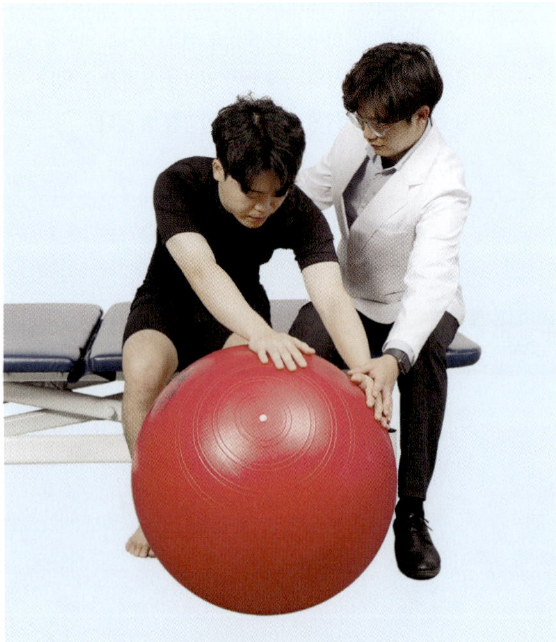

그림 5.2 Bobath 접근법

또한 피라미드로의 병변으로 억제조절 기전의 소실로 인해 신체의 반대쪽 반신마비가 발생하는 것으로 생각하였다. 이와 같은 이론을 바탕으로 Berta Bobath 여사는 운동행동 수정에서 억제가 중요한 요인이라고 생각하여 초기에는 구심성 자극을 통해 긴장도 조절에 영향을 미칠 수 있는 방법을 제시하여 '반사 억제성 자세(reflex inhibition posture, RIP)'라는 치료 개념을 정립하였고, 이후 회전 요소를 추가하여 정형적인 동작 패턴을 세분화시켜 주는 '반사 억제성 패턴(reflex inhibition patterns, RIPs)'으로 계승하였다.

1990년 Berta Bobath 여사는 신경계 손상 환자의 동작에서 나타나는 움직임의 부조화가 주된 문제이며, 이외에도 근력 저하(decrease muscle power), 비정상적 근 긴장도(abnormal muscle tone), 비정상적 반사(abnormal reflex) 등을 이차적 문제로 보았다. 환자의 기능적인 활동을 회복하기 위해서는 운동패턴의 평가와 치료가 매우 중요하며, 이에 따라 동작과 기능에 더 많은 관심을 가지고 치료에 환자의 능동적인 역할을 강조하기 위해 반사 억제 자세라는 원칙을 철회하였다. 이후 치료적인 측면에서 긴장도를 정상화시키고, 특정 기법을 통해 자동적이면서 수의적인 동작을 촉진하는 방법을 강조하였다. 또한 모든 환자에게 똑같은 내용의 치료보다는 환자의 증상에 맞춘 다양한 방법의 치료기술들이 필요하다고 하였다.

현대의 Bobath 접근법은 Bobath 부부의 초기 내용이 수정되고 달라졌지만 큰 맥락에서는 상당한 부분이 계승되고 있다. 또한, 1984년 Bobath 교육의 세계적인 표준화와 발전을 목적으로 International Bobath Instructors Training Associated이라는 국제기구가 설립되었다(IBITA, 2007). Bobath 개념은 특정 환자만을 대상으로 하는 것이 아니며, 인지나 신체장애의 정도와 상관없이 모든 운동조절 장애 환자에게 적용할 수 있다. Berta Bobath 여사는 모든 치료사가 자신의 경험과 치료 기법에 따라 치료를 달리 할 수 있지만, 같은 개념 내에서 치료가 이루어져야 한다고 하였다.

2) 최신 이론

Bobath 접근법의 오래된 개념은 '비정상적인 반사를 억제하고 정상 움직임을 핸들링(handling)이나 반사 촉진을 통해 재교육시키는 접근법'이다. 하지만 뇌과학의 발달로 인해 치료사가 환자의 기능 회복을 극대화할 수 있는 치료 방법을 모색하는 데 많은 도움을 주었다. 재활 과정을 거친 환자가 그렇지 않은 환자에 비해 독립적인 기능 수행 수준과 사망률 감소 측면에 효과적이라는 많은 선행 연구들로 입증되었다.

현대의 Bobath 접근법은 '중추신경계 병변으로 인한 기능, 운동 및 자세 조절 장애가 있는 개인의 평가 및 치료에 대한 문제해결 접근법'이다. 과거 수직계층적 이론(hierarchical theory)에 의해 움직임이 조절되었다면 현대의 Bobath 접근법은 중추신경계가 많은 시스템 및 하부 시스템으로 구성된 복잡한 조직으로 운동조절이 된다는 시스템 이론(system therory)에 근거하며, 환자의 주된 신체적

장애뿐만 아니라 환자와 환경 간의 상호작용 관련 요소도 포함된다. 새로운 환경과 어려운 과제에 직면했을 때, 이에 적응 및 학습하고 변화할 수 있다. 따라서 운동학습 이론은 생리학적 측면에서의 동작 수정 능력을 강화시켜 주는 원리로, 치료를 통해 기능적인 동작 수행 능력의 변화를 이끌어 낼 수 있는 근거를 마련해 준다. 신경학적 기능부전 환자의 운동학습 능력과 회복 정도를 극대화하기 위해서는 위운동신경원 손상이 개인과 운동조절 기능에 미치는 영향을 이해하는 것이 중요하다(표 5.1).

표 5.1 Bobath 접근법의 개념 변화

초기 개념	최신 개념
• 운동조절의 수직계층적 이론 • 정상 자세의 중요성 • 정상 발달단계에 따라 운동발달 • 머리에서 꼬리 방향으로 조절 • 기능을 수행할 동작 요소를 치료	• 운동조절의 시스템 이론 • 환자가 치료에 능동적으로 참여 • 정상 발달단계는 절대적이지 않음 • 움직임 조절은 몸쪽에서 먼쪽으로 또는 먼쪽에서 몸쪽으로 발달 • 기술을 학습하기 위해 기능적 과제를 치료

2 Bobath 접근법의 신경학적 이론

1) Bobath 접근법과 운동조절 이론

Bobath 치료에서의 운동조절에 대한 개념은 매우 중요한 신경생리학적 근거가 되었다. 초기 수직계층적 이론에 초점을 두고 시작하였지만, 신경과학이 발달하고 다양한 연구가 진행되면서 최근에는 시스템 이론 중심으로 바뀌게 되었다. 나아가 Berta Bobath 여사는 시스템 이론에서 더욱 확장된 Shumway-Cook과 Woollcott의 이론에 초점을 두었다. 이 이론은 시스템 이론을 개인과 과제, 환경 사이의 끊임없는 상호작용을 바탕으로 이루어지는 시스템 접근법으로, 인간의 동작은 지각과 인지 그리고 행동 체계 사이의 면밀한 상호작용의 결과물이고, 운동의 목적을 이루기 위해 정보를 취합하여 주위 환경에 맞게 반응할 수 있도록 해 주는 중추신경계의 능력이 매우 중요하다고 하였다. 또한 기능을 수행할 수 있을 만큼 동작을 통합하기 위해서는 수많은 시스템과 하부 시스템이 공동으로 역할을 수행하게 되는데, 이러한 시스템은 계층적 구도로 작용되기도 하지만 동시에 동일한 정보를 여러 시스템에서 같이 처리하는 병렬분산처리(parallel distributed processing) 방식으로 진행될 수도 있다. 이를 통해 최근 Bobath 치료법은 신체 구조를 변화시키는 치료를 넘어 동작과 기능, 과제 수행, 환경 변화 등 다양한 요소의 적응 능력 향상을 위한 접근방법이다.

2) Bobath 치료법과 신경가소성

가소성(plasticity)이란 수정하는 능력을 나타내는 일반적인 용어이다. 즉, 신경가소성은 신경 수정 능력으로, 신경세포의 기능과 화학적 특성, 구조적 변화를 시키는 신경세포의 능력이다. 신경세포의 연결은 경험이나 손상으로 인해 끊임없이 만들어지고 파괴되며, 결합 강도의 변화에 따른 단기적인 기능 변화와 신경세포 사이의 결합 수나 새로 만들어지는 결합 등의 장기적인 구조 변화로 연속되어 나타날 수 있다(그림 5.3).

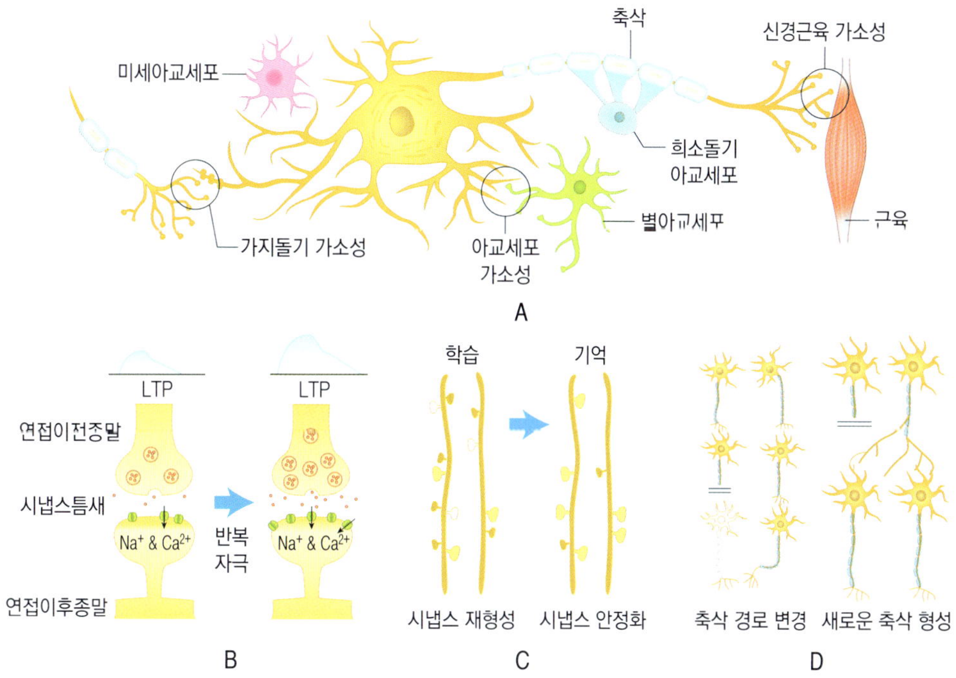

그림 5.3 신경가소성. A: 신경가소성, B: 시냅스 가소성, C: 가지돌기 가소성, D: 축삭 가소성

중추신경계를 구성하는 각각의 영역 변화는 감각 자극과 경험 및 학습에 의해 수정될 수 있으며, 다양한 자극을 통해 신경세포 사이의 시냅스(synapse) 구조가 변화될 수 있음을 의미하는 것이다.

신경가소성은 중추신경계통에 대한 손상으로부터 회복되는 데 필수적이다. 중추신경계의 신경가소성은 손상 후 대뇌에서 나타나는 재구성(reorganize) 혹은 재배치(remodel) 능력을 포함하며, 주위 환경이나 병변에 따라 대뇌겉질의 기능과 형태학적 변화를 신경계의 적응(neural adaption) 과정이라 할 수 있다. 이는 뇌 병변 이후 학습 및 기억 등의 대뇌 기능 회복에 중요한 역할을 한다. 가소성은 대뇌에 광범위하게 분포하고 있는 신경세포 연결에서 일어나며, 신경세포 연결의 변화로 새로운 네트워크가 형성하게 된다. 학습과 같이 기능회복은 손상 후 나타나는 단기적인 기능 변화에서부터 재지도화(remapping)와 같은 장기적 구조 변화에 이른다. 신경가소성은 몇 초 이상 지속되고 주기적으로 나타나지는 않는다.

물리치료의 측면에서는 신경가소성을 통해 궁극적으로 기능 회복과 행동학적 변화가 일어나는 것이 바람직하지만, 신경가소성이 기능 회복과 상관이 없을 수도 있다. 신경가소성은 반복적인 연습과 치료를 통해 촉진될 수 있으며, 치료의 주된 요점은 신경가소성이 바람직한 방향으로 일어나도록 하는 것이다.

3) Bobath 치료법과 운동학습

뇌손상 이후 환자의 기능 회복은 손상 후 잔존 장애를 해결하여 정상적인 일상생활활동을 획득하기 위해 매우 중요하다. 환자의 기능 회복을 위해 치료사는 환자의 신체적, 감각-지각, 인지 및 심리사회적 잔여 기능장애를 치료하는 것은 매우 중요한 과정이고, 적절한 자극을 통해 신경가소성을 극대화하는 방법으로 적절한 운동학습은 중요하다. 운동학습이란 연습이나 중재를 통해 환자의 운동수행 능력의 영구적인 변화를 이끌어 내는 것을 말한다(Whshart et al., 2000; Lehto et al., 2001). 운동학습에는 학습량, 학습 방법, 구획 연습, 부분 혹은 전체 학습, 피드백의 양과 타이밍, 치료사의 보조, 집중도 등이 있다.

운동학습의 성과는 연습량에 따라 달라지며, 연습의 형태에 따라 구획 연습은 운동수행 능력을 즉시 나타내며, 무작위 연습의 경우 운동의 이월 효과(carry over)나 운동의 전이에 효과를 나타낸다. 전체 학습은 보행 훈련이나 기능적 손 뻗기를 할 때처럼 연속적인 과제를 학습할 때 사용되며, 부분 학습은 과제를 세분화하여 동작을 연습할 때 적절히 사용된다. 피드백은 동작의 수행지식(knowledge of performance)과 결과지식(knowledge of result)을 얻을 수 있게 하며, 피드백을 주는 빈도 및 타이밍에 따라 운동학습 결과에 영향을 미친다. 치료사는 환자가 과제 수행 중 움직임에 대한 피드백을 제공하여 도움을 줄 수 있으며, 또한 의미 있고 목표지향적인 과제와 신체 활동을 직접 시연을 통해 보여 주는 것도 도움이 된다. 동작에 대해 의미가 부여되지 않는다면 과제해결을 위한 전략의 필요성이 없어지기 때문에, 모든 과제는 전후 상황이 맞는 맥락이 있으면서 의미가 있어야 한다. 각 개인이 선택한 과제와 동작 전략이 동작 패턴을 결정하고 조직화하는데, 필요 이상의 도움이나 지속적으로 제한을 주는 장비를 사용하는 경우 동작에 대한 문제해결의 필요성을 감소시켜 오히려 학습에 방해가 된다. 치료사는 상황에 맞게 도움을 가감할 수 있어야 하며, 동시에 동작의 어려움을 가지는 환자 자신이 스스로 문제를 해결할 수 있는 상황을 만들어 주는 것이 중요하다.

뇌졸중 환자는 손상 부위에 따라 감각, 인지, 근력, 균형, 피로도에 영향을 받는데, 이러한 요소들은 운동학습의 결과에 영향을 미치게 된다. 따라서 운동학습은 대상자에 능력에 맞춰 적절한 요소를 이용해야 한다. 이러한 이유로 효과적인 치료 목표를 위해 실제 동작 훈련 시작 전 환자의 근육뼈대계 및 감각 시스템을 정상적으로 만들어 주는 준비과정이 필요할 수 있다(그림 5.4).

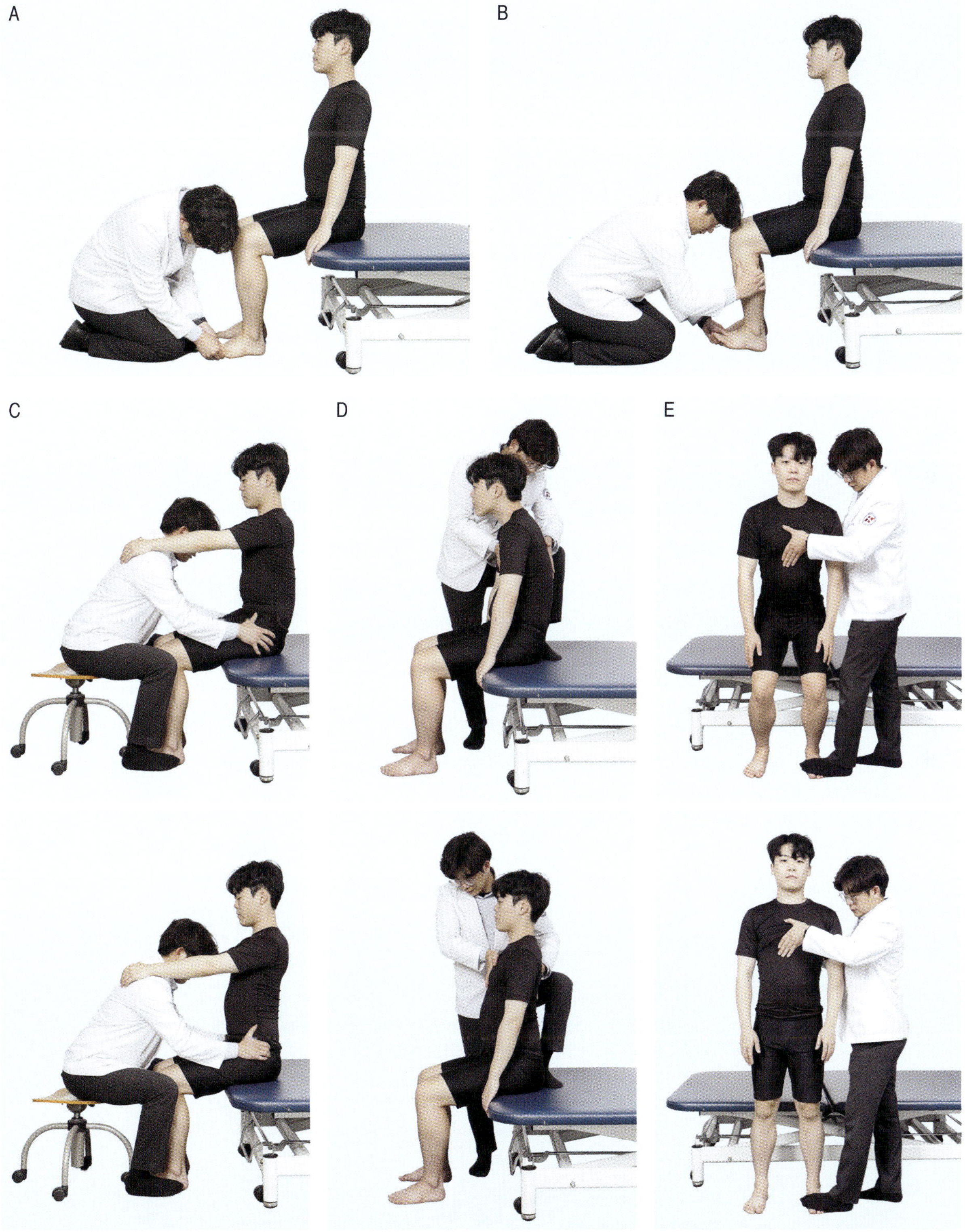

그림 5.4 앉아서 일어서는 과제를 수행하기 전 치료사의 준비과정.
환자의 앉아서 일어서는 과제를 수행하고 환자의 수행 목표를 달성하기 위해 치료사가 사전에 무릎과 발의 위치와 감각 입력을 제공함으로써 환자가 일어서는 과제에 집중할 수 있도록 환경을 제공해 줄 수 있다.

3 Bobath 접근법의 평가

1) Bobath 개념의 성인 편마비 평가

1977년 Berta Bobath 여사는 Bobath 개념의 평가에 대해 환자마다 고유한 문제에 대한 적절한 치료 목표를 설정하기 위해 노력하였다. 임상가는 주관적인 평가 기준에 의해 환자를 평가하고 치료 목표를 설정하는 것보다 객관적인 평가도구를 통해 환자의 문제를 선택적으로 평가할 수 있는 능력이 있어야 한다. Bobath 접근법의 치료 효과에 대해서는 의심할 여지가 없으나 많은 임상가는 평가 기준에 관한 연구와 객관화시키는 과정의 필요성을 말하고 있다. 하지만 많은 물리치료 도구들 역시 이와 같은 문제점에 대해 인지하고, 최근의 치료 개념들에서는 객관화된 평가, 근거, 효과에 대한 기준을 확립하고 있다.

신경계 손상 환자들의 일반적으로 물리치료에서 평가 방법에는 맨손근력검사(manual muscle test), 관절가동범위(range of motion)처럼 수치화시킬 수 있는 정보가 아니라 국제기능장애건강분류(international classification of functioning, disability and health, ICF)를 기반으로 한 신체 구조, 기능, 사회적 개념의 문제들을 포괄한다(그림 5.5). 치료사는 환자의 정적 자세에서의 자세 불균형, 동적 자세에서의 움직임 차이, 균형능력, 근 긴장도, 연합반응(associated reaction), 보상 패턴 등을 시

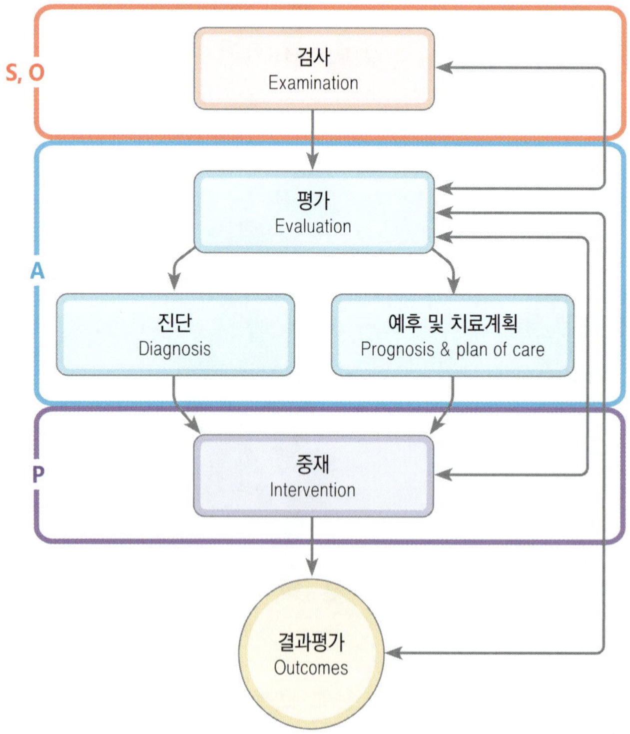

그림 5.5 일반적인 평가과정

각적으로 관찰하고, 직접적인 촉지를 통해 환자의 긴장도와 근육 길이 변화를 확인한다. 손상의 정도는 3단계로 분류할 수 있다. 일차적인 손상에 해당하는 것은 근육 약화, 근 긴장도, 근육 활성화 패턴의 변화, 감각 시스템의 손상이 있다. 또 이차적인 손상은 일차적인 손상으로 발생하는 비정상적 관절 정렬, 연부조직들의 길이 변화로 인해 발생하는 통증이 있다. 이런 요소들은 주로 신체 구조의 문제이며, 기능에 영향을 주는 복합적인 손상이 있다.

Bobath 접근법에 사용되는 평가과정의 내용은 위의 평가과정과 큰 차이점이 없다. 이는 신경계 손상 환자들의 일반적인 징후가 비슷하기 때문이다. 그러나 Bobath 접근법의 임상 추론 과정에는 4가지 특성이 있다.

- 기능증진을 위해 환자의 정상적인 움직임 향상에 필요한 잠재력(potential)을 찾아내야 한다.
- 환자의 움직임 전략 특성이 기능적인 잠재력을 최적으로 실행하는데 부정적이거나 긍정적 및 양쪽 모두에 작용할 수 있다는 점을 이해하고 있어야 하며, 여기에는 질적 동작과 양적 동작도 포함된다.
- 평가와 치료는 언제나 동시에 시행되어야 한다. 동작을 수행하는 데 방해가 되는 요소를 파악하고, 추가적인 평가를 위해 치료사가 임상 추론을 통해 실행 중인 동작에 대해 지속적으로 평가하고 판단할 수 있어야 한다.
- 평가과정은 체계적이고 모든 환자에게 같은 평가과정이 같은 방법으로 이루어지지 않도록 환자에 필요한 평가를 실시한다. 평가의 시작은 회복 정도에 따라 다양하게 적용할 수 있으며, 환자의 상태에 따라 결정된다.

4 치료 원리

1) 정상 자세 조절

자세조절은 환경과 과제에 따라서 근육조절뿐만 아니라 감각, 인지, 지각과 같은 신경계 시스템의 상호작용을 통해 이루어진다. 자세조절에 영향을 주는 인자로는 다양한 감각 정보가 있으며, 이를 바탕으로 중력, 환경에 따라 고유 감각을 통한 자세조절에 변화가 일어날 수 있다. 시각을 이용하거나 안뜰기관을 이용한 조절을 통해서도 자세조절을 일으킬 수 있다.

정상 자세 조절(normal posture control)은 자세 긴장도(posture tone), 상반신경지배(reciprocal innervation), 움직임 패턴(movement pattern)의 세 가지로 구성된다(그림 5.6). 이들은 하나의 단위로 되어 있는 것처럼 활동하고 서로 분리될 수 없다. 즉, 이들 중 하나가 비정상이면 나머지도 비정상적인 작용을 보이는 관계가 있는 것이다.

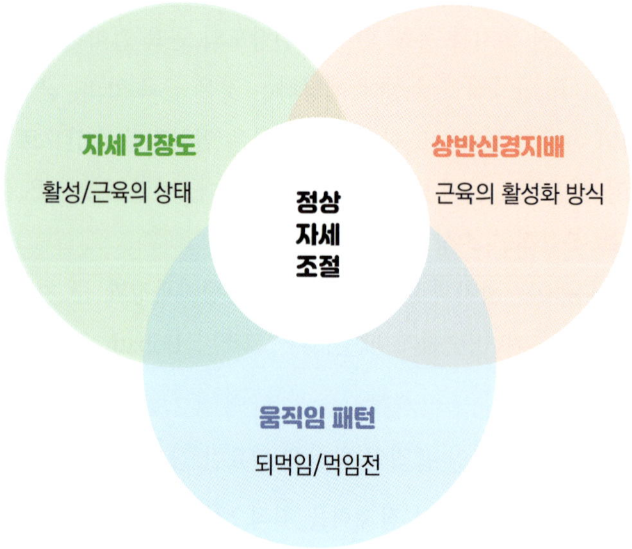

그림 5.6 정상 자세 조절

(1) 자세 긴장도

우리 몸의 움직임을 위한 근 수축 시 근육 하나하나의 긴장도를 조절한다면 동작 반응은 매우 느리게 될 것이다. 긴장도는 자세에 따라 변화한다. 근 긴장도는 근육을 수축할 수 있는 능력이며, 부드럽고 자동으로 동작이 수행되도록 매 순간 조절해야 한다. 긴장도는 중력에 대해 자세를 유지할 수 있도록 몸통 쪽에서는 높은 긴장도를 가진 동시에 신체의 끝 쪽에서는 동작을 허용할 수 있도록 조절 가능한 긴장도를 갖고 있어야 한다. 긴장도는 물리적으로 중력중심(center of mass, COM)과 지지기저면(base of support, BOS)에 영향을 받는다. 예를 들어, 바로 누운 자세에서는 중력중심이 낮고 지지기저면이 넓어 중력이나 균형조절에 대한 요구도가 낮은 상태이기 때문에 자세 긴장도가 낮아지고, 선 자세에서는 중력중심이 높고 지지기저면 좁은 상태이기 때문에 자세 긴장도가 높아진다. 또한 환자의 비정상적인 병적 긴장도는 물리적 환경뿐만 아니라 과제 수행 시 연합반응으로 나타날 수 있으며, 환자의 긴장도 조절에 대한 훈련을 위해 적절한 과제를 선택하는 것이 중요하다. 예를 들어, 초기 뇌졸중 환자의 경우 일반적으로 낮은 긴장성 상태(flaccid muscle tone)를 보여 앉은 상태에서나 선 상태에서 비마비측에 대한 체중 이동의 불안정성이 나타난다. 또한, 서 있는 동작을 시행하면 발과 같은 신체 의 먼쪽 부위는 긴장도가 높아지지만 무릎, 엉덩관절, 복부와 같은 신체 중심 부위로 갈수록 긴장도가 낮아져 안정성이 감소된다. 이때 치료사는 적절한 도구 사용과 핸들링을 통해 환자의 긴장도를 보완하여 기능적인 상태로 조절할 수 있도록 도와줄 수 있다.

운동성이 포함된 동작을 할 때는 지지를 위해 필요한 안정 긴장도(stability tone)보다는 약간 낮은 긴장도가 요구된다. 즉, 운동성에서의 긴장도는 안정성에서의 긴장보다 낮은 상태이다. 일상생활에서의 수의적 움직임은 운동성을 위해 안정성이 혹은 안정성을 위해 운동성 상태가 교대로 작용하면서 일어나는 것이라 할 수 있다.

(2) 상반신경지배

작용근이 수축할 때 대항근은 작용근의 수축에 따라 반비례하여 천천히 이완되어야 한다. 즉, 한쪽의 긴장도가 올라가면 다른 쪽에서는 긴장도가 적절히 낮아져야 동작이 나타나는 현상을 상반신경지배라 한다. 예를 들어, 무릎관절을 굽히는 작용근(넙다리네갈래근, quadriceps msucle)의 긴장도가 60%로 증가하면, 작용근의 긴장도에 대해 무릎관절을 펴게 되는 대항근(넙다리뒤근, hamstring muscle)의 긴장도가 40%로 떨어져야 자연스럽게 굽혀지게 된다(그림 5.7).

신경계 환자의 경우, 움직임이 발생할 때 상대적인 긴장도의 변화가 이뤄지지 않는다. 이러한 현상은 환자의 자세 불안정성이 증가할 때 더 심하게 나타나며, 지속적인 긴장도 변화에 대한 학습과 자세 안정성이 제공으로 조절될 수 있다.

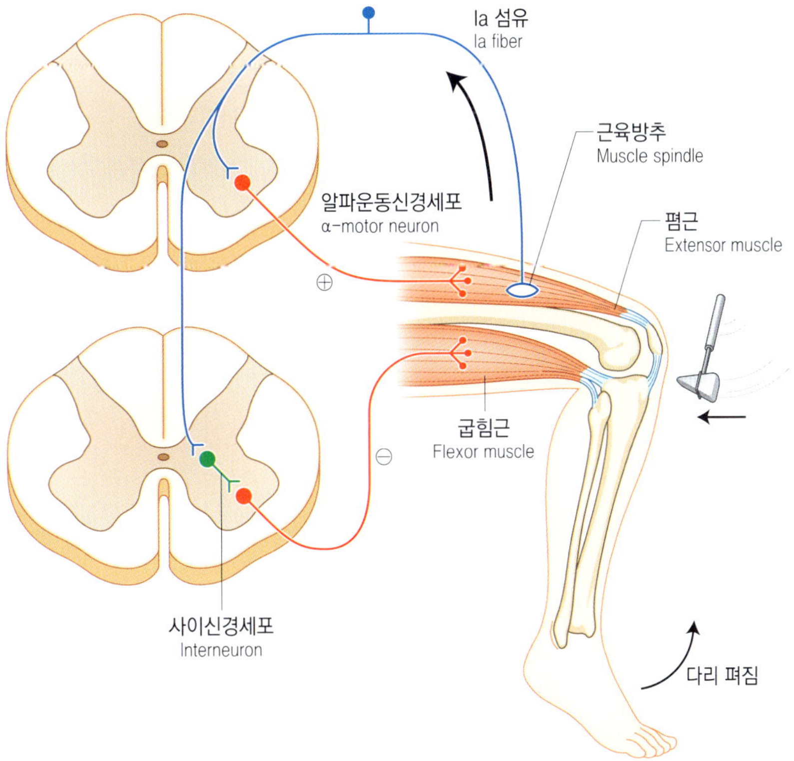

그림 5.7 상반신경지배

(3) 움직임 패턴

중추신경계의 조절 능력은 자세 긴장도와 함께 다양한 자세 패턴을 시각적인 평가를 통해 확인할 수 있다. 정상인에 있어서 많은 형태의 패턴이 나타나는데, 대표적으로 대칭 패턴(symmetrical pattern)이다. 정싱인은 항싱 대칭 자세를 유지하며, 외부직인 신체 동요나 자세 변경에 대한 비대칭 자세를 하더라도 언제든 대칭 자세로 올 수 있는 능력이 있다. 일반적으로 이러한 대칭 자세로 장시간 유지하는 것은 많은 에너지를 소모하기 때문에 에너지 소모를 감소시키고 동작의 효율성 및 역학적 이득을 위해 비대칭 자세를 자주 활용하기도 한다. 예를 들어, 짝다리 짚고 서 있기와 비스듬히 눕기 등이다.

뇌손상 이후 반신마비 환자들에게서는 비대칭 자세가 특징적이다. 환자들은 비대칭 자세에서 다시 대칭 패턴으로 돌아오는 것이 매우 어렵고, 이로 인해 선 자세나 보행 시 정적 및 동적 균형능력의 감소가 나타난다. 환자들의 비대칭 자세는 모든 자세에서 나타나고, 이를 수정하기 위해 많은 노력이 필요하다.

정상인은 대칭 자세를 취함과 동시에 우리 몸의 중심선(midline)을 유지할 수 있다. 만약 우리 몸이 중심선에서 멀어지게 된다면 팔이나 다리의 보상 작용을 이용하여 균형을 잡는 행동이 나타난다. 또한 중심선을 가로지르는 동작을 할 때 몸의 장축을 중심으로 돌림이 일어나고 동작이 끝나면 다시 원래의 상태로 돌아온다. 이러한 동작들은 일상생활에서 많이 일어나고 자연스럽게 행해지고 있다. 보행을 예로 들면 대칭적 선 자세에서 걸어 나갈 때 몸의 장축을 중심으로 몸통이 오른쪽과 왼쪽으로 교대로 움직이며 이동하는 것을 볼 수 있다. 이때 신체는 비대칭과 대칭을 연속적으로 발생되지만, 편마비 환자들은 몸통 돌림이 발생되지 않으므로 비정상적 보행이 발생된다.

또한 움직임 패턴에는 선택적 움직임(selective movement)이 나타난다. 선택적 움직임은 일상생활 동작에서 패턴의 다양성을 위해 매우 중요하다. 이는 하나의 관절 또는 다른 분절에 관하여 신체 부위의 조절되고 협응된 움직임으로 나타난다. 즉, 어깨관절, 팔꿉관절, 손목관절 등으로 분리하여 독립 동작 혹은 분리 동작이 나타나지만 일상생활에서는 다양한 관절들이 함께 울리는 복합 동작이 나타난다. 그러나 정상인의 경우, 먼쪽 부위가 움직일 때 몸쪽 부위가 안정되어 먼쪽 부위의 선택적 움직임을 허용하지만, 뇌손상 이후 장애가 있는 환자들은 선택적 움직임이 이루어지지 않고 협력 수축이 일어나더라도 갑자기 과도한 협력 수축이 일어나거나 이완 시 너무 많은 이완이 일어나 선택적 조절이 어려워진다. 그러므로 비정상적 조절을 가지는 환자들은 치료사의 도움을 통해 조절할 수 있다.

2) 정상 자세 반응의 조절

출생 시부터 아기들은 태아에서의 신체 조절과 다르게 중력과 환경에 노출되어 여러 가지 반사적 움직임을 획득해 나간다. 이것을 원시 반사라고 하며, 보통 출생 시부터 생후 100일에 해당하는 약 3개월 이후부터는 자동 반응의 출현과 함께 서서히 줄어든다. 이러한 자동 반응은 중추신경계의 성숙과 환경과의 상호작용의 결과인 동작 학습과 조절을 위해 필수적이며, 생후 18개월까지 구르기, 네발 기기, 앉기, 서기, 걷기 동작과 같은 기능적 동작에 영향을 준다.

신경계 결손이 있는 환자의 경우, 자동 반응과 정상 자세 반응의 과거 획득 및 학습과는 별개로 신경손상으로 인해 균형과 동작에 제한을 받는다. 이러한 제한은 신체 일부에 연합 반응을 일으켜 동작을 부자연스럽게 만든다. 정상 자세 반응을 회복하기 위해서는 바로 서기 반응과 평형 반응과 같은 자동 반응을 통해 기본적인 정상 자세 반응을 조절할 수 있도록 해야 한다. 바로 서기 반응은 중력이 있는 환경 내에서 머리와 몸통을 바르게 유지하려는 성질을 말하며, 평형 반응은 지지기저면 내에서 중력중심점을 유지하려는 반응으로 정의할 수 있다. 임상가는 이러한 섬세한 조절을 위해 해당 관절과 근육, 감각조절을 바탕으로 균형조절을 할 수 있는 과제와 환경을 적절히 적용해야 하며, 소실된 자동 반응과 정상 자세 반응을 회복시켜야 한다. 이러한 작업은 환자가 누운 자세에서 앉는 동작, 앉은 자세에서 일어서는 동작, 걷는 동작뿐만 아니라 취미활동과 같은 다양한 동작을 섬세하게 만들어 준다.

3) 억제 기전

억제라는 표현은 어감상 부정적인 표현일 수 있지만, 실제로 신경계의 억제는 고등의 조절을 의미한다. 억제는 크게 세 가지로 구분되는데, 몸의 겉면으로부터 받은 자극에 대한 억제, 중추신경계의 계층성 억제, 학습에 대한 억제로 구분된다. 몸의 겉면으로부터 받은 자극에 대한 억제는 유해성 자극이 가벼운 정도면 불필요한 반사나 반응을 일으키지 않게 하는 억제를 의미한다. 중추신경계의 계층성 억제는 이미 알려진 수직계층 이론의 신경생리학적 내용처럼 상위의 중추가 성숙 과정에 의해 하위 중추를 억제하는 것이며, 이를 통해 우리는 불필요한 자극을 줄이고, 근육과 자세 긴장도를 조절하여 동작을 일으키게 된다. 학습에 의한 억제는 다양한 노력과 과정을 통해 온도나 자극 통증의 역치를 올리는 과정을 의미한다. 예를 들면, 군인들이 군사 훈련을 통해 얻는 군사 수행 능력이 이에 해당한다.

5 치료 기법

1) 치료 기법의 역사적 변화

Bobath 접근법은 이름처럼 치료법이라고 쓰이기를 거부하고, 창시자 스스로 계속해서 변화하고 발전하기를 원해 왔다. 이러한 이유로 초기의 치료 기법과 현재의 치료 기법이 완전히 다른 기법이라고 생각될 정도로 발전되어 왔다. 초기에는 긴장도 자체를 억제하기 위한 수동적인 기법이었으며, 이를 반사 억제 자세라고 하였다. 이후 자극, 억제, 촉진을 활용하여 핵심 부위 조절 기법을 포함하고 능동성을 강조하며 수의적인 동작을 이끌어 내어 비정상적인 패턴을 변화하기 위한 반사 억제 패턴으로 개념을 정립하였다. 이후 자극, 억제, 촉진을 더욱 강조하고, 근 긴장도에 영향을 줄 수 있는 다양한 패턴을 평가하고 교정하여 환자의 기능과 과제 수행을 향상하는 형태의 긴장도 영향 패턴(tone influencing patterns, TIPs)으로 진화하였다.

정리하면, Bobath 접근법의 치료 기법은 긴장도 억제에서 패턴의 억제, 긴장도 조절을 통한 패턴의 개선으로 변화하였으며, 이를 위해 치료사의 손과 지식, 운동학습, 과제가 포함된 핸들링을 이용했다. 치료사의 핸들링을 통해 환자에게 부족한 감각 자극, 정보 제공, 긴장도 조절, 과제 수행, 패턴 보조를 직·간접적으로 제공하며, 핵심 부위의 조절을 통해 신체 내부의 환경을 개선하는 역할도 하게 된다.

2) 억제

Bobath 기법에서의 억제 기법은 긴장도와 비정상적 반사를 억제하는 방법으로, 반사 억제 패턴과 핵심 부위 조절이 있다.

(1) 반사 억제 패턴

Bobath 치료법의 초기 요소인 반사 억제 자세에서 능동적·기능적·활동적인 면을 더욱 강조하기 위해 반사 억제 패턴을 사용한다. 긴장도와 비정상적인 움직임 패턴 발생의 문제를 해결하기 위해 환자의 신체 부위를 긴장도를 줄일 수 있는 자세나 위치로 유도하며 조정하는 것이다. 이를 위해 신체의 감각들을 깨워주기 위한 감각 자극, 체중부하, 관절 위치 변화, 회피 반응 조절, 자세 유지 등을 적용한다. 체중부하는 환자의 비정상적 긴장도를 가진 팔다리에 체중을 지지하여 관절수용기 및 근육수용기의 감각을 자극함으로써 비정상적 반사와 근 긴장도를 조절하는 방법이다. 웨지나 폼과 같은 도구를 이용하거나 보조 테이블, 매트에서 특정 관절에 체중 부하를 시행하여 효과적으로 적용할 수 있다. 관절 위치 변화 및 자세 유지는 억제하기 위한 특정 자세를 만들어 주기 위한 것으로, 방법은 표 5.2, 그림 5.8과 같다.

표 5.2 반사 억제 자세

팔 굽힘근 억제 자세	손가락 굽힘근 억제 자세	다리 억제 자세
• 목과 척주의 폄 • 어깨관절 벌림 • 어깨관절 바깥돌림 • 어깨관절 수평위 벌림 • 팔꿉관절 폄 • 아래팔 뒤침 • 손목관절 폄	• 아래팔 뒤침 • 손목관절 폄 • 엄지손가락 벌림 • 손가락 관절 폄	• 다리 폄 자세에서 바깥돌림 • 발가락의 발바닥 굽힘 • 무릎관절 굽힘 • 엉덩관절 굽힘

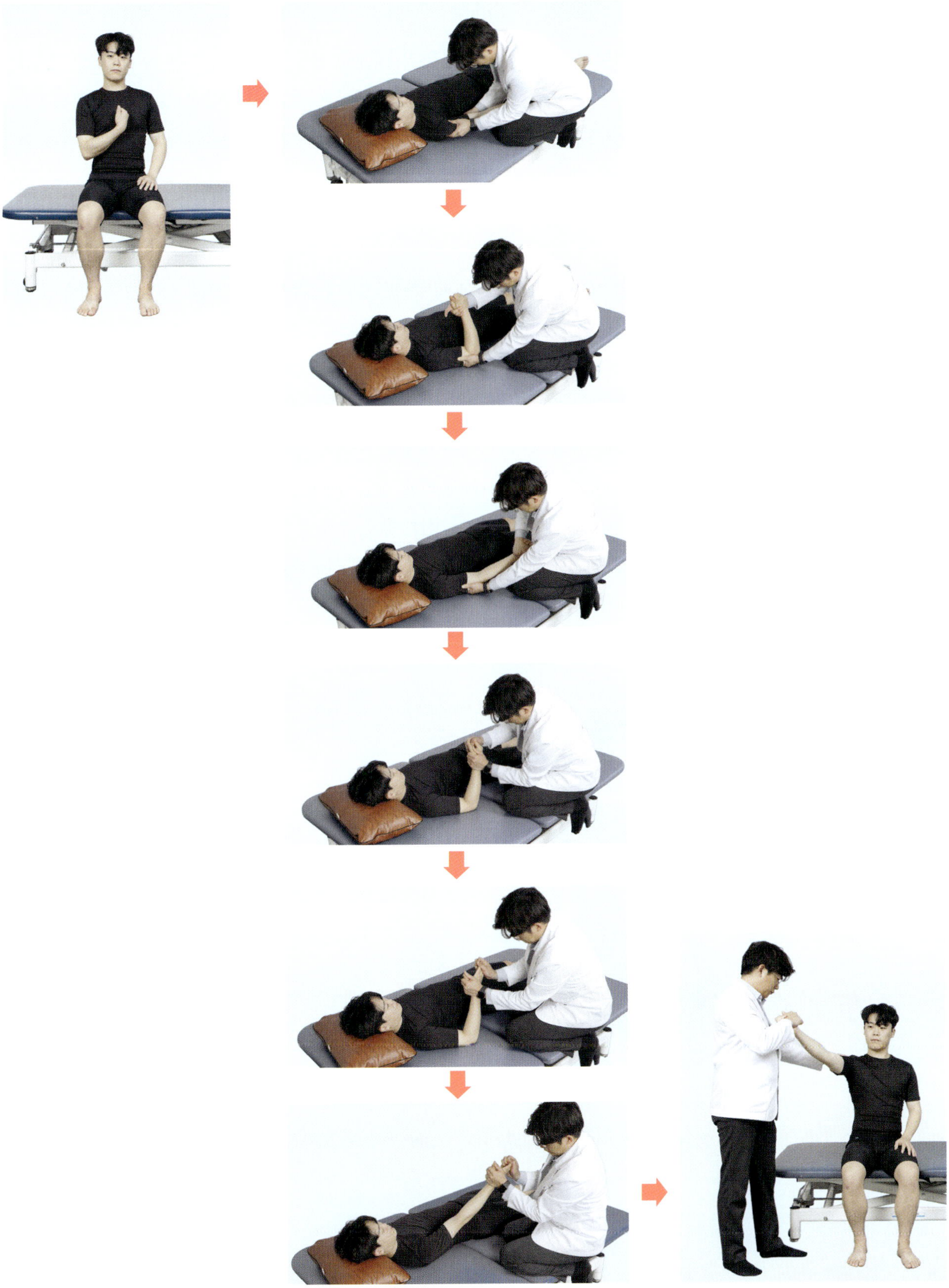

그림 5.8 뇌졸중 환자의 팔 굽힘근 억제를 위한 치료과정

비정상적인 근 긴장도를 억제하기 위해 해당 부위의 관절을 일정 시간 고정하는 유지 고정 기술을 사용하여 효과를 더욱 극대화할 수 있다. 이런 반사 억제 패턴은 환자가 감각 이상, 통증, 불편함을 호소할 수 있어 피로에 대한 회피 반응으로 나타날 수 있다. 따라서 치료사는 환자의 회피 반응을 억제하기 위해 고정의 강도 조절 및 적절한 구두 지시를 통해 조절하는 것이 중요하다.

(2) 핵심 부위 조절

뇌손상 이후 병적 긴장도 조절은 매우 어려운 과정 중 하나이다. 과거에는 병적 긴장도 조절을 고칠 수 없다고 생각해서 병적 긴장도를 억제하였다면, 현대에는 긴장도를 조절할 수 있고 기능적으로 사용할 수 있으며, 근력 약화에 따른 결과로 의미가 변화였다. 핵심 부위 조절은 신체 주요 조절점의 관절들을 조절하여 각 관절 및 근육의 고유수용기와 관절수용기들을 연결 및 인식시켜 기능적 운동조절과 운동패턴을 학습하는 데 목적이 있다. 초기에는 골반과 어깨를 몸쪽 조절점, 손과 발을 먼쪽 조절점으로 구분하였지만, 이후 Jennifer와 Edwards에 의해 칼돌기, 복장뼈 부위 그리고 머리, 어깨 이음대, 등뼈를 관절 중앙점으로 추가하여 설명하였다. 신체의 근육과 관절은 서로 해부학적 · 신경학적으로 유기성을 갖고 있으며, 특히 신경학적 병변을 가진 환자의 경우, 관절과 근육의 수용기에서부터 오는 정보와 인식력이 떨어지기 때문에 핵심 부위 조절은 더욱 중요하다(그림 5.9).

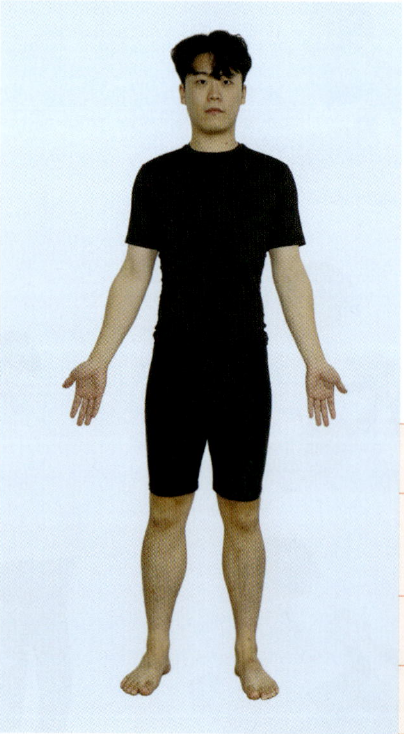

Key point	실제 신체 부위
Central Key Point	칼돌기, 복장뼈 부위 그리고 머리, 어깨 이음대, 등뼈
Distal Key Point	손, 발
Proximal Key Point	어깨, 골반

그림 5.9 핵심 부위 조절의 조절 부위

3) 촉진 기법

촉진 기법(facilitation technique)은 치료 과정 중 치료사에 의한 감각 자극과 핸들링에 의해 유도되는 감각자극의 정보가 대뇌에 통합되어 효과기에서 반응으로 나타나게 된다. 이는 Charles Scott Sherrington의 신경생리학적 이론에 의해 설명된다. 촉진은 치료사에 의한 감각 자극의 결과로 나타나며, 치료 시 운동과제의 수행과 양상, 강도, 시간 등 운동학습에 영향을 줄 수 있는 모든 것들을 조절할 수 있도록 해 준다.

촉진 기법은 급성기 뇌손상 환자의 긴장도 저하(hypotonic)에 대해서 긴장도 증가를 위해, 정상적인 자세 정렬을 위해, 균형을 증진시키기 위해, 보행의 시기를 알려 주기 위해, 기능적 움직임을 유도하기 위해 사용된다. 촉진 기법은 다양한 형태로 외부 자극, 즉 감각 자극의 형태로 제공될 수 있다. 두드리기, 진동 기법, 안뜰 자극, 관절 압박, 구두지시, 시각 자극 등 다양한 기법들이 사용될 수 있다.

(1) 근 긴장도 촉진 기법

근 긴장도를 증가하기 위해 가벼운 브러싱(bruising)이나 두드리기(tapping), 진동 기법(vibrating)을 사용할 수 있다. 가장 많이 사용되는 기법은 두드리기이고, 최근에는 진동 기법도 함께 많이 사용된다. 적절한 강도와 리드미컬한 두드리기 또는 진동 기법은 반사성 근 긴장도를 증가시키는 데 효과가 있다. 그리고 불안정한 지지면을 이용한 자세조절 운동 역시 근 긴장도를 촉진시키는 방법 중 하나이다(그림 5.10).

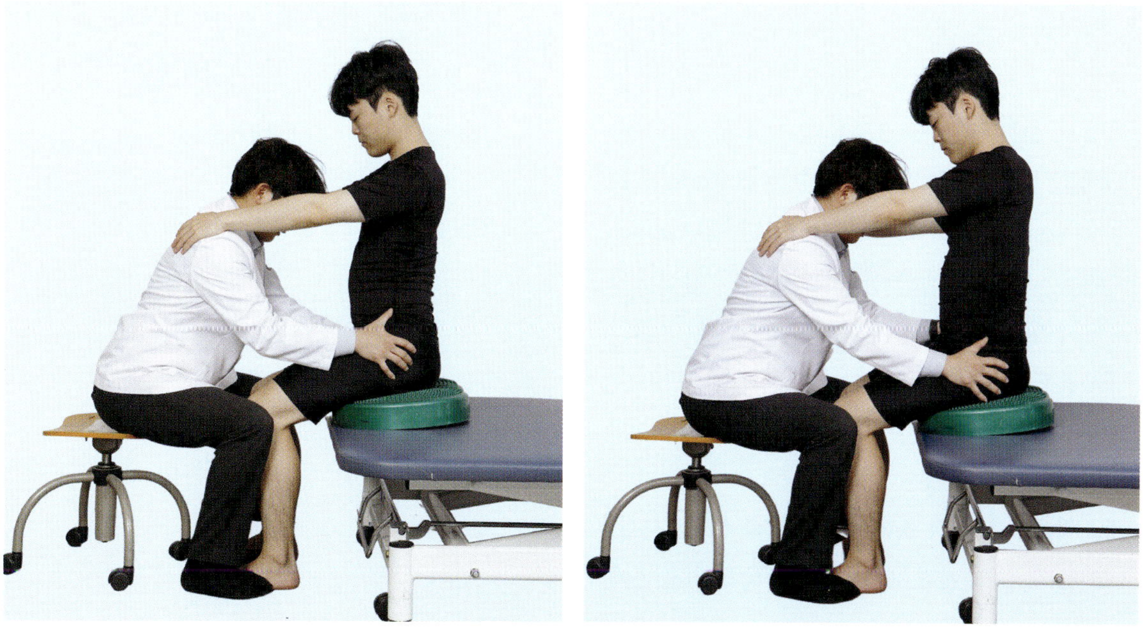

그림 5.10 뇌졸중 환자의 앉은 자세에서 근 긴장도 증가를 위한 불안정 지지면에서의 앉기 훈련

(2) 자세 정렬 촉진 기법

정상적인 자세 정렬은 정상적인 근 긴장도 유지와 움직임을 유도하기 위해 매우 중요하다. 또한 팔다리의 기능적 움직임이 유도될 수 있도록 관절의 위치와 자세를 고정해 주는 것은 기능적으로 매우 중요하다. 예를 들어, 뇌손상 환자에서 앉은 자세에서 물을 마시려고 할 때 팔의 뻗기(reaching) 기능은 매우 중요하다. 하지만 앉은 자세에서의 몸통 조절 능력이 떨어진다면 앉은 자세에서 몸통을 고정하지 못하여 어깨 복합체(shoulder complex)나 팔의 움직임이 제한된다. 즉, 치료사는 팔의 기능을 위해 몸통을 고정해 줌으로써 자세 정렬을 촉진시켜 주면 어깨와 팔의 조절성이 향상될 수 있다(그림 5.11).

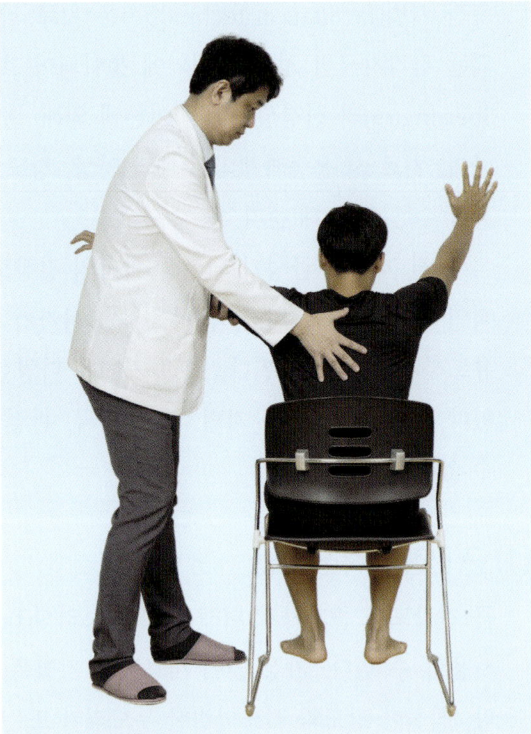

그림 5.11 팔의 기능 향상을 위한 몸통 폄근 활성화

(3) 반사 촉진 기법

신경계 손상으로 발생되는 원시 반사는 불필요한 긴장도 증가나 환자의 기능에 부정적인 영향을 준다. 하지만 환자의 운동 반응과 기능을 유도하기 위해 적절한 반사를 촉진하는 것도 하나의 치료 기법으로 사용될 수 있다. 예를 들어, 소아의 자동운동반응(autonomic movement reaction)인 Moro 반사, Landau 반응, 보호 폄 반응 등은 몸통의 근 긴장도나 팔다리의 움직임에 대한 학습을 위해 적절히 사용될 수 있다.

(4) 균형 촉진 기법

균형은 바닥핵과 소뇌뿐만 아니라 해마, 시상, 뇌줄기, 대뇌겉질 및 척수의 종합적인 활동에 의해 이루어진다. 또한 관절과 근육의 운동에

표 5.3 균형 촉진 기법에 사용되는 요소

균형 요소	세부 항목
생체역학적 요소	• 관절가동범위 • 근력
감각 요소	• 시각 • 안뜰감각 • 몸감각 • 고유수용성 감각 • 감각 통합
운동 요소	• 반사적 움직임 • 수의적 움직임
인지적 요소	• 집중 • 학습 • 공간 개념화

서 나오는 구심성 감각을 통한 적절한 감각 되먹임(sensory feedback) 정보가 균형조절에 매우 중요하다. 따라서 균형조절을 위한 요소에는 생체역학적 요소(biomechanical factor), 감각 요소(sensory factor), 운동 요소(motor factor) 및 인지적 요소(cognitive factor) 등이 있으며, 이들을 강화시킴으로써 균형 훈련이 될 수 있다(표 5.3).

(5) 기능적 움직임의 재교육

환자의 일상생활로의 복귀를 위해서는 기능적 움직임에 대한 교육이 필수적이다. 예를 들어 구르기, 바닥에서 일어나기, 앉고 일어서기, 계단 오르기, 보행 등 많은 기능적 움직임을 통해 일상생활이 이루어진다. 실제로 이러한 움직임은 신경계 손상 환자들에게는 많은 어려움이 있다. 치료사는 환자에게 나타나는 기능적 움직임을 저해하는 요소를 찾고 이를 해결해 줌으로써 환자의 기능적인 동작을 촉진할 수 있다. 예를 들어, 반신마비 환자의 계단을 오르내리는 동작에서 계단을 오를 때는 비마비측 발을 먼저 사용하고, 내려올 때는 마비측을 이용하는 전략을 교육함으로써 일상생활의 동작을 용이하게 할 수 있도록 교육할 수 있다. 또한 침대에서의 이동을 위한 구르기 시 환자의 비마비측 팔과 다리를 이용하여 구르기를 쉽게 할 수 있는 전략을 교육할 수 있다(그림 5.12).

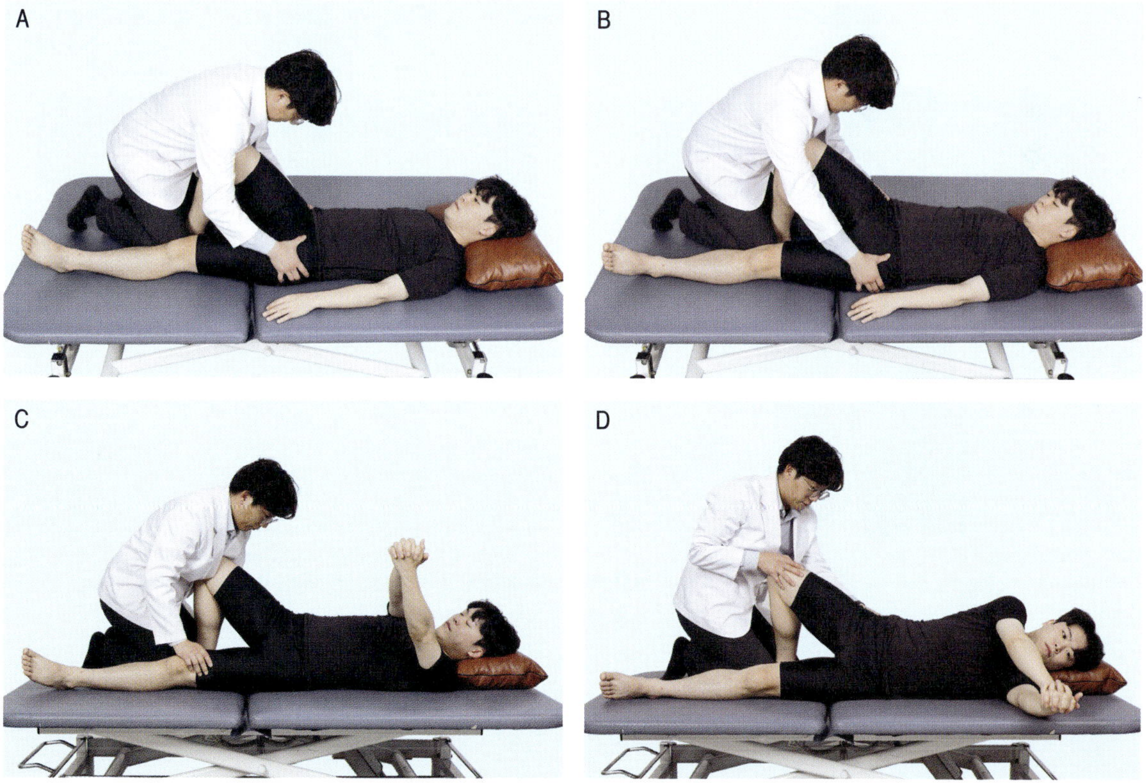

그림 5.12 한 다리 브릿지 자세를 이용한 구르기 훈련

6 Bobath 접근법을 이용한 임상 평가 예시

다음 내용은 평가 시 Bobath 접근법을 이용한 임상 평가의 예를 보여 준다. 이는 임상에서 볼 수 있는 문제의 체계적인 검사 및 평가에 사용하는 지식과 그 방법을 보여 주기 위함이다. Bobath 접근법에서 평가는 정적 상태와 동적 상태 평가를 실시하며, 실시 결과를 ICF 기준에 맞춰 가설 및 목표를 설정한다. 그리고 목표에 맞는 치료 계획을 세워 중재를 실시하고, 치료 결과에 대해 재평가 과정을 거친다.

임상 추론 과정에는 다음과 같은 요소들이 포함된다.

- 동작분석을 통한 초기 자료수집
- 초기 가설 설정
- 특정 치료를 통한 가설 수정과 검정
- 결과 평가와 추가적인 가설 설정

다음은 6개월 전 오른쪽 목동맥의 뇌경색으로 인해 왼쪽 중간대뇌동맥 손상으로 왼쪽 반신마비가 발생한 환자이다. 현재 느리지만 독립 보행이 가능한 상태이나, 보행 시 왼쪽 팔에 긴장도가 증가되고, 같은쪽 발가락이 굽힘된 상태로 걷게 되어 불편감을 호소하고 있다. 또한 왼쪽 팔을 기능적으로 사용할 수 없으며, 어깨관절의 완전한 굽힘과 어깨 주변의 안정화 근육에 대한 비신경학적 변화가 진행되었다. 그림 5.13에 동작 평가와 관련된 문제를 자세하게 설명하였다.

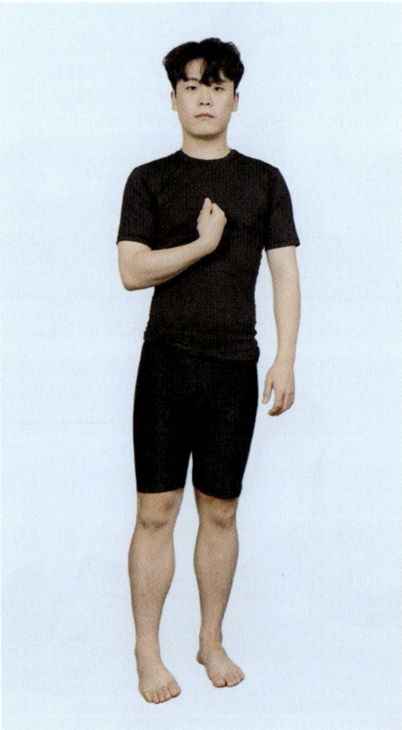

- 보행 시 마비측(왼쪽)으로 정상적인 무게중심 이동 능력 저하
- 왼쪽 무릎의 과신전 및 엉덩관절의 안쪽돌림과 굽힘
- 디딤기 시 골반의 올림(elevation) 저하로 인한 엉덩관절의 폄과 벌림 감소
- 보행 시 몸통의 회전과 상지의 율동적인 움직임 결여
- 왼쪽 긴장도 감소

그림 5.13 보행 시 관찰되는 동작의 주요 문제점

(1) 분석과 초기 가설 설정

- 엉덩관절의 폄근과 무릎관절 폄근, 발목관절 발등 굽힘근의 약화로 인해 몸통과 하지의 체중 이동 능력이 저하된 것을 볼 수 있다.
- 보행 시 안정성 저하는 디딤기 시 마비측으로 무게중심 이동을 스스로 제한하게 되며, 안정성의 감소로 인한 낙상의 위험이 증가하게 된다.
- 이와 같은 자세 안정성 감소를 해결하기 위하여 마비측의 근력 증가와 신체 인식력(body schema) 향상을 통해 마비측에 대한 생체역학적인 기저면을 확보하게 된다.

(2) 초기 가설 설정을 통한 향후 치료 내용 작성

- 마비측 엉덩관절 핵심 안정성 부위의 근력 증진과 무릎과 발목의 먼쪽 안정성 향상은 왼쪽 다리의 디딤기 때보다 효과적인 체중을 지지할 수 있다.
- 이러한 중재를 통해 선행적 자세조절 능력 강화에 필요한 잠재력을 촉진시켜 줄 수 있으며, 선 자세에서의 안정성을 증진시켜 왼쪽 발에 보다 효율적인 무게중심 이동을 가능하게 해 준다.

(3) 치료 중재를 통한 가설의 구체화와 검증

치료가 동시에 진행되는 동안 특정 동작에 대한 평가는 임상 추론을 더욱 가다듬어 주면서 동시에 가설의 검증을 할 수 있도록 해 준다. 중재를 실시할 때에는 신체 구조에 제한되어 있는 문제, 비정상적인 자세, 관절 안정성 결여 등 여러 가지 변수를 관찰하기 위해 다양한 포지션과 부위를 확인하고 중재하는 것이 중요하다. 신경계 물리치료는 정형 물리치료에서의 의사결정과는 다르게 하나의 부위를 중재하는 것이 아니라 원인이 되는 부위와 연결된 관절, 근육을 치료하고 치료 포지션 및 동작 별 연결 고리를 만들어 환자의 기능적인 회복을 목적으로 실시하는 것이 중요하다.

Bobath 접근법에는 환자의 해부학적 신체 구조와 비정상적인 패턴이나 반사 패턴을 확인하고 여러 가지 변수를 파악하여 치료 부위와 자세를 결정하는 것이 중요하다. 치료는 문제가 발생된 부위를 중재하는 것이 아니라 연결된 부위의 관절과 근육을 치료하고 동작이나 자세에서 나타나는 비정상적인 움직임을 평가하고 중재하는 것이 중요하다. 그림 5.14는 그림 5.13에서 나타난 환자의 서 있는 자세와 보행 자세에서 나타나는 엉덩관절의 비정상적 움직임으로 인한 휘돌림 보행(circumduction gait)을 중재하기 위해 엉덩관절 안쪽돌림을 유도하고 있으며, 이때 환자에게 정상적인 움직임뿐만 아니라 적절한 치료사의 손을 통한 적절한 감각 자극과 정상적인 움직임을 교육하는 것이 중요하다. 또한 수동 운동, 능동 보조 운동, 능동 운동 순으로 교육하여 환자의 자발적인 움직임을 유도하는 것이 바람직하다(그림 5.14).

일반적으로 중추신경계 손상 환자들은 신경로의 손상으로 인해 운동조절 능력의 결여가 발생되어 수의적인 움직임 조절이 어렵기 때문에 바로 누운 자세와 같은 안정적인 자세에서 치료사에 의한 과

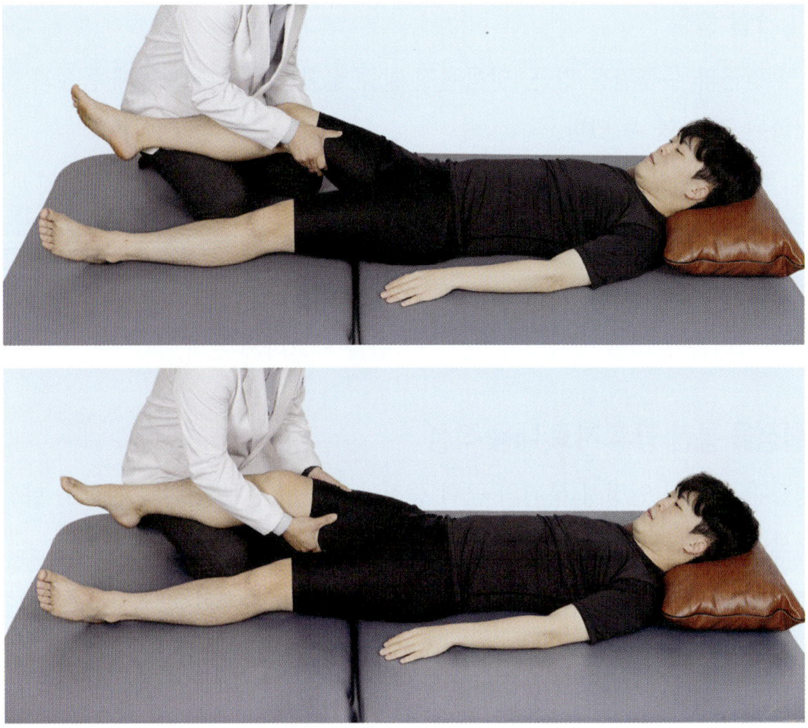

그림 5.14 가쪽돌림을 제안하기 위한 엉덩관절 안쪽돌림 중재

제 수행이나 움직임에 집중할 수 있도록 자세를 취해 주는 것이 중요하다. 또한, 움직임을 유도할 때 고유수용기를 촉진할 수 있도록 치료사의 감각 입력이 중요하며, 움직임 시 환자의 감각 되먹임을 통한 능동적인 운동조절을 할 수 있도록 교육하는 것이 중요하다.

엉덩관절의 정상적인 정렬에 대한 교육이 완료되었다면 무릎과 발목에 대한 정상적인 조절 능력을 교육하고(그림 5.15, 5.16), 더 나아가 옆으로 누운 자세에서 엉덩관절과 무릎관절의 폄을 유도하

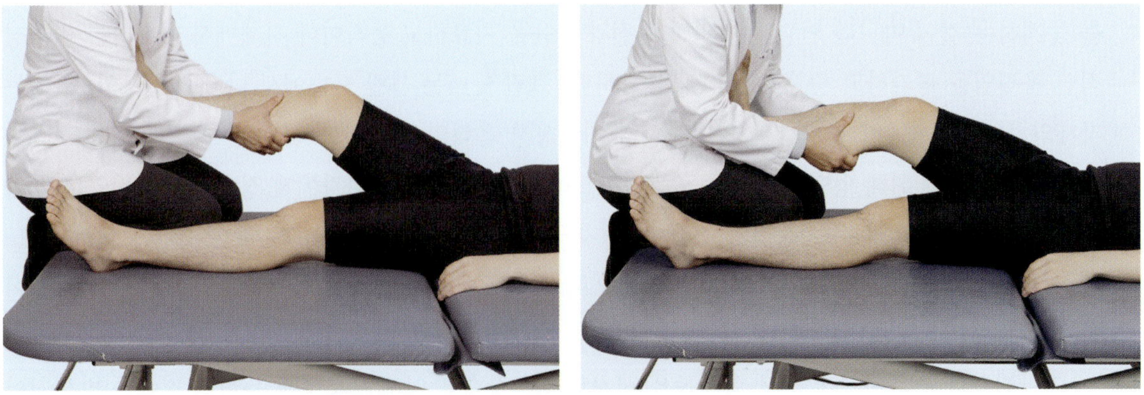

그림 5.15 무릎관절을 약간 굽힌 상태에서 발목관절의 발바닥 굽힘과 발등 굽힘 중재

여 보행 패턴 중 디딤기(stance phase) 훈련을 실시할 수 있다(그림 5.17). 만약 환자가 누운 자세에서 움직임에 대한 조절과 운동 수행이 잘 될 경우, 나아가 앉은 자세 및 선 자세에서 과제의 다양성과 반복적인 훈련으로 진행되어야 한다.

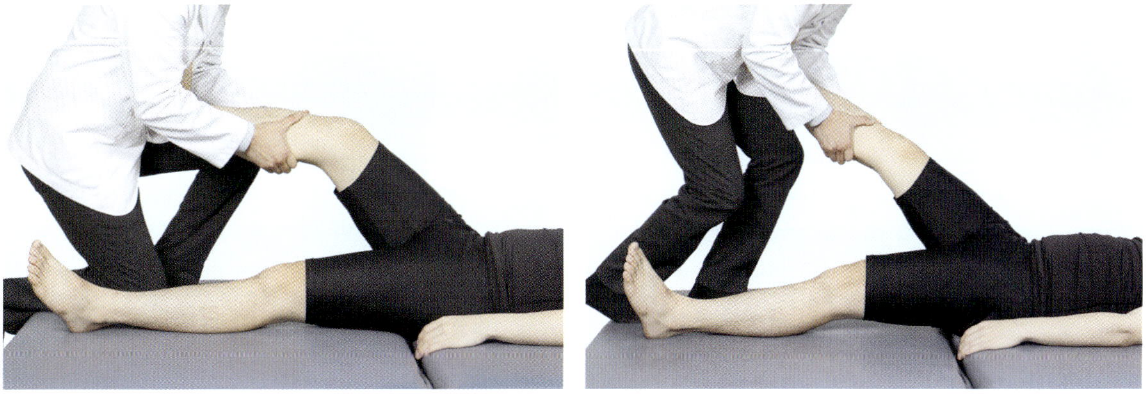

그림 5.16 바로 누운 자세에서 무릎관절 폄을 통한 장딴지근의 신장 운동과 넙다리네갈래근의 활성화 중재

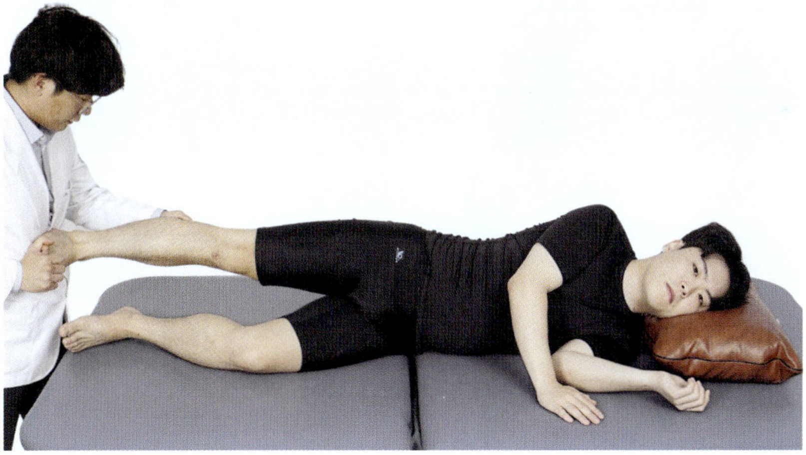

그림 5.17 옆으로 누운 자세에서 엉덩관절과 무릎관절 폄을 통한 디딤기 훈련 중재

앉은 자세에서 치료사의 움직임에 대한 가이드와 자극을 통해 앉은 상태에서의 양쪽 접촉면에 대한 체중 이동 훈련을 실시할 수 있다. 이는 더 나아가 앉은 자세에서 선 자세의 이동 시 마비측과 비마비측에 대한 체중지지와 환자의 마비측에 대한 신체 인식력을 향상시킬 수 있다. 이후 앉은 자세에서 선 자세로의 이동을 교육하기 전에 골반의 인식력을 교육하고, 정확한 골반과 무릎의 움직임을 통해 앉은 자세에서 선 자세로의 이동을 교육할 수 있다(그림 5.18, 5.19).

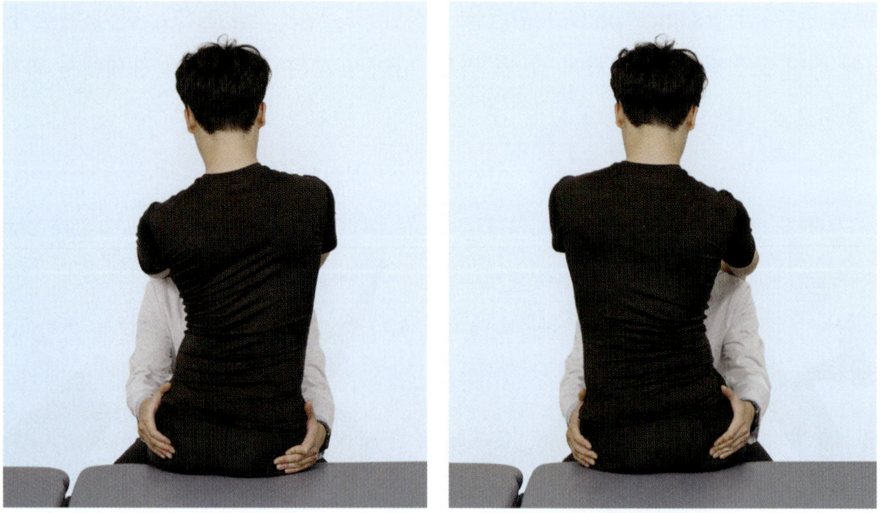

그림 5.18 앉은 자세에서 양쪽 체중지지 훈련 중재

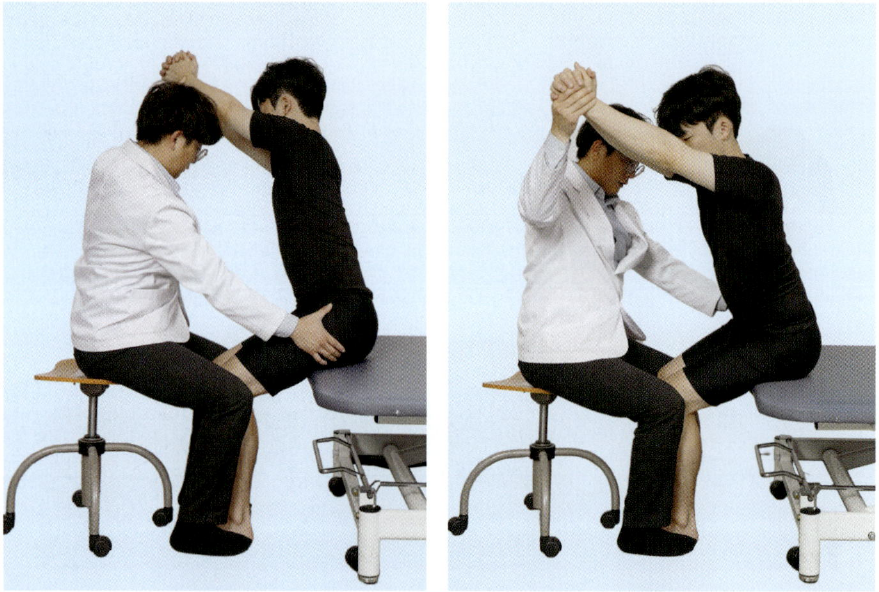

그림 5.19 앉은 자세에서 상지를 이용한 체중지지 훈련 중재

누운 자세와 앉은 자세에서 충분한 훈련이 되었다면 선 자세에서 환자의 자세조절 능력과 체중 이동을 통해 보행 훈련을 실시하게 된다. 일반적으로 뇌손상 환자의 보행 시 문제점인 디딤기 시 중력에 대한 체중지지가 어려워지는 것을 방지하기 위해 선 자세에서 체중지지에 필요한 근육을 강화시켜 줄 수 있다. 이때 치료사는 손으로 환자의 골반부를 적절하게 받쳐 주면서 체중 감소(deweighting)와 체중 이동을 교육할 수 있다(그림 5.20). 이 방법을 통해 자세조절과 균형능력도 함께 증진시킬 수 있

다. 이후 보행 단계에서 한쪽 발로 설 때 엉덩관절의 폄 능력이 중요하다. 치료사는 엉덩관절의 큰돌기(greater trochanter) 부위와 엉덩관절 능선을 손으로 받쳐 골반의 움직임을 촉진하고, 동시에 엉덩관절 폄근과 벌림근을 촉진시킴으로써 보행 시 체중지지에 대한 교육을 실시할 수 있다.

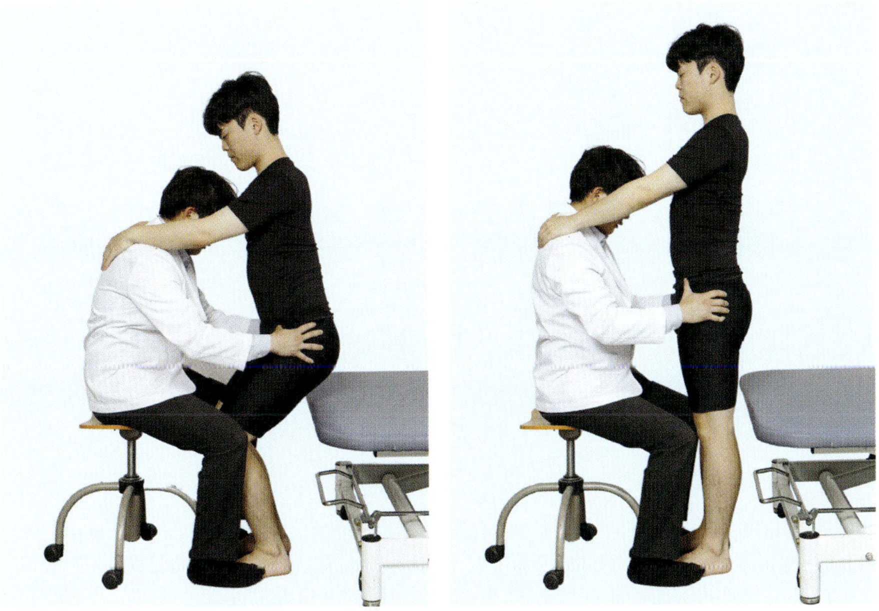

그림 5.20 앉은 자세에서 선 자세로의 체중 이동 교육

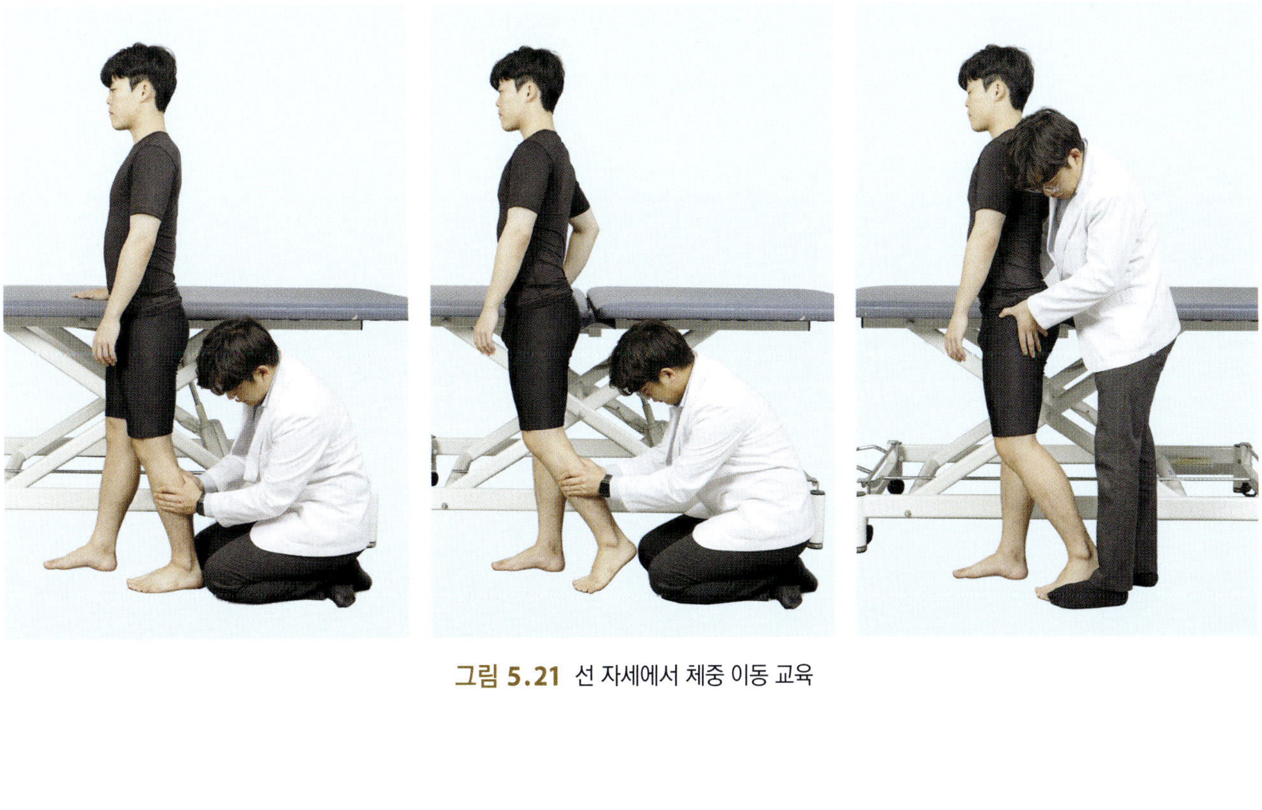

그림 5.21 선 자세에서 체중 이동 교육

(4) 결과 평가와 추가적인 가설 설정

- 선 자세에서 왼쪽 다리로 무게중심 이동 능력 증진을 위한 추가적인 중재가 필요하다.
- 왼쪽 무릎을 보다 선택적으로 조절할 수 있으며, 과다폄도 감소하였다.
- 골반 정렬 상태 개선으로 왼쪽 엉덩관절의 폄과 벌림 능력이 향상되었다.
- 왼쪽 상지의 기능이 개선되었으나, 정상적인 팔의 뻗침(reaching) 동작은 향상되지 못하였다.

활동과제 ①

60세 A씨는 아침 운동을 하기 위해 나가던 중 주차장에서 갑작스러운 두통과 왼쪽 팔다리의 힘이 빠지면서 쓰러져 경비원에게 발견되어 응급실로 내원하였다. 영상진단 결과, 오른쪽 속목동맥 막힘으로 인해 오른쪽 중간대뇌동맥에 경색이 발견되었다. 현재 왼쪽 팔다리의 사용이 어렵고, 연하장애가 나타났으며, 말이 어둔하였다.

- 다음 사례에서 발생될 수 있는 언어장애와 뇌졸중 환자에게서 나타날 수 있는 언어장애를 정리하시오.

- 다음 사례의 원인에 대해 정리하시오.

- 다음 사례에서 환자가 안정된 후 물리치료실로 내원한 경우 실시할 수 있는 평가를 정리하시오.

활동과제 ❷

72세 여성 환자는 한 달 전 뇌경색으로 병원에 내원하였다. 지팡이를 이용한 보행이 가능하나 비정상적인 보행 패턴이 확인되었으며, 오른쪽 어깨에 탈구가 확인되었다. 오른쪽 손에 부종이 관찰되었으며, 일상생활동작 수행 능력은 상의 및 하의 입기, 보호자를 동반한 화장실 가기가 가능하였다.

- 다음 사례의 원인에 대해 정리하시오.

- 다음 사례의 중재 방법에 대해 정리하시오.

- 다음 사례의 일상생활동작 평가 방법을 정리하시오.

참고문헌

강정일 외. 물리의학 개론. 대학서림. 2017.

김명철 외. 신경계운동치료학. 퍼시픽북스. 2016.

민경옥 외. 최신 신경계운동치료학. 하늘뜨락. 2011.

송명수 외 옮김. 제넷카 · 쉐파드의 신경재활. 영문출판사. 2009.

신경계운동치료학편찬위원회, 신경계운동치료학. 범문에듀케이션. 2017.

전혜선 외 옮김. 신경계물리치료학. 군자출판사. 2011.

최재청, 오태영. 운동치료학. 현문사. 2011.

황병용 옮김. 보바스 개념 이론과 임상. 범문에듀케이션. 2013.

Lehto, N. K., Marley, T. L., Ezekiel, H. J., Wishart, L. R., Lee, T. D., & Jarus, T. (2001). Application of motor learning principles: the physiotherapy client as a problem-solver. IV. Future directions. Physiotherapy Canada.

Wishart, L. R., Lee, T. D., Murdoch, J. E., & Hodges, N. J. (2000). Effects of aging on automatic and effortful processes in bimanual coordination. The Journals of Gerontology Series B: Psychological Sciences and Social Sciences, 55(2), 85-94.

CHAPTER 6

고유수용성 신경근촉진법

학습목표

1. 고유수용성신경근촉진법의 철학을 설명할 수 있다.
2. 고유수용성신경근촉진법의 기본 원리와 절차를 설명할 수 있다.
3. 고유수용성신경근촉진법의 치료 기법을 설명할 수 있다.
4. 고유수용성신경근촉진법의 패턴을 설명할 수 있다.

핵심용어

- 고유수용성신경근촉진법 Proprioceptive neuromuscular facilitation
- 촉각자극 Tactile stimulation
- 구두자극 Verbal stimulation
- 시각자극 Visual stimulation
- 율동적 개시 Rhythmic initiation
- 등장성 혼합 Combination of isotonics
- 복제 Replication
- 동적 반전 Dynamic reversal
- 안정적 반전 Stabilizing reversal
- 율동적 안정화 Rhythmic stabilization

1 개요

1) 정의

고유수용성신경근촉진법(proprioceptive neuromuscular facilitation, PNF)은 치료의 개념 중 하나이다. PNF의 기본 철학은 장애를 가진 사람을 포함하여 모든 인간은 아직 이용하지 않은 잠재력을 가진다는 것이다(Kabat, 1950).

Tip

- **고유수용성(Proprioceptive):** 신체의 움직임과 자세와 관련한 정보를 제공하는 감각수용기를 자극한다.
- **신경근(Neuromuscular):** 신경과 근육을 포함한다.
- **촉진(Facilitation):** 보다 쉽게 한다.

2) 역사

(1) 1940년대

PNF의 창시자인 Dr. Herman Kabat은 New York 대학에서 1932년 이학박사 학위를 받고, Chicago에 있는 Northwestern 대학교 의과대학에서 박사학위를 받은 후 신경학과 해부학을 연구했다. 그는 생리학적 치료법에 흥미를 갖고 Sherrinton의 업적을 바탕으로 연구를 계속하였으며, 1943~1946년까지 Washington에서 장애어린이재단의 고문으로서 일할 때 뇌성마비에 대해 깊은 관심을 갖게 되었다. 그리고 1946년 Washington에 설립된 신경근 재활을 위한 Kabat-Kaiser 연구소의 의료부장이 되었다. 이 연구소는 산업가인 Henry Kaiser가 그의 아들이 다발성 동맥경화로 고통을 받고 있었기 때문에 Kabat의 연구에 영향을 받아 Kabat-Kaiser 연구소를 설립하게 되었으며, 1948년 California Vallejo 제2 연구소, Santa Monica에 제3 연구소를 설립하였다. Kabat은 Magaret Knott를 만나 1948년 8월 Vallejo에 센터를 열고 본격적으로 PNF를 연구하게 되었다.

(2) 1950년대

Kabat과 Knott는 Washington, Vallejo, Santa Monica를 순회하면서 대단위 운동(mass movement)의 인식과 구체화 그리고 운동패턴을 가르치기 시작하였다. Dorothy Voss는 1951년 가을부터 6개월 동안 Vallejo에서 교육을 받고 1952년 4월 Knott의 조수가 되었으며, 1954년 7월 Knott와 Voss

는 Los Angeles에서 있었던 미국물리치료사 연차총회 후 PNF에 관한 강의를 하였다. 이를 계기로 미국물리치료사협회의 후원과 Kaiser Rehabilitation Center 주관으로 3~6개월 코스가 설립되어 캐나다, 프랑스, 스칸디나비아 3국, 영국, 독일, 벨기에 등 유럽 국가들과 오스트레일리아, 뉴질랜드, 남아프리카 공화국의 물리치료사들이 배우러 오기 시작했다.

1954년 Kabat이 연구소 의료부장직에서 사임함에 따라 Kabat-Kaiser 연구소가 California Rehabilitation Center at Vallejo와 Santa Monica로 바뀌었고, 수년 후에 Kaiser Foundation Rehabilitation Center (KFRC)로 바뀌었다.

PNF에 관한 책의 초판은 Knott와 Voss에 의해 1954년 New York Paul b. Hoeber 출판사에서 출간되었다. 1968년에 제2판을 발행하였으며, 1985년에 Haper & Row 출판사에서 Dorothy Voss, Marjorie lonta, Beverly Myers 공동으로 3판을 출간했다.

(3) 1960~1980년대

1965년 Knott는 Stanford 대학에서 주최한 심포지움에서 중추신경계 손상 아동을 위한 촉진과 억제라는 제목으로 발표하였으며, 그 후 Voss와 함께 Northwestern 대학에서 발표하였다.

1972년 Knott는 Las Vegas 연차총회에서 대각선 방향을 설명하면서 'In the Groove'라는 용어를 사용했으며, 그때 그는 영원히 남을 강의를 했다(Knott, 1973). KFRC에 있는 소아마비 환자의 수가 줄어들고, 두부손상이나 척수손상으로 인한 경련을 동반한 환자를 대상으로 PNF 연구가 활발해지기 시작했다. 이에 운동패턴 중심에서 보행, 이동, 일상생활동작(self-care activity)으로 영역이 넓어졌다.

PNF에 관한 책은 1954년에 초판이 발행되었으며, 1962년에는 독일어로, 1968년에는 프랑스어로 번역되었다. 1968년에 2판이 발행되어 1970년에 다시 독일어로, 1974년에는 이탈리아어, 스페인어, 일본어, 1975년에는 덴마크어로 번역되었으며, 그 후 1978년 이재학 교수가 한국어로 번역하였다.

(4) 1980년대 이후

1990년 국제 PNF 협회(International Proprioceptive Neuromuscular Facilitation Association, IPNFA)가 설립된 후, PNF 개념은 전 세계적으로 더 많이 확산되는 개념으로 발전되었다. 대한고유수용성신경근촉진법학회(Korea Proprioceptive Neuromuscular Facilitation Association, KPNFA)는 2022년 기준 13,600명 이상의 정회원을 가지고 16개 시도회로 구성된 큰 학회로 성장하여 조직적인 구성으로 PNF 교육과정을 체계적으로 개최 및 운영하고 있다.

3) 철학

PNF에 대한 철학은 다음 5가지로 설명할 수 있다.

- 긍정적 접근(positive approach): 통증 없이 치료하고, 성취 가능한 과제 제시, 성공할 수 있는 구성, 직접적인 치료와 간접적인 치료를 혼합하여 적용하고, 강한 부위부터 시작해 항상 긍정적이고 신체적 · 정신적 수준에서 환자가 할 수 있는 것을 이용하여 강화시킨다.
- 최상의 기능적 수준(highest functional level): 기능적 접근법과 ICF 사용, 신체 구조와 기능 및 활동 수준에 대한 치료를 통해 치료의 주된 목표는 환자가 가능한 최상의 기능 수준에 도달하도록 돕는 것이다.
- 집중 훈련에 의한 잠재력 동원(mobilize potential by intensive training): 모든 환자는 이용하지 않은 잠재력이 있음에 기초하여 능동적 참여, 운동학습, 자가 훈련을 통해 치료사는 환자의 잠재력을 동원하는 데 중점을 둔다.
- 인간을 전체로 생각(consider total human being): 환자의 개인적 · 신체적 · 감정적 요인을 포함하는 전인적 접근을 통해 모든 치료를 어떤 특정한 문제점이나 신체 일부에 국한된 것이 아닌 전인적 관점으로 적용한다.
- 운동조절과 운동학습 원리 사용(use of motor control and motor learning principle): 최상의 기능 수준에 도달하기 위해 치료사는 운동조절과 운동학습의 원리를 통합하여 적용한다.

2 촉진을 위한 기본 원리와 절차

(1) 외수용성 자극

- 촉각자극(tactile stimulation)
- 구두자극(verbal stimulation)
- 시각자극(visual stimulation)

(2) 고유수용성 자극

- 저항(resistance)
- 당김(traction)

- 압박(approximation)
- 뻗침(stretch)

(3) 기본 절차

- 강화/가중(reinforcement/summation)
- 패턴(pattern)
- 타이밍(timing)
- 신체 위치와 신체 역학(body position and body mechanics)
- 방산(irradiation)

(4) 촉진을 위한 기본 절차를 사용하는 목적

- 환자의 움직임 능력 향상
- 환자의 안정성 유지 능력 증가
- 적절한 도수 접촉과 최적의 저항에 의한 움직임 유도
- 환자가 정확한 운동 타이밍을 통해 협응된 움직임을 성취하도록 도움
- 환자의 체력 강화와 피로 예방

(5) 촉진을 위한 기본 절차

① 최적의 저항

저항의 강도는 운동하는 동안 환자의 능력뿐만 아니라 활동 목표에 따라 달라진다. 능력과 목표에 맞추는 것을 최적의 저항이라 한다.

Gellhorn은 근육이 저항에 대하여 수축할 때 근육의 반응은 대뇌겉질 자극을 증가시킨다고 밝혔다. 저항에 의해 발생된 능동적 근육의 긴장도는 가장 효과적으로 고유수용성 감각을 촉진시킨다. 촉진의 정도는 저항의 양과 직접적인 관련이 있다. 근육 수축을 통한 고유수용성 감각 반사는

박스 6.1

저항의 목적

- 근 수축력 촉진
- 운동학습 개선과 운동조절력 증가
- 움직임의 인식과 방향을 도움
- 근력 증가
- 근육 이완 도움(상반신경 억제)

동일 관절에서 협력근의 반응뿐만 아니라 인접관절의 연관된 협력근의 반응도 증가시킨다.

촉진된 근육에 대한 대항근들은 일반적으로 억제된다. 그러나 주동근의 활동이 강하게 일어날 때 대항근군은 협력 수축을 일으킬 수 있다(Gellhorn, 1947; Loofbourrow & Gellhorn, 1948).

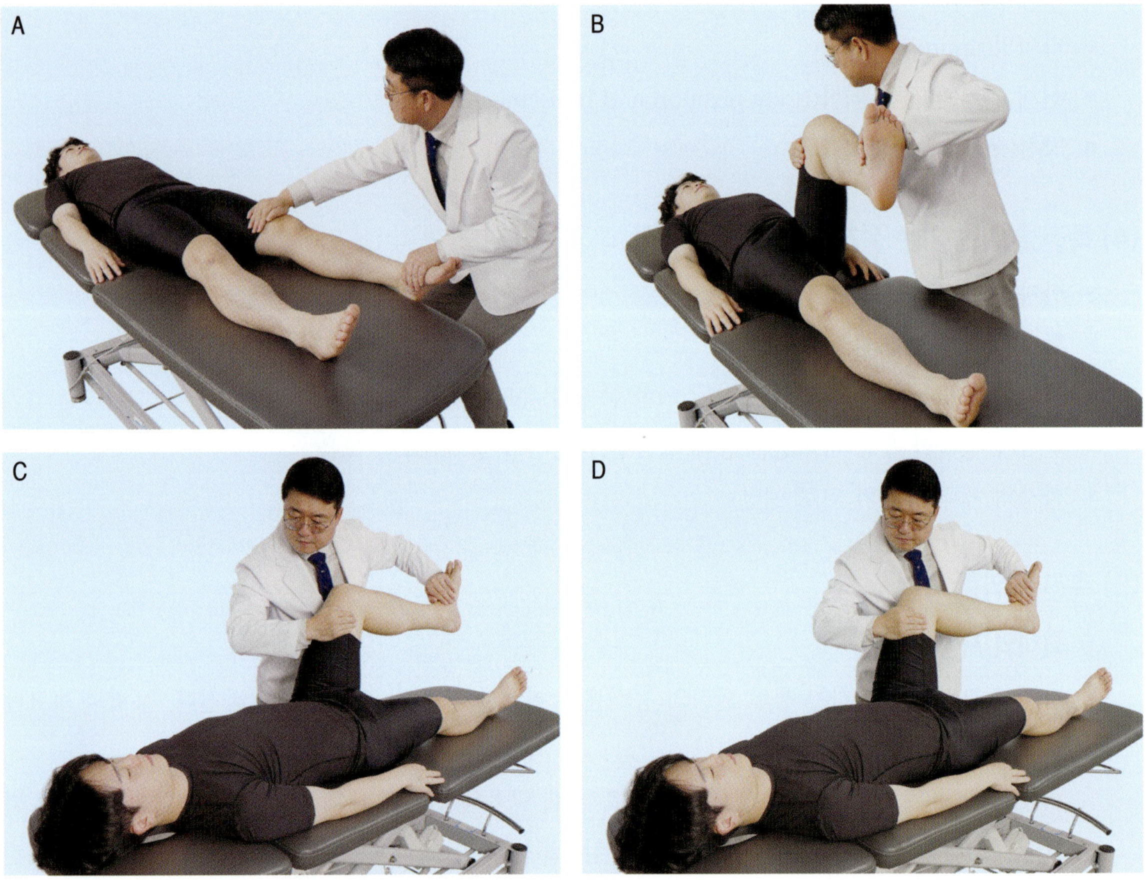

그림 6.1 저항 적용. **A:** 발목관절 발등 굽힘 및 안쪽번짐에 대한 저항, **B:** 엉덩관절 굽힘, 모음, 가쪽돌림에 대한 저항, **C, D:** 발목 및 엉덩관절에 대한 저항

② 방산과 강화

적절하게 적용된 저항은 방산과 강화를 만들어 낸다. 방산은 주어진 자극에 의해 신경 자극에 대한 반응이 확산되는 것으로 정의한다. 방산의 반응은 협력근과 움직임 패턴에서 억제(이완)와 촉진(수축)이 증가되었을 때 볼 수 있다(그림 6.2). 자극의 강도와 기간을 증가하면 반응도 증가한다(Sherrington, 1947). Kabat(1961)은 운동에 대한 저항은 방산을 일으키고, 특정 패턴에서 근육 활동의 확산을 일으킨다고 했다. 강한 근육에 저항을 주어 약한 근육의 강화를 유도한다. 저

항이 증가되면 근육 반응의 범위와 크기도 증가한다. 또한 동작과 환자의 자세가 변화함으로써 반응도 달라질 것이다. 환자의 상황과 치료 목표에 적합하도록 근 수축의 형태와 저항의 양을 적절하게 조절한다. 방산과 강화를 증가시키기 위해서는 저항만을 사용해서는 안 된다. 치료사는 압축, 구두자극, 뻗침과 도수접촉과 같은 다른 자극을 같이 사용해야 한다. 따라서 이러한 자극을 사용하면 공간적 가중뿐만 아니라 시간적 가중을 증가하게 한다.

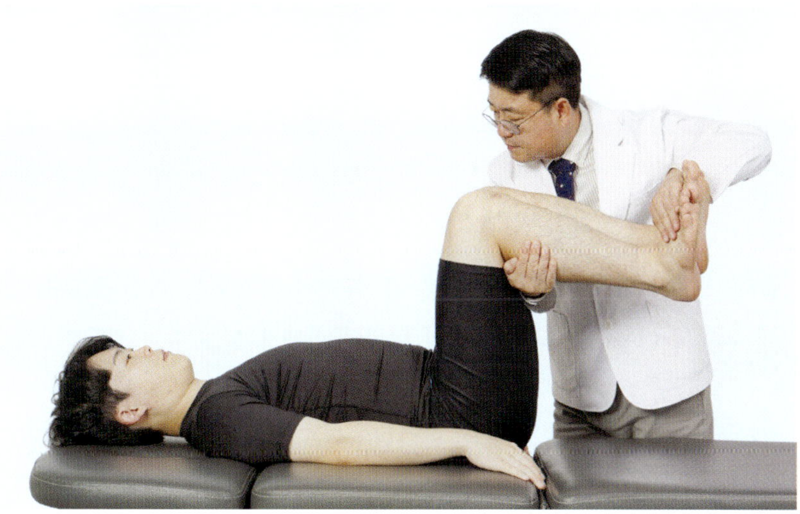

그림 6.2 방산 적용

③ 도수접촉

치료사의 도수접촉은 환자의 피부수용기와 압박수용기를 자극한다(박스 6.2).

박스 6.2

도수접촉의 목적과 방법

- 근육에 압박을 주어 근 수축 능력에 도움을 준다.
- 환자에게 안전과 신뢰를 준다.
- 접촉-운동감각 인지를 촉진한다.
- 압박은 움직임 방향에 대해 반대로 적용되어 움직이는 팔다리가 어느 지점에 있든지 협력근을 수축하여 움직임을 강화한다.
- 환자 몸통의 접촉은 간접적으로 몸통의 안정성을 촉진하여 팔다리의 움직임을 도와준다.
- 팔과 다리의 옆면은 중립 위치라 가정하고, 중립면을 고려한 상태에 손을 위치시킨다.
- 움직임의 조절과 치료사에 의한 돌림 저항을 위해 벌레근 잡기(lumbrical grip)를 사용한다(그림 6.3).

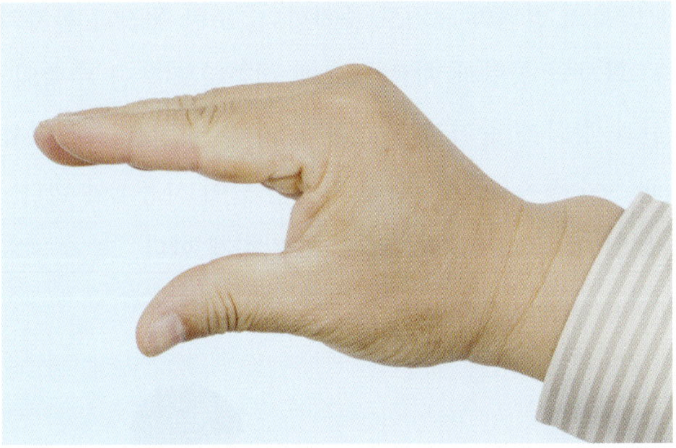

그림 6.3 벌레근 잡기 시 손의 모양

④ 신체 위치와 신체 역학

치료사가 원하는 움직임의 선상에 서 있을 때 환자의 움직임을 가장 효율적으로 조절할 수 있다. 치료사가 위치를 이동하게 되면 저항의 방향이 바뀌게 되며 환자의 움직임도 변하게 된다(G. Johnson & V. Saliba, 1985). 치료사의 신체는 원하는 움직임 또는 힘의 선상에 위치해야 한다. 치료사가 적절한 신체 위치를 유지할 수 없다면, 손과 팔은 움직임 선상과 정렬을 유지해야 치료사가 체중을 이용하여 저항을 줄 때 피로함 없이 지속적으로 저항을 줄 수 있다. 그리고 치료사의 신체 위치와 신체 역학뿐만 아니라 치료 시 환자의 위치도 중요하다(그림 6.4).

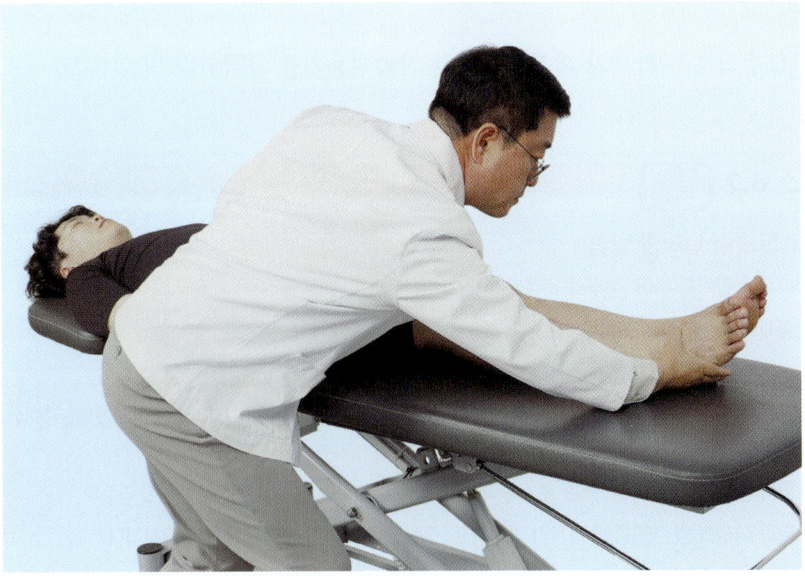

그림 6.4 신체 위치와 신체 역학 자세

⑤ 구두자극(지시)

구두자극은 환자에게 무엇을 하고 언제 해야 하는지를 알려준다(박스 6.3).

박스 6.3

구두자극의 목적과 적용

- 움직임 또는 근 수축 시작을 안내한다.
- 강한 근 수축 또는 이완에 영향을 준다.
- 환자에게 수정을 알려준다.
- 지시를 주는 타이밍은 치료사의 손의 저항과 같이 환자의 반응과 협응하기 위해 중요하다.
- 지시하는 타이밍은 뻗침 반사를 이용할 때 중요하다.
- 소리 크기는 근 수축 결과의 강도에 영향을 줄 수 있다(Johansson, 1983).
- 지시는 예령(preparation), 본령(action), 수정령(correction) 3개 부분으로 나누어 준다.

⑥ 시각자극

시각적 되먹임은 협응성, 근력과 안정성을 도와줌으로써 근육 활동을 촉진한다. 치료사는 과제를 위해 적용한 자극이 적절한가 또는 통증을 일으키거나 너무 강한 자극인가와 같은 시각 정보를 받을 수 있다(박스 6.4).

박스 6.4

시각자극의 목적

- 시각 입력은 좀 더 강한 근 수축을 촉진한다.
- 시각적 되먹임은 환자의 위치와 움직임을 수정하고 조절하는 것에 도움을 준다.
- 시각자극은 머리와 신체 움직임 모두에게 영향을 준다.
- 시각자극은 환자와 의사소통의 방법이 되며, 협응적인 상호작용에 도움을 준다.

⑦ 당김과 압박

팔다리 또는 몸통을 연장(elongation)하거나 압박(compression)하여 운동성과 안정성을 촉진한다. 당김의 치료적 효과는 관절수용기를 자극함으로써 발생된다고 하였다(Knott & Voss, 1968; Voss et al., 1985). 당김은 근육의 늘어남으로 뻗침 자극과 같이 사용할 수 있으며, 가동성을 촉진시키고, 근육 조직의 늘이남을 도와준다. 또한 당김은 움직임 일부에서 저항으로 작용한다. 관절 통증이 있는 환자를 치료하는 경우, 손상측의 당김이 도움이 되며, 당김을 적용하는 힘은 원하는 결과가 얻어질 때까지 점진적으로 증가시켜 적용한다. 당김은 움직임 동안 유지되어야 하고, 최적의 저항과 혼합하여 사용할 수 있다.

압박을 통한 근 수축은 관절수용기를 자극함으로써 나타난다. 근육 반응이 증가되는 다른 이유는 압축에 의해 자세 또는 위치의 방해로 인한 반대작용의 반응 때문이다. 압박은 안정성을 증가시키며, 체중지지와 항중력 근육의 수축을 촉진시킨다. 또한 바로 세우기 반응(upright reaction)을 촉진시키고, 일부 움직임 구성요소의 저항으로 작용한다.

Tip

압박을 적용하는 3가지 방법

- **빠른 압박:** 반사를 이끌어 내기 위해서 힘을 빠르게 적용한다.
- **느린 압박:** 환자가 적응할 수 있도록 힘을 점진적으로 적용한다.
- **유지성 압박:** 빠른 또는 느린 압박 후에 압박을 유지하는 것으로, 적절한 근 긴장도가 만들어질 수 있도록 필요한 만큼 유지한다.

⑧ 뻗침

뻗침 자극은 같은 관절의 근육과 동반된 다른 협력근의 늘어남을 촉진한다. 최대의 촉진은 팔다리와 몸통의 모든 협력근들이 최대로 늘어났을 때 얻게 된다. 뻗침 자극은 기본 원리이고, 뻗침 반사는 기법으로 사용한다. 뻗침 반사는 두 부분으로 나뉘는데, 첫째는 작은 힘을 발생시키고 기능적 의미를 가지지 않는 잠복기가 짧은 척수 반사에 의한 뻗침 반사이고, 둘째는 기능적 뻗침 반응으로 잠복기가 길지만 더 큰 힘과 기능적 수축을 만들어 내는 뻗침 반사이다. 효과적인 치료를 위해서는 뻗침 후 수축된 근육에 저항을 가해야 한다. 근육 뻗침 후 저항을 가했을 때 반응의 증가를 보였다.

⑨ 타이밍

타이밍은 동작의 순서이다. 성인의 경우, 대부분의 협응적이며 효율적인 움직임의 정상적 타이밍은 먼쪽에서 몸쪽이다. 강조 타이밍(timing for emphasis)은 부분적 근육 또는 원하는 활동을 강조하기 위해 움직임의 정상적 순서 변화를 포함한다. 정상적인 타이밍은 과제가 성취될 때까지 지속적이며 협응된 움직임을 제공한다.

강조 타이밍은 강한 수축의 에너지를 약한 근육 방향으로 재설정해 준다. 발달 동안 협응성과 조절의 진화는 머리쪽에서 꼬리쪽 그리고 몸쪽에서 먼쪽으로 진행된다. 유아기에 있어서 팔은 손이 어디로 갈지를 결정하지만, 잡기가 성숙하게 되면 손이 팔의 움직임을 가이드하게 된다. 성인은 선 자세에서의 균형을 유지하기 위한 작은 운동을 먼쪽에서 몸쪽으로 진행한다. 정상적인 운동 타이밍을 회복하는 것이 치료의 목표가 되기도 한다(그림 6.5). 그리고 강조 타이밍은 특정한 근육을 강조하기 위해서, 특히 원하는 동작을 강조하기 위한 동작의 정상적이고 연속적인 변화를 포함한다.

Tip

치료적 목적을 위해 2가지 방법으로 정상적 타이밍의 변화를 줄 수 있다.

- 첫 번째, 강조하고자 하는 한 부위만 제외하고 패턴의 모든 동작을 막는다.
- 두 번째, 약한 근육을 운동하는 동안 패턴에서 강한 동작의 수축을 유지하거나 등척성 저항을 준다. 이 저항은 정적 수축으로 각 분절을 완전히 고정되게 하고, 이러한 수축을 "잠김(locking it in)"이라고 부른다.

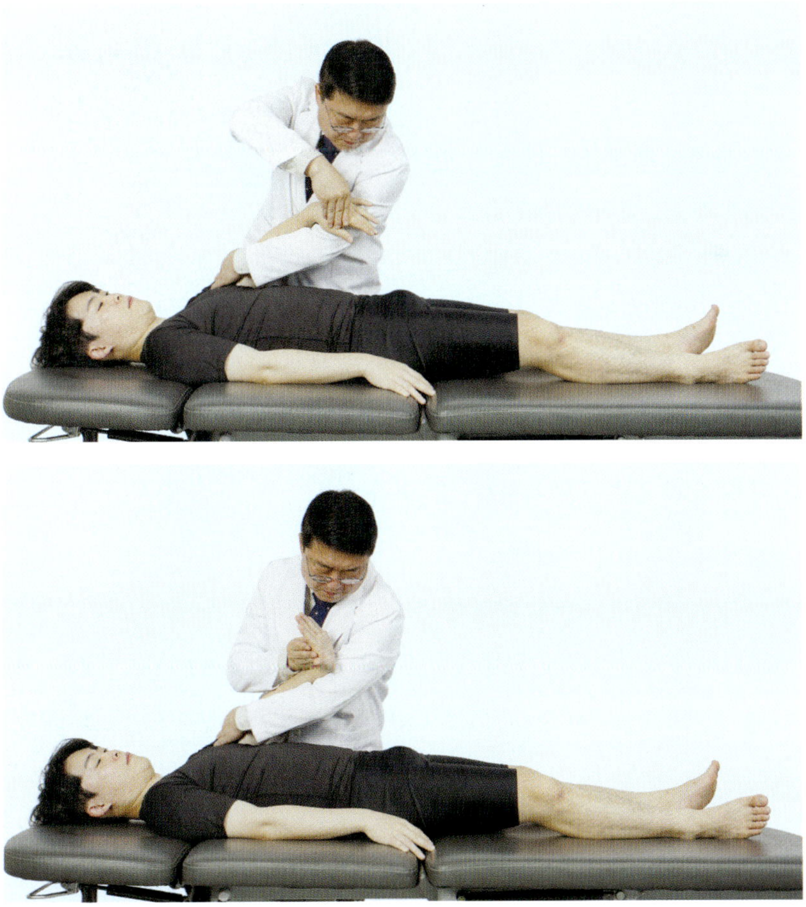

그림 6.5 정상적 타이밍 적용

⑩ 패턴

촉진을 위한 PNF 패턴은 협력적 근육의 조합(synergistic muscle combination)으로 이루어진다. PNF를 적용할 때는 PNF의 철학과 치료에 맞는 절차를 사용하는 것이 중요하다. 패턴을 사용하는 것이 필수적이지는 않으나, 유용한 치료적 도구로써 사용될 수 있다.

▪ 대단위 운동패턴

움직임을 수행할 때 운동겉질은 특정 근육을 수의적으로 조절하는 것이 아니라 대단위 패턴 형태의 움직임을 구성하고 발생시킨다. 패턴은 나선적(spina)이고 대각선적(diagonal)이다. 몸쪽에서 발생하는 동작이 패턴의 이름이 되고 두 개의 대항근 패턴이 대각선을 이루게 된다. 예를 들어, 팔의 대각선은 어깨 굽힘–모음–가쪽돌림과 대항 패턴인 폄–벌림–안쪽돌림을 이루게 된다.

- PNF 패턴은 3차원적인 면의 동작 조합이다.
  - 시상면(sagittal plane): 굽힘과 폄
  - 관상면(coronal plane) 또는 이마면(frontal plane): 팔다리의 벌림과 모음
  - 가로면(transverse plane): 돌림
- 모든 관절의 움직임은 3요소가 있다.
  - 굽힘과 폄: 범위의 주요 요소
  - 벌림과 모음: 범위의 중간 요소
  - 돌림: 범위의 가장 작은 요소이지만 중요한 요소임

▪ 운동패턴의 이용

패턴은 요구되는 어떤 운동범위에서나 할 수 있으며, 어떤 자세에서도 수행할 수 있다. 운동패턴 이용 시 다음과 같은 사항을 고려한다.

- 정상적인 타이밍을 고려한다.
- 여러 가지 형태로 패턴을 변화할 수 있다.
- 팔다리의 움직임이 서로 어떻게 연결되어 있는지에 따라 패턴 조합의 이름이 결정된다.

3 치료 기법

PNF 치료 기법은 목표하는 치료 상황에서 신체 구조와 기능 그리고 활동 향상을 위한 순차적인 촉진 방법이다. PNF 치료 기법의 목표는 근육의 촉진, 억제, 강화 및 이완을 통해 기능적 움직임을 증진하는 것이다. 국제 PNF 협회는 PNF 치료 기법을 활성화되는 근육군을 바탕으로 주동근 기법(agonistic techniques), 대항근 기법(antagonistic techniques), 이완 기법(relax technique)으로 분류하였다.

박스 6.5

기법의 분류

주동근 기법
- 율동적 개시
- 시작 범위의 반복뻗침
- 전 범위의 반복뻗침
- 등장성 혼합
- 복제

대항근 기법
- 동적 반전
- 안정적 반전
- 율동적 안정화

이완 기법
- 수축-이완
- 유지-이완

1) 주동근 기법

(1) 율동적 개시

율동적 개시(rhythmic initiation, RI)는 신체 또는 팔다리를 원하는 범위로 율동적인 한 방향(unidirectional) 동작을 수동적으로 시작하여 점차적으로 능동-보조, 저항 그리고 독립적(independently) 동작이나 움직임으로 진행하는 기법을 말한다.

① 목표

- 동작의 시작 보조
- 동작의 협응과 동작 감각 향상
- 빠르거나 느린 동작의 속도 정상화
- 동작의 교육
- 환자의 이완을 돕기 위한 근 긴장 정상화

② 적용

- 동작 시작이 어려울 때
- 움직임이 너무 빠르거나 느릴 때
- 동작이 비협응적이거나 비율동적일 때[예: 운동실조증(ataxia), 강직(rigidity)]
- 근 긴장을 정상화하거나 조절할 때
- 일반적인 긴장(general tension)이 있을 때

(2) 시작 범위의 반복뻗침

시작 범위의 반복뻗침(repeated stretch from beginning of range)은 능동적인 근 동원(muscle recruitment)을 얻기 위해 반복적인 뻗침 반사를 이용하는 기법을 말한다.

① 목표

- 움직임의 시작 촉진
- 능동 가동범위 증가
- 근력 향상
- 피로 감소 및 예방
- 원하는 방향으로 동작 유도

② 적용

- 약화가 있을 때
- 약화나 강직(rigidity)으로 움직임의 시작이 어려울 때
- 근육이 피로할 때
- 움직임의 인식(awareness)이 감소되었을 때
- 근육들이 늘어나고 긴장된 상태에서 적용
- 환자의 수의적인 노력과 반복뻗침을 같이 사용할 수 있음
- 근 수축이 나타나는 것을 확인하고 저항을 줌

③ 금기

- 관절이 불안정할 때
- 통증이 있을 때
- 골다공증이나 골절로 뼈의 안정성이 결여되었을 때
- 근육과 힘줄에 손상이 있을 때

Tip

- 늘어진 상태의 근 긴장 = 뻗침 자극
  늘어진 상태의 근 긴장 + 텝(tap) = 뻗침 반사
- Bounce Up이란? 반복뻗침 적용 시 치료사의 손이 환자의 움직임보다 더 빨리 빠져나가 순간적으로 증가된 환자의 근력에 적절한 저항을 가하지 못해 환자의 증가된 근력을 소멸시킴과 동시에 움직임의 방향 제시를 상실시키는 현상을 의미한다. 이는 반복뻗침을 적용시킬 때 아주 쉽게 발생하는 치료사의 실수이다.

(3) 전 범위의 반복뻗침

전 범위의 반복뻗침(repeated stretch through range)은 능동적인 근 동원을 더 얻기 위해 근육이 수축되어 있는 상태에서 반복적인 뻗침 반사를 이용하는 기법을 말한다(그림 6.6).

① 목표

- 능동 가동범위 증가
- 근력 향상
- 피로 감소 및 예방
- 원하는 방향으로 동작 유도
- 근 긴장의 정상화

② 적용

- 약화가 있을 때
- 근육이 피로할 때
- 움직임의 인식이 감소되었을 때
- 반복뻗침 후 새로운 범위의 강한 수축이 나타남
- 다음 뻗침을 주기 전에 환자의 움직임을 충분히 허용함
- 패턴을 한 번 시행할 때 3~4회의 반복뻗침을 하는 것이 적합함

③ 금기

- 관절이 불안정할 때
- 통증이 있을 때
- 골다공증이나 골절로 뼈의 안정성이 결여되었을 때
- 근육과 힘줄에 손상이 있을 때

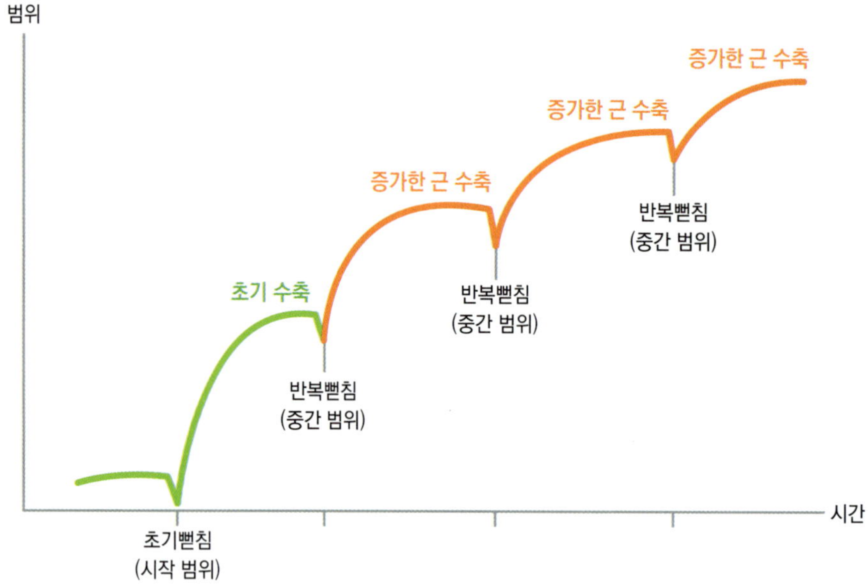

그림 6.6 전 범위의 반복뻗침

(4) 등장성 혼합

등장성 혼합(combination of isotonics, CI)이란 이완 없이 한 근육군이 동심성 · 편심성 · 안정적 수축을 혼합한 기법으로, 치료를 적용할 때는 수축력 또는 협응력이 강한 위치에서 시작한다(그림 6.7).

① 목표

- 동작의 능동적 조절력 향상
- 협응력 향상
- 능동 가동범위 증가
- 근력 향상
- 움직임의 편심성 조절을 위한 기능적 훈련

② 적용

- 편심성 조절력이 저하되었을 때
- 협응력이 부족하거나 원하는 방향으로 움직임이 어려울 때
- 능동 가동범위가 감소되었을 때
- 가동범위에서 능동 동작이 잘 나타나지 않을 때
- 목적에 따라 동심성 수축, 편심성 수축, 안정적 수축을 순서에 상관없이 적용 가능

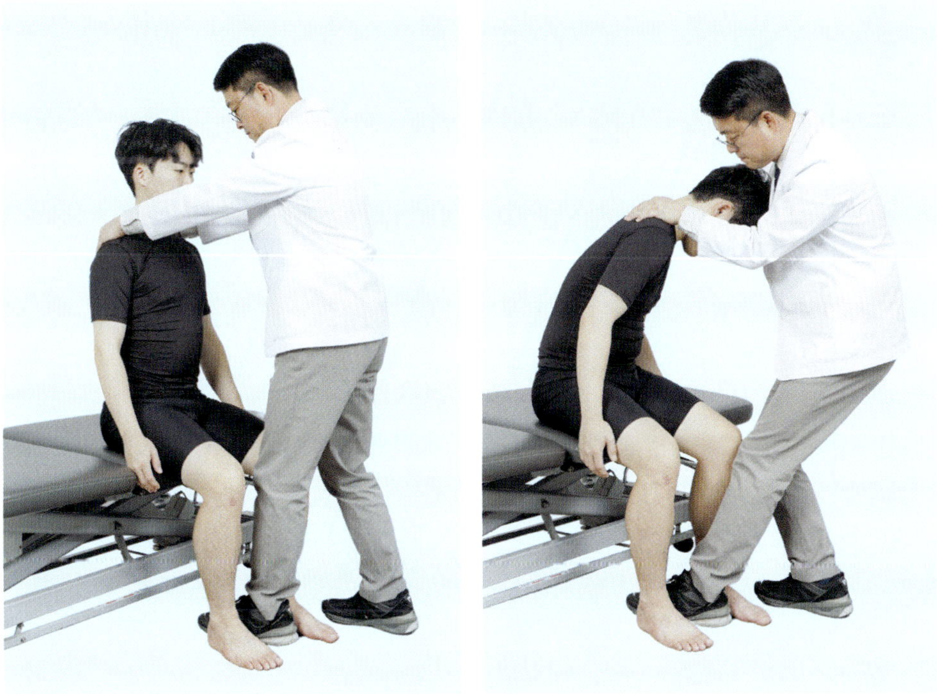

그림 6.7 등장성 혼합

(5) 복제

복제(replication)는 기능적 활동의 운동학습을 촉진하기 위한 기법으로, 환자에게 움직임 또는 활동의 끝을 가르치는 것은 기능적 활동(스포츠 활동 등)과 자가-돌봄 활동을 위해 중요하다(그림 6.8).

① 목표

- 움직임의 끝 자세를 가르치기 위해

② 적용

- 환자의 대항근이 짧아 제한이 있을 때, 치료사는 환자가 스스로 주동근을 얼마나 수축할 수 있는지 추정할 수 있어야 함
- 복제 기법은 운동실조증 및 협응 문제(coordination problems)에 유용함
- 마지막 자세에서 시작 자세 방향으로 범위를 넓혀가면서 지속적으로 복제함

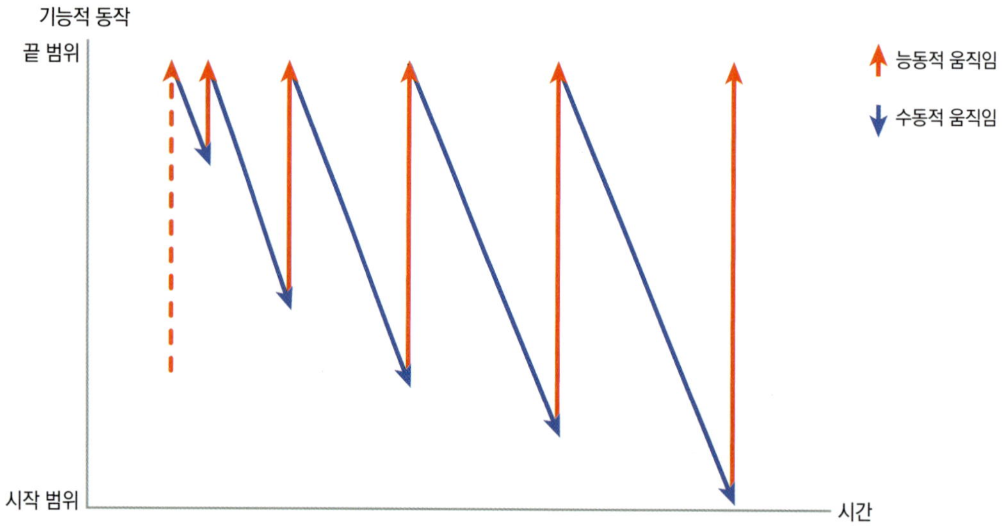

그림 6.8 복제 적용 방법

2) 대항근 기법

이 기법은 Sherrington의 원칙들 중 연속적 유도(successive induction)와 상반억제(reciprocal)를 기초로 하고 있다(Sherrington, 1961).

(1) 동적 반전

동적 반전(dynamic reversal, DR)은 능동-저항성 동심성 동작(active-resisted concentric motion)을 한 방향(주동근)에서 반대 방향(대항근)으로 이완과 멈춤 없이 수행하는 기법을 말한다(그림 6.9).

① 목표

- 능동 가동범위 증가
- 근력 향상
- 한 방향에서 반대 방향으로 움직이는 협응력 향상
- 피로 감소 및 예방
- 지구력 향상
- 근 긴장도 감소

② 적용

- 능동 가동범위가 감소되었을 때
- 주동근 군이 약화되었을 때

- 움직임의 방향 전환 능력이 감소되었을 때
- 수축하는 근육의 피로가 시작될 때
- 과긴장(hypertone) 근육을 이완할 때
- 동적 반전은 강한 패턴의 근 수축으로 시작하고 약한 패턴의 근 수축으로 끝냄
- 동적 반전을 시행하는 동안 치료사는 항상 도수접촉을 유지함

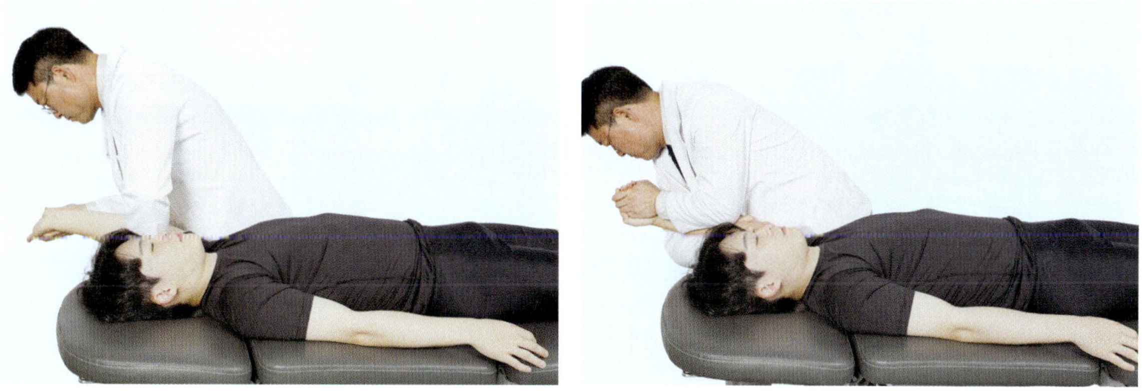

그림 6.9 동적 반전

(2) 안정적 반전

안정적 반전(stabilizing reversal, SR)은 저항에 대하여 동작을 유발하지 않는 교대적인 등장성 수축(isotonic contraction)을 반복하는 기법을 말한다(그림 6.10).

① 목표

- 안정성과 균형 향상
- 근력 향상
- 주동근과 대항근의 협응력 향상

② 적용

- 안정성이 감소되었을 때
- 약화가 있을 때
- 동적 명령을 이용하고 환자의 약간의 움직임만 허용함
- 강한 근 수축 방향부터 시작함
- 동적 반전으로 시작하여 점차적으로 범위를 줄일 수 있음

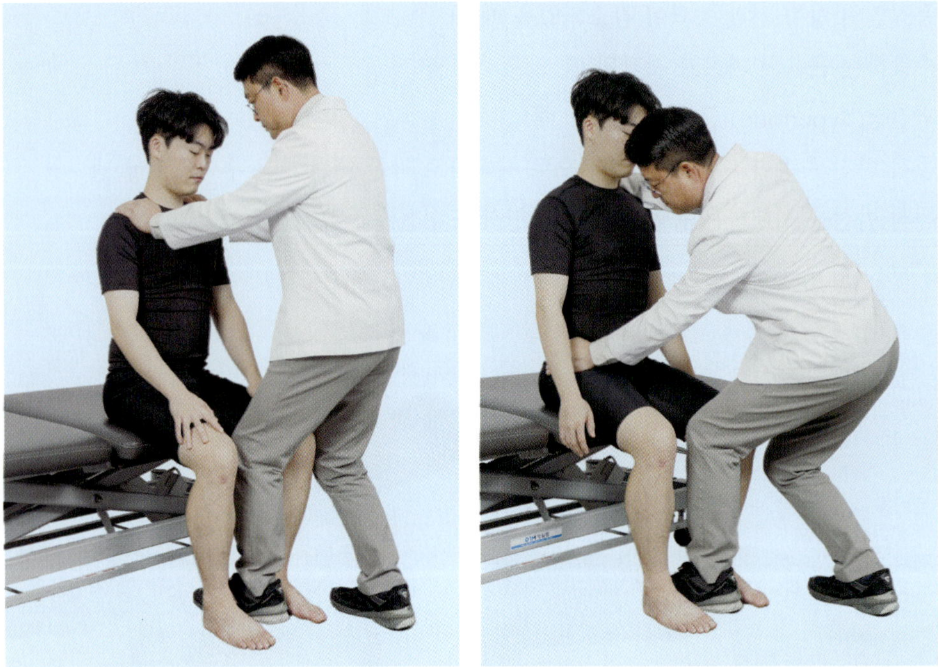

그림 6.10 안정적 반전

(3) 율동적 안정화

율동적 안정화(rhythmic stabilization, RS)는 저항에 대항한 동작을 유발하지 않는 교대적인 등척성 수축(isometric contraction)을 반복하는 기법을 말한다(그림 6.11).

① 목표

- 능동과 수동 가동범위 증가
- 근력 향상
- 안정성과 균형 향상
- 통증 감소

② 적용

- 움직임에 제한이 있을 때
- 통증 감소, 특히 움직임을 시도할 때
- 관절에 불안정성이 있을 때
- 대항근 군에 약화가 있을 때
- 균형능력이 감소되었을 때
- 환자는 움직임의 의도가 없음

③ 금기

- 소뇌손상 환자에게 율동적 안정을 적용하기 어려울 수 있음
- 뇌병변이 있거나 나이가 어리거나, 언어의 어려움 등의 이유로 치료사의 지시를 따를 수 없을 경우 적용이 힘듦

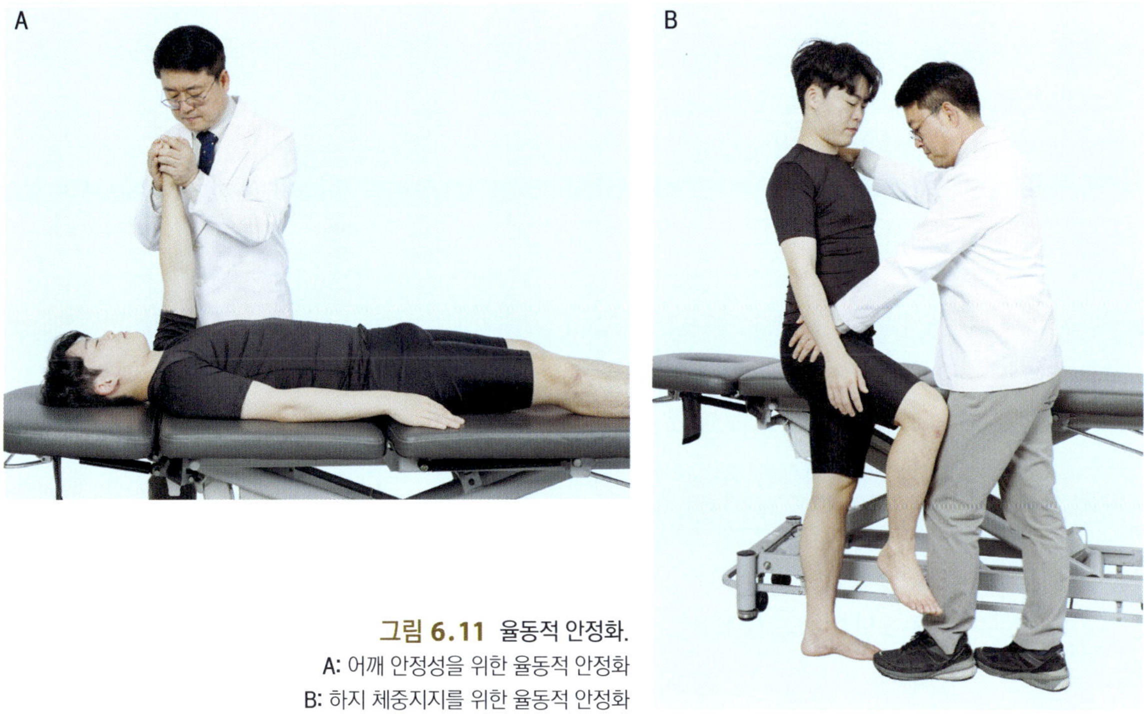

그림 6.11 율동적 안정화.
A: 어깨 안정성을 위한 율동적 안정화
B: 하지 체중지지를 위한 율동적 안정화

3) 이완 기법

(1) 수축-이완

수축-이완(contract-relax, CR)은 짧아진 근육에 저항성 등장성 수축(resisted isotonic contraction) 후, 이완과 새로운 범위로의 움직임을 시행하는 기법을 말한다.

① 목표

- 수동 가동범위 증가

② 적용

- 수동 가동범위가 감소되었을 때
- 근육의 단축이 있어 가동범위 제한이 있는 지점이 시작 지점

- 치료사는 짧아진 근육에 5~8초 정도의 강한 근 수축을 요구함
- 새로운 가동범위에서 대항근과 주동근에 능동 저항 운동 후 수축–이완 기법을 끝마침
- 단축된 근육에 통증이 심하거나 근력이 약해 근 수축을 유발하기 어려울 때, 짧아진 근육의 길항근 수축을 유발하는 간접 치료를 적용할 수 있음

(2) 유지-이완

유지–이완(hold–relax, HR)은 짧아진 근육에 저항성 등척성 수축 후, 이완과 새로운 범위로의 움직임을 시행하는 기법을 말한다(그림 6.12).

① 목표

- 수동 가동범위 증가
- 통증 감소

② 적용

- 수동 가동범위가 감소되었을 때
- 환자가 치료사의 직접적인 통제를 따르지 못할 때
- 환자의 등장성 수축이 너무 강해서 치료사가 충분히 통제하지 못할 때
- 단축된 근육에 통증이 심하거나 근력이 약해 근 수축을 유발하기 어려울 때, 짧아진 근육의 대항근 수축을 유발하는 간접 치료를 적용할 수 있음

③ 금기

- 환자가 등척성 수축을 할 수 없을 때

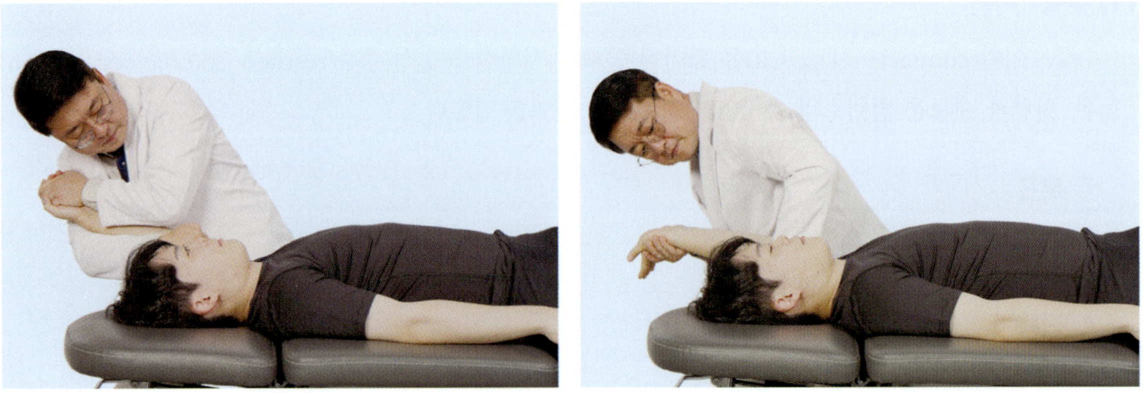

그림 6.12 유지–이완

박스 6.6

고유수용성신경근촉진법의 기법과 목적

1. **움직임의 시작**
   - 율동적 개시
   - 시작 범위의 반복뻗침

2. **움직임 학습**
   - 율동적 개시
   - 등장성 혼합
   - 시작 범위의 반복뻗침
   - 전 범위의 반복뻗침
   - 복제

3. **움직임의 속도 변하**
   - 율동적 개시
   - 동적 반전
   - 시작 범위의 반복뻗침
   - 전 범위의 반복뻗침

4. **근력 강화**
   - 등장성 혼합
   - 동적 반전
   - 율동적 안정화
   - 안정적 반전
   - 시작 범위의 반복뻗침
   - 전 범위의 반복뻗침

5. **안정성 증가**
   - 등장성 혼합
   - 안정적 반전
   - 율동적 안정화

6. **협응과 조절 증가**
   - 등장성 혼합
   - 율동적 개시
   - 동적 반전
   - 안정적 반전
   - 율동적 안정화
   - 시작 범위의 반복뻗침
   - 복제

7. **지구력 증가**
   - 동적 반전
   - 안정적 반전
   - 율동적 안정화
   - 시작 범위의 반복뻗침
   - 전 범위의 반복뻗침

8. **움직임의 범위 증가**
   - 동적 반전
   - 안정적 반전
   - 율동적 안정화
   - 시작 범위의 반복뻗침
   - 수축-이완
   - 유지-이완

9. **이완**
   - 율동적 개시
   - 율동적 안정화
   - 유지-이완

10. **통증 감소**
    - 율동적 안정화
    - 안정적 반전
    - 유지-이완

4 패턴

1) 어깨뼈와 골반

(1) 개요

다리이음뼈(pelvic girdle)와 팔이음뼈(shoulder girdle)는 팔다리의 안정성과 움직임에 있어 그 기능이 비슷하지 않다. 팔이음뼈에서 어깨뼈와 빗장뼈는 하나의 단위로 함께 일을 한다. 어깨뼈의 주요 지지점은 축성 골격인 복장뼈인데 단 하나의 근육만 부착되어 있다. 팔이음뼈는 근육의 기능과 아래에 있는 가슴우리와의 적응 능력에 의존한다. 일반적인 기능에서 팔이음뼈는 체중을 부하하는 구조물이 아니다(Meyers & Lephart, 2000). 어깨뼈의 패턴은 팔 패턴 안에서 활성화되고 모든 팔 패턴과 어깨뼈의 움직임은 통합되어 나타난다.

다리이음뼈는 엉치뼈와 볼기뼈 또는 엉덩관절뼈로 구성되며 척추에 직접 부착되어 체중을 부하하는 구조물이다. 골반은 그 기능이 실제로는 분리되어 있기 때문에, 골반 패턴이 항상 다리 패턴에 따라 기능하는 것은 아니다. 엉치뼈는 허리뼈의 연장선으로 척추의 기능에 따라 기능을 한다. 엉치엉덩관절(sacroiliac joint)은 축성 골격과 다리 사이에서 변화한다. 따라서 다리 패턴이 볼기뼈를 통해 다리이음뼈로 이어지는 동안 골반 패턴은 엉치뼈를 통해 허리뼈로 전달된다. 다리 움직임은 체중지지나 비체중지지 여부와 상관없이 볼기뼈 동작에 의해 지지되고 보완된다. 엉치뼈는 골반 패턴에서 기능적인 역할을 한다.

(2) 적용

어깨뼈와 골반의 운동은 목, 몸통 그리고 팔다리의 치료를 위해 중요하다. 어깨뼈 근육은 목뼈와 등뼈의 기능을 조절하거나 영향을 준다. 팔의 적절한 기능을 위해서 어깨뼈의 움직임과 안정성이 모두 필요하다. 몸통과 다리의 적절한 기능을 위해서는 골반의 움직임과 안정성이 필요하다. 그리고 어깨뼈와 골반의 운동은 다양한 목적을 가질 수 있다.

(3) 기본 절차

환자의 자세	기본적인 어깨뼈와 골반 패턴은 환자가 치료대에 옆으로 누워 있는 상태에서 설명된다. 환자의 등은 치료대의 가장자리에 가깝도록 위치하고, 척추는 정상적인 정렬을 유지하게 하며, 머리와 목은 구부러지거나 펴지지 않도록 가능한 중립 자세를 유지하도록 한다. 어깨뼈 또는 골반 패턴을 시작하기 전에 두 대각선이 교차하는 중간 위치에 어깨뼈 또는 골반을 두도록 한다.
치료사의 자세	치료사는 환자의 뒤에 서서 어깨뼈 또는 골반의 대각선상을 향하며 팔과 손은 움직임에 맞춰 나란히 놓는다.
잡는 방법 또는 도수접촉	잡는 방법은 도수접촉의 기본 절차에 따라 움직임의 반대 방향이다. 잡는 방법은 치료사나 환자의 자세가 변경될 때 바뀐다.
저항	저항의 방향은 환자 신체의 윤곽을 따르는 아크가 되고, 신체 윤곽 아크의 결과에 따라 저항의 방향은 끊임없이 바뀐다.

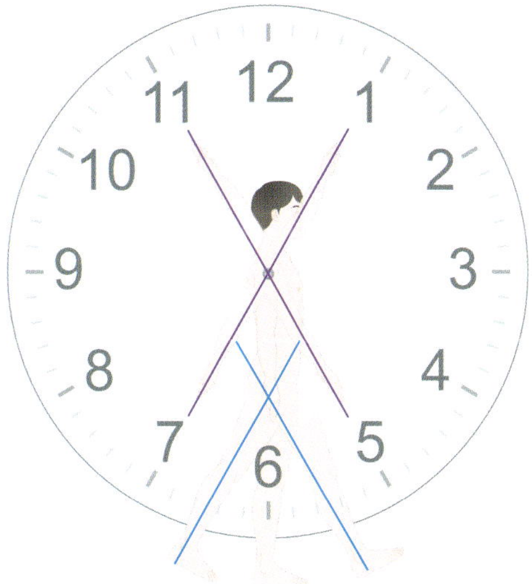

그림 6.13 어깨뼈와 골반의 대각선 움직임

(4) 어깨뼈의 대각선

움직임			근육(주요한 구성요소)
앞쪽올림	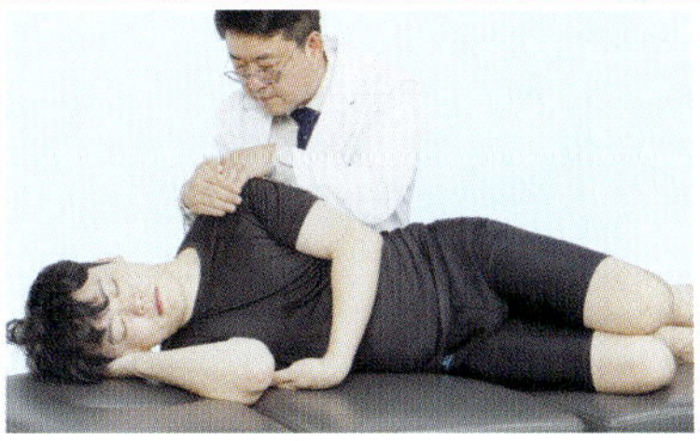	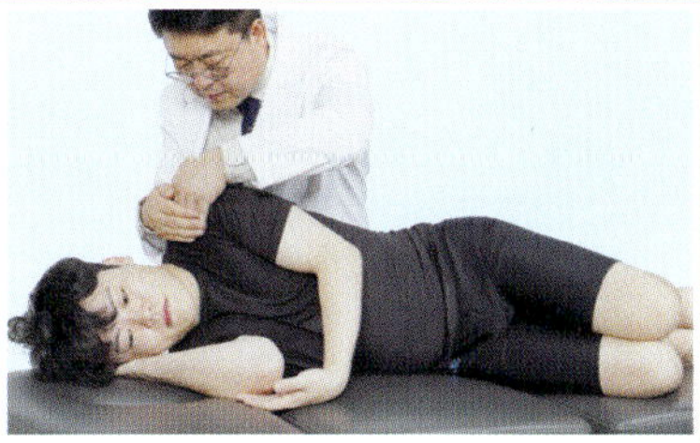	어깨올림근 마름근 앞톱니근
뒤쪽내림	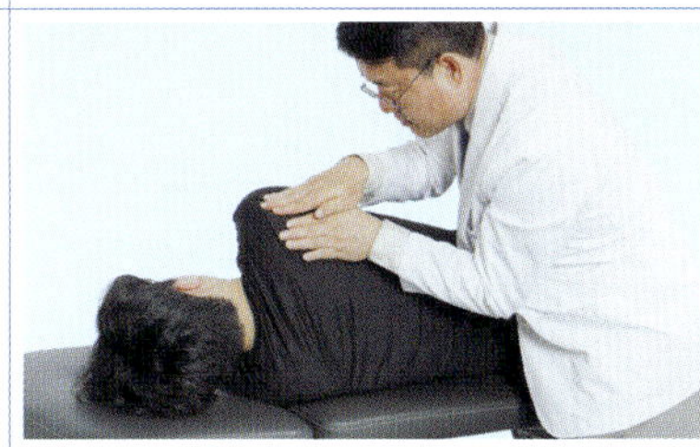	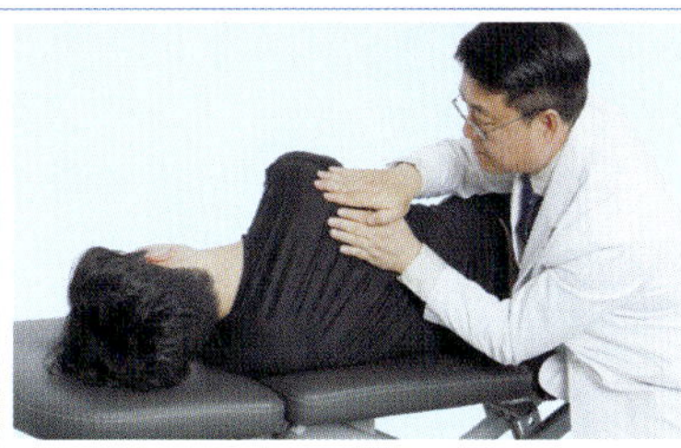	앞톱니근(하부) 넓은등근 아래등세모근
앞쪽내림	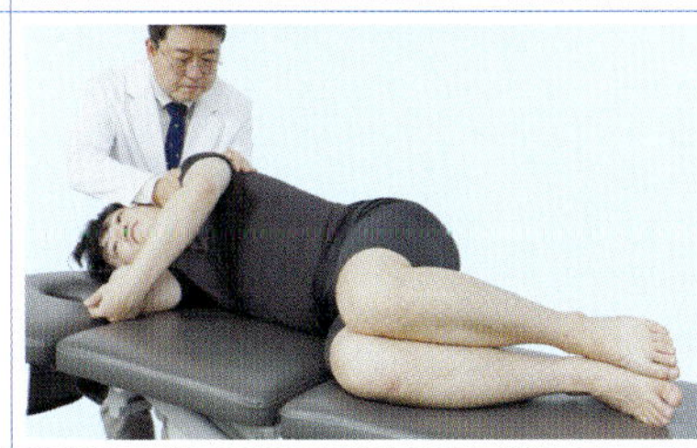	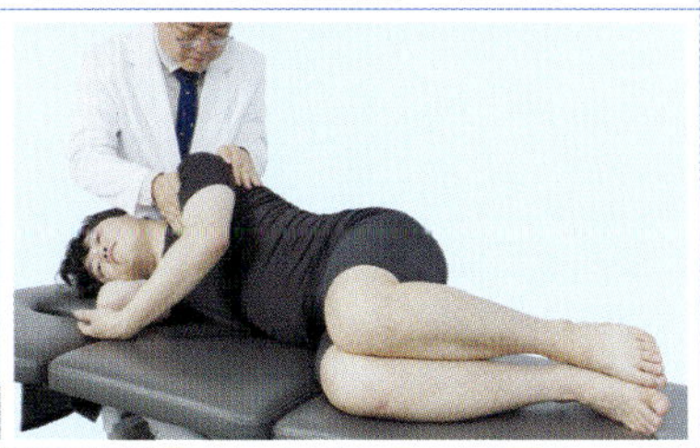	마름근 앞톱니근 아래섬유 큰가슴근과 작은가슴근
뒤쪽올림	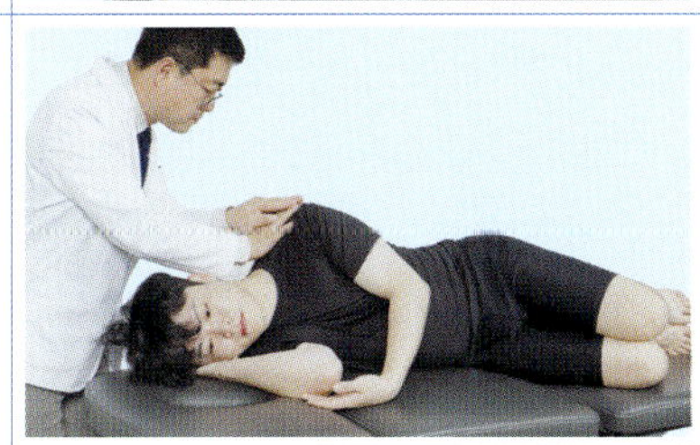	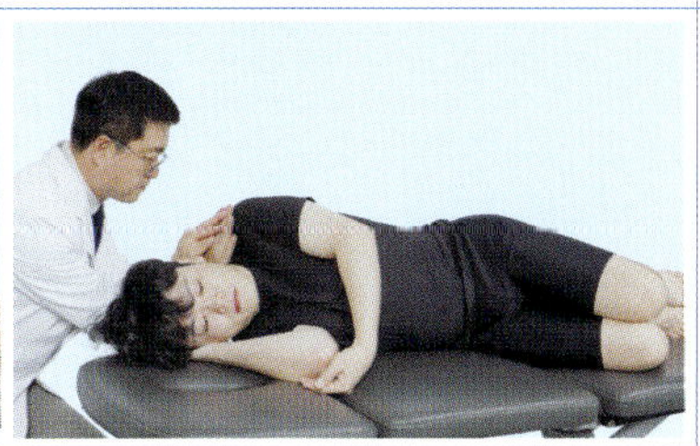	등세모근 어깨올림근 마름근

(5) 골반 패턴

움직임			근육(주요한 구성요소)
앞쪽올림	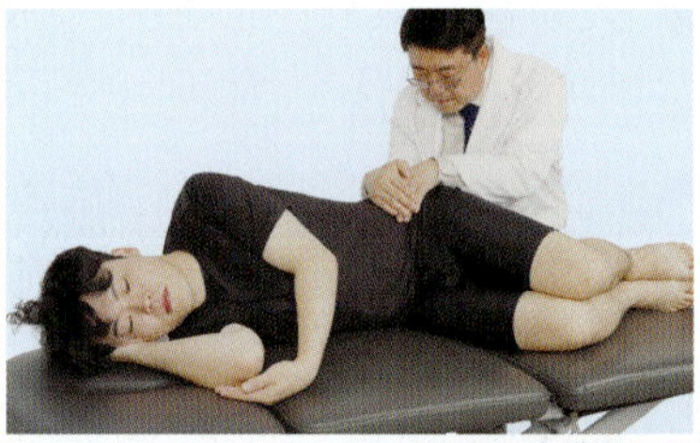	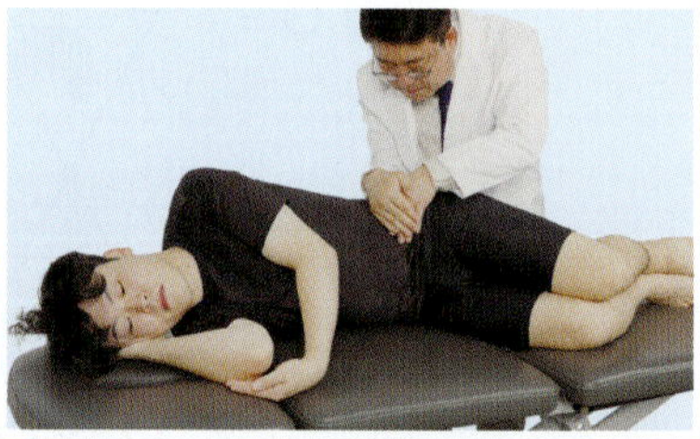	배속빗근 배바깥빗근
뒤쪽내림	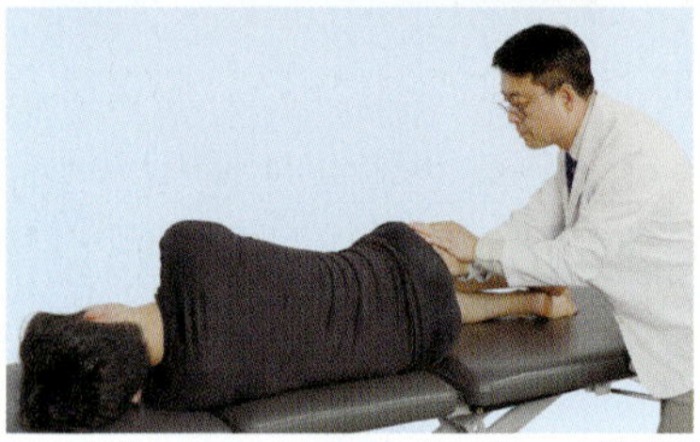	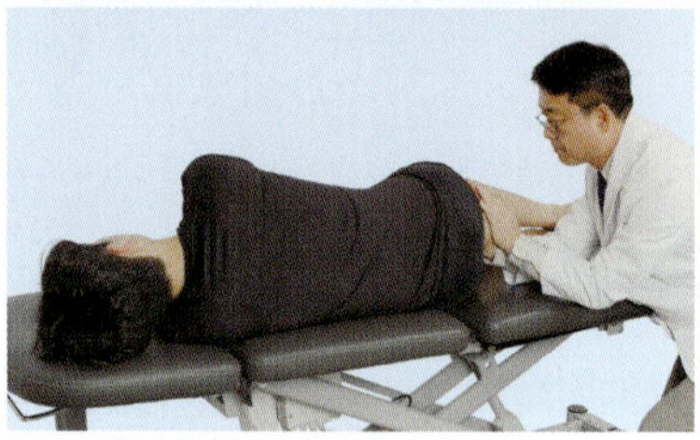	반대쪽 배속빗근 배바깥빗근
앞쪽내림	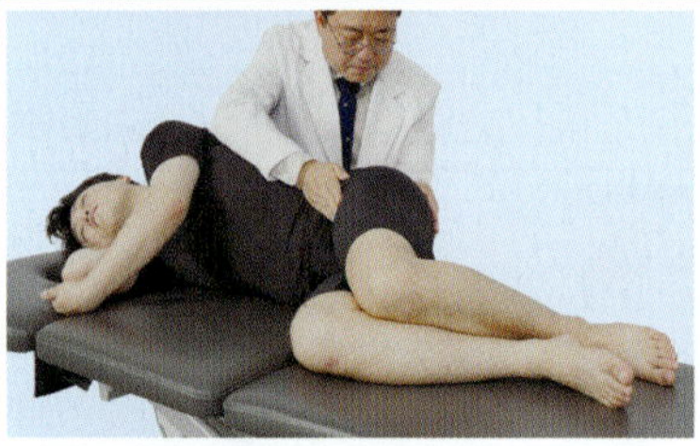	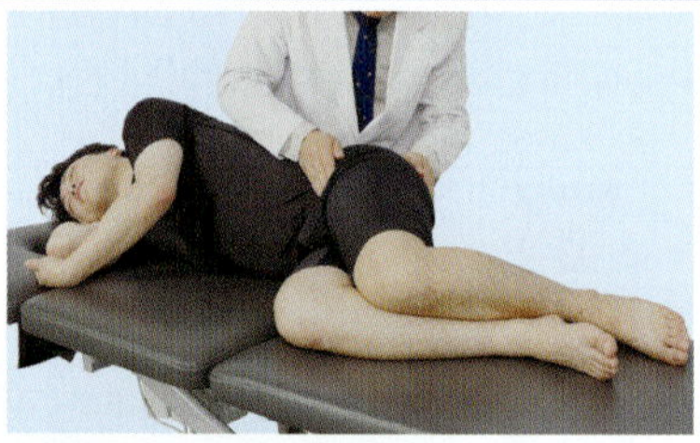	반대쪽 허리네모근 허리엉덩갈비근 등가장긴근(반대쪽)
뒤쪽올림	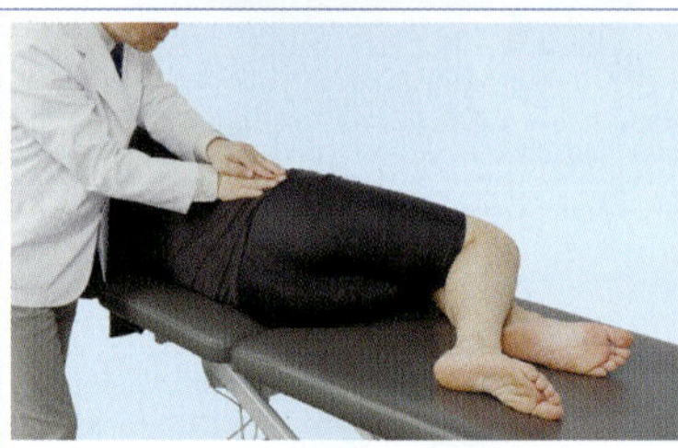	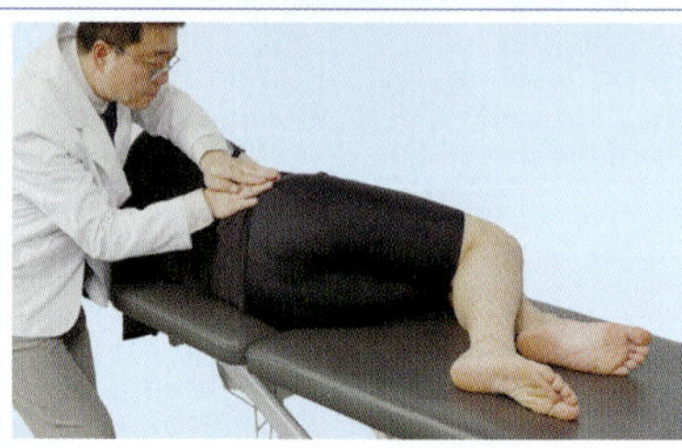	같은쪽 허리네모근 같은쪽 넓은등근 허리엉덩갈비근 등가장긴근

2) 팔(상지)

(1) 소개

팔 패턴들은 몸통에 나선형으로 연결된 3차원 움직임이다. 이 패턴들은 관절 제한, 근 장애 또는 신경학적 문제로 인한 기능장애를 치료하는 데 사용된다. 또한 몸통의 운동을 촉진시키는 데도 사용된다. 강한 팔 근육들에 적용하는 저항은 신체 내 어느 부분에 약해져 있는 근육으로 방산을 일으킨다.

(2) 기본 절차

대각선 움직임	• 팔에는 두 개의 대각선 운동이 있다. - 굽힘-벌림-가쪽돌림과 폄-모음-안쪽돌림 - 굽힘-모음-가쪽돌림과 폄-벌림-안쪽돌림 • 어깨관절과 손목-손 복합체는 패턴 적용 시 함께 움직임이 일어난다. • 팔꿉관절은 자유롭게 구부리거나, 펴거나 또는 움직이지 않을 수 있다. • 패턴의 정상적인 타이밍은 손가락, 손 그리고 손목이 먼저 움직이고, 다른 관절들은 그 범위 안에서 함께 움직인다.
환자의 자세	• 환자의 자세는 치료대 가장자리에 가까이 위치시킨다. • 가능한 중립 자세에 가깝게 편안한 자세로 환자의 목과 머리를 유지한다.
치료사의 자세	• 치료사는 대각선 방향으로 환자와 얼굴을 마주보고, 팔과 손을 운동 방향으로 정렬시킨다. • 치료사의 자세는 기본 절차를 위해 기준들 내에서는 변화할 수 있다.
잡는 방법 또는 도수접촉	• 잡는 방법은 움직임의 반대 방향에 도수접촉을 위한 기본 절차를 따른다. • 벌레근 잡기를 사용하는 것은 환자의 손이나 팔을 꽉 쥐거나 꼭 집는 것을 방지한다. • 통증은 효과적인 움직임을 억제한다.
저항	• 저항은 시작되는 자세 방향으로 아크 형태를 따라 체중을 이용한다. • 팔 윤곽 이크의 결과에 따라 저항의 방향은 끊임없이 바뀐다.

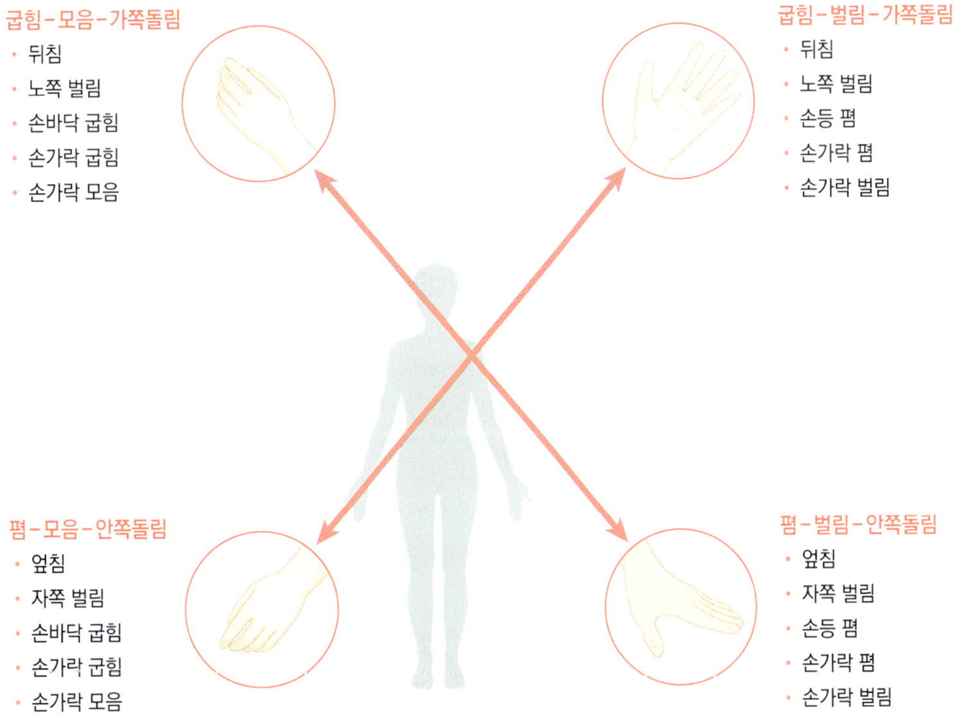

그림 6.14 팔(상지)의 대각선 패턴

(3) 팔 패턴

① 굽힘-벌림-가쪽돌림

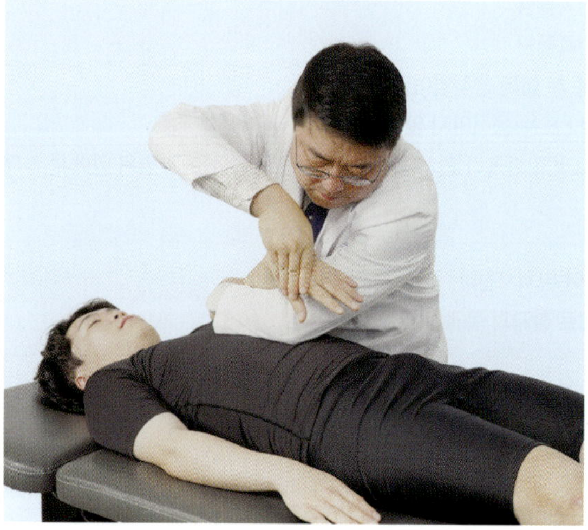

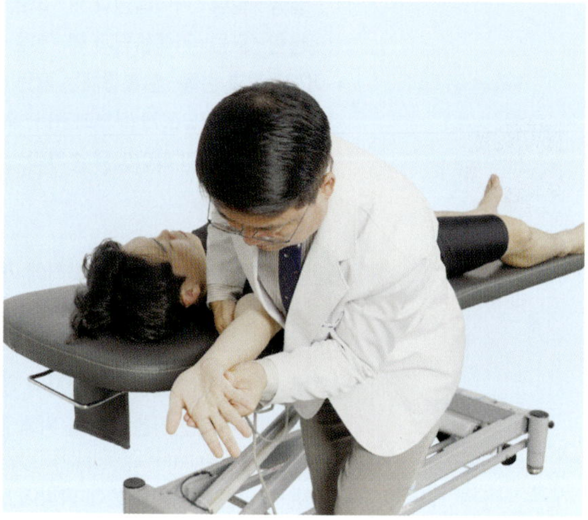

관절	움직임	근육(주요한 구성요소)
어깨뼈	뒤쪽올림	등세모근, 어깨올림근, 앞톱니근
어깨관절	굽힘, 벌림, 가쪽돌림	어깨세모근(앞쪽), 위팔두갈래근(긴갈래), 부리위팔근, 가시위근, 가시아래근, 작은원근
팔꿉관절	폄(자세 변화 없음)	위팔세갈래근, 팔꿈치근
아래팔	뒤침	위팔두갈래근, 위팔노근, 손뒤침근
손목관절	노뼈쪽 폄	(긴, 짧은)노쪽손목폄근
손가락	폄, 노뼈쪽 치우침	긴발가락폄근, 뼈사이근
엄지	폄, 벌림	(긴, 짧은)엄지폄근, 긴엄지벌림근

② 폄-모음-안쪽돌림

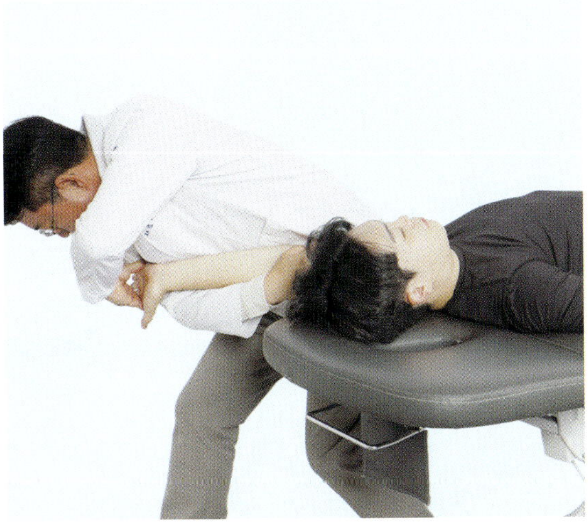

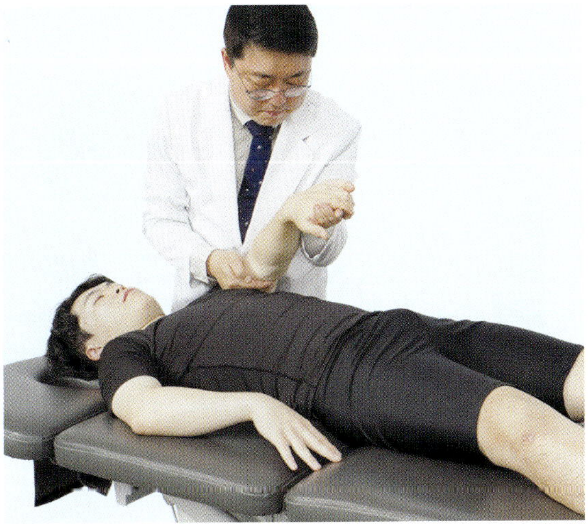

관절	움직임	근육(주요한 구성요소)
어깨뼈	앞쪽내림	앞톱니근(아래쪽), 작은가슴근, 마름근
어깨관절	폄, 모음, 안쪽돌림	큰가슴근, 큰원근, 어깨내림근
팔꿉관절	폄(자세 변화 없음)	위팔세갈래근, 팔꿈치근
아래팔	엎침	위팔노근, 엎침근
손목관절	자뼈쪽 굽힘	자뼈손목굽힘근
손가락	굽힘, 자뼈쪽 치우침	긴발가락폄근, 벌레근, 뼈사이근
엄지	굽힘, 모음, 대립	엄지굽힘근, 긴엄지모음근, 긴엄지맞섬근

③ 굽힘-모음-가쪽돌림

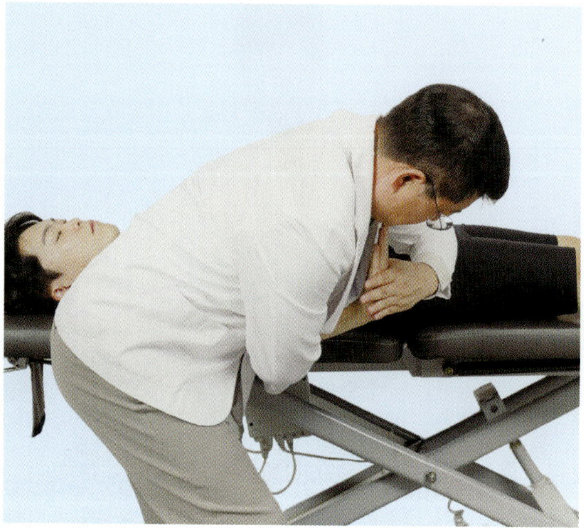

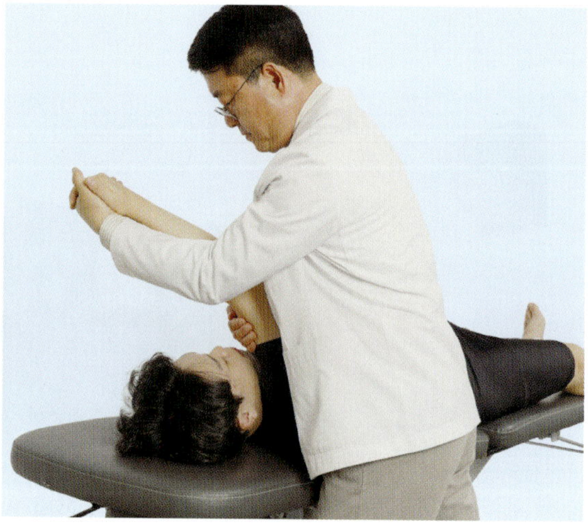

관절	움직임	근육(주요한 구성요소)
어깨뼈	앞쪽올림	앞톱니근(위쪽) 등세모근
어깨관절	굽힘, 모음, 가쪽돌림	큰가슴근(위쪽), 어깨세모근(앞쪽), 위팔두갈래근, 부리위팔근
팔꿉관절	폄(자세 변화 없음)	위팔세갈래근, 팔꿈치근
아래팔	뒤침	위팔노근, 뒤침근
손목관절	노뼈쪽 굽힘	노뼈손목굽힘근
손가락	굽힘, 노뼈쪽 치우침	긴발가락굽힘근, 벌레근, 뼈사이근
엄지	굽힘, 모음, 대립	(긴, 짧은)엄지굽힘근, 엄지모음근, 엄지맞섬근

④ 폄-벌림-안쪽돌림

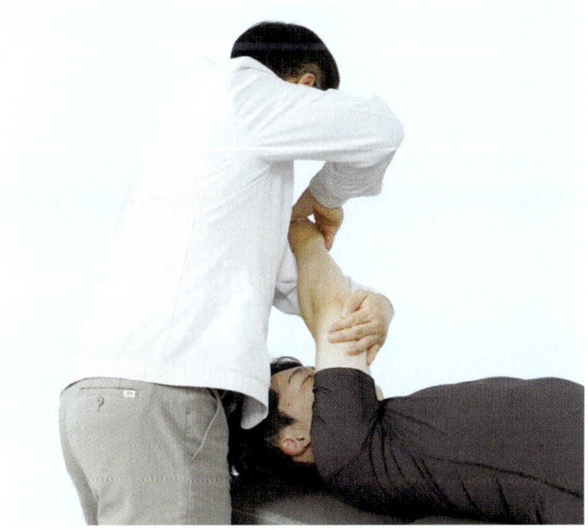
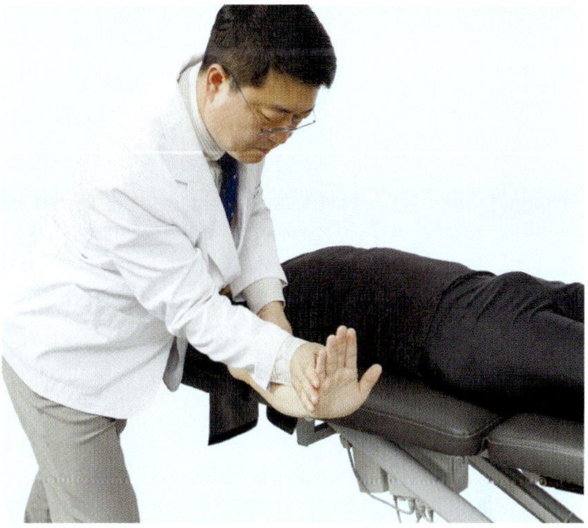

관절	움직임	근육(주요한 구성요소)
어깨뼈	뒤쪽내림	마름근
어깨관절	폄, 벌림, 안쪽돌림	넓은등근, 어깨세모근(중간, 뒤쪽), 위팔세갈래근, 큰원근, 어깨내림근
팔꿉관절	폄(자세 변화 없음)	위팔세갈래근, 팔꿈치근
아래팔	엎침	위팔노근, 엎침근
손목관절	자뼈쪽 폄	자뼈쪽수근신근
손가락	폄, 자뼈 치우침	긴발가락폄근, 벌레근, 뼈사이근
엄지	손바닥측 벌림, 폄	(짧은)엄지벌림근, 엄지폄근

3) 다리(하지)

(1) 소개

다리 패턴들은 근육 약화, 조화운동불능 그리고 관절의 제한들로 인한 골반과 다리에서의 기능장애를 치료하기 위해 신체의 구조와 기능 수준에서 사용된다. 또한, 이러한 다리 패턴들은 구르거나 침대에서 움직이기 같은 활동과 걷기와 계단 오르내리기에서의 기능적 문제를 치료하기 위한 활동 수준에서도 사용된다. 다리 패턴은 치료사의 생각에 따라 다양한 방법과 목적으로 사용할 수 있다.

(2) 기본 절차

대각선 움직임	• 다리에는 두 개의 대각선 운동이 있다. 　- 굽힘-벌림-안쪽돌림과 폄-모음-가쪽돌림 　- 굽힘-모음-가쪽돌림과 폄-벌림-안쪽돌림 • 엉덩관절과 발목-발 복합체는 협력적인 패턴으로 함께 연결되어 있다. • 무릎은 자유롭게 굽힘 및 폄하거나 또는 움직이지 않을 수 있다. • 다리는 전체의 움직임에서 부드럽게 돌림이 나타나며, 대각선 방향에 직선으로 움직인다. • 패턴의 정상적인 타이밍은 발가락, 발 그리고 발목이 먼저 움직이고, 다른 관절들은 그 범위 안에서 함께 움직인다.
환자의 자세	• 환자의 자세는 치료대 가장자리에 가까이 위치시킨다. • 환자의 척추는 옆으로 굽혀지거나 돌림 없이 중립 위치가 되도록 한다. • 다리 패턴을 시작하기 전에 두 대각선이 교차되는 지점의 중간 위치에 환자의 다리가 보일 수 있도록 한다.
치료사의 자세	• 치료사는 대각선에서 환자의 골반을 바라보면서 치료대의 측면에 서고, 팔과 손은 운동 방향으로 정렬시킨다. • 치료사의 자세는 기본 절차를 위해 기준 내에서 변화가 가능하다.
잡는 방법 또는 도수접촉	• 잡는 방법은 움직임의 반대 방향에 도수접촉을 위한 기본 절차를 따른다. • 잡기는 치료사나 환자의 자세가 변화될 때 수정된다. • 벌레근 잡기를 사용하는 것은 환자의 발을 꽉 쥐거나 꼭 집는 것을 방지한다. • 통증은 효과적인 움직임을 억제한다.
저항	• 저항은 시작되는 자세 방향으로 아크 형태를 따라 체중을 이용한다. • 치료사의 손과 팔의 각도는 다리가 패턴을 따라 움직일 때 저항에 변화를 준다.

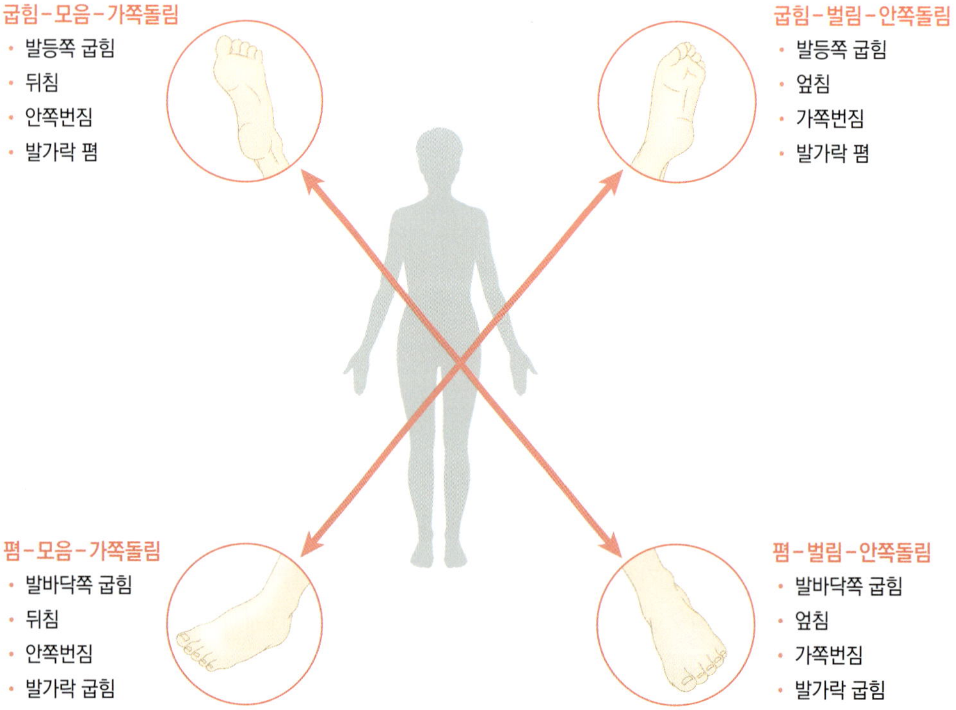

그림 6.15 다리의 대각선 패턴

(3) 다리 패턴

① 굽힘 – 벌림 – 안쪽돌림

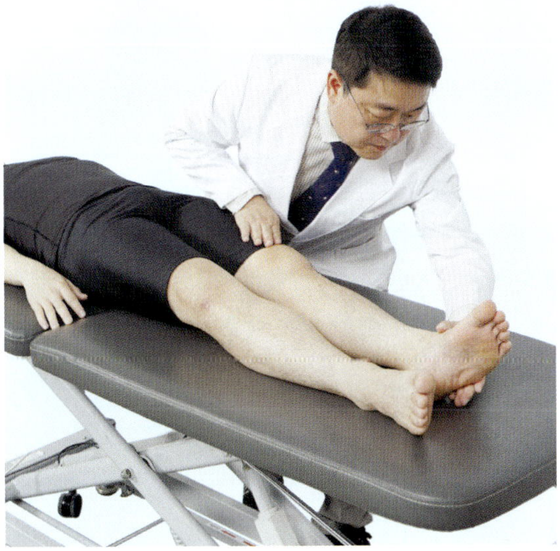

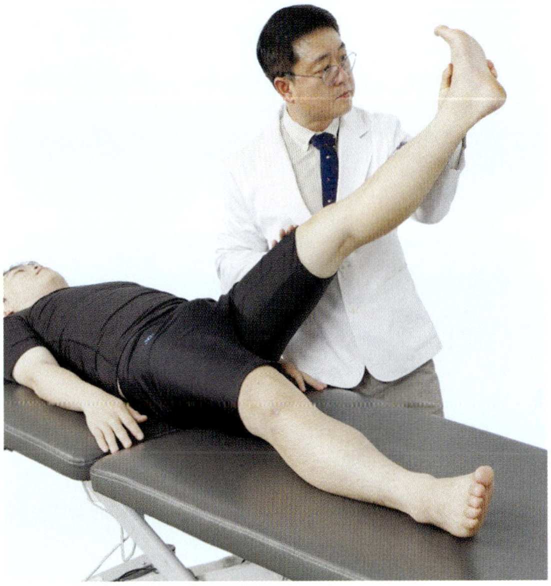

관절	움직임	근육(주요한 구성요소)
엉덩관절	굽힘, 벌림, 안쪽돌림	넙다리근막긴장근, 넙다리곧은근, 중간볼기근(앞쪽), 작은볼기근
무릎관절	폄(자세 변화 없음)	넙다리네갈래근
발목	발등 굽힘, 가쪽번짐	셋째종아리근
발가락	폄, 가쪽 치우침	엄지폄근, 발가락폄근

② 폄-모음-가쪽돌림

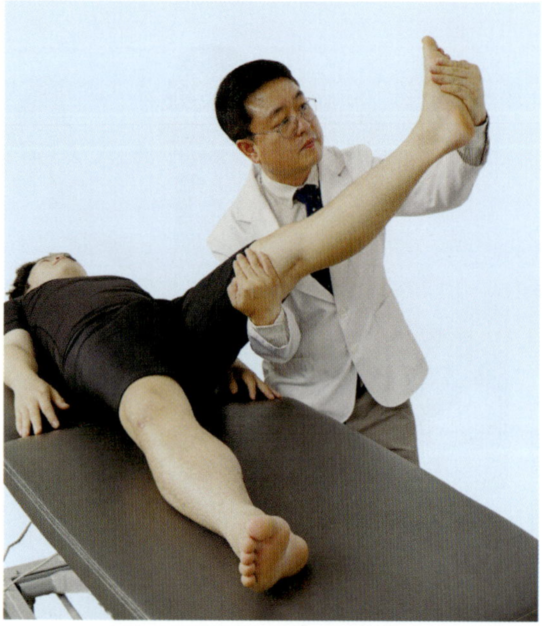

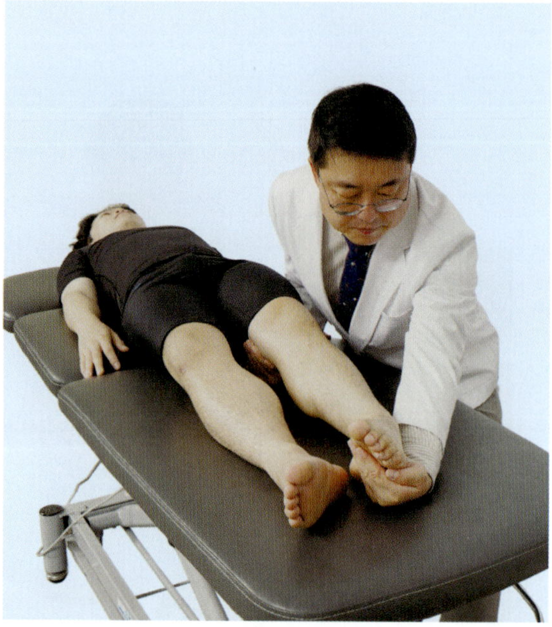

관절	움직임	근육(주요한 구성요소)
엉덩관절	폄, 모음, 가쪽돌림	큰모음근, 큰볼기근, 뒤넙다리근, 바깥돌림근, 가쪽돌림근
무릎관절	폄(자세 변화 없음)	넙다리네갈래근
발목	발바닥 굽힘, 안쪽번짐	장딴지근, 가자미근, 뒤정강근
발가락	굽힘, 안쪽 치우침	엄지굽힘근, 발가락굽힘근

③ 굽힘-모음-가쪽돌림

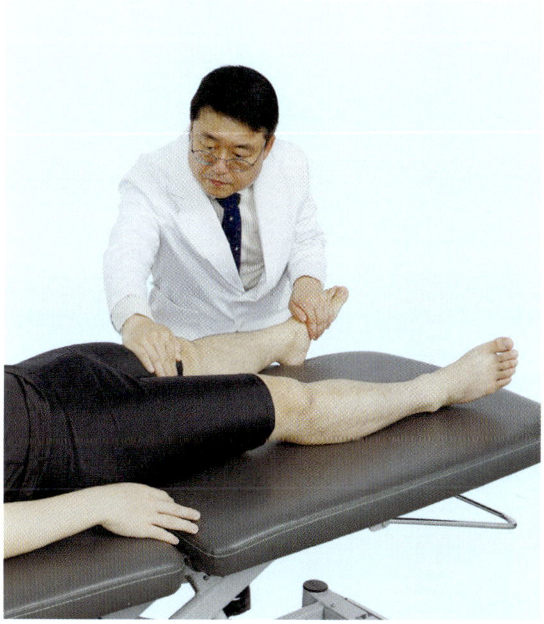

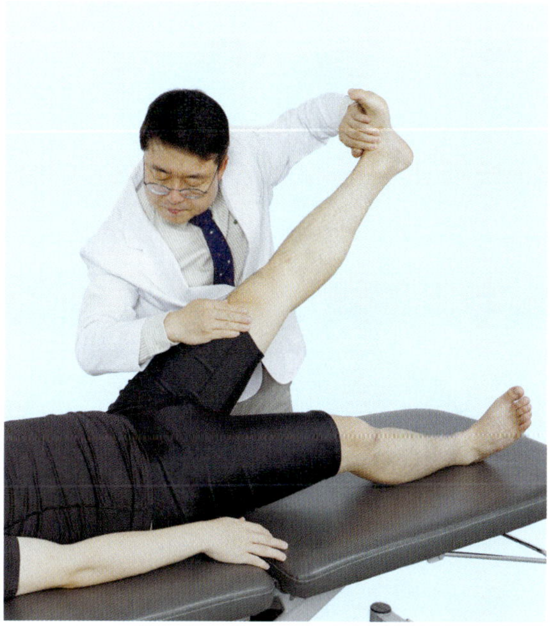

관절	움직임	근육(주요한 구성요소)
엉덩관절	굽힘, 모음, 가쪽돌림	큰허리근, 엉덩근, 모음근, 넙다리빗근, 두덩근, 넙다리곧은근
무릎관절	폄(자세 변화 없음)	넙다리네갈래근
발목	발등 굽힘, 안쪽번짐	앞정강근
발가락	폄, 안쪽 치우침	엄지폄근, 발가락폄근

④ 폄-벌림-안쪽돌림

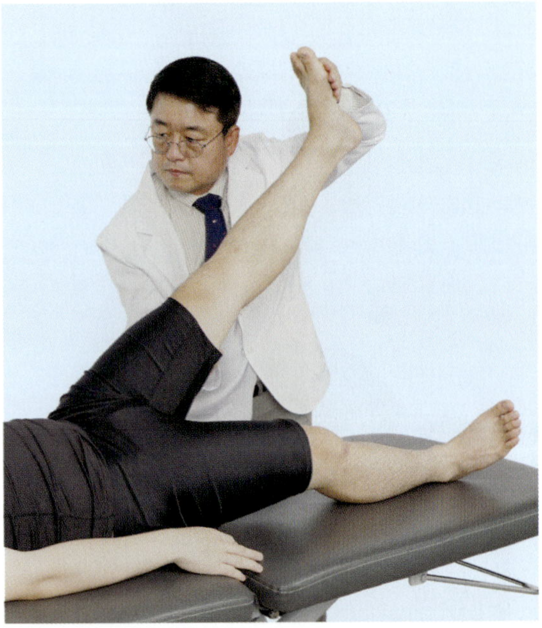
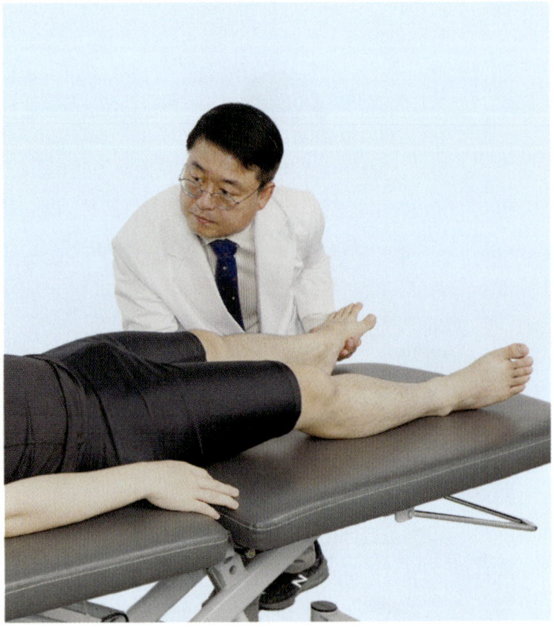

관절	움직임	근육(주요한 구성요소)
엉덩관절	폄, 벌림, 안쪽돌림	중간볼기근, 큰볼기근(상부), 뒤넙다리근
무릎관절	폄(자세 변화 없음)	넙다리네갈래근
발목	발바닥 굽힘, 가쪽번짐	장딴지근, 가자미근, 긴종아리근, 짧은종아리근
발가락	굽힘, 가쪽 치우침	엄지굽힘근, 발가락굽힘근

4) 목

(1) 소개

목 패턴을 수행하는 것은 여러 가지 이유가 있다. 머리와 목 운동은 몸통 동작을 일으키는 데 도움을 주고, 치료사가 직접 목뼈와 등뼈의 기능장애를 치료하고자 할 때 목 패턴을 사용할 수 있다. 머리와 목의 안정성은 거의 모든 일상생활활동을 위해 필요하다.

(2) 기본 절차

대각선 움직임	• 목 패턴은 다른 패턴들과 같이 3가지 운동 요소를 포함한다: 굽힘 또는 폄, 가쪽굽힘, 돌림 • 목 패턴의 먼쪽 요소는 위 목뼈이고, 몸쪽 요소는 아래 목뼈와 위 등뼈 6번까지이다. • 목 굽힘-폄 대각선 운동은 다음과 같다: - 굽힘과 오른쪽 가쪽굽힘 그리고 오른쪽 돌림, 폄과 왼쪽 가쪽굽힘 그리고 왼쪽 돌림 - 굽힘과 왼쪽 가쪽굽힘 그리고 왼쪽 돌림, 폄과 오른쪽 가쪽굽힘 그리고 오른쪽 돌림
환자의 자세	• 앉은 자세는 목 운동과 안정성을 위한 기능적인 자세이다. • 팔꿈치로 엎드린 자세는 목 굽힘근이 중력에 도움을 받는 반면, 목 폄근은 중력에 대항하여 작용해야 한다. • 바로 누운 자세에서 목 굽힘은 구르기와 앉은 자세로 갈 때 환자를 도울 수 있다. • 옆으로 누운 자세는 구르기를 촉진하기 위해 목 운동에 저항을 주는 방법을 이용하여 쉽게 할 수 있다. • 치료 목적과 환자 목 근육의 힘에 따라 적절한 자세를 선택하도록 한다.
치료사의 자세	• 환자의 대각선 목 운동을 조절하면서 볼 수 있는 최상의 위치는 중심에서 폄쪽 대각선상에 있다. • 치료사가 어디에 있던지 양팔과 양손은 대각선 운동과 일직선이 된다.
잡는 방법 또는 도수접촉	• 목 패턴을 위한 잡는 방법은 턱과 머리 위에 손을 올리는 것이다. • 턱 잡기는 위목 굽힘 또는 폄과 돌림을 조절한다. • 머리 잡기는 아래목 굽힘 또는 폄, 돌림, 가쪽 운동을 조절한다. ※ 정상적인 타이밍은 먼쪽(위목)에서 몸쪽(아래목)으로 일어나고, 위 등뼈에서 운동은 목 패턴의 중요한 부분이며, 목 돌림은 패턴 중에서 반드시 필요한 부분이다.
저항	• 통증이나 좌상(strain) 없이 머리를 유지하거나 움직이기 위해 환자의 능력 내에서 목 운동에 저항을 가하도록 한다. • 아래턱뼈 선(line of mandible)을 따라 턱에 저항을 준다.

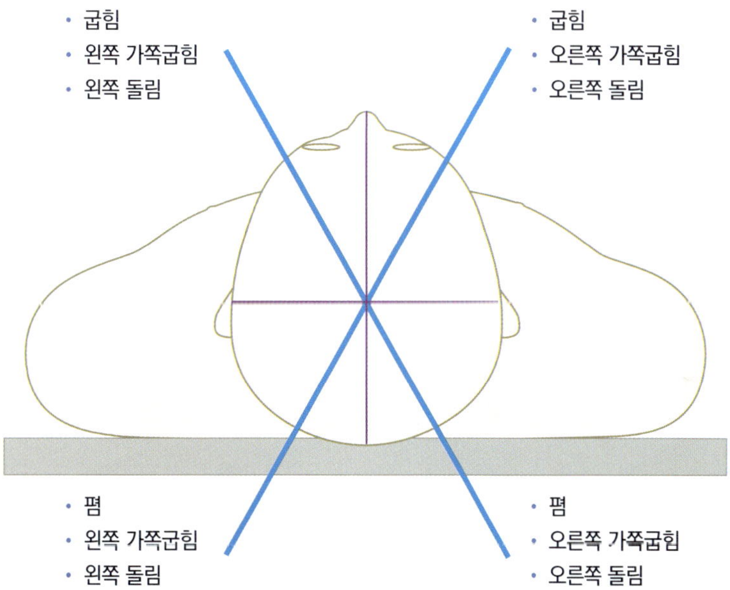

그림 6.16 목 패턴

(3) 왼쪽 굽힘, 오른쪽 폄 패턴

① 굽힘/왼쪽 가쪽굽힘/왼쪽 돌림

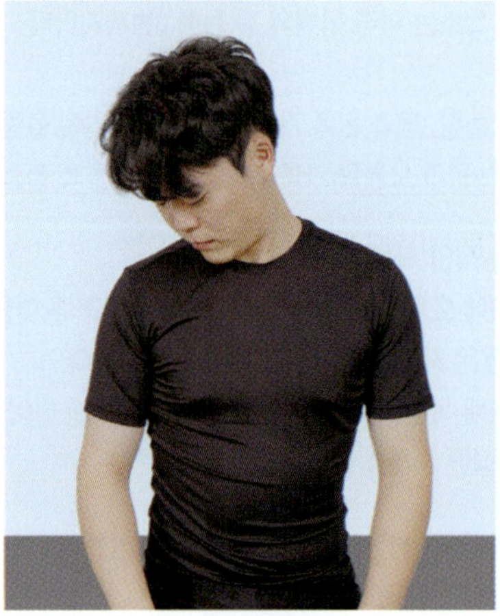
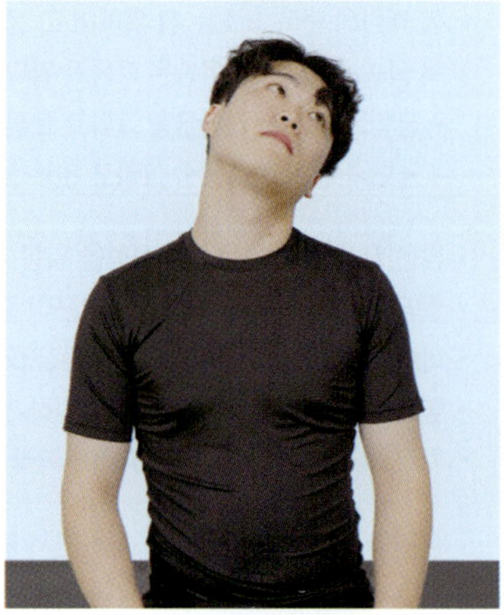
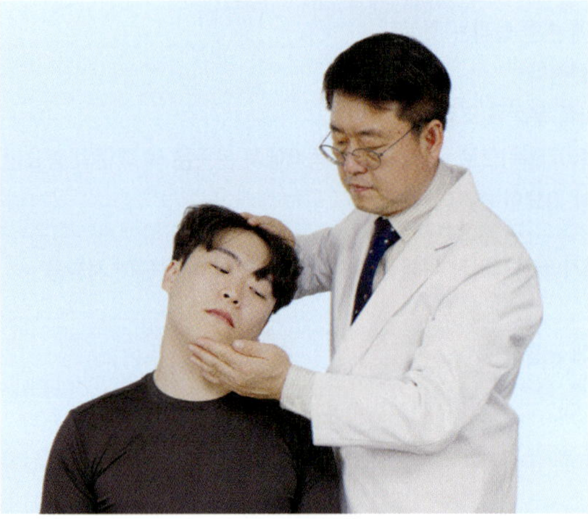
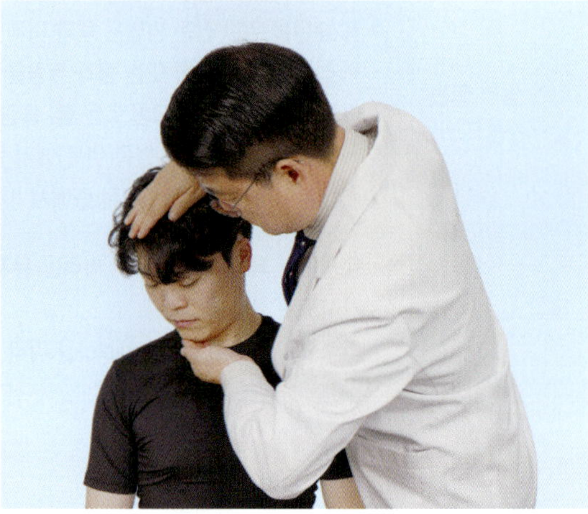

② 폄/오른쪽 가쪽굽힘/오른쪽 돌림

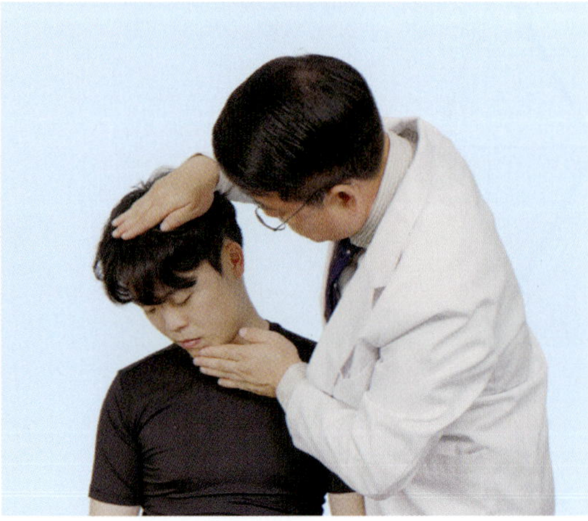
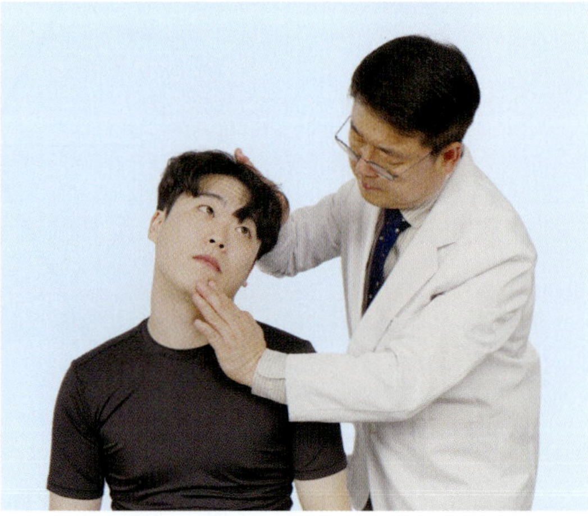

5) 몸통

(1) 소개

강하고 건강한 몸통은 좋은 기능을 위한 필수 요소이다. 몸통 조절은 팔다리의 움직임을 뒷받침해 주는 기본이다. 몸통 근육의 수축은 팔의 움직임을 보조해 주거나 팔 움직임 전에 몸통 수축이 먼저 일어난다(Angle & Eppler, 1967; Dudel et al., 1996). 신경계 문제가 있는 환자들은 이러한 부분에서 문제점이 발생된다. 환자의 몸통이 불안정하면, 팔다리에서 정상 움직임이 나타나는 것은 불가능하다. 그리고 몸통의 안정성이 효율적으로 조절되지 않는다면, 환자들은 조절된 팔다리의 움직임을 얻기 힘들다(Davies, 1995). 몸통의 중요성은 한쪽 팔이 다른 쪽 팔을 잡고 있거나, 양쪽 다리가 함께 움직일 때 더욱 강조된다.

(2) 기본 절차

대각선 움직임	• 몸통의 굽힘과 폄 패턴은 3가지 움직임 요소들을 가지고 있다: – 굽힘 또는 폄 – 가쪽굽힘 – 돌림 • 굽힘과 폄 움직임을 위한 축은 부리돌기에서 반대편 앞위엉덩가시뼈까지를 연결한 선이 움직임에 대한 축이 된다. • 가쪽굽힘 패턴 역시 3가지 움직임을 가지고 있다. • 측방 패턴은 돌림과 굽힘 또는 폄의 움직임을 함께 수행하면서 몸통의 가쪽굽힘을 더 강조하는 것이다.
환자의 자세	• 몸통 운동을 할 때, 환자는 어떠한 자세에서도 운동이 가능하다.
저항	• 치료사가 환자의 몸통 근육의 수축을 느끼거나, 근 수축을 눈으로 볼 때까지 팔다리의 초기 움직임을 제한해야 한다. • 몸통 근육의 수축이 나타나면 팔다리를 움직이면서 몸통 근육의 근 수축을 유지하기 위한 최적의 저항을 제공해 주어야 한다.

(3) 몸통 패턴

① 몸통의 왼쪽 굽힘–왼쪽 측방 굽힘–왼쪽 돌림

움직임	근육(주요한 구성요소)
왼쪽으로 내려치기 패턴	왼쪽 배바깥빗근, 배곧은근, 오른쪽 배속빗근
왼쪽으로 양측성 다리 굽힘 패턴	왼쪽 배속빗근, 배곧은근, 오른쪽 배바깥빗근

② 몸통의 오른쪽 폄–오른쪽 측방 굽힘–오른쪽 돌림

움직임	근육(주요한 구성요소)
오른쪽으로 들기 패턴	목, 등 뒤쪽 대부분의 편근, 왼쪽 뭇갈래근, 돌림근
왼쪽으로 양측성 다리 폄 패턴	목, 등 뒤쪽 대부분의 폄근, 오른쪽 허리네모근, 왼쪽 뭇갈래근, 돌림근

③ 몸통의 오른쪽 측방 굽힘

움직임	근육(주요한 구성요소)
폄과 함께 적용할 때	허리네모근, 엉덩갈비근, 등가장긴근, 넓은등근(팔이 고정되어 있을 때)
굽힘과 함께 적용할 때	오른쪽 배속빗근, 오른쪽 배바깥빗근

(4) 내려치기와 들기 패턴

내려치기(chopping)와 들기(lifting) 패턴은 양측성이고, 비대칭성이며, 팔 패턴과 목 패턴을 혼합하여 몸통 근육을 위해 사용하는 패턴이다. 환자의 양팔은 하나의 단위처럼 치료사의 저항을 받게 된다. 양측성 패턴을 성공적으로 사용하기 위해 최소한 한쪽 팔은 강한 신체 조건을 가지고 있어야 한다.

① 내려치기 패턴

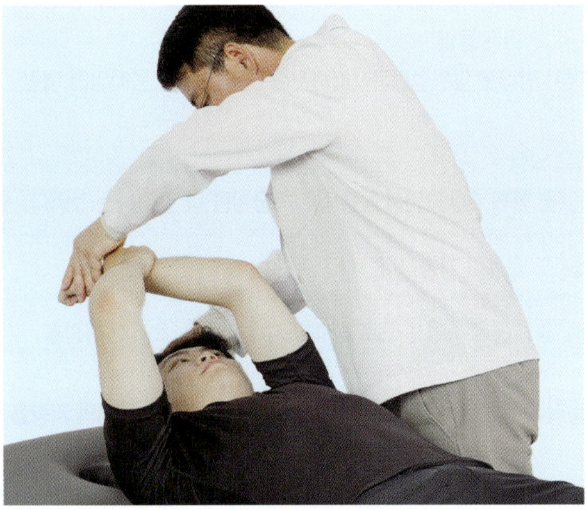

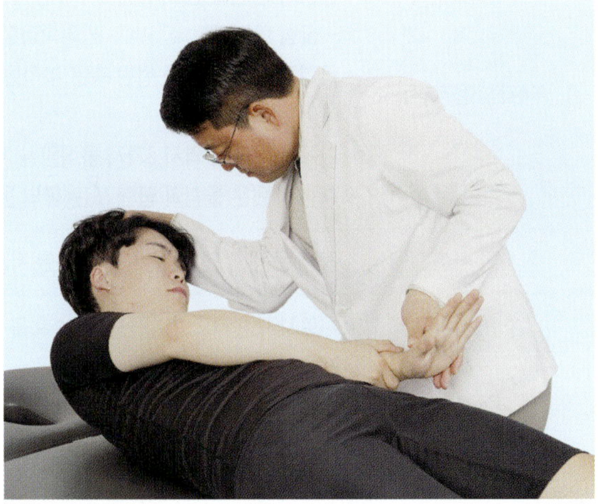

대각선 움직임	• 목의 굽힘과 함께 적용되는 양측성 비대칭성 팔 폄 패턴이다. • 팔 폄 패턴은 몸통 굽힘을 위해 사용된다. • 패턴의 마지막 범위에서는 오직 몸통의 움직임만 나타난다. • 몸쪽 손은 반대쪽 어깨뼈의 앞쪽내림 움직임 대한 저항을 가해 준다. • 내려치기 패턴을 구성하는 움직임 요소는 다음과 같다: - 움직임을 주도하는 팔: 폄-벌림-안쪽돌림 패턴 - 움직임을 따라가는 팔: 폄-모음-안쪽돌림 패턴 • 움직임을 따라가는 쪽 손은 움직임을 이끄는 팔의 손목을 잡도록 한다. • 목: 굽힘 패턴과 연관된 돌림 움직임과 측방 굽힘의 움직임을 포함한다.
잡는 방법 또는 도수접촉	• 먼쪽 손: 치료사의 한 손은 움직임을 주도하는 손을 잡는다. • 몸쪽 손: 치료사의 다른 한 손은 환자의 이마에 위치하며, 치료사의 손가락이 환자의 정수리를 향하도록 둔다.
저항	• 몸통이 움직이는 동안 팔과 머리에 저항을 주며, 팔이 움직이는 동안 반대쪽 어깨 방향으로 저항이 주어진다.

② 들기 패턴

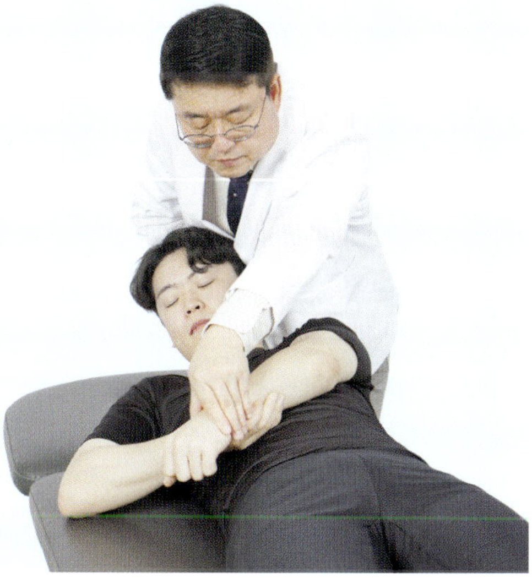

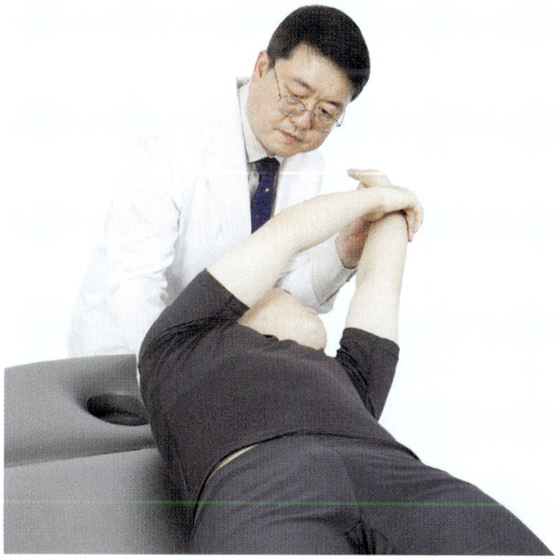

대각선 움직임	• 목의 폄과 함께 적용하는 양측성 비대칭성 팔 굽힘 패턴이다(회전과 측방 굽힘이 포함되어 있음). • 들기 패턴을 구성하는 움직임 요소는 다음과 같다: - 움직임을 주도하는 팔: 굽힘-벌림-가쪽돌림 패턴 - 움직임을 따라가는 팔: 굽힘-모음-가쪽돌림 패턴 • 움직임을 따라가는 쪽 손은 움직임을 이끄는 팔의 손목을 잡도록 한다. • 목: 폄 패턴과 연관된 돌림 움직임과 측방 폄의 움직임을 포함한다.
잡는 방법 또는 도수접촉	• 몸쪽 손: 치료사의 한 손은 움직임을 주도하는 손을 잡는다. • 먼쪽 손: 치료사의 다른 한 손은 환자의 머리에 위치하며, 치료사의 손가락이 환자의 목을 향하도록 정수리 쪽을 감싸 잡는다.
저항	• 몸통이 움직이는 동안 팔과 머리에 저항을 주며, 반대쪽 엉덩관절 방향으로 저항이 주어진다.

(5) 몸통을 위한 양측성 다리 패턴

혼합된 양측성 비대칭성 다리 패턴은 몸통 근육을 운동시키기 위해 사용된다. 양쪽 다리를 하나의 단위처럼 움직임을 유지하거나 저항을 제공한다. 패턴을 잘 이용하기 위해서 양쪽 다리 중 하나는 건강한 다리이거나, 강한 다리여야 한다.

① 하부 몸통 굽힘을 위한 양측성 다리 굽힘 패턴

패턴 적용 시 환자의 허리 부위에서 과도한 폄이 나타나지 않도록 한다. 만약 몸통의 굽힘근이 약해서 골반의 안정성을 만들어 주지 못하면, 양쪽 다리를 굽힌 상태에서 패턴을 시작한다.

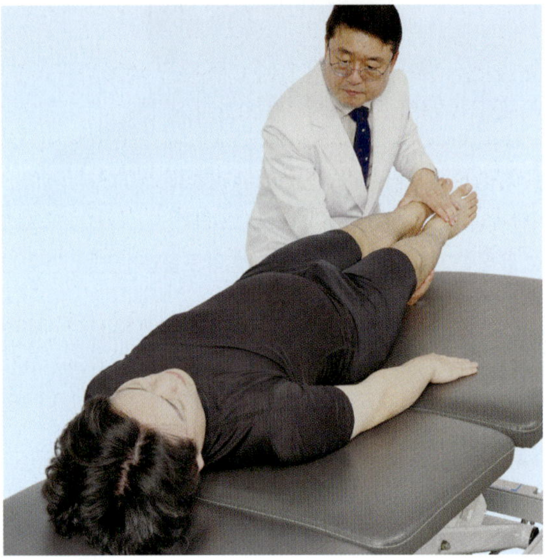

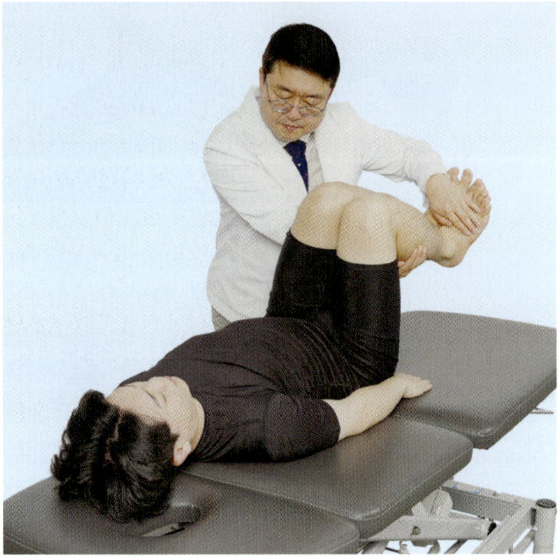

대각선 움직임	• 발이 발등 굽힘하면서 동시에 몸통 굽힘근의 수축이 시작된다. • 한쪽 다리가 굽힘-벌림-안쪽돌림하고, 다른쪽 다리는 굽힘-모음-가쪽돌림하면서 양쪽 다리가 동시에 굽힘 움직임을 한다. • 양쪽 다리가 끝 범위까지 움직이면 몸통에서도 돌림, 측방 굽힘이 포함된 하부 몸통 굽힘 움직임이 계속 나타난다.
치료사의 자세	• 치료사는 환자가 움직이는 대각선 안에 선다. • 치료사는 체중을 이용하여 시작 자세를 취한다. • 환자의 다리가 굽힘 움직임이 나오면, 치료사는 앞쪽으로 다리를 이동한다.
잡는 방법 또는 도수접촉	• 먼쪽 손: 치료사의 한 손은 환자의 양쪽 발등을 바깥쪽으로 잡는다. • 몸쪽 손: 치료사의 다른 한 손은 환자의 허벅지 뒤쪽에 위치한다. 치료사는 팔을 이용하여 환자의 양쪽 허벅지를 잡는다.
저항	• 먼쪽 손: 치료사는 환자의 몸통과 엉덩관절은 시작 자세로 가져가려는 방향으로 저항을 준다. • 몸쪽 손: 치료사는 손으로 환자 허벅지의 바깥쪽을 누르면서 돌림과 바깥 움직임에 대한 저항을 제공한다.

② 하부 몸통 폄을 위한 양측성 다리 폄 패턴

패턴 적용 시 마지막 자세에서 몸통이 길어진 자세를 가지며, 이때 허리 부분에서 과도한 폄이 나타나지 않도록 한다.

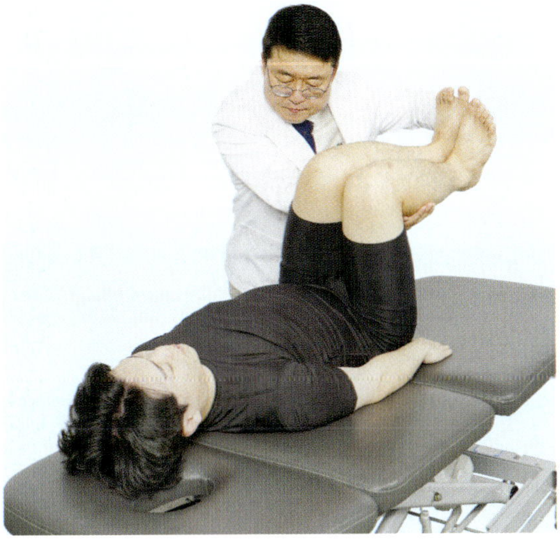

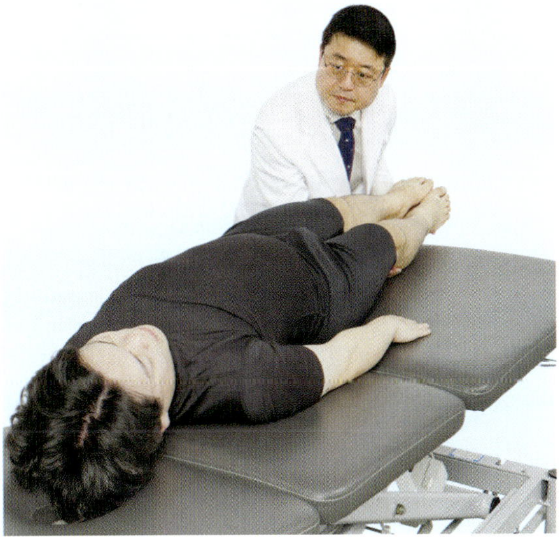

대각선 움직임	• 발목에서 발바닥 굽힘의 움직임이 나오는 것과 동시에 몸통 폄 근육이 수축하기 시작한다. • 한쪽 다리는 폄-벌림-안쪽돌림의 움직임이 나오며, 다른 쪽 다리는 폄-모음-가쪽돌림의 움직임이 나온다. • 다리에서의 움직임이 끝 범위에 다다르면 하부 몸통은 늘어나며 한쪽으로 측방 굽힘과 돌림이 함께 나타난다.
치료사의 자세	• 치료사는 환자가 움직이는 대각선 안에 선다. • 환자의 움직임을 시작하기 전에 치료사는 몸을 앞쪽으로 기대어 환자의 근육이 늘어나도록 한다. • 환자의 다리가 폄의 움직임이 나오면, 치료사는 뒤쪽으로 다리를 이동한다.
잡는 방법 또는 촉각 자극	• 먼쪽 손: 치료사의 한 손은 환자의 양쪽 발바닥과 바깥쪽을 잡는다. • 몸쪽 손: 치료사의 한 손은 환자의 양쪽 허벅지 뒤쪽에 위치한다.
저항	• 먼쪽 손: 몸통과 엉덩관절의 돌림에 대한 저항을 가한다. • 몸쪽 손: 몸통과 엉덩관절의 움직임에 따라 치료사의 아래팔로 환자의 허벅지에 대한 저항을 계속 적용한다.

참고문헌

Abreu, R., Lopes, A. A., Sousa, A. S., Pereira, S., & Castro, M. P. (2015). Force irradiation effects during upper limb diagonal exercises on contralateral muscle activation. J Electromy. ogr Kinesiology 25(2):292–297.

Angel, R. W., & Eppler, W. G. (1967). Synergy of contralateral muscles in normal subjects and patients with neurologic disease. Arch Phys Med 48:233–239.

Arai, M. et al. (2001). Effects of the use of cross-education to the affected side through various resistive exercises of the sound side and settings of the length of the affected muscles. Hiroshima J Med Sci 50(3):65–73.

Beevor, C. E. (1978). The Croonian lectures on muscular movements and their representation in the central nervous system. In: Payton OD, Hirt S, Newton RA (eds) Scientific basis for neurophysiologic approaches therapeutic exercise; an anthology. Philadelphia Davis, Philadelphia.

Bernstein, N. (1967). The coordination and regulation of movement. Pergamon, London.

Bonnar, B. P., Deivert, R. G., & Gould, T. E. (2004). The relationship between isometric contraction durations during hold-relax stretching and improvement of hamstring flexibility. J Sports Med Phys Fitness 44(3):258–261.

Bosma, J. F., & Gellhorn, E. (1946). Electromyographic studies of muscular coordination on stimulation of motor cortex. J Neurophysio 9:263–274.

Brooks, V. B. (1986). The neural basis of motor control. Oxford University Press, New York.

Carroll, T. J., Herbert, R. D., Munn, J., Lee, M., & Gandavia, S. C. (2006). Contralateral effects of unilateral strength training. Evidence and possible mechanisms. J Appl Physiol 101(5):1514–1522.

Carter, A. M., Kinzey, S. J., Chitwood, L. F., Cole, J. L. (2000). PNF decreases muscle activity during the stretch reflex in selected posterior thigh muscles. J Sport Rehab 9(4):269–278.

Chalmers, G. (2004). Re-examination of the possible role of Golgi tendon organ and muscle spindle reflexes in proprioceptive neuromuscular facilitation muscle stretching. Sports Biomech 3(1):159–183.

Chan, CWY (1984) Neurophysiological basis underlying the use of resistance to facilitation movement. Physiother Can 36(6):335–341.

Chiou, S. Y., Wang, R. Y., Liao, K. K., & Yang, Y. R. (2016). Facilitation of the lesioned motor cortex during tonic contraction of the unaffected limb corresponds to motor status after stroke. JNPT 40:15–21.

Conrad, B., & Meyer-Lohmann, J. (1980). The long-loop transcortical load compensationg reflex. Trends Neurosci 3:269–272.

Cott, C. A. (2004). Client-centered rehabilitation: client perspective. Disabil Rehabil 26(24):1411–1422.

Damasio, A. (1966). The feeling of what happens. Harcourt Brace & Co, New York.

Davies, P. M. (1995). Steps to follow. A guide to the treatment of adult hemiplegia, Springer, Berlin Heidelberg New York.

Davis, D. S., Ashby, P. E., McCale, K. L., McQuain, J. A., & Wine, J. M. (2005). The effectiveness of 3 stretching techniques on hamstring flexibility using consistent stretching parameters. J Strength Conditioning Res 19(1):27–32.

Deccicco, P. V., & Fisher, F. M. (2005). The effects of proprioceptive neuromuscular facilitation stretching on shoulder range of motion in overhand athletes. J Sports Med Phys Fitness 45(2):183–187.

Dudel, J. R., Menzel, R., & Schmidt, R. F. (1996). Neurowissenschaft. Springer, Berlin Heidelberg New York.

Evaluation of strength and irradiated movement pattern resulting from trunk motions of the proprioceptive neuromuscular facilitation. Rehabil Res Pract 2012. https://dx.doi.org/10.1155/2012/281937

Evarts, E. N., & Tannji, J. (1974). Gating of motor cortex reflexs by prior instruction. Brain Res 71:479–494.

Feland, J. B., & Marin, H. N. (2004). Effect of submaximal contraction intensity in contract–relax proprioceptive neuromuscular facilitation stretching. Br J Sports Med 38(4):e18.

Ferber, R., Gravelle, D. C., & Osternig, L. R. (2002a). Effect of PNF stretch techniques on trained and untrained older adults. J Aging Phys Activity 10(2):132–142.

Ferber, R., Osternig, L. R., & Gravelle, D. C. (2002b). Effect of PNF stretch techniques on knee flexor muscle EMG–activity in older adults. J Electromyography Kinesiol 12(5):391–397.

Fischer, E. (1967). Factors affecting motor learning. Am J Phys Med 46(1):511–519.

Fitt, P. M., & Posner, M. I. (1967). Human performance. Brook/Cole, Belmont.

Frank, J. S., & Ears, M. (1990). Coordination of posture and monement. Phy Ther 70(12):109–117.

Funk, D. C., Swank, A. M., Mikla, B. M., Fagan, T. A., & Farr, B. K. (2003). Impact of prior exercise on hamstring flexibility: a comparison of proprioceptive neuromuscular facilitation and static stretching. J Strength Conditioning Res 17(3):489–492.

Gallhorn, E. (1947). Pattern of muscular activity in man. Arch Phy Med 28:568–574.

Gellhorn, E. (1948). The influence of alterations in posture of the limbs on cortically induced movements. Brain 71:26–33.

Gellhorn, E. (1949). Proprioception and the motor cortex. Brain 72:35–62.

Gentile, A. M. (1987). Skill Acquisition: action, movement and neuromotor processes. In: Carr JH, Sheperd RB (Hrsg) Movement science. Foundations for physical therapy in rehabilitation. Aspen Publications, Rockville.

Godges, J. J., Matsen–Bell, M., Thorpe, D., & Shah, D. (2003). The immediate effects of soft tissue mobilization with proprioceptive neuromuscular facilitation on glenohumeral extermal rotation and overhead reach. J Orthop Sports Phys Ther 33(12):713–718.

Gontijo, L. B., Pererla, P. D., Neves, C. D. C., Santos, A. P., Castro Dutra Machado, D., & Vale Bastos, V. H. (2012). Evaluation of Strength and Irradiated Movement Pattern Resulting from Trunk Motions of the Proprioceptive Neuromuscular Facilitation. Rehabilitation Research and Practice 2012. https://doi.org/10.1155/2012/281937.

Grzebellus, M., & Schafer, C. (1998). Irradiation aus biomechanis–cher Sicht. Krankengymnast Zeitschrift Fur Physiother 9:1489–1494.

Halvorson, H. M. (1931). An experimental study of prehensionin infants by means of systematic cinema records. Genet Psychol Monogr 10:279–289. (Reprinted in: Jacobs, M. J. (1967). Development of normal motor behavior. Am J Phys Med 46 (1): 41–51)

Hammond, P. H. (1956). The influences of prior instruction to the subject on an apparently involuntary neuromuscular response. J Physiol 132:17–18.

Harste, U., & Handrock, A. (2008). Das Patientengesprach. Buchner & Partner, Schwentinental.

Hedin–Anden, S. (2002). PNF–Grundverfahren und funktionelles Training. Urban & Fischer, Munchen.

Hislop, H. H. (1960). Pain and exercise. Phys Ther Rev 40(2):98–106. (Reprinted in: Jacobs, M. J. (1967). Develop–ment of normal motor behavior. Am J Phys Med 46 (1): 41–51)

Horst, R. (2005). Motorisches Streategietraining und PNF. Thieme, Stuttgart.

Horst, R. (2008). Therapiekonzepte in der Physiotherapie: PNF. Thieme, Stuttgart.

Hwang, Y. I., & Park, D. J. (2017). Comparison of abdominal muscle activity during abdominal drawing–in manoeuvre combined with irradiation variations. J Exerc Rehabil 13(3):335–339.

IPNF (2005). Result of the mrrting. Tokyo.

IPNF (2006). Result of the mrrting. Ljubljana.

IPNF (2007a). Internationnal PNF association. http://www.ipnfa.org. Zugegriffen: Dez. 2009.

IPNF (2007b). http://www.ipnfa.jp . Zugegriffen: Dez. 2009.

IPNF (2007c). http://www.pnfa.or.kr Zugegriffen: Dez. 2009.

IPNF (2007d). http://www.ipnfa.de. Zugegriffen: Dez. 2009.

IPNF (2008). Result of the meeting. Hoensbroek.

Jacobs, M. J. (1967). Development of normal motor behavior. Am J Phys Rehabil 46(1):41–51.

Johansson, C. A., Kent, B. E., & Shepard, K. F. (1983). Relationship between verbal command volume and magnitude of muscle contraction. Phys Ther 63(8):1260–1265.

Johnson, G. S., & Johnson, V. S. (2002). The application of the principles and procedures of PNF for the care of lumbar spinal instabilities. J Man Manip Ther 10(2):83–105.

Johnson, G., & Saliba, V. (1979). nicht publiziertes Kursskript des Institute of Physical Art.

Kabat, H. (1947). Studies on neuromuscular dysfunction, XI: New principles of neuromuscular reeducation. Perm Found Med Bull 5(3):111–123.

Kabat, H. (1950) Studies on neuromuscular dysfunction, XⅢ: new cincepts and techniques of neuromuscular reeducation for paralysis. Perm Found Med Bull 8(3):121–143.

Kabat, H. (1950). Studies on neuromuscular dysfunction, XII: Rhythmic Stabilization; a new and more effective technique for treatment of paralysis through a cerebellar mechanism. Perm Found Med Bull 8(1):9–19.

Kabat, H. (1960). Central mechanisms for recovery of neuromuscular function. Science 112:23–24.

Kabat, H. (1961). Proprioceptive facilitation in therapeutic exercise. In: Licht S, Johnson EW (Hrsg) Therapeutic exercise, 2. Aufl. Waverly, Baltimore.

Kendall, F. P., & McCreary, E. K. (2005). Muscles, testing and function. Williams and Wilkins, Baltimore.

Klein–Vogelbach, S. (1990). Funktional kinetics. Springer, Berlin Knott M, Voss DE (1968) Proprioceptive neuromuscular facilitation; patterns and techniques, 2nd ed.

Klein–Vogelbach, S. (2000). Funktionelle Bewegungslehre. Bewegung lehren und lernen, 5. Aufl. Rehabilitation und Pravention. Springer, Berlin.

Klein–Vogelbach, S. (2007). Funktionelle Bewegungslehre – Die Grundlagen: Bewegungsanalyse, Untersuchung, Behandlung, 6th edn. Springer, Berlin.

Knott M, & Voss, D. E. (1985). Proprioceptive Neuromuscular Facilitation: patterns and techniques, 3rd ed. Harper and Row, New York.

Knott, M., & Voss, D. E. (1956). Proprioceptive neuramuscular facilitation. Hoeber–Harper, New York.

Knott, M., & Voss, D. E. (1968). Proprioceptive neuromuscular facilitation: patterns and techniques, 2nd edn. Harper and Row, New York.

Kofotolis, N., Vrabas, I. S., Vamvakoudis, E., Papanikolaou, A., & Mandroukas, K. (2005). Proprioceptive neuromuscular facilitation training induced alterations in muscle fiber type and cross sectional area. Br J Sports Med 39(3):ell.

Kots, Y. M., & Syrovegin, A. V. (1966). Fixed set of variants of interactions of the muscles to two joints in execution of simple voluntary movements. Biophysis 11:1212–1219.

Kraft, G. H., Fits, S. S., & Hammond, M. C. (1992). Techniques to prove function of the arm and hand in chronic hemiplegic. Arch Phys Med Rehabil 73(3):220–227.

Lee, D. N., & Lishman, J. R. (1975). Visual proprioceptive control of stance. J Hum Moy Stud 1:87–95.

Lee, D. N., & Young, D. S. (1985). Visual timing in interceptive actions. In: Ingle DJ et al (Hrsg) Brain mechanisms and spatial vision. Martinus Nijhoff, Dordrecht.

Loofbourrow, G. N., & Gellhorn, E. (1948a). Proprioceptive modification of reflex patterns. J Neurophysiol 12:435–446.

Loofbourrow, G. N., & Gellhorn, E. (1948b). Proprioceptively induced reflex patterns. Am J Physiol 154:433–438.

Magareye, M. E., & Jones, M. A. (2003). Dynamic evaluation and early management of altered motor control around the shoulder complex. Man Ther 8(4):195–20.

McMullen, J., & Uhl, T. L. (2000). A kinetic chain approach for shoulder rehabilitation. J Athl Train 35(3):329–337.

Merriam–Webster, Inc (Ed.). (1984). Webster's ninth new collegiate dictionary. Merriam–Webster, Springfield.

Meyers, J. B., & Lephart, S. M. (2003). The role of the sensimmotor system in the athletic shoulder. J Athl Train 3:351–363.

Moreira, et al. (2017). Diagonal movement of the upper limb produces greater adaptive plasticity than sagittal plane flexion in the shoulder. Neurosci Lett 643:8–15.

Mulder, T. (1991). A process–oriented model of human motor behaviour: toward a atheory–based rehabilitation approach. Phys Ther 2:82–89.

Mulder, T. (2006). Das adaptive Gehirn. Thieme, Stuttgart.

Mulder, T., & Hochstenbach, J. (2004). Motor control and learning: implication for neuragicalk rehabilitation. In:Greenwood(Hrsg) Handbook for neurological rehabilitation. Erlbaum, Hillsdale.

Nashner, L. M. (1977). Fixed patterns of rapid postural responses among leg muscles during stance. Exp Brain Res 30:13–24.

Negrini, S. et al. (2012). SOSORT guidelines orthopaedic and rehabilitation treatment of idiopathic scoliosis during growth Scoliosis 7:3.

Oosterhuis–Geers, J. (2004). SMART, google.nl. Universitat Twente.

Partridge, M. J. (1954). Electromyographic demonstration of facilitation. Phys Ther Rev 34(5):227–233.

Reznik, J. E., Biros, E., & Bartur, G. (2015). An electromyographic investigation of the pattern of overflow facilitated by manual resistive proprioceptive neuromuscular facilitation in young healthy individuals: a preliminary study. Physiother Theory Pract 31(8):582–586.

Sacket, D. L. (1998). Getting research finding into practice. BMJ 317:339–342.

Sacket, D. L., Rosenberg, W. M. C., Gray, J. A. M., Haynes, R. B., & Richardson, W. S. W. (1996). Evidenced based medicine: what is it and what isn't? BMJ 312:71–72.

Sacket, D. L., Straus, S. E., Richardson, W, S. et al. (2002). Evidence–based medicine: how to practice and teach EBM, 2. Aufl. Churchill Livingstone, Edinburgh.

Scager, M. (2004). SMART , google.nl. Hogeschool van Utracht.

Schmidt, R. A., & Lee, T. D. (1999). Motor control and learning. A behavioral emphasis, Human Kinetics.

Schmidt, R. A., & Wrisberg, C. A. (2004). Motor learning and perfomance, a problem based learning approach, 3 Aufl. Human kinectis, Leeds.

Sherrington, C. (1947). The integrative action of the nervous system, 2nd ed. Yale University Press, New Haven.

Shimura, K., & Kasai, T. (2002). Effects of proprioceptive neuromuscular facilitation on the initiation of voluntary movement and motor evoked potentials in upper limb muscles. Hum Mov Sci 21(1):101–113.

Shumway–Cook, A. W., & Woollacott, M. (1955). Motor control: theory and practical applications. Williams & Wilkins, Baltimore.

Shumway–Cook, A., & Horak, F. B. (1990). Rehabilitation strategies for patients with vestibular deficits. Neurol Clin 8:441–457.

Smedes, F. (2006). Is there support for the PNF Concept? Aliterature search on electronically databases. www.ipnfa.org. Zugegriffen: Dez. 2009.

Stępień, A., Fabian, K., Graff, K., Podgurniak, M., & Wit, A. (2017). An immediate effect of PNF specific mobilization on the angle of trunk rotation and the trunk–pelvis–hip angle range of motion in adolescent girls with double idiopathic scoliosis–a pilot study. Scoliosis Spinal Disorders 12:29.

Suppe, B. (2007). FBL Klein–Vogelbach Functional Kinetics: Die Grundlagen. Bewegungsanalyse, Untersuchung, Behandlung. Springer, Heidelberg.

Umphred, D. A. (1995). Neurological rehabilitation. Mosby, St. Louis.

Umphred, D. A. (2001). Neurological rehabilitation, 4. Aufl. Mosby, Missouri.

Voss, D. E., Ionta, M., & Meyers, B. (1985). Proprioceptive neuromuscular facilitation: pattern and technique, 3. Aufl. Harper & Row, New York.

WHO (1997). ICIDH–2–The international classification of impairments, activities and participation: a manual of dinensions of disablement and functioning (Beta–1 draft fir field trials). World Health Organization, Geneva (ICF).

WHO (2007) International classification of functioning, disability and health (ICF). www.who.int/classifications/icf/.Zugegriffen: Dez. 2009.

Winstein, C. J. (1991). Knowledge of results and motor learning: Implication for physical therapy. Phys Ther 71:140–149.

Witt, D., Talbott, N., & Kotowski, S. (2011). Electromyographic activity of scapular muscles during diagonal patterns using elastic resistance and free weights. Int J Sports Phys Ther 6(4):322–332.

Youdas, J. W., Adams, K. E., Bertucci, J. E., Brooks, K. J., Steiner, M. M., & Hollman, J. H. (2015). Magnitudes of gluteus medius muscle activation during standing hip joint movements in spiral–diagonal patterns using elastic tubing resistance. Physiother Theory Pract 27:1–8.

Youdas, J. W., Arend, D. B., Extrom, J. M., Helmus, T. J., Rozeboom, J. D., & Hollman, J. H. (2012). Comparison of muscle activation levels during arm abd. in the plane of the scapula vs PNF upper extr. Patterns. J Strength Cond Res 26(4):1058–1065.

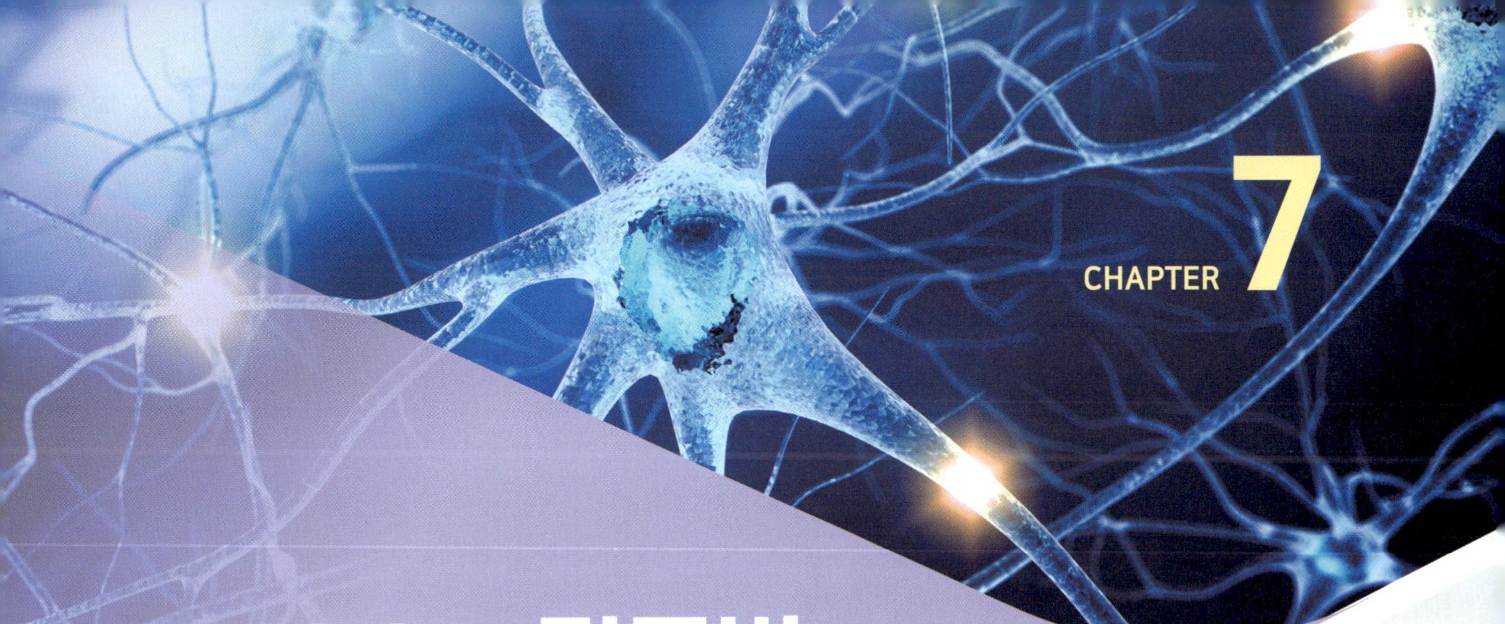

CHAPTER 7

Vojta 접근법

학습목표

1. Vojta 접근법의 치료 개념과 원리를 설명할 수 있다.
2. Vojta 접근법의 조기진단을 위한 7가지 자세반응평가를 설명할 수 있다.
3. Vojta 접근법의 조기치료를 위한 반사적 기기를 설명할 수 있다.
4. Vojta 접근법의 조기치료를 위한 반사적 뒤집기를 설명할 수 있다.

핵심용어

- 반사적 기기 Reflex creeping
- 반사적 뒤집기 Reflex turning
- 보조 유발점 Accessory zone
- 자세반응평가 Postural reaction assessment
- 주요 유발점 Main zone

1 개요

Vojta 접근법은 독일의 소아신경과 의사인 Vaclav Vojta 박사에 의해 개발되었다. 반사적 이동운동패턴을 이용하여 정상 운동을 뇌에 반복하여 기억시킴으로써 비정상적인 발달 및 병적 패턴을 억제하고 정상 운동발달을 촉진하는 치료법이다. 엎드린 자세, 바로 누운 자세, 옆으로 누운 자세 등에서 신체 특정 부위의 피부나 근육에 압력을 가하면 전신의 운동발달이 유발됨을 경험적으로 알게 되었다. 이러한 전신적 패턴은 Vojta 접근법에서 반사적 이동의 기초가 되고 쥐기, 구르기, 배밀이, 네발기기, 걷기 등으로 이어질 수 있다.

Vojta 치료법은 반사적 기기(reflex creeping)와 반사적 뒤집기(reflex turning)의 두 가지 반사적 이동운동패턴을 이용하여 약 20분의 치료를 하루 4회 반복 시행하는 것을 권장한다. 또한 Vojta 박사는 뇌성마비 아동의 자발적인 운동을 관찰하여 생리적 정상발달 연령과 운동발달 연령을 비교하고, 7가지 자세반응평가를 사용하여 운동발달과 협응운동이 부족한 뇌성운동장애가 있는 아이에게 조기진단 및 조기치료를 할 수 있는 체계를 수립하였다. 뇌성마비를 진단하는 많은 의학적 방법과 다양한 치료법들이 소개되었음에도 불구하고, 여전히 임상적 경험과 판단에 기초하여 조기에 위험군을 진단하고 치료하는 Vojta 접근법을 사용하고 있다.

1) 역사

Vojta 박사는 1917년 체코에서 출생하여 Charles 의과대학에서 신경과 및 소아신경과 전문의를 취득하고, 추후 Charles 의과대학 소아신경과 과장을 역임하였다. 그리고 1968년 독일로 망명하여 Cologne과 Munich의 소아재활원 등에서 소아 진료를 하였고, 1950~1970년대 사이에 진단 및 치료의 기초인 반사적 기기, 반사적 뒤집기, 7가지 자세반응평가 등을 발표하였다. 1954년 Vojta 박사는 뇌성마비 아동의 엎드린 자세에서 신체의 특정 부위에 자극을 줄 때 배밀이 동작과 비슷한 행동이 나타나는 것을 발견하였다. 이후 그는 연구를 통해 이러한 뇌성마비아의 반사적 진행 동작의 규칙성을 확인하고, 반사적 기기라는 전신적 운동 협응 복합체를 발표하였다. 또한 추가적으로 다른 방식의 진행 동작인 반사적 뒤집기를 발표하였다.

영유아기에 뇌성마비를 조기진단하는 것은 예후를 위해서 매우 중요하지만 어려운 일이었다. 이러한 난제에 대해 Vojta 박사는 1974년 뇌성마비의 조기진단과 치료를 위한 7가지 자세반응, 자발운동 그리고 원시 반사를 종합적으로 검토하여 조기진단의 기초를 마련해 중추성 협동운동장애라는 개념을 도입하였다. 그리고 Vojta 박사는 1990년 모교인 Charles 의과대학에서 다시 학생들을 가르쳤고, 1995년에 국제 Vojta 협회를 창립하였으며, 2000년 독일에서 서거하였다.

2) 치료 개념

Vojta 접근법의 기본 개념은 소통체계(신경생리학적으로 가소성을 의미함)로서의 반사적 이동운동패턴을 의미한다. 뇌손상을 입었음에도 불구하고 치료를 하면 소통체계에 의해 뇌손상이 회복되어 기능적으로 새로운 능력을 획득할 수 있고, 신경세포가 고유의 기능을 잃지 않고 지속적으로 새로운 기능을 획득하는 것을 의미한다. 뇌가소성은 뇌손상 직후 또는 생후 6개월 이전에 가장 활발하므로 조기 치료를 하는 것이 매우 중요하다. 뇌손상이 있을 때 성인보다 아이의 기능 회복이 더 빠르기 때문에, 영아 뇌성마비도 생후 조기에 치료하는 것이 효과적이다.

반사적 이동운동패턴의 유발점 자극은 오름신경로를 통해 중추로 전달되어 겉질 척수로, 겉질아래 영역, 척수소뇌로 등의 운동조절회로에 영향을 미치고, 중추신경계 운동프로그램을 무의식적으로 활성화시킬 수 있다. 이러한 과정을 통해 자세발달을 위한 신체 선행조건을 확립하고, 신경가역성을 이끌어낼 수 있다. Vojta 접근법은 특정한 자세에서 신체의 특정한 유발점을 자극하여 중추신경계로 적절한 자극을 제공하고, 손과 발을 포함한 전신의 자세나 운동패턴을 유발하는 것이다. 즉, 정상 운동발달의 패턴을 반복적으로 대뇌에 입력시켜 전신에 복합 협응운동을 일으키게 하는 것이다.

2 치료 원리

치료 원리는 출발 자세에서 신체의 특정한 주요 및 보조 유발점에 방향성이 있는 일정 자극을 입력하여 반사적 기기와 반사적 뒤집기를 유발시켜 대뇌에 비정상적인 자세와 운동패턴의 학습을 억제하는 것이다. 이러한 자극은 반복적인 운동학습 훈련이 아닌 선천적으로 가지고 있는 정상 운동패턴을 무의식적으로 되풀이하는 방법으로 뇌세포를 자극하는 것이다.

1) 주요 유발점과 보조 유발점

Vojta 접근법은 바로 누운 자세, 옆으로 누운 자세, 엎드려 누운 자세 등에서 신장된 근육에 고유수용성 감각 수용기를 통해 주요 및 보조 유발점 골막에 자극을 입력하여 전신적인 운동반응을 일으키는 것이다. 주요 유발점(main zone)은 주로 팔다리에 있는 뼈의 골막 부분이고, 보조 유발점(accessory zone)은 주로 어깨뼈와 골반 부위에 있으며, 유발점의 자극 방향은 시상면, 이마면, 수평면 내에서 6개의 자극 방향으로 적용하였다(표 7.1, 그림 7.1).

표 7.1 주요 유발점과 보조 유발점

주요 유발점	보조 유발점
• 어깨뼈 봉우리 • 위팔뼈 안쪽위관절융기 • 노뼈 붓돌기 • 넙다리뼈 안쪽위관절융기 • 넙다리뼈 가쪽위관절융기 • 발꿈치뼈 가쪽	• 어깨뼈 안쪽 모서리 1/3 지점 • 위앞엉덩뼈가시 • 중간 볼기근 • 몸통점 • 가슴 유발점

출처: 정진우 외(1994), 뇌성마비아를 위한 보이타 진단과 치료, 대학서림.

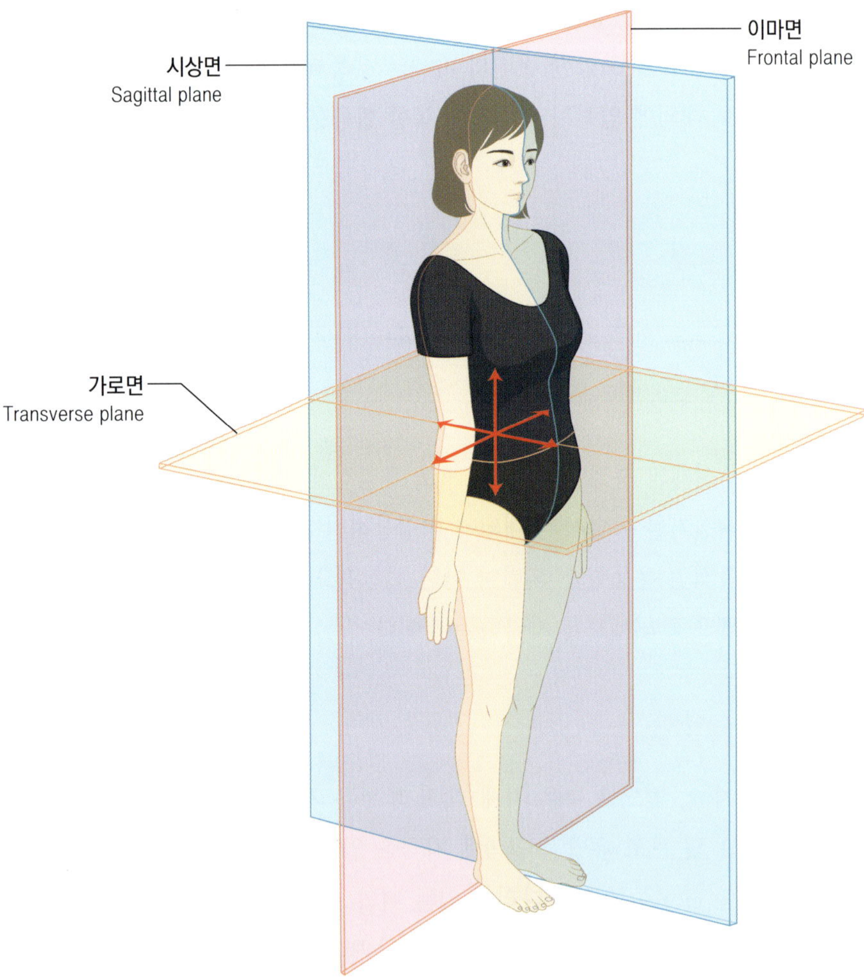

그림 7.1 3개의 면에서 유발점 자극 방향

2) 운동복합체

중력 반대 방향으로 움직임을 할 때, 뇌는 자세를 인식하고 균형을 조절하기 위해서 근 수축 방향, 운동점(mobile point, MP), 고정점(fixed point, FP) 등을 조절할 수 있어야 한다. 운동복합체(locomotion complex)의 3가지 구성요소는 신체 자세와 자세 반응성 자동조절(automatic control of body posture and postural reactibility), 바로서기 기전(uprighting mechanism), 위상성 움직임(phasic movement)이다. 이 3가지 구성요소는 Vojta 접근법 적용 시 협력근육활동을 통해 상호 밀접하게 작용함으로써, 아이는 움직임에 대한 방향, 잡기, 진행동작 같은 움직임을 수행할 수 있다.

보행을 기준으로 설명하면, 디딤기 다리의 고정점은 먼쪽 부위(발목관절)에 있고, 운동점은 몸쪽 부위(엉덩관절)에 있으며, 흔듦기 다리의 고정점은 몸쪽 부위(엉덩관절)에 있고, 운동점은 먼쪽 부위(발목관절)에 있다(그림 7.2). 보행 시 엉덩관절의 중간볼기근과 발목관절의 장딴지근은 중력 반대 방향으로(디딤기에서 아래쪽으로, 흔듦기에서 위쪽으로) 수축하면서 두 다리가 교대로 움직이면서 걸을 수 있다. 보행에서 운동점과 고정점의 근 수축은 Vojta 접근법의 반사적 기기 및 반사적 뒤집기와 유사하다. 반사적 기기에서 팔다리는 지지하므로 고정점의 역할을 하고, 척추는 진행 방향으로 이동하므로 운동점의 역할을 한다. 그리고 척추의 바른 정렬과 팔다리의 근 수축에 의한 움직임이 발생하면 어깨뼈와 골반이 전진하게 된다.

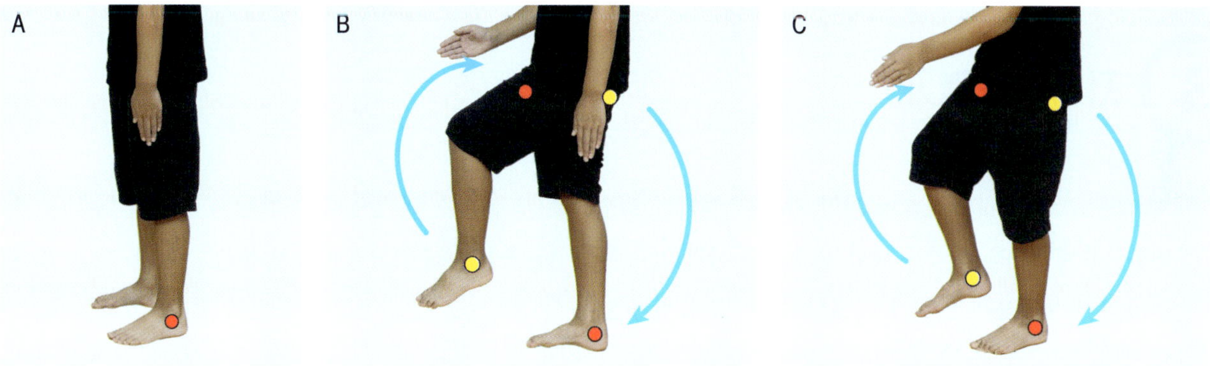

그림 7.2 보행 시 다리의 고정점(●)과 운동점(●)

3) 치료 패턴

반사적 이동운동패턴은 반사적 기기와 반사적 뒤집기 등이 있다. 정상운동 발달과정에서 일어나는 이동운동패턴이 뇌성마비 아동에게 일어나지 않으므로, 운동발달에 문제가 발생하여 반사적 기기와 반사적 뒤집기를 적용한다. 반사적 기기는 단일 단계가 있고, 반사적 뒤집기는 4단계(1기, 2기, 3기, 4a기, 4b기)가 있다.

(1) 반사적 기기

반사적 기기는 사람의 계통발생학적 운동발달의 기초를 이루어 사람이 정렬과 진행 동작의 기본적인 역할을 한다. 몸통의 전진 운동이 나타나면 배는 바닥으로부터 약간 올려지고 팔다리는 교차되어 협동적으로 움직이게 된다. 고정점으로 지지가 옮겨가고 다른 고정점으로 운동이 나타남으로써 진행 동작이 발생하게 된다.

반사적 기기를 적용할 때, 엎드린 자세에서 정해진 자세를 취하고 팔다리의 교차하는 유발점을 자극함으로써 팔다리가 교차하는 협동적 움직임이 발생하여 몸통이 전진 운동을 하게 된다. 즉, 팔다리의 몸쪽 부분이 앞으로 진행되고 먼쪽 부분은 고정점의 역할을 하는데, 반사적 기기에서는 얼굴쪽 팔굽관절과 무릎관절 그리고 뒤통수쪽 발이 고정점으로써 작용함을 알 수 있다.

(2) 반사적 뒤집기

반사적 뒤집기는 사람의 개체발생학적 운동발달의 기초를 이루면서 정상발달의 전체적인 복합체 역할을 한다. 바로 누운 자세에서 옆으로 누운 자세로, 옆으로 누운 자세에서 엎드린 자세로, 엎드린 자세에서 네발기기 자세로 이어지는 운동복합체 과정은 정상 영아의 생후 6개월에 나타나는 자발적인 뒤집기와 같다.

반사적 뒤집기를 적용할 때, 바로 누운 자세에서 가슴 유발점을 자극하여 옆으로 누운 자세로, 그리고 옆으로 누운 자세에서 유발점을 자극하여 엎드린 자세로 이동하고, 결과적으로 네발기기 자세로 이동하는 전체적인 움직임으로 이어진다.

3 자세반응평가

자세반응(postural reaction)이란 자세를 정해진 방법으로 변경했을 때 반응하는 반사적 자세와 동작을 의미한다. 자세반응은 자극에 대한 단순한 반사가 아니라 좀 더 복잡한 중추신경계의 반응을 뜻한다. 아동의 정상발달과 자세반응의 단계가 일치하여 자세반응평가를 통해 정상운동발달 정도를 조기에 알 수 있으므로, 영유아기의 조기진단을 할 수 있다. 1974년 Vojta는 뇌성마비의 조기진단 및 치료를 목적으로 7가지 자세반응평가의 기초를 마련하여 중추성 협동운동 장애(central coordination disturbance, CCD)라는 개념을 도입하였다.

1) 평가

Vojta 접근법의 조기진단을 위한 7가지 자세반응평가는 당김 반응(traction reaction), Landau 반응(Landau reaction), 겨드랑이 걸치기 반응(axillary reaction), Vojta 반응(Vojta reaction), Collis 수평 반응(Collis' horizontal reaction), Peiper–Isbert 반응(Peiper–Isbert reaction), Collis 수직 반응(Collis' vertical reaction)을 순서대로 실시한다. 7가지 자세반응평가를 시행한 이후 해석의 기준은 자세반응에 대한 강도가 아니라 비정상적으로 나타나는 자세반응의 개수이다. 왜냐하면 자세반응의 강도는 치료받지 않은 위험아에게도 감소할 수 있고, 전후 검사를 비교했을 때 나빠질 수도 있으며, 검사조건과 아이의 상태에 따라 달라질 수도 있기 때문이다(표 7.2~7.8).

표 7.2 당김 반응

<table>
<tr><th>항목</th><th colspan="3">평가 방법과 (비)정상 반응</th></tr>
<tr><td>시작 자세</td><td colspan="3">• 바로 누운 자세를 유지한다.</td></tr>
<tr><td>자극 방법</td><td colspan="3">• 몸통이 45°가 될 때까지 아기의 손을 잡아 천천히 위로 잡아 올린다.</td></tr>
<tr><td rowspan="5">정상 반응</td><td>시기</td><td>머리</td><td>팔다리</td></tr>
<tr><td>1기
(생후 0~6주)</td><td>• 뒤로 늘어진다.</td><td>• 약간 굽힘된다.</td></tr>
<tr><td>2기
(생후 7주~6개월)</td><td>• 전체적으로 굽힘된다.</td><td>• 몸통쪽으로 조금 굽힘된다.</td></tr>
<tr><td>3기
(생후 7~8개월)</td><td>• 머리와 몸통 굽힘이 감소된다.</td><td>• 굽힘이 점차 감소하고, 무릎이 반쯤 펴된다.</td></tr>
<tr><td>4기
(생후 9/10~12개월)</td><td>• 몸통 윗부분과 일직선상에 있게 된다.</td><td>• 벌림되고 무릎은 느슨하게 펴된다.</td></tr>
<tr><td>비정상 반응</td><td colspan="3">• 아기의 개월 수에 비해서 정상 반응이 늦어진다.
• 머리와 다리의 단계가 다르게 나타난다.
• 몸통의 활 모양 경직 자세가 나타난다.
• 다리가 굽힘 자세를 취하면서 넙다리에 심한 벌림이 나타난다.
• 한쪽 또는 양쪽 다리가 모음과 꿈치들린발(pes equinus) 또는 안쪽돌림과 교차되는 뻣뻣한 폄 자세가 나타난다.
• 8~9개월부터 다리를 벌림하며 지나치게 위로 올리고 몸통을 떠는 것은 소뇌운동실조를 의미한다.
• 주먹 쥔 손의 힘이 눈에 띄게 강했다 약했다 하며 3기부터는 무정위운동(athetosis)을 의미한다.</td></tr>
<tr><td>반응 모습</td><td colspan="3">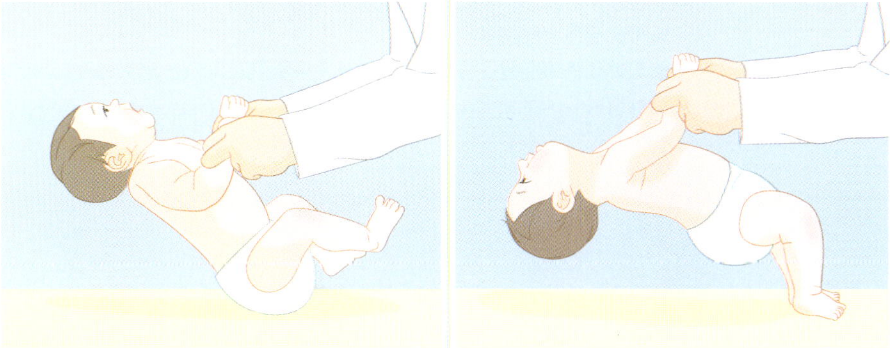
a. 정상 반응   b. 비정상 반응</td></tr>
</table>

출처: 정진우 외(1994), 뇌성마비아를 위한 보이타 진단과 치료, 대학서림.

표 7.3 Landau 반응

<table>
<tr><th>항목</th><th colspan="4">평가 방법과 (비)정상 반응</th></tr>
<tr><td>시작 자세</td><td colspan="4">• 엎드려 누운 자세로 유지한다.</td></tr>
<tr><td>자극 방법</td><td colspan="4">• 아기의 배를 평평한 손바닥 위에 놓고 확실한 수평 자세를 취하도록 하며, 아기 등에 아무런 자극이 없게 한다.</td></tr>
<tr><td rowspan="6">정상 반응</td><th>시기</th><th>머리</th><th>몸통</th><th>팔다리</th></tr>
<tr><td>1기
(생후 0~6주)</td><td>• 약간 구부린다.</td><td>• 가볍게 굽힘된다.</td><td>• 느슨하게 굽힘된다.</td></tr>
<tr><td>2기
(생후 7주~3개월)</td><td>• 목이 어깨까지 대칭적으로 폄된다.</td><td>• 약간 굽힘된다.</td><td>• 느슨하게 굽힘된다.</td></tr>
<tr><td>3기
(생후 13주~6개월)</td><td>• 목이 대칭적으로 폄된다.</td><td>• 등허리 연결부까지 대칭적으로 폄된다.</td><td>• 다리는 약간 벌림되고 느슨하게 직각으로 굽힘되고, 팔은 느슨하게 있다.</td></tr>
<tr><td rowspan="2">4기
(생후 7~8개월)</td><td rowspan="2">• 똑바로 수평으로 유지한다.</td><td rowspan="2">• 똑바로 수평으로 유지한다.</td><td>• 7개월: 다리의 굽힘이 감소한다.</td></tr>
<tr><td>• 8개월: 다리는 느슨하게 폄되고, 팔은 느슨하게 굽힘된다.</td></tr>
<tr><td>비정상 반응</td><td colspan="4">• 팔이 뒤당김되고, 몸은 한쪽으로 휘어지며, 머리와 몸통의 비대칭적인 자세가 나타난다.
• 팔이 뒤당김되고, 다리가 폄되며, 머리는 활 모양 경직 자세를 취한다.
• 머리가 분명하게 밑으로 쳐져 있고, 몸통이 힘 없는 자세를 취하면서 동시에 다리를 뻗치며, 경우에 따라 팔은 뒤당김된다.
• 머리를 폄하지 못하며, 팔이 앞으로 뻗치면서 주먹을 쥐고, 다리는 폄 자세가 나타난다.</td></tr>
<tr><td>반응 모습</td><td colspan="2">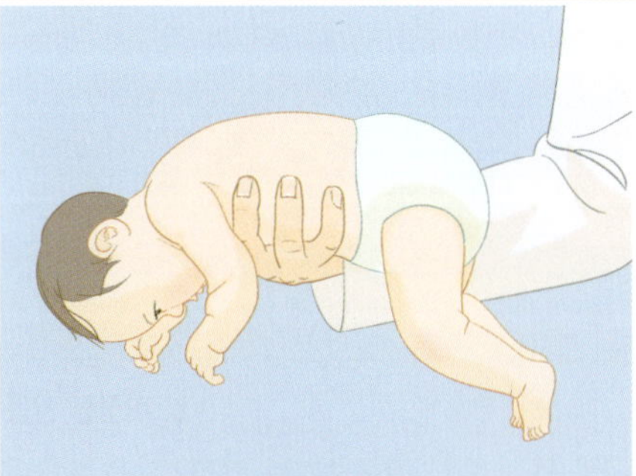
a. 정상 반응</td><td colspan="2">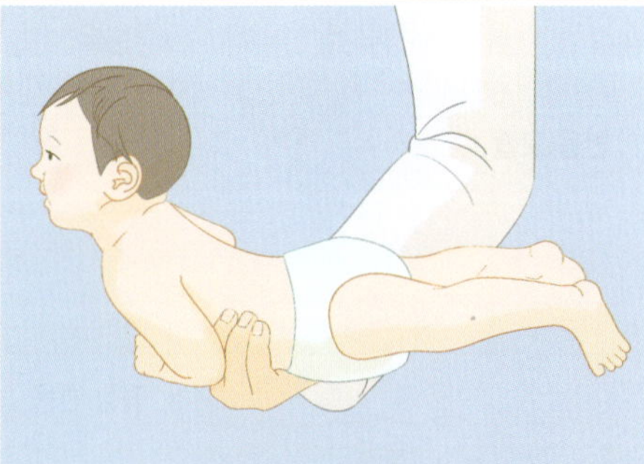
b. 비정상 반응</td></tr>
</table>

출처: 정진우 외(1994), 뇌성마비아를 위한 보이타 진단과 치료, 대학서림.

표 7.4 겨드랑이 걸치기 반응

<table>
<tr><th>항목</th><th colspan="2">평가 방법과 (비)정상 반응</th></tr>
<tr><td>시작 자세</td><td colspan="2">• 엎드려 누운 자세로 유지한다.</td></tr>
<tr><td>자극 방법</td><td colspan="2">• 아기의 겨드랑이 약간 아래쪽 몸통을 잡고 들어 올려(아기 겨드랑이에 걸치지 말고) 공중에 똑바로 세우고, 검사자의 손이 아기 등에 접촉하지 않는다.</td></tr>
<tr><td rowspan="4">정상 반응</td><td>시기</td><td>다리</td></tr>
<tr><td>1a기
(생후 0주~3개월)</td><td>• 힘 없이 굽힘된다.</td></tr>
<tr><td>1b기
(생후 4~7개월)</td><td>• 굽힘근 공동운동에 의해 몸통쪽으로 끌어당겨진다.</td></tr>
<tr><td>2기
(생후 8~12개월)</td><td>• 굽힘근 공동운동이 감소하여 느슨한 폄 자세를 취하고,
두 발은 발등 굽힘된다.</td></tr>
<tr><td>비정상 반응</td><td colspan="2">• 다리가 뻣뻣하게 폄되고 평행되거나 서로 교차되어 안쪽돌림 및 꿈치안쪽들린발(pes equinovarus)을 이룬다.
• 한쪽에서 계속 폄 자세가 나타난다.</td></tr>
<tr><td>반응 모습</td><td>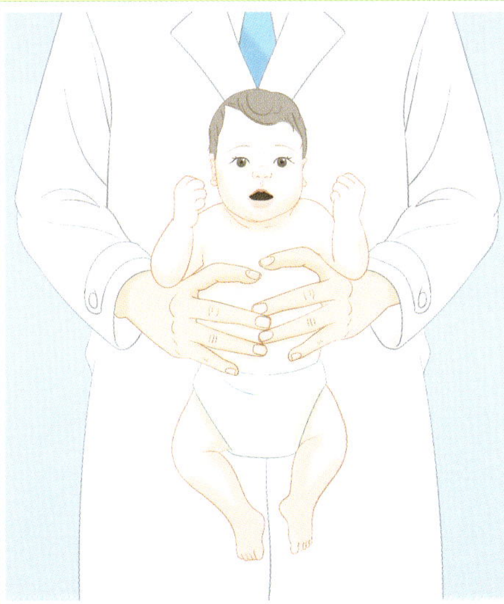
a. 정상 반응</td><td>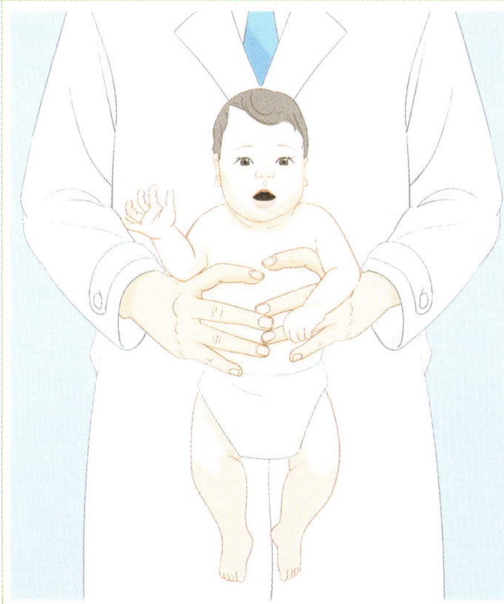
b. 비정상 반응</td></tr>
</table>

출처: 정진우 외(1994), 뇌성마비아를 위한 보이타 진단과 치료, 대학서림.

표 7.5 Vojta 반응

<table>
<tr><th>항목</th><th colspan="3">평가 방법과 (비)정상 반응</th></tr>
<tr><td>시작 자세</td><td colspan="3">• 아기를 엎드려 누운 자세에서 아기 등이 검사자 쪽으로 향하게 한 후, 다리는 아래로 떨어뜨리고 양팔은 머리 위로 올리고 손을 편다(관찰은 위쪽에 위치한 팔다리를 주로 본다).</td></tr>
<tr><td>자극 방법</td><td colspan="3">• 검사자는 아기를 수직으로 올려 세운 후 갑자기 수평이 되게 옆으로 기울인다.</td></tr>
<tr><td rowspan="6">정상 반응</td><td>시기</td><td>팔</td><td>다리</td></tr>
<tr><td>1기
(생후 0~10주)</td><td>• 느슨하게 굽힘되고 양손은 펴지거나 느슨하게 주먹을 쥔다.</td><td>• 느슨하게 굽힘된다.</td></tr>
<tr><td>1과도기
(생후 11~20주)</td><td>• 모로식의 포옹하는 동작은 줄고, 양팔이 벌림되며, 양손은 1기와 비슷하다. 후반에는 양팔이 느슨하게 굽힘된 채로 있다.</td><td>• 굽힘 자세가 점차 심해져 위쪽에 놓인 발가락은 폄되지 않는다.</td></tr>
<tr><td>2기
(생후 4/5~7개월)</td><td>• 느슨하게 굽힘되고, 양손은 펴지거나 느슨하게 주먹을 쥔다.</td><td>• 느슨하게 굽힘되고, 양발은 발등 굽힘 및 가쪽번짐되며, 발가락은 굽힘 또는 중립된다.</td></tr>
<tr><td>2과도기
(생후 7/8~9개월)</td><td>• 가볍게 굽힘되며 나중에 느슨하게 앞쪽이나 옆으로 뻗친다.</td><td>• 뚜렷하게 앞쪽으로 뻗쳐져 있다. 이때 무릎관절의 굽힘은 줄어들고, 엉덩관절의 굽힘은 그대로 있다. 양발은 발등 굽힘되고 발가락은 중립된다.</td></tr>
<tr><td>3기
(생후 9/10~13/14개월)</td><td>• 벌림된다.</td><td>• 벌림되고 양발은 발등 굽힘된다.</td></tr>
<tr><td>비정상 반응</td><td colspan="3">• 위쪽 팔이 주먹을 쥔 상태로 뻣뻣하게 굽힘된다.
• 어깨가 뒤로 당겨지면서 위팔이 뻣뻣하게 굽힘된다. 손은 펴질 수도 있다.
• 위쪽 다리가 안쪽돌림되고 폄된다.
• 위쪽 다리가 늦게 굽힘된다.
• 몸통은 저긴장 상태이다.</td></tr>
<tr><td>반응 모습</td><td colspan="3">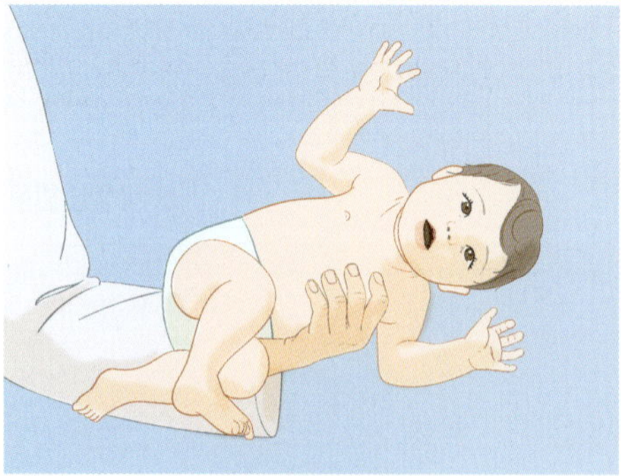
a. 정상 반응
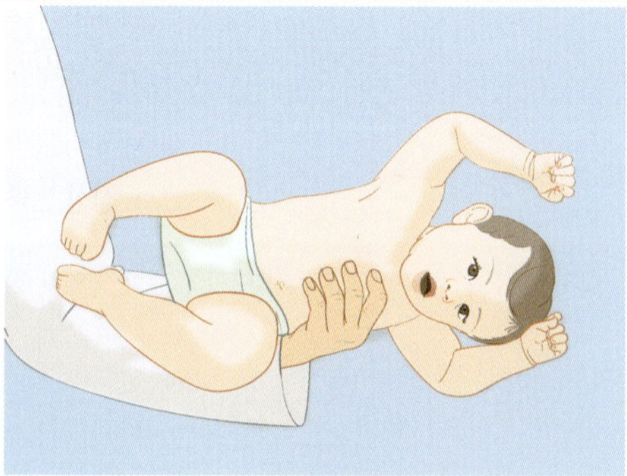
b. 비정상 반응</td></tr>
</table>

출처: 정진우 외(1994), 뇌성마비아를 위한 보이타 진단과 치료, 대학서림.

표 7.6 Collis 수평 반응

<table>
<tr><th>항목</th><th colspan="3">평가 방법과 (비)정상 반응</th></tr>
<tr><td>시작 자세</td><td colspan="3">• 옆으로 누운 자세로 유지한다.</td></tr>
<tr><td>자극 방법</td><td colspan="3">• 검사자는 아기의 위쪽에 있는 위팔과 넙다리 부위를 잡아 그대로 들어 올린다. 검사 시 어깨관절의 관절주머니가 너무 늘어나지 않도록 하고, 어깨관절과 엉덩관절에서 아탈구가 일어나지 않도록 주의한다.</td></tr>
<tr><td rowspan="4">정상 반응</td><td>시기</td><td>팔</td><td>다리</td></tr>
<tr><td>1기
(생후 0주~3개월)

1a기(0~6주)
1b(7주~3개월)</td><td>• 1a기에는 자유롭게 놓아 둔 팔이 모로식의 반응을 한다.
• 7~8주에는 팔을 모로식으로 옆으로 뻗친다.
• 3개월에는 느슨한 굽힘 자세가 된다.</td><td>• 자유로운 쪽은 굽힘된다.</td></tr>
<tr><td>1과도기
(생후 11~20주)</td><td>• 자유로운 쪽은 아래팔을 엎침할 수 있고, 2기 말에는 손바닥으로 짚을 수 있다.</td><td>• 굽힘된다.</td></tr>
<tr><td>3기
(생후 8~10개월)</td><td>• 손은 펴되고 짚으며, 매우 탄력 있고 뻣뻣하지 않다.</td><td>• 자유로운 쪽 엉덩관절이 벌림되고, 발의 가쪽면으로 버틴다.</td></tr>
<tr><td>비정상 반응</td><td colspan="3">• 자유롭게 놓아둔 다리가 꿈치들린발 상태와 함께 뻣뻣한 폄 상태가 된다.
• 자유롭게 놓아둔 팔에서 경우에 따라 주먹을 쥐면서 뻣뻣한 폄 상태가 된다.
• 자유롭게 놓아둔 팔과 다리에서 5~6개월부터 불규칙적인 동작을 관찰할 수 있다(손과 손가락에서 불규칙적인 동작이 일어나고 발에서 안쪽 및 가쪽번짐 동작이 나타날 수 있는데, 이것은 무정위운동성 동작이 촉진 · 유발된 것으로 볼 수 있다).
• 자유롭게 놓아둔 다리가 폄과 굽힘을 반복하고, 폄할 때 발의 안쪽번짐과 발가락이 폄된다.
• 자유롭게 놓아둔 팔의 어깨가 뒤로 당겨지며 주먹을 쥐면서 팔꿉관절이 뻣뻣하게 굽힘된다.</td></tr>
<tr><td>반응 모습</td><td colspan="2">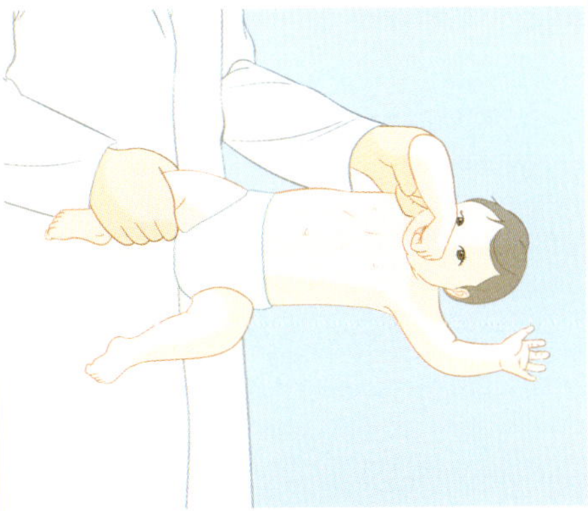
a. 정상 반응</td><td>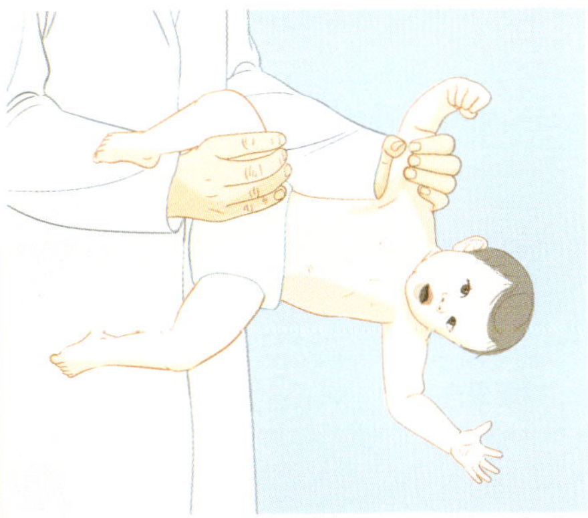
b. 비정상 반응</td></tr>
</table>

출처: 정진우 외(1994), 뇌성마비아를 위한 보이타 진단과 치료, 대학서림.

표 7.7 Peiper-Isbert 반응

<table>
<tr><th>항목</th><th colspan="4">평가 방법과 (비)정상반응</th></tr>
<tr><td>시작 자세</td><td colspan="4">• 4~5개월까지는 바로 누운 자세를 유지하고, 그 이후에는 옆으로 누운 자세를 유지한다.</td></tr>
<tr><td>자극 방법</td><td colspan="4">• 검사자는 아기의 양쪽 무릎을 잡고 갑자기 거꾸로 들어 올려 머리를 아래로 향하게 한다.</td></tr>
<tr><td rowspan="8">정상 반응</td><td>시기</td><td>머리</td><td>몸통</td><td>팔다리</td></tr>
<tr><td rowspan="2">1기
(생후 0주~3개월)
1a기(생후 0~6주)
1b기(생후 7주~3개월)</td><td>• 목은 폄된다.</td><td>• 골반은 굽힘된다.</td><td rowspan="2">• 1a기는 모로반사에서의 포옹단계이고, 1b기는 손이 옆으로 펴지며 팔이 옆으로 뻗친다.</td></tr>
<tr><td colspan="2">• 위팔과 몸통의 각도는 90°를 유지한다.</td></tr>
<tr><td rowspan="2">2기
(생후 4~5/6개월)</td><td colspan="2">• 몸과 몸통은 좌우 대칭된다.</td><td rowspan="2">• 팔이 벌림되고 반쯤 위로 폄되며 손은 펴진다. 팔과 몸통의 각도가 90~135°까지 증가된다.</td></tr>
<tr><td></td><td>• 등허리 연결부까지 폄되고, 골반의 굽힘은 감소된다.</td></tr>
<tr><td rowspan="2">3기
(생후 7~12개월)</td><td colspan="2">• 목과 몸통이 허리엉치부까지 대칭적으로 폄된다.</td><td>• 손은 펴고 팔을 위로 뻗친다.</td></tr>
<tr><td colspan="3">• 팔과 몸통의 각도가 160°까지 증가된다.</td></tr>
<tr><td>4기
(생후 9/10~12/14개월)</td><td colspan="3">• 아기는 능동적으로 검사자의 옷을 붙잡고 위로 올라가려 한다.</td></tr>
<tr><td>비정상 반응</td><td colspan="4">• 대부분 주먹을 쥔 채로 팔을 앞으로 뻣뻣하게 뻗친다.
• 주먹을 쥔 채로 팔을 위로 뻣뻣하게 뻗친다.
• 몸통은 활 모양 경직 자세가 된다.
• 목의 폄이 잘 안 된다.
• 한쪽 또는 양쪽 팔이 주먹 쥔 상태로 계속 굽힘되어 있다.
• 비대칭적인 머리와 몸통의 자세로 있다.</td></tr>
<tr><td>반응 모습</td><td colspan="2">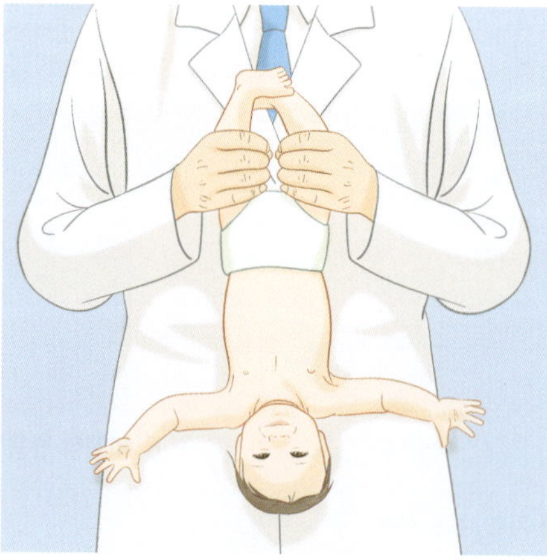
a. 정상 반응</td><td colspan="2">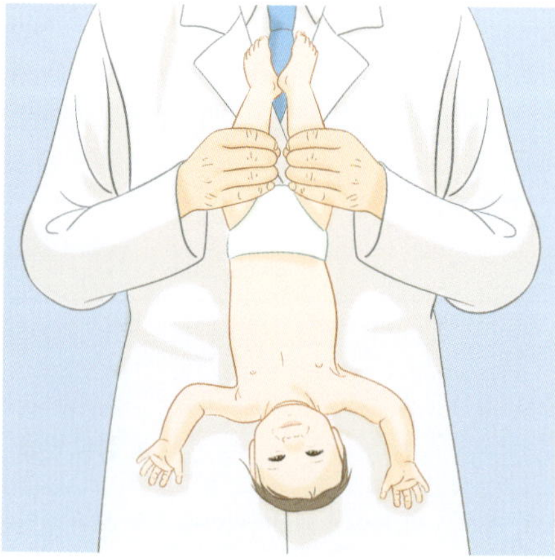
b. 비정상 반응</td></tr>
</table>

출처: 정진우 외(1994). 뇌성마비아를 위한 보이타 진단과 치료. 대학서림.

표 7.8 Collis 수직 반응

<table>
<tr><th>항목</th><th colspan="2">평가 방법과 (비)정상 반응</th></tr>
<tr><td>시작 자세</td><td colspan="2">• 바로 누운 자세로 유지한다.</td></tr>
<tr><td>자극 방법</td><td colspan="2">• 검사자는 아기의 한쪽 무릎을 잡고 갑자기 거꾸로 들어 올려 머리를 아래로 향하게 한다.</td></tr>
<tr><td rowspan="3">정상 반응</td><td>시기</td><td>다리</td></tr>
<tr><td>1기
(생후 0주~6개월)</td><td>• 자유로운 쪽의 엉덩관절, 무릎관절, 발목관절이 굽힘된다.</td></tr>
<tr><td>2기
(생후 6/7~12개월)</td><td>• 자유로운 쪽의 무릎관절이 느슨하게 펴지고, 엉덩관절은 굽힘된다.</td></tr>
<tr><td>비정상 반응</td><td colspan="2">• 잡고 있는 다리와 자유로운 다리가 꿈치들린발 상태로 폄 경향을 보인다.
• 지유로운 다리기 폄한 다음 천천히 굽힘 자세로 진행된다.</td></tr>
<tr><td>반응 모습</td><td colspan="2">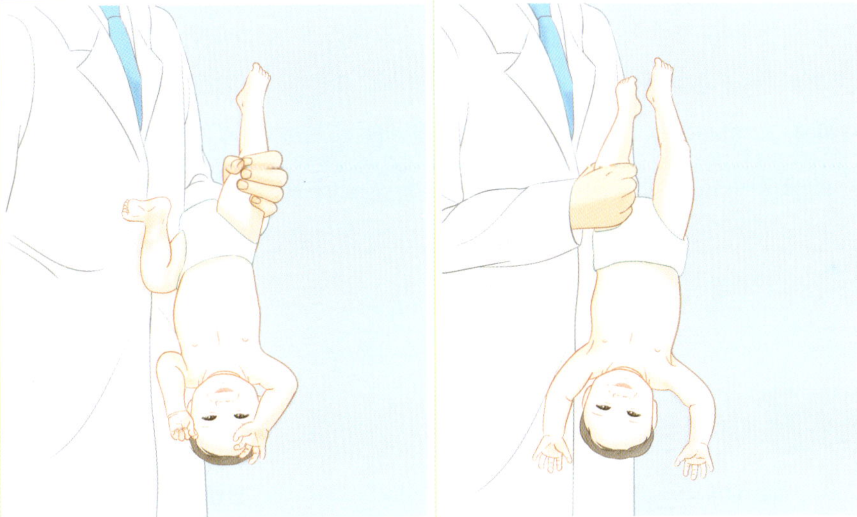
a. 정상 반응 b. 비정상 반응</td></tr>
</table>

출처: 정진우 외(1994), 뇌성마비아를 위한 보이타 진단과 치료, 대학서림.

2) 평가 결과

뇌성마비의 확정진단은 정상적인 운동발달 지연, 비정상적인 자발 운동패턴, 영유아의 원시 반사 등을 고려하여 6개월 이후에 비로소 가능하다. 생후 6개월은 동기부여를 동반한 유아의 목적 있는 운동이 급속하게 높아지는 시기이므로 바른 운동패턴을 학습하지 않으면, 유아는 긴장성 반사에 의해 학습된 운동패턴만을 사용한다. 그러한 움직임 패턴을 정상적인 운동패턴으로 잘못 인식하고 사용하여서 고착화한다. 따라서 6개월 이전에 조기진단하여 조기치료하는 것은 뇌성마비 아동의 예후에 매우 중요하다.

중추성 협동운동 장애는 가진단명으로, 미래에 뇌성마비가 될 수도 있는 임시 상태이고 뇌에서 자세와 운동을 조절하는 기능이 장애를 받고 있는 상태를 의미한다. 중추성 협동운동 장애 등급은 영유아를 대상으로 7가지 자세반응평가를 실시하였을 때, 비정상적인 자세반응 개수를 기준으로 장애 정도를 4단계로 분류한다. 이 등급은 한번 결정되면 평생 확정되는 진단명이 아니라, 아이의 발달과정의 예후에 따라 변경될 수 있는 역동적인 진단명이다. 따라서 자세 반응평가 결과를 근거로 정량화한 중추성 협동운동 장애 등급 기준에 따라 조기진단할 수 있고, 장애아동의 장애 정도를 알 수 있고, 치료 예후와 치료에 의한 회복 정도를 객관적으로 판단할 수 있다. 일본의 사례를 들면, Suita city에서 출생한 모든 신생아를 대상으로 자세반응평가를 실시한 결과 전체 신생아 5,485명 중 1.44%에서 치료가 필요하여 Vojta 접근법을 실시하였으며, 치료가 꼭 필요한 영아 중 6개월 이전에 적절히 치료받은 영아의 95% 이상이 정상화되었다. 그러므로 조기진단하여 6개월 이전에 조기치료를 실시하면 뇌성마비로의 진행 정도를 줄일 수 있다(표 7.9).

표 7.9 중추성 협동운동 장애 등급

등급 항목	등급 기준
아주 경한 중추성 협동운동 장애 (very light CCD)	• 1~3개의 비정상 자세반응이 발견된다. • 90% 이상이 저절로 정상화된다.
경한 중추성 협동운동 장애 (light CCD)	• 4~5개의 비정상 자세반응이 발견된다. • 75% 이상이 저절로 정상화된다. • 대부분 미래에 자세장애 때문에, 조건에 따라 치료가 필요하다.
중간 정도 중추성 협동운동 장애 (moderate CCD)	• 6~7개의 비정상 자세반응이 발견된다. • 직접적인 뇌성마비 위험을 제외해도 심한 장애가 있는 것으로 생각하여 치료해야 한다.
심한 중추성 협동운동 장애 (severe CCD)	• 7개 모두 비정상 자세반응이 발견되고, 눈에 띄게 근육의 긴장도가 높거나 낮게 나타난다. • 운동 또는 지능발달에 심한 위험이 있으며 의심할 여지 없이 치료해야 한다.

출처: 정진우 외(1994). 뇌성마비아를 위한 보이타 진단과 치료. 대학서림.

4 치료 기법

Vojta 접근법은 주로 영유아를 대상으로 자세반응평가를 이용하여 중추성 협동운동 장애 등급을 근거로 조기진단하고, 생후 6개월 이전에 특정 자세에서 유발점을 자극하는 반사적 기기와 뒤집기를 이용하는 것이다. 이러한 치료 기법을 통해 반사적 운동과 감각 운동 반응을 지속적으로 적용하면 뇌가소성에 의해 정상운동패턴을 유도하는 치료법이다.

1) 치료 원칙과 제한점

Vojta 접근법의 치료 원칙은 다음과 같다. 첫째, 특정한 출발 자세와 주요 및 보조 유발점을 정확히 선택한다. 둘째, 치료 시기는 최대한 조기에 시작한다. 생후 6개월 이전에 치료를 실시하면 70~80%가 정상이 될 수 있으나, 그 이후에는 정상이 될 가능성이 낮아진다. 셋째, 치료 횟수는 영유아의 경우 1일 3~4회 적용한다. 각각의 치료 횟수는 대상자 개인의 가능성(연령, 이상소견, 견딜 수 있는 능력과 반응)을 고려하여 적용시킨다. 유발점을 자극할 때, 많은 유발점을 동시에 자극하는 공간적 가중(spatial summation)과 특별한 유발점을 충분한 시간으로 자극하는 시간적 가중(temporal summation)을 사용할 수 있다. 그리고 역치하의 자극이 지속적으로 반사중추에 적용되면 마침내 반사작용을 일으키는 중추성 가중(central summation)을 사용할 수 있다.

Vojta 접근법의 제한점은 근육 자극의 정량화와 아동들의 자발적인 움직임에 따른 반사적 반응 유발이 어렵다. 또한 능동적 기능 훈련이 아닌 수동적 반사 훈련이며, 아기가 성장하면 적용하기 힘들다는 점이다.

2) 적응증과 금기증

Vojta 접근법을 중재로 적용한 최근의 연구를 살펴보면, 유발점 자극을 통해 움직임을 유도하고, 몸통 근육의 협력 수축으로 몸통 조절 및 균형능력을 향상시킬 수 있다. 이러한 변화를 바탕으로 뇌성마비 아동의 보행 및 호흡능력 향상, 비정상적인 자세의 회복, 허리 통증으로 인한 자세 변화 등의 적응증을 확인할 수 있다. Vojta 접근법의 적응증과 금기증은 아래 표와 같다(표 7.10).

3) 치료 효과

유발점을 자극했을 때 나타나는 전신반응은 닫힌 사슬과 열린 사슬 운동으로 나타난다. 고정점에서 닫힌 사슬 운동을 할 때 근력과 지구력 증진 및 근육의 협응 수축을 발생시킨다. 열린 사슬 운동을 할 때 공간에서 기능적인 움직임이 일어난다. 따라서 이러한 전신적인 운동반응은 뼈대근육 활성화, 눈

표 7.10 Vojta 접근법의 적응증과 금기증

적응증	금기증
• 뇌성마비 • 중추성 협동운동 장애 • 뇌졸중 • 다발경화증 • 척추갈림증 • 말초성 마비 • 신경근 손상 • 요통 • 근육병 • 정형외과적 문제(척추옆굽음증, 선천적 엉덩관절 이형성증) • 호흡 • 씹기 등의 기능적 문제 • 삼키기 • 선천성 기형	• 암 • 임신 • 설사 • 구토 • 발열 상태 • 자폐성 행동 • 급성 상태/조직염증 • 역류와 같은 심한 정신적 불안장애

출처: 배주한 외(2020), 신경계 운동치료학, 메디컬포럼, 2020.

움직임, 얼굴표정, 방광과 장 기능, 삼킴 작용, 호흡 기능 향상 등을 발생시켰다.

정상 성인 25명을 대상으로, 유발점인 왼쪽 어깨뼈 봉우리와 오른쪽 넙다리뼈 안쪽위관절융기를 자극하여 표면근전도를 통해 근육의 활성을 조사하였다. 그 결과 어깨뼈 봉우리 자극 시 반대쪽 넙다리곧은근이 활성화되었고, 넙다리뼈 안쪽위관절융기 자극 시 반대쪽 어깨세모근, 같은쪽 어깨세모근, 반대쪽 넙다리곧은근이 활성화되었다.

요통이 있는 아동 28명을 대상으로 Vojta 접근법과 Mckenzie 접근법을 회당 20분 3회/일 3~12일간 시행한 결과, 통증 강도가 3~12일에 걸쳐 0으로 감소되었고, 척추와 관련된 각도(앞쪽 몸통 경사도, 등뒤굽음, 허리앞굽음, 가쪽 척추 굽이, 몸통 비틀림, 골반 기울기)에도 긍정적인 변화가 나타났다. 좌골신경통을 진단받은 성인 12명을 대상으로 실험군은 Vojta 접근법을 대조군은 경피신경전기자극치료를 적용하였을 때, 두 그룹 모두 시각적 통증 평가 척도, 요추장애지수, 유연성은 향상되었으나 Vojta 접근법이 더 효과적이었다.

뇌성마비 아동을 대상으로 실험군(6명)은 Vojta 접근법을 대조군(7명)은 일반물리치료를 회당 30분/주 3회/6주간 적용하였을 때, 배근육의 두께 변화와 보행 변수를 조사하였다. 그 결과 실험군에서 배바깥빗근과 배곧은근의 두께가 유의하게 증가하였고, 보행 변수(한 발짝 너비, 디딤기와 흔듦기 시간, 한 다리 지지기 시간, 발 압력 분포)에서 실험군과 대조군 사이에 유의한 차이가 있었다. 그리고

자세 비대칭 영아를 대상으로 실험군(19명)은 Vojta 접근법을 대조군(18명)은 신경발달치료를 적용한 연구에서는 실험군과 대조군 두 그룹에서 평균 비대칭 척도가 4점 감소하였고, 두 그룹 간의 비교에서 실험군이 대조군보다 2.6점 더 감소하였다.

4) 치료 방법

Vojta 접근법의 치료 방법은 반사적 기기와 반사적 뒤집기(1기, 2기, 3기, 4a, 4b기)가 있다. 본 교재에서는 반사적 뒤집기의 1, 2기만 다루고자 한다.

(1) 반사적 기기

시작 자세

- 엎드려 누운 자세, 척추는 일직선
- 머리: 한쪽 방향으로 30° 돌림
- 얼굴쪽 팔: 어깨관절이 120~130° 굽힘, 손목과 어깨가 일직선
- 뒤통수쪽 다리: 가볍게 엉덩/무릎관절 굽힘, 발목과 궁둥뼈 결절 일직선
- 얼굴쪽 다리와 뒤통수쪽 팔: 편안한 자세

유발점

- 교차패턴이 발생하기 위해서 얼굴쪽 팔과 뒤통수쪽 다리 또는 얼굴쪽 다리와 뒤통수쪽 팔의 유발점을 동시에 자극해야 함(그림 7.3)

표 7.11 반사적 기기의 유발점과 자극 방향

	유발점		자극 방향
얼굴쪽	주요	위팔뼈 안쪽위관절융기	등쪽-안쪽-꼬리쪽
		넙다리의 안쪽위관절융기	등쪽-안쪽-머리쪽
	보조	어깨뼈 안쪽모서리 아래 1/3 지점	배쪽-가쪽-머리쪽
		위앞엉덩뼈가시	등쪽-안쪽-꼬리쪽
뒤통수쪽	주요	노뼈 붓돌기	배쪽-가쪽-머리쪽
		발꿈치뼈 가쪽	배쪽-가쪽-머리쪽
	보조	어깨뼈 봉우리	배쪽-안쪽-꼬리쪽
		중간볼기근	등쪽-안쪽-머리쪽
		몸통점	배쪽-안쪽-머리쪽

출처: 정진우 외(1994), 뇌성마비아를 위한 보이타 진단과 치료, 대학서림.

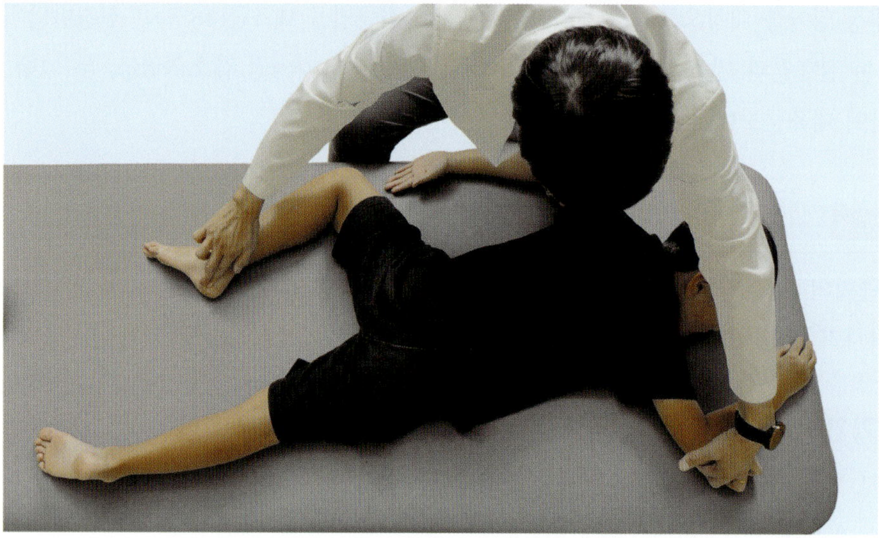

그림 7.3 반사적 기기 시작 자세와 유발점 자극. 유발점: 발꿈치뼈 가쪽, 위팔뼈 안쪽위관절융기

반응

- 한쪽 다리와 반대쪽 팔로 지지하고 몸통을 앞쪽으로 이동
- 얼굴쪽 팔: 팔을 반사적으로 위로 가져가고 팔꿈치가 고정점 역할을 함
- 뒤통수쪽 팔: 운동점으로 앞으로 이동하는 동작

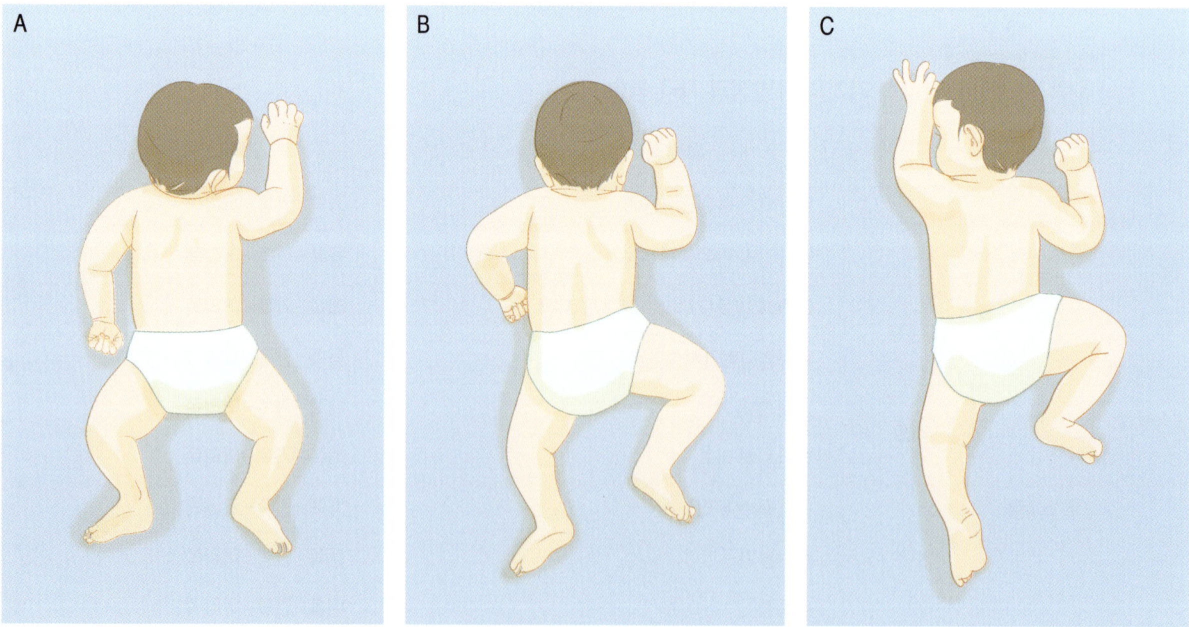

그림 7.4 반사적 기기의 반응. A: 시작 자세, B: 중간 자세, C: 마지막 자세

- 얼굴쪽 다리: 다리를 앞으로 가져가는 동작, 다리 굽힘으로 골반의 안정성이 제공되면 무릎이 새로운 고정점 역할을 함
- 뒤통수쪽 다리: 다리의 폄 동작이 벌림과 함께 만들어짐

(2) 반사적 뒤집기

① 1단계

시작 자세

- 바로 누운 자세
- 머리: 치료사 쪽으로 30° 정도 돌림
- 팔다리: 자연스럽게 위치시킴

유발점

- 가슴 유발점: 얼굴쪽 가슴의 유두에서 수직선으로 그은 선과 명치에서 수평선으로 그어 만나는 지점(7~8번째 갈비뼈 부위)(그림 7.5)

표 7.12 반사적 뒤집기 1단계의 유발점과 자극 방향

유발점	자극 방향
• 가슴 유발점	• 등쪽-안쪽-머리쪽

출처: 정진우 외(1994), 뇌성마비아를 위한 보이타 진단과 치료, 대학서림

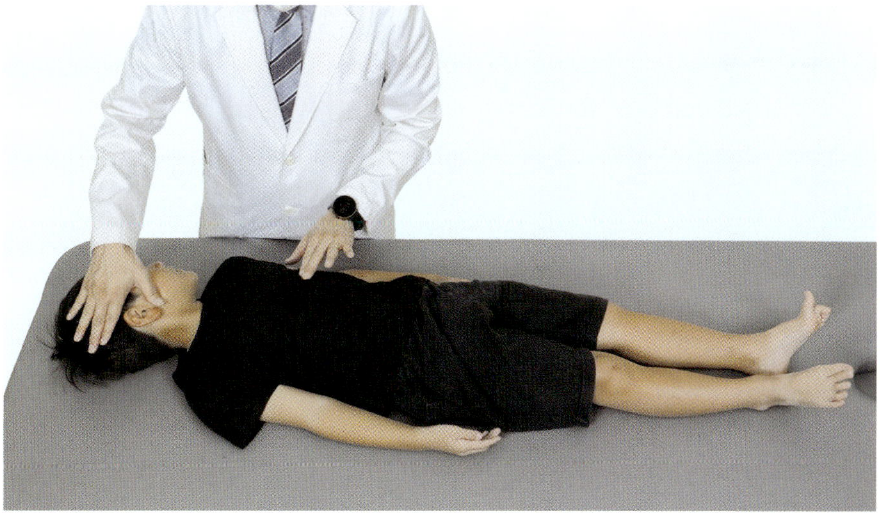

그림 7.5 반사적 뒤집기 1단계의 시작 자세와 유발점 자극

■ 반응

- 다리가 굽힘되어 무게중심이 머리로 이동
- 척주 폄 및 엉덩관절, 무릎관절, 발목관절 굽힘

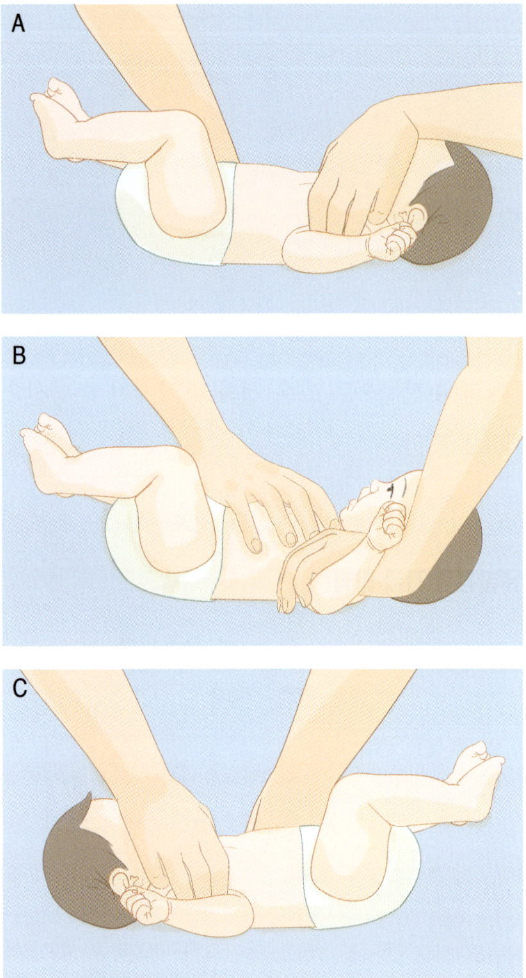

그림 7.6 반사적 뒤집기 1단계 반응.
A: 양다리 90° 굽힘과 엉덩관절 가쪽돌림, 배근육 수축
B: 다리는 배쪽으로 더 굽힘 및 골반 뒤쪽 기울이기, 머리 돌림 방향으로 저항,
C: 골반의 기울기 반응

② 2단계

■ 시작 자세

- 옆으로 누운 자세, 어깨관절과 엉덩관절이 일직선상
- 아래쪽 팔: 어깨관절 90° 굽힘, 팔꿉관절 약간 굽힘
- 위쪽 팔: 몸통 위에 놓음
- 아래쪽 다리: 엉덩관절과 무릎관절이 30~40° 굽힘, 발뒤꿈치와 엉덩뼈 결절이 일직선상
- 위쪽 다리: 자연스럽게 굽힘

유발점

표 7.13 반사적 뒤집기 2단계의 유발점과 자극 방향

유발점		자극 방향
유발점1	어깨뼈 안쪽모서리	배쪽-안쪽-머리쪽
	위앞엉덩뼈가시	등쪽-안쪽-꼬리쪽
유발점2	봉우리	등쪽-안쪽-꼬리쪽
	중간볼기근	배쪽-가쪽-꼬리쪽

출처: 정진우 외(1994), 뇌성마비아를 위한 보이타 진단과 치료, 대학서림.

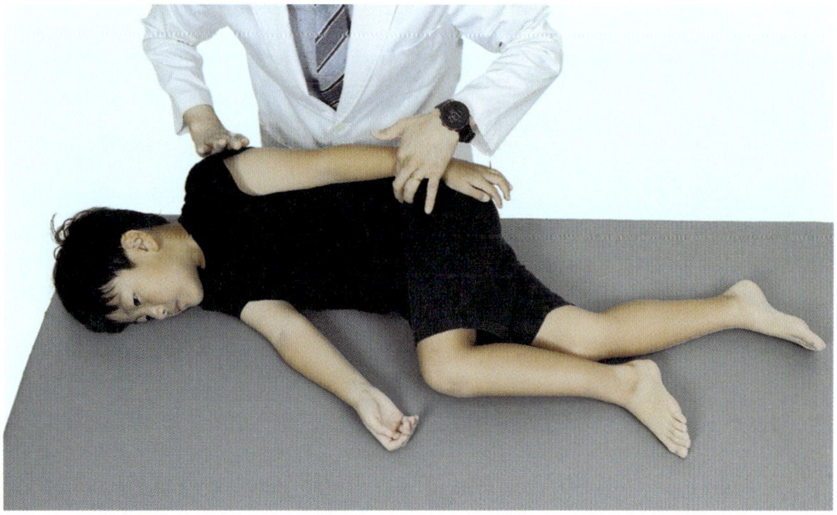

그림 7.7 반사적 뒤집기 2단계의 시작 자세와 유발점 자극. 유발점: 어깨뼈 안쪽 모서리, 위앞엉덩뼈가시

반응

- 아래쪽 어깨에서 손으로, 아래쪽 골반에서 다리로 지지
- 위쪽과 아래쪽 팔다리의 굽힘과 폄을 교대로 움직임
- 척추를 펴고 몸통 돌림
- 옆으로 누운 자세에서 머리를 들고 유지

Vojta 접근법을 임상적으로 실제 적용한 사례를 보면, 저긴장을 동반한 발달지연 아동을 대상으로 아래 표와 같은 치료방법을 적용하였다(표 7.14).

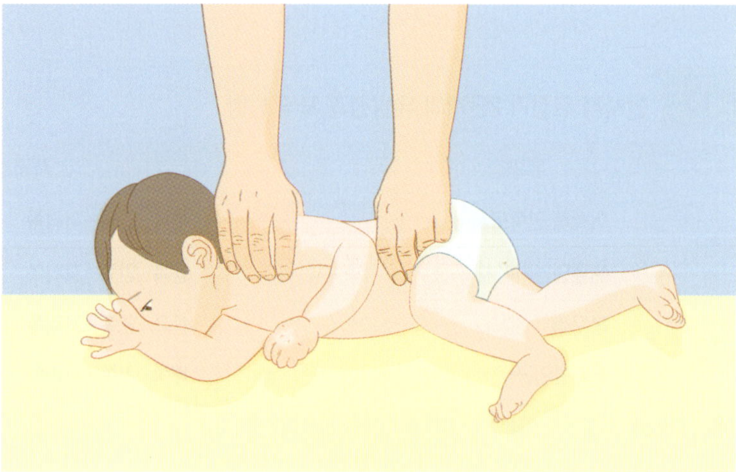

그림 7.8 반사적 뒤집기 2단계 반응

표 7.14 Vojta 접근법의 실제 적용 사례

치료 패턴	시작 자세	유발점	반응	횟수/시간
반사적 기기	엎드린 자세	• 얼굴쪽 위팔뼈 안쪽위관절융기 • 뒤통수쪽 발꿈치뼈 가쪽	몸통 근육 수축으로 척추 폄 및 얼굴쪽 다리 굽힘되어 앞으로 움직이는 전진 운동 유도	오른쪽 2분×2회 2분 휴식 왼쪽 2분×2회 (둘 중 선택 적용)
반사적 뒤집기 1단계	바로 누운 자세	• 가슴점 • 광대뼈(머리 고정을 위해)	몸통 근육 수축으로 양다리가 올라오고, 머리는 반대쪽 회전하려 할 때 저항을 제공하여 등척성 수축 유도	오른쪽 4분 2분 휴식 왼쪽 4분
반사적 뒤집기 2단계	옆으로 누운 자세	• 어깨뼈 안쪽모서리 1/3 지점 • 넙다리뼈 안쪽위관절융기	몸통 근육 대각선 수축으로 척추 폄과 어깨관절, 엉덩뼈 뒷면에서 지지가 일어나도록 유도	오른쪽 4분 2분 휴식 왼쪽 4분

출처: 하선영(2020), 보이타 접근법이 저긴장을 동반한 발달지연 아동의 운동 기능 및 신경로 변화에 미치는 영향, 경남대학교 박사학위논문.

활동과제 ①

아이는 ○○대학병원에서 태어났을 때, 움직임이 미약하고 힘이 약해 발달지연 소견이 있었다. 5개월이 된 아이는 아직 목을 가누지 못하고 척수 반사(굽힘 회피 반사, 폄 밀기 반사)가 여전히 나타나고 있는 상태이다.

- 영아의 조기진단 및 치료를 위한 Vojta 접근법의 원리를 정리하시오.

- 중추성 협동운동 장애 등급에 대해 정리하시오.

- 7가지 자세반응평가의 자극 방법 및 정상/비정상 반응에 대해 정리하시오.

활동과제 ❷

6세 남아는 경직형 양하지 뇌성마비로 진단받았고, 물리치료실에 주 3회 내원하여 치료를 받고 있다. 손으로 보행 보조 기구를 잡고 걷거나 휠체어를 움직여 걷는 수준이고, 앉았다 일어나거나 바닥에서 일어날 때 타인의 신체적 도움이나 지지면이 필요한 상태이다.

- 위 사례를 대상으로 Vojta 접근법을 적용할 때 치료 원칙에 대해 정리하시오.

- 위 사례를 대상으로 Vojta 접근법(반사적 기기)을 적용할 때 주요 및 보조 유발점에 대해 정리하시오.

- 위 사례를 대상으로 Vojta 접근법(반사적 뒤집기 1단계)을 적용할 때, 유발점과 반응에 대해 정리하시오.

참고문헌

강권영 외. 개정 국가고시 최신 신경계운동치료학. 하늘뜨락. 2012.

대한소아재활의학회. 소아재활의학. 군자출판사. 2006.

박경희, 안용팔. 뇌성마비에 대한 Vojta씨 조기진단 및 치료법. 대한재활의학회지, 6(1), 31-46, 1982.

박경희, 안용팔. 뇌손상 환자 치료에 있어서 Vojta법의 가능한 효과 기전. 대한재활의학회지, 13(1), 1989.

박지환 외. 소아 물리치료 진단과 중재. 현문사. 2018.

배주한 외. 신경계 운동치료학. 메디컬포럼. 2020.

신경계 운동치료학 편찬위원회. 신경계 운동치료학. 범문에듀케이션. 2017.

안용팔, 강세윤, 박경희. 뇌성마비의 물리치료에 있어 Vojta방법과 효과. 대한재활의학회지, 8(1), 42-29, 1984.

양우진. 영유아 뇌성 운동발달 장애아에 대한 보이타치료법 조기적용의 효과. 대구대학교 석사학위논문, 2000.

윤범철, 정진우. 한국 보이타 치료의 역사와 그 현황. 대한물리치료사 학회지, 2(3):667-678, 1995.

정진우 외. 뇌성마비아를 위한 보이타 진단과 치료. 대학서림. 1994.

하선영. 보이타 접근법이 저긴장을 동반한 발달지연 아동의 운동 기능 및 신경로 변화에 미치는 영향. 경남대학교 박사학위논문. 2020.

Backstrom, B., & Dahlgren L. (2000). Vojta self-training. Experiences of six neurologically impaired people. Physiotherapy, 86(11), 567-574.

Ellenbecker, T. S., & Davies, G. J. (2001). Closed kinematic chain exercise: A comprehensive guide to multiple joint exercise. Champaign, IL. Human Kinetics Publishers, 53-58.

Gajewska, E., et al. (2018). An attempt to explain the Vojta therapy mechanism of action using the surface polyelectromyography in healthy subjects: A pilot study. J Bodyw Mov Ther. 22(2), 287-292.

Juarez-Albuixech, M. L., et al. (2020). Vojta Therapy versus transcutaneous electrical nerve stimulation for lumbosciatica syndrome: a quasi-experimental pilot study. J Bodyw Mov Ther, 24(1), 39-46.

Jung, M. W., et al. (2017). Vojta therapy and neurodevelopmental treatment in children with infantile postural asymmetry: a randomised controlled trial. J Phys ther Sci, 29(2), 301-306.

Kim, H. J. (2008). The effect of vojta's reflex forward movement on the ontogenesis spontaneous pathologic locomotion, vital capacity, hand function, balance and gait in children with spasticity cerebral palsy. Master's Thesis, Sanyeok University.

Korean Rehabilitation Nursing Society. (2003). Rehabilitation and Health Care of Cerebral Palsy Patients. Soomoon co. Ltd.

Park, K. H., & Ahn, Y. P. (1992). Early dagnosis and treatment of vojta for cerebral palsy. Journal of Clinical Pharmacy. 6(1), 79-90.

Sung, Y. H., & Ha, S. Y. (2019). The Vojta approach changes thickness of abdominal muscles and gait in children with spastic cerebral palsy: A randomized controlled trial, pilot study. Technol Health Care, Oct 16[Online ahead of print].

Tomi, M. (1981). Zur Fruherkennung und Fruhbehandlung bei Kindern mit cerebraen Bewegungsstorungen in Japan. Deutsch Japanisches Symposium, Oska, Oktober.

Vojta V. (1965). Rehabilitation des spastischen infantilen syndroms. In 안용팔, 박경(공역). 영아기 뇌성운동 장애, 서울, 일조각.

Vojta V. (1977). Reflexlokomotion als Bahnung system in der Behandlung der zerebralen Bewegungsstorungen.

Vojta V. (1984). Die zerebralen Bewegungsstorungen im sauglingsalter, Ferdinand Enke Verg Stuttgart.

Vojta V. (1986). Die zerebralen Bewegungsstorungen im Sauglingsalter. In 영아기의 뇌성 운동장애, 안용팔, 박경희 공역, 일조각, 28–49.

Vojta V. (1986). Is there any therapy for cerebral palsy children? I. Preliminary report on locomotion. 대한재활의학회지, 10(2), 87–95.

Vojta, V., & Peters, A. (2007). Das vojta-prinzipmuskelspiele in reflexfortbewegung und motorischerontogenese, 3rd ed. Heidelberg; Springer Medizin Verlag.

Wu, C., Peng, X., Li, X., Xia, Qingling, N., Guo, H., & Huang, H. (2007). Vojta and bobath combined treatment for high risk in fants with brain damage at early period. Neural Regeneration Research, 2(20), 12–15.

Zurawski, A., et al. (2019). Efficacy of the use of the McKenzie and Vojta methods to treat discopathy-associated syndromes in the pediatric population. Int J Occup Med Environ Health, 32(1), 33–41.

국제 보이타 협회 https://www.vojta.com

한국 보이타 협회 http://www.kvojta.com

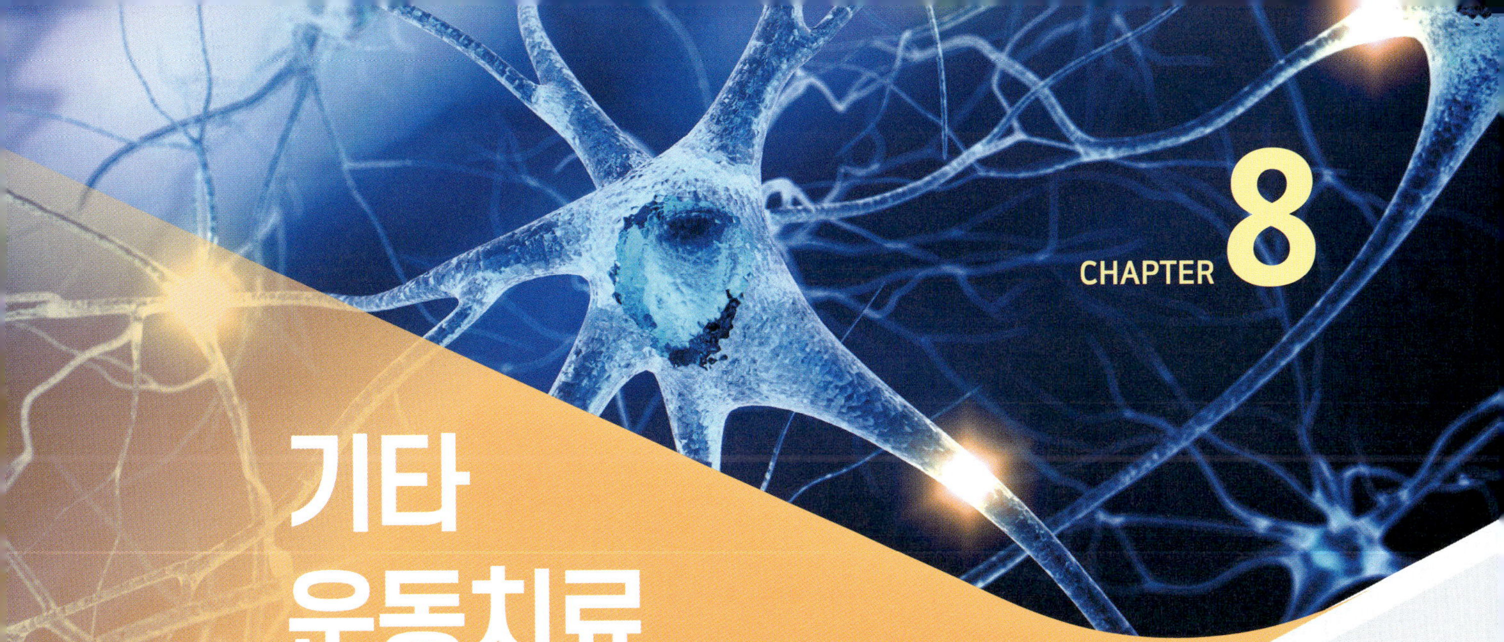

CHAPTER 8

기타 운동치료 접근법

학습목표

1. 강제유도 운동치료에 대해 설명할 수 있다.
2. 로봇 치료에 대해 설명할 수 있다.
3. 가상현실 훈련에 대해 설명할 수 있다.
4. 승마 치료에 대해 설명할 수 있다.
5. 안뜰재활운동에 대해 설명할 수 있다.
6. Phelps 접근법에 대해 설명할 수 있다.
7. Temple Fay 접근법에 대해 설명할 수 있다.
8. Phol 접근법에 대해 설명할 수 있다.
9. Deaver 접근법에 대해 설명할 수 있다.
10. 과제지향 접근법에 대해 설명할 수 있다.
11. 슈트 치료에 대해 설명할 수 있다.
12. Frenkel 운동에 대해 설명할 수 있다.

핵심용어

- 가상현실 훈련 Virtual reality, VR
- 강제유도 운동치료 Constraint-induced movement therapy, CIMT
- 과제지향 접근법 Task-oriented approach
- Deaver 접근법 Deaver approach
- 로봇 치료 Robot therapy
- 슈트 치료 Suit therapy
- 승마 치료 Hippotherapy
- 안뜰재활운동 Vestibular rehabilitation exercise
- Temple Fay 접근법 Temple Fay approach
- Phelps 접근법 Phelps approach
- Phol 접근법 Phol approach
- Frenkel 운동 Frenkel's exercise

1 강제유도 운동치료

1) 개요

Edward Taub 박사에 의해 1999년도에 제안된 강제유도 운동치료(constraint-induced movement therapy, CIMT)는 신경과학에 기초한 치료 방법으로, 최근에 학계와 임상에서 관심을 받고 있는 재활 치료 방법이며, 짧은 기간 동안 강도 높은 훈련을 반복적으로 적용하는 것이 특징이다. 뇌졸중과 뇌성마비 및 척수손상 등 다양한 중추신경계 손상 환자의 정상측 팔을 활동 시간과 비활동 시간 동안 거의 대부분 사용하지 못하도록 억제하고 제한하며, 신경가소성 이론을 전제로 손상된 팔의 기능을 증진시키고 근 긴장 이상 치료에도 고안된 재활 프로그램이다.

2) 치료 원리

강제유도 운동치료는 학습된 사용과 미사용에 따른 대뇌겉질의 재구성이라는 행동학적 · 신경생리학적 연구에 근거를 두고 있다. 강제유도 운동치료는 비마비측 움직임 제한을 통해 마비측 팔의 사용을 증가시켜 마비측의 기능 회복을 위한 집중화되고 강도 높은 훈련과 반복적인 과제를 주어지게 한다. 환자는 주로 비마비측을 사용하는 양상을 보이며, 마비측을 사용하지 않고 보상적인 방법으로 과제를 수행하는 습관화를 보일 수 있다. 비마비측에 스플린트(splint)와 슬링(sling), 장갑 및 보조도구 등을 이용하여 움직임에 제한을 두어 대뇌겉질의 변화를 유도하는 재활 치료 방법이다. 여러 연구에서 강제유도 운동치료가 마비측 팔의 사용 증가에 따른 신체 기능 증진과 뇌의 신경가소성 증가에 효과가 있음을 알려 주고 있다.

3) 적용 방법

Liepert 등(2000)은 반복적인 과제 수행을 강조하는 강제유도 운동치료를 실시한 결과, 손상된 손 근육의 겉질 투사영역 크기가 확장되었으며, 이는 강제유도 운동치료에 의해 크게 증가된 마비측 팔의 운동수행 능력과 상관관계가 있음을 발견했다. Steven Wolf 등(2010)은 환자를 대상으로 강제유도 운동치료 효과를 검증하기 위해 비마비측 팔을 억제하고 마비측 팔을 사용하여 반복적인 과제를 연습하도록 한 결과, 급성기와 아급성기 및 만성기 뇌졸중 환자에게 효과가 있음을 밝혔다.

전통적인 강제유도 운동치료는 2주간 환자가 깨어 있는 시간의 90% 동안 비마비측 움직임을 제한하고, 마비측에 하루 6시간씩 움직임 과제를 실시하도록 하였다. 수정된 강제유도 운동치료는 병원 시스템의 한계를 고려하여 10주간 주 5일, 하루 일과 중 5시간 동안 정상측 움직임을 제한하고, 동시에 하루 30분씩 마비측에 강제유도 운동치료를 실시하였다. 최근에는 수정된 강제유도 운동치료를 적용하고 있으며, 환자의 치료 동기와 흥미를 유발할 수 있는 능동적인 치료에 중점을 두어 실제 일상생활에서 기능적인 독립성으로 전이되도록 하는 징검다리의 역할을 하고 있다(그림 8.1).

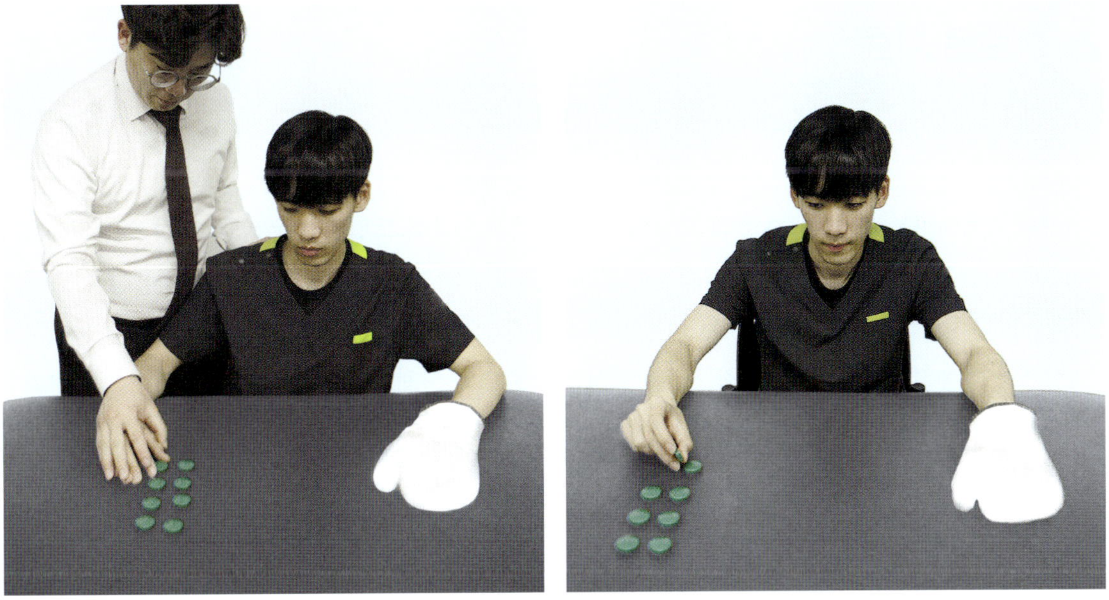

그림 8.1 강제유도 운동치료

활동과제 ①

72세 남성 노인은 거미막밑출혈로 인해 뇌졸중 진단을 받고, 오른쪽 반신마비가 일어난 상태에서 물리치료를 받기 위해 병원에 내원하였다. 남성 노인은 집에서 일상생활활동을 할 때 왼쪽 팔을 자주 사용한다. 또한 병원에서 물리치료사와 운동치료를 할 때에도 비손상측 팔을 사용하려는 경향을 보이고 있다.

- 다음 사례에서 적용할 수 있는 운동치료 접근법에 대해 정리하시오.

- 다음 사례에서 적용할 수 있는 운동치료 접근법의 치료 원리에 대해 정리하시오.

- 다음 사례에서 적용할 수 있는 운동치료 접근법의 적용 방법에 대해 정리하시오.

2 로봇 치료

1) 개요

로봇 치료(robot therapy)는 팔과 다리의 손상을 가진 환자의 독립적 기능 회복과 향상을 위해 물리적 접촉으로 치료를 돕는 방법으로, 운동학습과 과제지향적 훈련이 결합된 원리를 이용한 치료 방법이다. 초기 로봇 치료는 일상생활 보조 장비로 사용하기 위해 연구개발과 제품화가 되면서 물리치료 현장에서 적용되기 시작하였다. 최근에는 일상생활 보조와 신체 기능 대체, 재활치료 및 사회심리 로봇 등 다양하게 사용되고 있다. 현재 뇌졸중, 뇌성마비, 척수손상 환자 등 신경계질환과 근육뼈대계질환 환자에게서 사용이 증가하고 있으며, 다수의 물리치료사가 필요한 치료나 많은 힘이 필요한 치료에 로봇을 이용하여 치료 수준을 균일하게 할 수 있는 장점을 가지고 있다. 로봇 치료는 물리치료 현장에서 치료에 사용되고 있을 뿐만 아니라 검사와 측정 장비로도 사용되며, 개인이 집에서 사용하는 일상생활을 도와주는 보조로봇까지 로봇 치료에 포함될 수 있다.

2) 치료 원리

로봇 치료는 운동을 완전히 도와주는 수동 움직임과 움직임을 못 할 때만 도와주는 능동 보조 움직임 및 환자의 힘으로 운동하는 능동 움직임도 가능하다. 물리치료사는 로봇 치료를 보완하는 기능을 수행하며, 반복적이고 강도가 높은 과제지향적 움직임이 가능하다. 로봇 치료는 대단위 움직임을 수행할 수 있기 때문에 먼쪽과 몸쪽의 상호작용이 함께 나타나야 하는 기능 증진에 효과적이라고 할 수 있다.

3) 적용 방법

로봇 치료는 움직임 시 주어진 임무를 정확한 동작으로 실시하는 데 부족한 힘을 도와주거나 잘못된 동작을 올바른 동작으로 변화시켜 뇌를 자극해 뇌의 신경가소성을 증진시킬 수 있다. 팔 로봇 치료는 능동 보조 움직임을 적용하여 팔의 관절가동범위와 뻗기 속도 등의 기능적 움직임 능력이 증진되고, 다리 로봇 치료는 걷기 동작에 활용되며 로봇이 걷기의 보조 역할을 할 수 있으며 정상인의 걷기에 가장 적합한 패턴의 걷기 운동을 장시간 동안 지속적으로 실시할 수 있도록 도와주는 장비이다(그림 8.2). 걷기 로봇 치료는 키, 체중, 다리 길이 등 환자의 신체 수치를 측정하여 입력하며 로봇 골격 장치와 환자의 관절에 일치시켜 작동한 후 환자의 걷기 수행 능력에 따라 속도를 조절하여 정상에 가까운 걷기 패턴과 다양한 피드백을 통해 집중적으로 걷기 연습을 할 수 있다(그림 8.3).

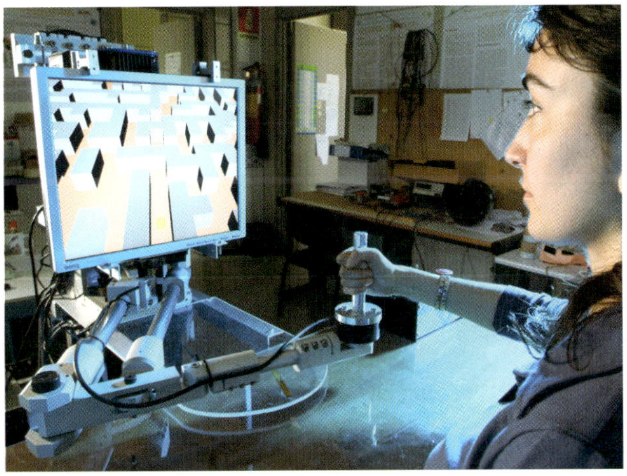

그림 8.2 팔 로봇 치료

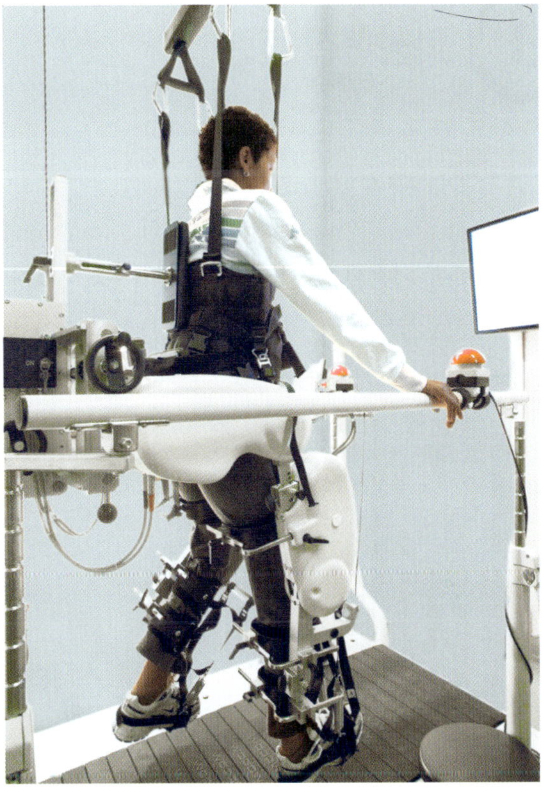

그림 8.3 걷기 로봇 치료

활동과제 ❷

31세 남성은 두달 전 교통사고를 당하여 목뼈 골절로 완전 척수손상이 되었다. 목뼈 C5~C6 나사못 고정술을 받았으며 현재 안정을 취하고 있다. 현재 어깨관절 벌림과 굽힘은 가능하지만, 손목관절 굽힘과 손가락 폄은 불가능하며 손가락의 감각은 거의 없다. 또한 장기간 침상 생활과 완전 척수손상으로 인해 걷기가 불가능하다.

- 다음 사례에서 적용할 수 있는 운동치료 접근법에 대해 정리하시오.

- 다음 사례에서 적용할 수 있는 운동치료 접근법의 치료 원리에 대해 정리하시오.

- 다음 사례에서 적용할 수 있는 운동치료 접근법의 적용 방법에 대해 정리하시오.

3 가상현실 훈련

1) 개요

Jarson lanier가 1989년 가상현실(virtual reality, VR)을 처음 사용하기 시작하였다. 가상현실이란 인공적인 기술을 이용하여 현실세계에서 실제로 얻을 수 없는 경험이나 환경 등을 실제와 같이 체험하게 하는 기술이다. 가상현실 훈련은 실제와 유사한 환경을 만들어 환자에게 다양한 감각 정보를 전달하고, 영상 기술로 다양한 가상환경을 실시간으로 피드백할 수 있다. 의료 분야에서 군인들을 위한 의료장비로 사용되었으며, 점차 민간의료 분야로 확대되어 수술, 진단, 교육, 치료, 실습, 정신과학, 재활 등의 분야에서 활용되고 있다. 가상현실을 이용한 운동은 기존 치료에서 필요로 하는 공간과 시간에 대한 제한을 제거할 수 있다는 장점이 있으며, 동일한 조건의 가상환경에서 치료에 응용되고 있는 분야이다. 특히 비행기 조종 시뮬레이션과 스포츠 활동처럼 실제로 적용했을 때 비용 부담이 크고 위험한 상황들을 대체하여 사용할 수 있다(그림 8.4). 증강현실(augmented reality, AR)은 가상현실의 한 분야이며, 현실세계에 3차원 가상정보를 겹쳐 보여 주는 기술이다. 그러나 증강현실은 구현하기가 어렵고, 어지러움과 사이버 멀미가 발생할 가능성이 크다.

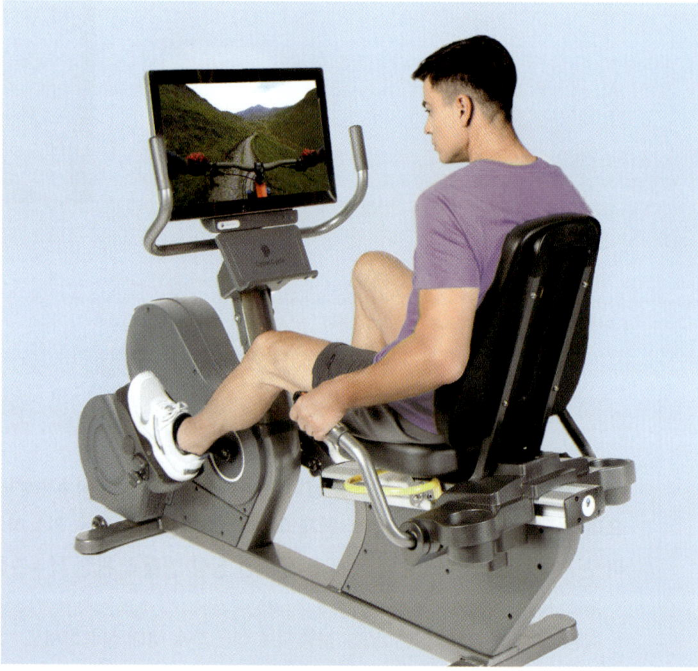

그림 8.4 가상현실 훈련

2) 치료 원리

가상현실 훈련 프로그램의 원리는 일상생활동작에서 기능적인 동작을 수행할 수 있도록 특정한 기능적 과제를 제공하는 것이며, 하드웨어와 소프트웨어를 사용하여 환자가 실제 상황과 비슷한 경험을 할 수 있는 상호작용 시뮬레이션으로 소개되고 있다. 특히 뇌성마비와 뇌졸중 등 중추신경계질환 환자의 치료에서 효과가 입증되고 있다. 임상 현장에서 사용하는 가상현실 훈련은 게임을 이용한 중재를 사용하는데, 시각과 촉각 및 청각 자극으로 재미와 흥미를 유발하고 과제 수행 정도에 대한 즉각적인 되먹임이 가능하다. 가상현실 치료는 환자의 동기를 유발시키며 과제를 능동적으로 해결하고, 신체적 기능장애로 인한 제한적 움직임을 독립적으로 안전하게 경험할 수 있어 자율성을 증가시켜 준다.

3) 적용 방법

가상현실 훈련은 환자가 가상현실 공간에서 물체를 옮기거나 조작하고 움직임을 만들어 내어 정해진 과제를 수행할 수 있으며, 실제와 비슷한 반응을 보이게 된다. 특히 하드웨어에 따라 환자의 동작이나 힘의 변화 및 발바닥의 압력을 인식하여 균형을 측정하거나 게임을 진행할 수 있어 가상현실 훈련 프로그램은 치료뿐만 아니라 검사와 측정 도구로도 적용이 가능하다. 이러한 기능을 통해 환자의 동작 능력을 판단하여 과제 수행의 난이도를 조절할 수 있다.

가상현실 훈련은 뇌성마비 아동의 수의적 조절능력과 협응능력을 증가시킬 수 있고, 주의력 결핍과잉 운동장애의 주의집중을 향상시킬 수 있으며, 파킨슨병 환자의 무운동증을 감소시켜 운동 기능 향상에 효과가 있다. 또한 뇌졸중 환자의 균형 및 보행 능력 향상과 운동 및 인지 치료에 많이 활용되고 있으며, 일상생활동작과 관련된 운전하기와 쇼핑하기 등을 실시한다. 또한 안뜰기관의 이상으로 인한 어지럼증과 절단 환자의 환상통 감소에 대해 가상현실 치료가 도움을 줄 수 있다. 최근에는 환자의 필요에 따라 사회적 재활인 직업과 사회생활을 위한 재교육에도 적용되고 있다.

활동과제 ③

70대 남성은 40년간 음주와 흡연을 하였으며, 몇 년 전부터 집 주소와 전화번호 등의 기억이 희미해졌다. 그리고 언어와 발음에 문제가 있어 삶의 질이 떨어지고 우울 증상을 보여 병원에 내원하여 검사한 결과, 경도의 인지장애로 진단을 받았다.

- 다음 사례에서 적용할 수 있는 운동치료 접근법에 대해 정리하시오.

- 다음 사례에서 적용할 수 있는 운동치료 접근법의 치료 원리에 대해 정리하시오.

- 다음 사례에서 적용할 수 있는 운동치료 접근법의 적용 방법에 대해 정리하시오.

4 승마 치료

1) 개요

그리스어로 '말의 보조로 치료를 한다.'는 의미의 승마 치료(hippotherapy)는 1950년 덴마크 올림픽에서 소아마비로 무릎 아래에 마비가 있었던 Lis Hartel가 승마 경기에서 은메달을 획득하면서 장애인 승마가 활성화되기 시작하였다. 이후 중추신경계질환 중 하나인 뇌성마비 아동에 대해 말의 움직임을 활용한 승마 치료가 1970년대 중반 미국에서 유래되었으며, 치료 방법이 개발되고 연구가 진행되기 시작하였다. 기능적 활동 제한이 있는 환자에게 문제를 해결하기 위해 적용하는 승마 치료는 말의 움직임을 이용하여 감각과 신경학적 및 근육뼈대계의 기능 향상을 목적으로 한다. 또한 승마 치료를 통해 사회적 · 신체적 · 정서적으로 긍정적인 효과가 확인되고 있으며, 노인과 뇌졸중 및 뇌성마비 아동들에게 승마 치료가 많이 적용되고 있다.

2) 치료 원리

말의 3차원적인 움직임을 이용한 승마 치료는 환자의 신체적 치료에 도움이 되는 치료 방법으로, 말의 반복적이고 율동적인 움직임에 따라 기승자는 10분에 약 500~1,000회 정도 앞뒤, 좌우, 위아래 방향의 3차원 움직임과 골반 회전 움직임이 발생하는데, 이를 치료에 접목시킨다. 말의 불규칙적 · 규칙적 움직임은 기승자에게 적절한 긴장과 균형 감각을 줄 수 있다. 말의 움직임에 따라 기승자의 움직임은 보행 시 움직임과 비슷하며, 근력 강화와 균형 및 자세조절 능력 향상, 관절의 움직임 향상 및 보행능력 향상 등의 신체적 기능 향상에 효과가 있다. 또한 승마 치료는 말과 교감하면서 흥미와 재미가 있기 때문에 정서적인 부분과 우울 같은 심리적 기능 향상에 효과가 있다(그림 8.5). 최근에는 실제로 말을 이용하여 승마를 적용할 수 있지만 현실적으로 접근성과 안전성 및 고비용 등의 제한점이 있어 치료실 안에서 기계적 승마 장비를 활

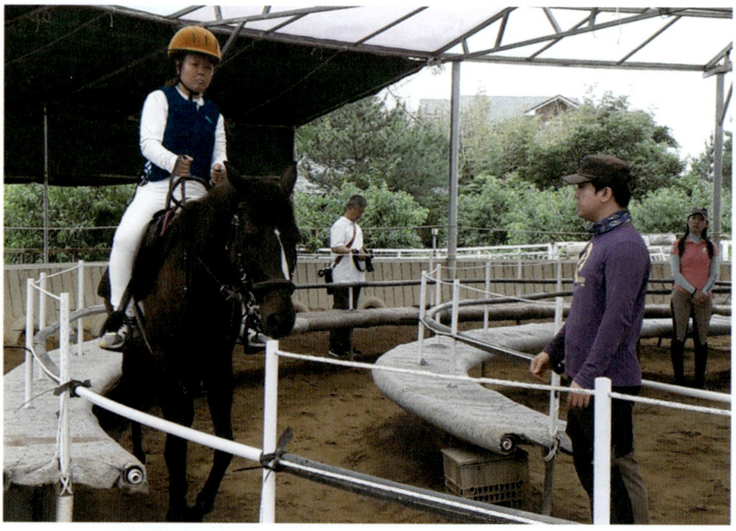

그림 8.5 승마 치료

용하여 환자들에게 승마 치료를 적용하고 있다. 승마 치료는 몸통의 안정성과 골반의 움직임을 유도하고, 환자의 균형 및 보행능력을 향상시키며, 신체 자세의 정렬과 대칭을 촉진시킨다(그림 8.6).

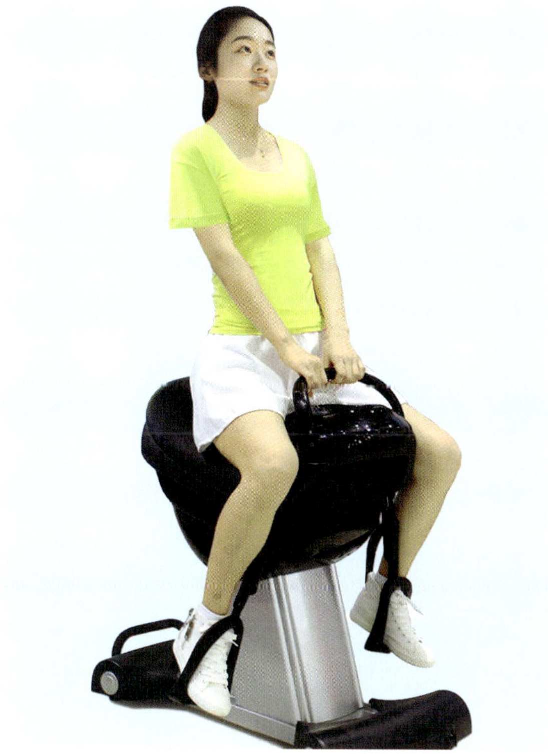

그림 8.6 기계적 승마 치료

3) 적용 방법

환자의 기승 자세와 말의 걸음걸이 방식에 따라 승마 치료의 효과는 달라지게 된다.

① 앞으로 앉은 자세

- 후방 골반 기울임 촉진
- 안뜰계와 시각으로부터 가장 익숙한 감각 입력
- 두려움의 원인 최소화
- 엉덩관절 벌림과 가쪽돌림의 최소한의 관절 범위 요구

② 뒤로 앉은 자세

- 전방 골반 기울임과 등뼈 폄 촉진
- 발달 자세를 위한 적절한 시작점

- 전형적인 앉은 자세 감각 입력의 변형
- 지지면의 증가

③ 옆으로 앉은 자세

- 측방으로 무게중심 이동의 촉진
- 균형 난이도 증가
- 전형적인 앉은 자세 감각 입력의 변형
- 말의 방향에 따라 환자의 몸통 굽힘과 폄 근육 촉진

④ 엎드린 자세

- 엎드린 자세 촉진
- 강한 안뜰감각 입력 제공
- 경련성 근육의 이완
- 머리와 몸통 및 엉덩관절 축 폄 활성화
- 뒤넙다리근의 뻗침

활동과제 ④

6세의 소아마비 아동으로, 왼쪽 반신마비 진단을 받았다. 왼쪽 팔다리의 감각과 운동 기능 저하가 보이고, 강직(spasticity)이 발달하기 시작하였으며, 몸통 조절이 잘 안된다. 특히 발목 처짐을 보이며 지지가 없으면 서 있는 자세가 불가능하다.

- 다음 사례에서 적용할 수 있는 운동치료 접근법에 대해 정리하시오.

- 다음 사례에서 적용할 수 있는 운동치료 접근법의 치료 원리에 대해 정리하시오.

- 다음 사례에서 적용할 수 있는 운동치료 접근법의 적용 방법에 대해 정리하시오.

5 안뜰재활운동

1) 개요

안뜰장애(vestibular disorder)가 있는 환자들을 치료하기 위한 운동치료는 1940년대부터 시작되었으며, 치료에 의해 기능이 향상되었다는 증거에 기초해 수십 년간 시행되고 있다. 안뜰재활운동(vestibular rehabilitation exercise)은 중추신경계 보상작용을 활성화함으로써 안뜰계 손상에 의해 어지럼증과 자세 안정성 및 불균형 문제를 감소시키는 것을 목적으로 하는 물리치료의 분야 중 하나이다. 안뜰계의 문제 때문에 몸의 평형 기능 장애로 어지럼증과 같은 2차적인 문제가 발생한다. 안뜰계 문제로 인한 현기증 치료는 1940년대 이비인후과의사 Cawthorne과 물리치료사 Cooksey가 뇌손상으로 인한 어지럼을 호소하는 군인들의 치료를 위해 처음 개발되었다.

약물치료와 일반 컨디셔닝 운동의 경우, 안뜰재활운동과 비슷한 어지럼증 감소 효과를 나타낼 수 있지만 어지럼증으로 인한 자세 안정성 회복과 불균형의 완화는 가져오지 못한다. 안뜰재활운동의 목적은 현기증 증상을 감소시켜 변화된 안뜰기능의 적응 강화와 일상생활활동, 신체 기능과 활동의 수준, 평형 기능, 보행 시 안전과 낙상 예방, 보행과 관계된 활동, 환자 증상의 정도 등을 호전시키는 데 있다.

2) 치료 원리

안뜰재활운동을 시작하기 전에 환자에게 재활 운동이 안뜰장애를 짧은 기간에 완치시키는 것이 아니라 꾸준한 운동을 통해 안뜰장애를 감소시키는 것임을 알려 주고, 환자에게 열심히 지도받는 대로 잘 따르고 운동할 것을 유도하는 데 있다. 환자들이 치료 목적을 이해한 후 재활운동 치료 시 수동적인 참여보다는 능동적인 참여를 하게 되기 때문이다.

안뜰재활물리치료사는 환자에게 재활 운동의 목표를 정확하게 설명하고 운동의 긍정적인 효과를 강조해야 한다. 재활 운동 초기에는 어지럼, 가벼운 두통, 현기증, 눈떨림, 흐릿한 시야, 구토 증상이 일시적으로 심하게 느껴질 수도 있음을 알려 주고, 증상이 심해지거나 예상보다 오래 지속된다면 재활 운동을 중지하고 의사나 물리치료사에게 자문을 구하도록 알려 주는 것도 중요하다.

안뜰재활운동은 미리 선정해 놓은 운동 순서와 종류에 따라 환자에게 사용되는 기성식 안뜰재활운동(generic vestibular exercise)과 환자의 개인 상태에 따라 치료 시작 전과 치료 중 평형 상태를 반복적으로 평가하여 환자의 운동 전략을 수정하는 맞춤 안뜰재활운동(customized vestibular exercise)이 있다.

3) 적용 방법

(1) 기성식 안뜰재활운동

기성식 안뜰재활운동은 1940년대 후뇌진탕증후군(postconcussion syndrome)과 다양한 현기증 환자를 치료하기 위해 고안되었으며, 안뜰기능 저하가 있는 환자에게 많이 적용되고 있다. 기성식 안뜰재활운동으로는 환자의 기능적 균형(functional balance)을 유지하면서 이동성(mobility)을 향상시키고 걷기 및 걷기와 관련된 활동들을 안정성 있게 유지하며 환자의 기능을 향상시키는 Cawthorne–Cooksey 운동(Cawthorne–Cooksey exercise)(표 8.1, 그림 8.7)과 Hamid 운동(Hamid exercise)(그림 8.8)이 많이 사용되고 있다. 이들 운동 방법은 눈과 머리 운동에서 시작하여 점차 복잡해지는 운동 순서로 구성되어 있으며, 안뜰장애가 있는 환자들이 비교적 쉽게 이용할 수 있다.

최근에는 앞쪽, 뒤쪽, 왼쪽, 오른쪽으로 움직이는 발판 위에서 눈을 뜨거나 감은 상태에서 다양한 운동을 시행하며 다양한 방법으로 모니터링도 할 수 있는 기구를 사용하는 재활 운동(instrumental

표 8.1 Cawthorne–Cooksey 운동

운동 자세	방법
침상에 누운 자세에서 운동	• 안구 운동(처음에는 느리게, 점차적으로 빠르게): 눈을 위/아래, 오른쪽/왼쪽으로 환자는 90cm 앞에서 30cm 사이에 움직이는 치료사의 손가락을 응시함 • 머리 운동(처음에는 느리게, 점차적으로 빠르게, 눈을 감은 상태에서 시행): 머리 굽힘/폄, 오른쪽/왼쪽 돌림
앉은 자세에서 운동	• 침상에 누운 자세에서 했던 안구 운동과 머리 운동을 반복 • 어깨를 으쓱하고 돌리기 • 몸통을 숙여서 바닥에 있는 물건 줍기
서 있는 자세에서 운동	• 침상에 누운 자세에서 했던 안구 운동과 머리 운동을 반복 • 몸통을 숙여서 바닥에 있는 물건 줍기 • 어깨를 으쓱하고 돌리기 • 눈을 뜨고 앉은 자세에서 일어나기, 눈을 감고 앉은 자세에서 일어나기 • 눈높이에서 작은 공 주고 받기 • 무릎 아래에서 작은 공 주고 받기 • 앉은 자세에서 일어서면서 몸을 돌려 반대 방향으로 일어선 후 몸을 돌려 앉기
움직이면서 운동	• 치료사 중심으로 둘러서서 공 주고 받기 • 눈을 뜨고 방을 가로질러 걸은 후 눈을 감고 다시 시행 • 눈을 뜨고 경사면을 오른 후 눈을 감고 다시 시행 • 눈을 뜨고 계단을 오른 후 눈을 감고 다시 시행 • 몸을 구부렸다 펴는 동작(볼링, 농구, 고리 던지기 등)

rehabilitation exercise)이 사용되고 있다. Cawthorne-Cooksey 운동보다 기구를 사용하는 재활 운동이 정지된 지면보다 움직이는 지면에서 자세조절과 안정성을 얻기에는 더 효과적이다.

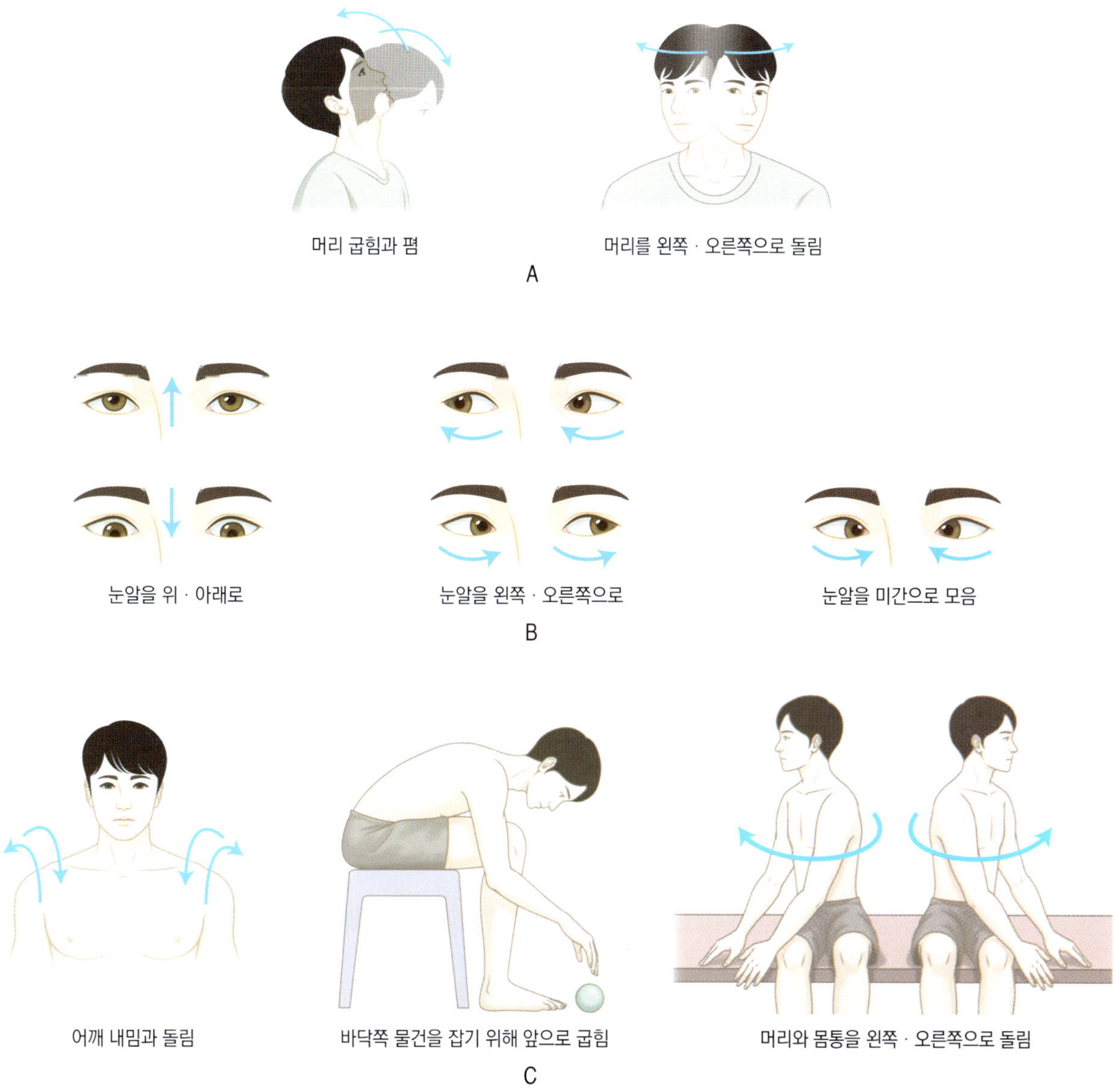
머리 굽힘과 폄
머리를 왼쪽 · 오른쪽으로 돌림
A
눈알을 위 · 아래로
눈알을 왼쪽 · 오른쪽으로
눈알을 미간으로 모음
B
어깨 내밈과 돌림
바닥쪽 물건을 잡기 위해 앞으로 굽힘
머리와 몸통을 왼쪽 · 오른쪽으로 돌림
C

그림 8.7 Cawthorne-Cooksey 운동. **A:** 머리 운동, **B:** 누운 자세에서 운동, **C:** 앉은 자세에서 운동

(2) 맞춤 안뜰재활운동

맞춤 안뜰재활운동은 환자 개인별로 현재 호소하는 증상과 원인 질환, 안뜰기능 저하의 정도에 따라 재활 운동을 맞추는 방법으로, 치료의 효과적인 면에서는 맞춤 안뜰재활운동이 일반적으로 좋은

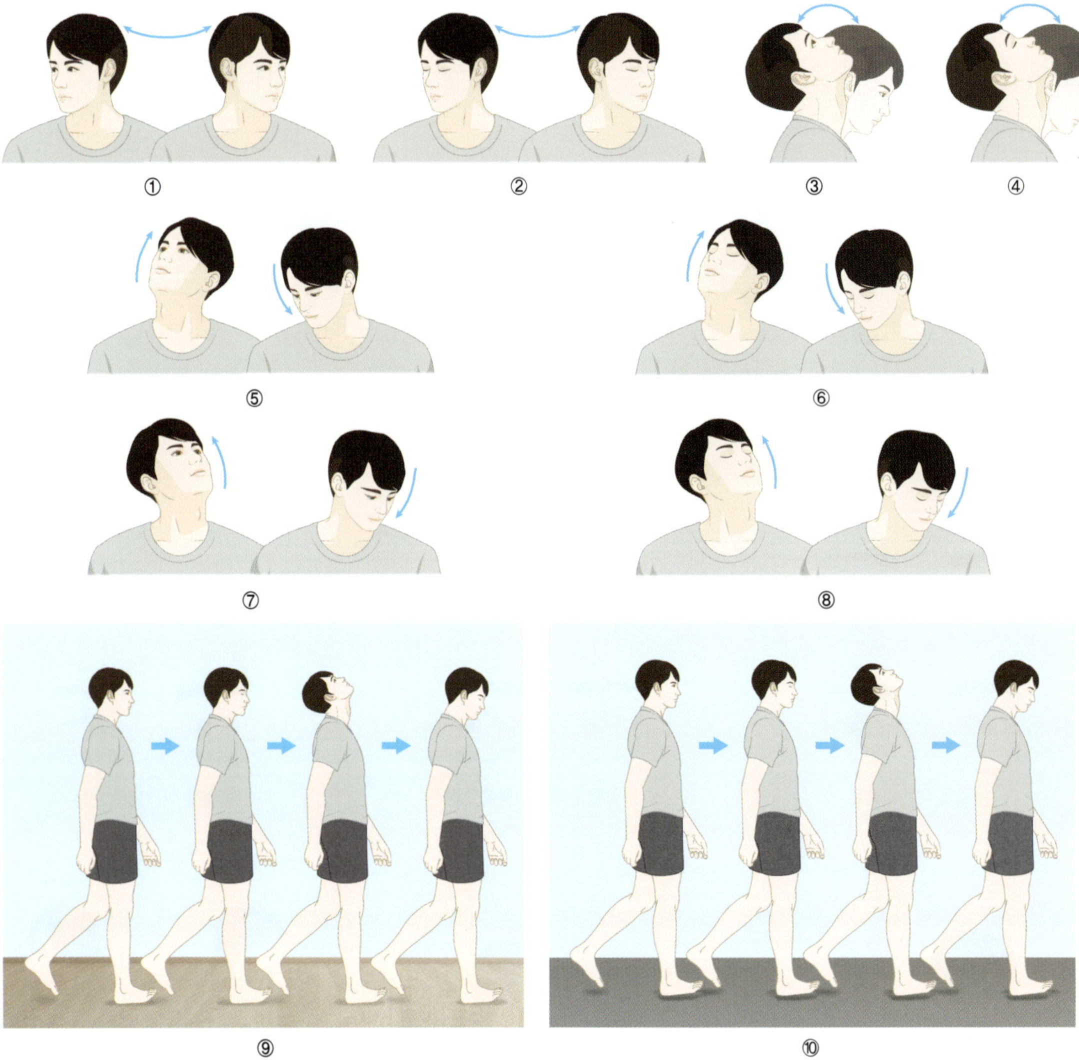

그림 8.8 Hamid 운동.

① 눈을 뜬 상태에서 한 목표에 초점을 맞추고 고개를 좌우로 돌린다. 이때 돌리는 속도를 점차 빨리하여 초점을 더 이상 맞출 수 없을 때 정지한다. ② 눈을 감은 상태에서 한 목표를 상상하여 초점을 맞추고 고개를 좌우로 ①과 같이 돌린다. ③ 눈을 뜬 상태에서 한 목표에 초점을 맞추고 고개를 상하로 움직인다. 이때 돌리는 속도를 점차 빨리하여 초점을 더 이상 맞출 수 없을 때 정지한다. ④ 눈을 감은 상태에서 한 목표를 상상하여 초점을 맞추고 고개를 상하로 ③과 같이 움직인다. ⑤ 눈을 뜬 상태에서 고개를 45° 오른쪽으로 돌리고, 한 목표에 초점을 맞추고 고개를 상하로 돌린다. ⑥ 고개를 45° 오른쪽으로 돌리고 눈을 감은 상태에서 한 목표를 상상하여 초점을 맞추고 고개를 상하로 ⑤와 같이 움직인다. ⑦ 눈을 뜬 상태에서 고개를 45° 왼쪽으로 돌리고, 한 목표에 초점을 맞추고 고개를 상하로 움직인다. 이때 돌리는 속도를 점차 빨리하여 초점을 더 이상 맞출 수 없을 때 정지한다. ⑧ 고개를 45° 왼쪽으로 돌리고 눈을 감은 상태에서 한 목표를 상상하여 초점을 맞추고 고개를 상하로 ⑦과 같이 움직인다. ⑨ 마룻바닥에서 처음에는 눈을 뜨고 앞의 한 목표에 초점을 맞춰 10~15 걸음을 걸은 후 고개를 좌우로 돌리고 상하로 움직이며 걷고, 다음에는 앞의 한 목표를 상상하여 초점을 잡고 눈을 감고 전반부의 눈을 뜨고 한 것과 똑같은 운동을 반복한다. 이때 넘어질 것을 대비하여 보호자가 옆에서 같이 동행하도록 한다. ⑩ 바닥에 스펀지 매트리스나 베개 같은 푹신한 것을 깔고 ⑨와 똑같은 운동을 반복한다. 이때 넘어질 것을 대비하여 보호자가 옆에서 같이 동행하도록 한다.

것으로 알려져 있다. 맞춤 안뜰재활운동은 자세안정운동(posture stabilization exercise)과 습관화 운동(habituation exercise) 및 주시안정운동(gaze stabilization)(그림 8.9)을 적절히 조합하여 구성한다.

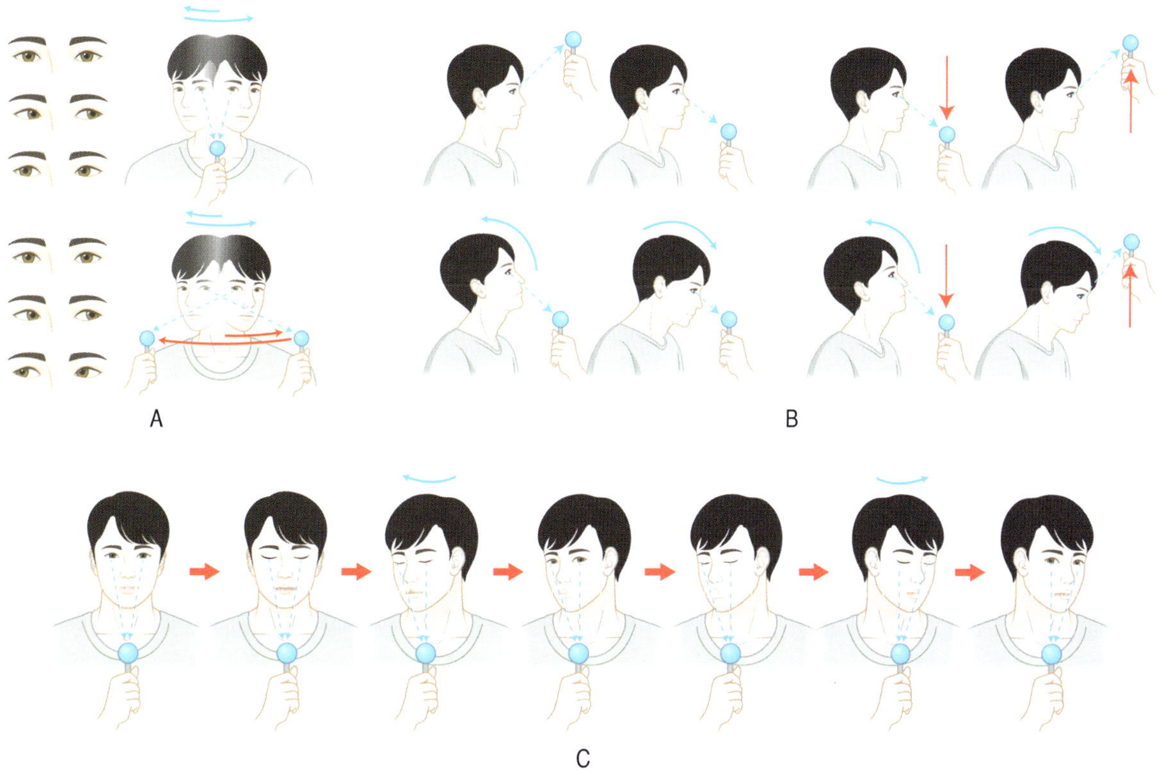

그림 8.9 주시안정운동. A: 수평 주시(왼쪽 · 오른쪽), B: 수직 주시(위 · 아래), C: 상상 주시

활동과제 ⑤

60대 남성은 구토와 어지럼으로 병원을 내원하여 안뜰신경염 진단을 받았다. 보행 시 술 취한 듯이 어지럽고 멀리 있는 물체가 흔들려 보이지만 누운 자세를 취하면 증상이 없어진다. 그리고 손상된 쪽으로의 자세 불안정, 평형장애, 구토가 발생한다.

- 다음 사례에서 적용할 수 있는 운동치료 접근법에 대해 정리하시오.

- 다음 사례에서 적용할 수 있는 운동치료 접근법의 치료 원리에 대해 정리하시오.

- 다음 사례에서 적용할 수 있는 운동치료 접근법의 적용 방법에 대해 정리하시오.

6 Phelps 접근법

1) 개요

미국의 Phelps는 뇌성마비 용어를 통일하여 사용할 것을 제안하였으며, 뇌성마비 치료에 많은 기여와 큰 업적을 남겼다. Phelps 접근법(Phelps approach)은 주로 뇌성마비 치료에 사용하였다. 뇌성마비는 미성숙한 뇌의 손상으로 인해 자세 변형과 비정상적인 운동이 생기는 질환으로, 비진행성, 뇌의 발달시기 손상, 기능부전이 나타난다. Phelps 접근법은 계통발생학적 계획(ontogenetic plan)에 근거한 치료법이다.

2) 치료 원리

Pavlov의 조건 반사 및 Sherrington의 신경지배와 관련된 이론을 응용한 Phelps 접근법은 근육의 기능에 대한 세밀한 분석에 기반을 두고 있으며, 근육별 검사를 통해 정상, 경축, 이완, 경직을 평가한다.

3) 적용 방법

Phelps 접근법은 주로 뇌성마비 아동의 치료에 사용되는데, 치료 과정은 15개의 치료 양식과 보조기, 외과적 수술 및 투약 등으로 구성되어 있다. 15개의 치료 양식은 마사지, 수동 운동, 능동 보조 운동, 능동 운동, 저항 운동, 조건동작, 공동 운동, 혼합동작, 안정, 이완 운동, 이완 자세로부터의 동작, 균형, 상반 운동, 뻗기 또는 잡기 및 놓기, 숙련 등이 있다.

(1) 마사지

마사지(massage)는 저긴장성 근육(hypotonic muscle)의 근 긴장 유지와 순환 증진 및 근육의 수축성 유지를 위해 적용한다. 느린비틀림운동형(athetoid type)과 강직에는 특별한 경우를 제외하고는 사용하지 않는다.

(2) 수동 운동

수동 운동(passive exercise)은 관절가동범위 내에서 수동적으로 관절 운동을 적용하는 것으로, 치료사가 운동하는 방법을 먼저 시범적으로 보여 준 후 운동을 실시한다. 수동 운동은 구축을 예방하고 국소 순환을 개선하는 데 도움이 된다. 강직이 있는 환자에게는 천천히 수동 운동을 실시한다.

(3) 능동 보조 운동

능동 보조 운동(active assistive exercise)은 중력이 제거된 상태에서 스스로 움직임이 가능하나 중력을 대항하여 운동할 수 없는 근력이 약한 환자에게 적용한다. 경험이 많은 물리치료사에 의해 신체 접촉은 신중하게 적용되어야 하며, 근육 강직이 발생하거나 불수의적 운동이 일어나면 즉시 중단했다가 충분히 휴식을 취한 후 다시 실시한다. 운동의 처음과 끝 범위에서는 보조를 많이 하고 중간 범위에서는 작게 주어 혼자가 능동적인 운동을 할 수 있도록 한다.

(4) 능동 운동

능동 운동(assistive exercise)은 외부에 도움이나 보조 없이 환자 스스로 근력을 이용하여 중력을 이기는 운동을 실시한다. 환자 스스로 운동을 하는 동안 치료사는 운동의 범위나 속도 등을 지시한다. 능동 운동은 상당한 신경근 협조작용과 전신조절 운동이 요구되며, 모든 뇌성마비 환자에게 적용 가능하다.

(5) 저항 운동

저항 운동(resistive exercise)은 근력 강화를 위해 사용하는 마지막 운동 단계이며, 강직형과 느린비틀림운동형에서 주로 사용된다. 운동을 실시할 때 근육에 피로가 발생하지 않도록 주의하며 운동을 실시한다. 근력 증진을 위해 실조형에서 가끔 사용하지만, 피로 때문에 자주 사용되지 않는다.

(6) 조건동작

조건동작(conditioned motion)은 Colby에 의해 1883년에 도입되었으며, 운동에 따른 특수한 멜로디나 노래를 들려주면서 환자에게 능동 또는 수동 운동을 실시한다. 이 방법은 규칙적인 상반동작(reciprocation motion)을 실시할 수 있는 모든 형태의 뇌성마비 환자의 상반동작 향상을 위해 적용한다. 환자가 상반동작 훈련을 실시하는 동안 동작과 다른 리듬의 음악을 들려주면서 이 리듬에 휘말리지 않도록 상반동작 훈련을 적용한다.

(7) 공동 운동

공동 운동(synergistic motion)은 운동패턴 내에서 비활성 근육군(inactive muscle group)의 수축과 근력 강화를 위해 특별한 근육군에 저항을 적용하는 방법으로, 집단동작(mass movement)인 굽힘근 회피 반사와 폄 밀기 반사를 사용한다. 공동 운동은 Brunnstrom의 치료 원리가 응용된 치료 방법이다. 발목관절의 발등 굽힘과 안쪽번짐 증진이 치료 목적일 때, 환자는 바로 누운 자세나 앉은 자세로 앞정강근을 촉진하며, 적용 방법은 엉덩관절을 굽힘시키면서 저항을 주고 넙다리와 발의 벌림에 대하여 저항을 적용한다.

(8) 혼합동작

혼합동작(combined motion)은 어깨관절을 안쪽돌림하면서 팔꿉관절을 동시에 굽힘하는 운동, 손목관절을 굽힘하면서 동시에 손가락을 폄하는 운동, 손목관절을 폄하면서 동시에 손가락을 굽힘하는 운동처럼 여러 관절에서 동시에 운동이 일어나게 하는 방법이다. 목적 있는 운동을 유도하거나 목적 있는 동작을 촉진하고자 하는 모든 뇌성마비 환자에게 적용 가능하다. 다음은 혼합운동의 몇 가지 예이다.

- 어깨관절을 안쪽돌림하면서 팔꿉관절 굽힘
- 팔꿉관절 폄하면서 어깨관절 굽힘
- 아래팔 엎침하면서 팔꿉관절 굽힘
- 아래팔 엎침하면서 팔꿉관절 폄
- 아래팔 가쪽돌림하면서 손가락 굽힘
- 아래팔 뒤침하면서 손가락 굽힘
- 손목관절 폄하면서 손가락 굽힘
- 손가락 폄하면서 손목관절 굽힘

(9) 안정

안정(rest)은 뇌성마비 환자에게 두 가지 의미가 있다. 첫째는 몸 전체를 이완하는 것이며, 둘째는 지속적인 근 수축과 뻗침 상태를 안정 상태로 회복하는 것이다. 안정은 뇌성마비의 강직형이나 느린비틀림운동형에서 모두 필요하며, 편안한 의자나 보조도구를 사용하기도 한다.

(10) 이완 운동

이완 운동(relaxation motion)은 Jacibson의 원리를 응용한 것으로, 주로 무정위성에서 사용되며, 가끔은 강직형에서도 사용된다. 이완 운동은 목적 있는 동작을 방해하는 근 긴장과 불수의적 운동을 감소시키는 데 사용된다.

(11) 이완 자세로부터의 동작

이완 자세로부터의 동작(motion from the relaxed position)은 이완시키고자 하는 근육을 이완 자세로 위치하게 하며, 불수의적 움직임이 유발되지 않도록 주의하면서 천천히 의식적으로 운동을 조절한다. 먼저 작은 범위의 운동을 실시하고 점차적으로 운동 범위를 넓혀간다. 느린비틀림운동형 환자에게 주로 사용되며, 떨림(tremor) 환자에게도 적용할 수 있다.

(12) 균형

균형(balance) 운동은 머리 조절 훈련부터 시작하며, 머리 조절이 가능하면 앉은 자세 균형 운동과 무릎 자세 균형 운동 및 서 있는 자세 균형 운동을 실시한다. 균형 운동을 실시할 때 중력중심이 낮은 자세에서 높은 자세로 실시하고, 바로서기 반응이 유발될 수 있는 자세를 선택 한 후 실시해야 한다.

(13) 상반 운동

상반 운동(reciprocal motion)은 양쪽 다리와 팔을 서로 반대 방향으로 움직이는 운동으로, 다리와 팔을 같은 대각선으로 움직이지만 방향은 반대로 움직인 것을 대칭성 상반(symmetrical reciprocal), 다리와 팔을 반대 대각선으로 움직이고 방향도 반대로 움직인 것을 비대칭성 상반(asymmetrical reciprocal)이라 한다. 주로 치료 초기에 실시하며 수동 운동과 능동 운동을 함께 적용한다.

(14) 뻗기, 잡기, 놓기

뻗기(reach), 잡기(grasp), 놓기(release) 운동은 둘 혹은 그 이상의 운동으로 구성되며, 뇌성마비 환자 치료의 마지막 단계에서 사용한다.

(15) 숙련

숙련(skill)은 식사, 목욕, 옷 입고 벗기, 꾸미기, 화장실 활동 등과 같은 일상생활동작을 위한 훈련이다. 숙련은 치료의 마지막 단계에서 사용한다.

활동과제 ⑥

5세 여자아이는 바닥핵의 손상으로 뇌성마비 진단을 받았다. 아이는 서 있는 자세를 유지하기가 힘들고, 근 긴장도의 변화가 심하며, 연결 동작을 위해 필요한 단계적 동작을 수행할 때 어려움을 호소한다. 몸통의 비대칭적 자세 패턴이 나타나며, 다리 근육에 근력 약화도 보이고 있다.

- 다음 사례에서 적용할 수 있는 운동치료 접근법에 대해 정리하시오.

- 다음 사례에서 적용할 수 있는 운동치료 접근법의 치료 원리에 대해 정리하시오.

- 다음 사례에서 적용할 수 있는 운동치료 접근법의 적용 방법에 대해 정리하시오.

7 Temple Fay 접근법

1) 개요

Temple Fay는 미국의 신경외과 의사로 뇌성마비 아동의 치료법을 제안하였다. 뇌성마비 환자들의 치료적인 접근은 진화의 발달과정부터 얻어진 동작의 원리를 배워야 한다고 하였다. 계통발생학적으로 어류, 양서류, 파충류, 유인원의 움직임 패턴과 유아의 움직임 패턴이 서로 비슷하다는 것에서 시작되었다. 인간도 이러한 움직임의 과정을 적용해 줄 경우, 개체의 발달과정과 마찬가지로 인간의 운동발달과정 역시 진화가 가능할 것이라고 주장하였다.

2) 치료 개념

Temple Fay의 치료 개념은 개체발생학적 과정에 따른 특성에 기초하여 환자를 치료하는 것이다. 지구상에 있는 다양한 종의 동물 중 무척추 원시동물, 무척추 어류, 척추 어류, 파충류, 포유류, 영장류 등은 종의 특성도 다르고 움직임의 특성도 모두 다르게 나타난다. 인간은 아기일 때부터 운동발달과정을 습득해 나가는 데 성장 과정이 하위 개체종인 무척추 어류에서부터 시작되어 척추 어류, 파충류, 포유류, 영장류로 진화되는 움직임의 특성을 나타내고 있으며, 운동학습의 과정을 통해 동작이 발달하는 것에 착안하여 이러한 원리를 치료에 적용하도록 하였다.

3) 치료 적용

Temple Fay는 치료 개념을 기초로 하여 종의 특성을 나타내는 움직임 패턴 5단계를 제안하였으며, 뇌성마비의 치료에 각 단계별로 사용하여 운동기능을 습득하고 기능적 움직임을 수행할 수 있도록 하였다(표 8.2). Temple Fay가 제안한 움직임 패턴은 종의 움직임 특성에 기초한 것으로, 개체발생학적 자세반사를 이용한 치료적 접근이다. 종의 개체별 움직임 패턴(무척추 원시동물, 척추 어류, 파충류, 포유류, 영장류)과 중추신경계 성숙에 의한 단계별 발달과정은 움직임 발달 패턴과 유사하며, 개체 종의 특성에 따른 특징과 발달과정을 이해하여(표 8.3) 움직임 패턴 5단계를 뇌성마비 아동의 치료에 적용하도록 제안하였다(그림 8.10).

표 8.2 Temple Fay의 움직임 패턴 5단계

단계	움직임 패턴
1단계	엎드려 누운 자세의 움직임 패턴
2단계	같은쪽 움직임 패턴
3단계	반대쪽 움직임 패턴
4단계	네발기기 자세의 움직임 패턴
5단계	보행 패턴

표 8.3 종의 개체별 움직임 패턴

종의 종류	움직임 특성	연관 중추
무척추 원시동물	유발되는 움직임은 생존을 위한 반사적 동작	신경절
척추 어류	척추를 중심으로 움직임	척수
파충류	척추운동을 통한 팔다리의 굽힘과 폄	아래 뇌줄기
포유류	팔다리의 교차적 움직임, 연합반응	중간뇌
영장류	보행, 잡기, 사물의 조작등의 선택적이고 고도화된 움직임	대뇌겉질

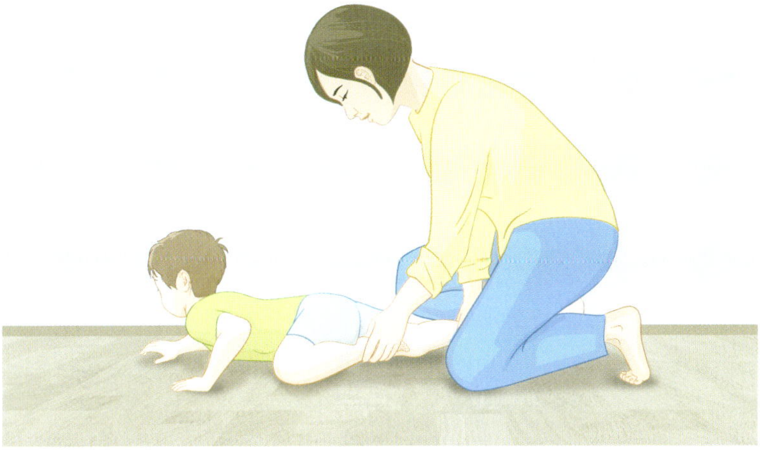

그림 8.10 종의 특성을 이용한 치료 적용

(1) 움직임 패턴 1단계

움직임 패턴 1단계는 치료 대상자가 엎드려 누운 자세를 유지하도록 한 후, 치료사가 치료 대상자에게 환자의 머리와 몸통을 한쪽 방향에서 다른 한쪽 방향으로 돌림이 일어나도록 운동시킨다.

(2) 움직임 패턴 2단계

움직임 패턴 2단계는 치료 대상자가 엎드려 누운 자세에서 머리를 한쪽으로 돌리고 얼굴이 보이는 쪽 팔은 벌림과 가쪽돌림, 팔꿉관절은 90° 굽힘과 손목 폄, 엄지는 입쪽을 향하도록 한다. 다리는 벌림, 무릎 굽힘 및 발목관절 발등 굽힘 자세를 만들어 준다.

뒤통수쪽 팔은 어깨관절 안쪽돌림, 팔꿉관절 폄, 손목 폄 또는 허리 위에 놓이도록 한다. 다리는 폄시킨다(그림 8.11). 이 자세에서 머리를 한쪽에서 다른 한쪽으로 돌릴 때 굽힘되어 있던 팔과 다리는 폄 자세로 변경시켜 주고, 폄되어 있던 팔과 다리는 굽혀 준다.

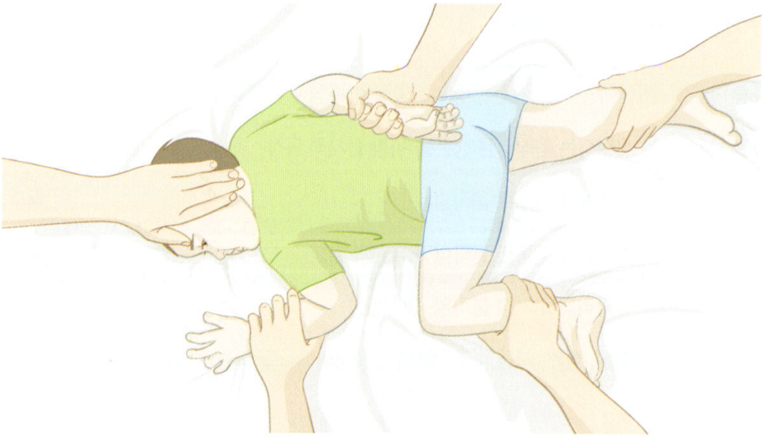

그림 8.11 움직임 패턴 2단계

(3) 움직임 패턴 3단계

움직임 패턴 3단계는 치료 대상자가 엎드려 누운 자세에서 머리를 한쪽으로 돌리고 얼굴이 보이는 쪽 팔은 벌림과 가쪽돌림, 팔꿉관절은 90° 굽힘과 손목 폄, 엄지는 입쪽을 향하도록 한다. 다리는 폄 자세를 만들어 준다.

뒤통수쪽 팔은 어깨관절 안쪽돌림, 팔꿉관절 폄, 손목 폄 또는 허리 위에 놓이도록 하고, 다리는 굽힘시킨다. 이 자세에서 머리를 한쪽에서 다른 한쪽으로 돌릴 때 굽힘되어 있던 팔은 폄시키고, 폄된 다리는 굽힘 자세로 변경시켜 주며, 폄되어 있던 팔은 굽힘시키고, 굽혀져 있던 다리는 폄시킨다.

(4) 움직임 패턴 4단계

움직임 패턴 4단계는 네발기기 자세에서 팔과 다리를 교차로 움직여 네발기기 이동 동작을 하도록 유도한다.

(5) 움직임 패턴 5단계

움직임 패턴 5단계는 보행 패턴으로, 보폭을 넓게 하여 엉덩관절과 무릎관절의 굽힘 자세에서 팔과 몸통을 흔듦과 동시에 교차로 움직여 반대쪽 다리가 앞으로 이동하도록 동작을 반복시킨다. 주의할 점은 다리를 가쪽돌림한 상태에서 수행하며, 이동 동작이 일어날 때 한쪽 다리가 폄된 상태에서 반대쪽 다리는 굽힘이 일어나야 한다.

4) Doman-Delacato 치료법

물리치료사인 Doman Glenn은 Temple Fay의 치료 이론에 영향을 받아 교육심리학자인 Delacato 등과 함께 치료법을 연구하여 Doman-Delacato 치료법을 제안하였다. 이 치료법은 Temple Fay의 이론을 구체화하여 원시 반사수준은 원시동물과 하등어종의 생존을 위한 반사적 수준의 동작, 척수 반사수준은 어류의 척추 중심의 원시적 움직임, 뇌줄기 반사수준은 양서류 및 파충류의 팔다리의 굽힘과 폄 움직임, 중간뇌 반사수준은 포유류의 연합반응 및 팔다리 교차성 움직임, 대뇌겉질 반사수준은 영장류의 보행을 포함한 고도화된 움직임 능력으로 구분하였다(표 8.4). Temple Fay의 치료 개념에 있던 머리와 팔다리의 패터닝(patterning), 네발기기, 배밀이, 감각(시각, 청각, 촉각) 사용, 물체 잡기, 산소마스크 사용, 사다리나 봉 잡고 매달리기, 중력/반중력 상태에서 돌아눕기, 넘기, 물구나무서기 동작을 사용하는 Doman-Delacato 패터닝 치료법의 6가지 요소를 치료에 적용하였으며, 1960년 미국의학협회지에 소개되면서 널리 알려지기 시작했다(표 8.5).

표 8.4 반사의 발달과 통합에 따른 종의 운동발달 특성

종의 종류	중추신경계 반사성숙단계	연관 중추	특성
무척추 원시동물	원시 반사수준	신경절	생존, 보호와 관련된 반사
척추 어류	척수 반사수준	척수	팔다리의 움직임과 관련된 반사
파충류	뇌줄기 반사수준	아래 뇌줄기	머리의 위치에 따른 팔다리 긴장도 변화 및 움직임 유도와 관련된 반사
포유류	중간뇌 반사수준	중간뇌	바로잡기반응과 관련된 반사
영장류	대뇌겉질 반사수준	대뇌겉질	평형반응과 관련된 반사

표 8.5 Doman-Delacato 패터닝 치료법의 6가지 요소

요소	치료동작
1	머리와 팔다리의 패터닝
2	네발기기, 배밀이, 감각(시각, 청각, 촉각) 사용
3	물체 잡기
4	산소마스크 사용
5	사다리나 봉 잡고 매달리기
6	중력/반중력 상태에서 돌아눕기, 넘기, 물구나무서기 동작

8 Phol 접근법

1) 개요

뇌성마비 아동의 문제 중 일차적인 것은 근 활동의 장애라고 판단하는 관점에 따른 치료법으로, 훈련 시 단일관절에서의 조절 훈련을 실시하고 운동을 성취할수록 많은 관절에서의 조절 훈련을 실시하는 것을 제안하였다.

2) 치료 원리

치료의 기본 원리는 3가지로 의식적인 근 이완(conscious muscle), 수의적인 근 조절(volutary muscle control), 발달학적 패턴의 증진(building a developmental pattern)을 이용해 치료적인 적용을 실시한다.

9 Deaver 접근법

1) 개요

George Deaver는 뇌성마비 환자의 치료에 있어서 운동패턴을 중요시하기보다는 일상생활동작에 필요한 능력을 훈련시키는 것을 치료의 핵심적인 요소로 보았고, 일상생활활동훈련을 통한 기능적 활동의 동작능력을 수행하는 것을 제안하였다. 또한 조절 가능한 신체부위를 집중적으로 훈련하는 방법을 사용하였다.

치료에서 강조하는 일상생활활동훈련에는 침상 훈련과 의자차 훈련이 있으며, 일상생활활동에 필요한 다양한 보조도구를 사용하였다. 또한 비정상적인 운동을 억제하기 위해 광범위한 보조기의 사용을 주장하여 두 팔을 제외한 다른 부위를 보조기로 고정시키고, 몸통 조절이 가능해지면 순차적으로 보조기를 없애는 방법을 사용하였다.

2) 치료 원리

자조활동(self-care activity)을 통한 기능적 활동능력을 증가시키고, 숙련성 증진의 목적을 위해 보행훈련, 손 기능의 적극적 활용, 적절한 언어를 사용하는 것이 포함된다(박스 8.1). 일상생활동작을 수행하기 위해 관절가동범위를 유지하고, 수의적 협응능력을 향상시키는 데 치료의 초점을 둔다.

박스 8.1

Deaver의 치료 활동

- 침상 활동과 휠체어 활동을 수행한다.
- 손을 최대한 많이 사용한다.
- 보행과 계단 기어오르기를 수행한다.
- 적절한 언어와 듣기를 성취한다.

3) 치료 적용

물리치료사는 환자에게 일상생활활동훈련을 실시할 때 먼저 침대에서의 활동을 가르치고 나서 의자차, 보행활동 등을 점진적으로 훈련시킨다. 이때 필요한 근육들에 대해 먼저 근력 강화 운동이 적용되어야 한다.

10 과제지향 접근법

1) 개요

과제지향 접근법(task-oriented approach)은 2003년에 Carr와 Shepherd에 의해 제안된 치료법으로, 신경근을 효율적으로 활성화시켜 주는 기능적 과제에 초점을 맞춘 훈련이다. 치료가 진행되는 환경 및 되먹임 반복 훈련이 결과에 중요한 역할을 한다. 과제지향 접근법은 환경과 과제분석, 되먹임, 반복 훈련을 강조하는 것으로써 환자의 능력에 맞추어 과제와 환경의 난이도를 조절하면서 운동학습의 효과를 높이는 활동중심의 접근법이다. 즉, 기존에 단일 동작을 반복해서 훈련하던 치료법과 달리 기능적 과제로 부여된 문제들을 효율적이고 효과적으로 해결하는 방식의 치료적 접근법이다.

2) 치료 원리

과제지향 접근법은 운동학습이론을 바탕으로 신경가소성과 운동학습을 기초로 하여 다양한 감각 자극과 기능적 활동을 환자에게 효과적으로 제공하고, 일상생활의 능력 향상에 도움을 줄 수 있는 과제들로 구성되어 보다 효율적인 치료 방법을 제시하였다.

일상생활활동의 다양한 기능적 활동을 과제로 활용하여 목표지향적인 반복연습을 통해 치료한다. 과제지향 접근법의 핵심은 기능적 활동 과제를 수행하는 동안 환경을 조절하여 대상자가 과제를 성공하도록 유도해 운동을 학습시키는 것이다. 단일 동작을 반복 훈련하는 것과 달리 기능적 과제로 구성된 활동들을 연관된 기관들이 서로 협력하여 상호작용하므로 효율적이고 효과적인 훈련 방식이라 할 수 있다. 반복훈련은 정상 패턴들을 반복적으로 연습하기보다는 기능적 과제들에 집중하여 문제 해결을 활동적인 시도를 통해 배우는 것으로, 운동과제를 수행하기 위해 자신의 행동을 조절하고 협응하는 것이다.

치료사에 의해 고안된 과제들(contrived tasks)보다 일상에서 실제 수행되는 과제들을 반복하여 연습하는 것이 환자의 기능적인 수행을 증진시키며, 일상생활활동을 치료환경에서 실행함으로써 기능수행 능력을 효과적으로 자극할 수 있다. 과제지향 접근법의 최종적인 목표는 실제 생활환경에서 과제를 수행할 수 있도록 하는 것이다. 병원이나 집에서 중추신경계 기능 장애를 가진 환자들에게 과제와 환경을 제공하는 것은 환자의 최상의 회복에 중요한 영향을 미치는데, 과제를 선택함에 있어서 요약된 과제 및 의미 있는 과제가 더 유용하다.

신경학적 손상을 가진 환자들에게 적용된 과제지향 접근법은 인지적 · 생역학적으로 손상된 사지의 사용을 이끌어내어 손상받지 않은 겉질 회로와 손상된 영역과의 인접부위에 있는 겉질의 감각성 자극을 유도하여 국소적인 종말 발화(local terminal sprouting) 또는 기능적인 연접 재조직화(functional synaptic recognization)를 촉진시킨다는 것이 최근의 연구에서 증명되고 있다.

3) 치료 적용

과제지향 훈련을 적용하여 신경학적 손상을 가진 환자가 과제특성화(task specific) 전략을 배워 환경의 변화에 적응하도록 돕는 것으로, 기능적 활동 과제를 수행하는 동안 환경을 조절하여 대상자가 과제를 성공하도록 유도해 운동학습이 일어나도록 한다.

과제지향 접근법은 일상생활에서 실제 수행되는 목적 있는 과제들을 연습하여 기능적인 향상을 효과적으로 자극시킬 수 있다. 과제 수행에 집중할 수 있도록 환자 중심의 과제를 선택하여 훈련한다. 기능적인 과제는 지면에서 보행 훈련, 트레드밀에서의 보행 훈련, 자전거 타기, 순환 훈련, 지구력 훈련, 앉았다 일어서기 훈련, 균형을 위한 뻗기 과제, 강제유도 운동치료, 개인위생, 목욕하기, 식사, 옷입기, 물 마시기, 계단 오르내리기, 일상생활활동 등을 포함한다(그림 8.12, 8.13, 8.14). 과제지향 접근법의 최종 훈련 목표는 치료실에서의 훈련으로 향상된 기능이 다른 환경에서도 향상될 수 있는 전이효과가 일어나는 것이다. 예를 들면, 보행 훈련을 할 때 치료실에서 향상된 수행이 다른 상황과 환경에서 좀 더 기능적으로 보행할 수 있도록 전이되는 것이 과제지향 접근 훈련의 목표가 될 수 있다. 이처럼 환자의 적극적인 참여가 있어야 하는 과제지향 접근법을 급성기 환자나 인지손상 환자에게 적용하는 것은 제한될 수 있다.

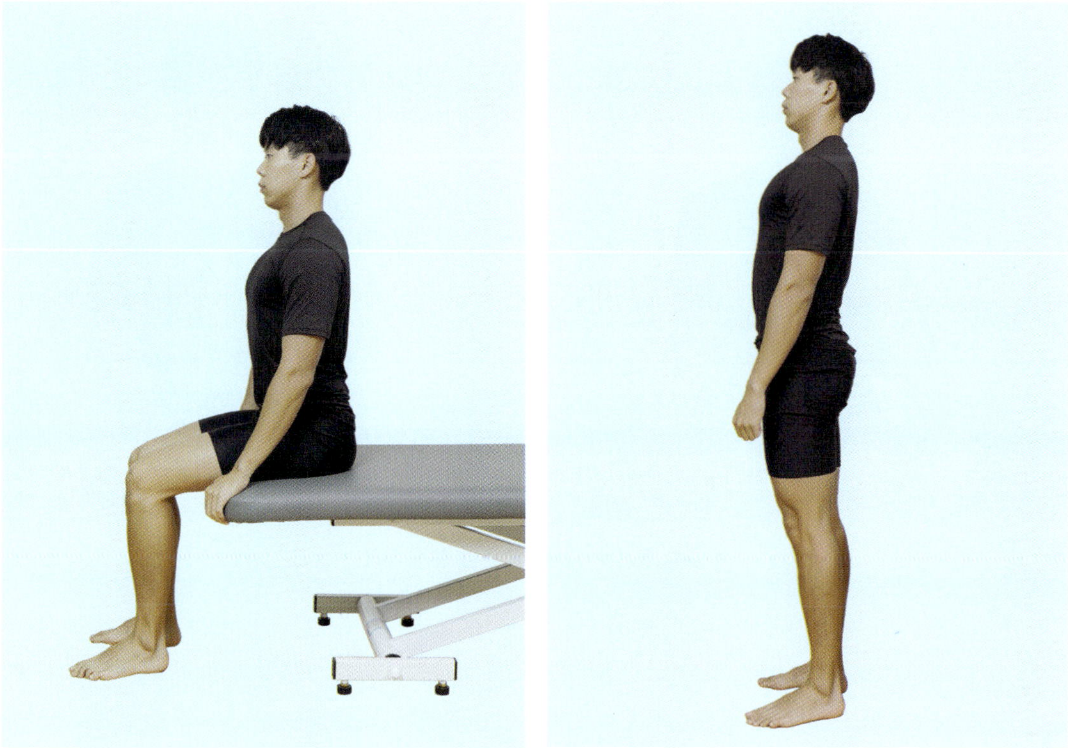

그림 8.12 과제지향 훈련: 앉은 자세에서 일어나기

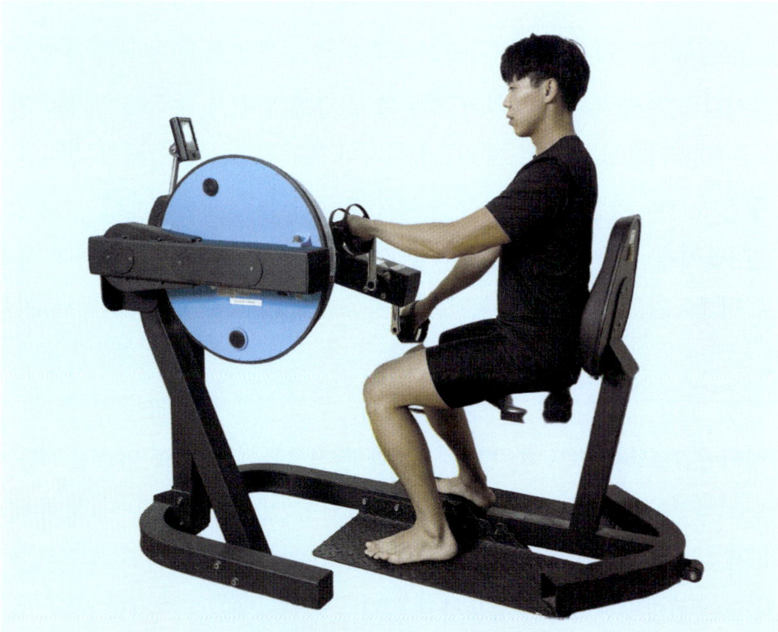

그림 8.13 과제지향 훈련: 자전거 타기

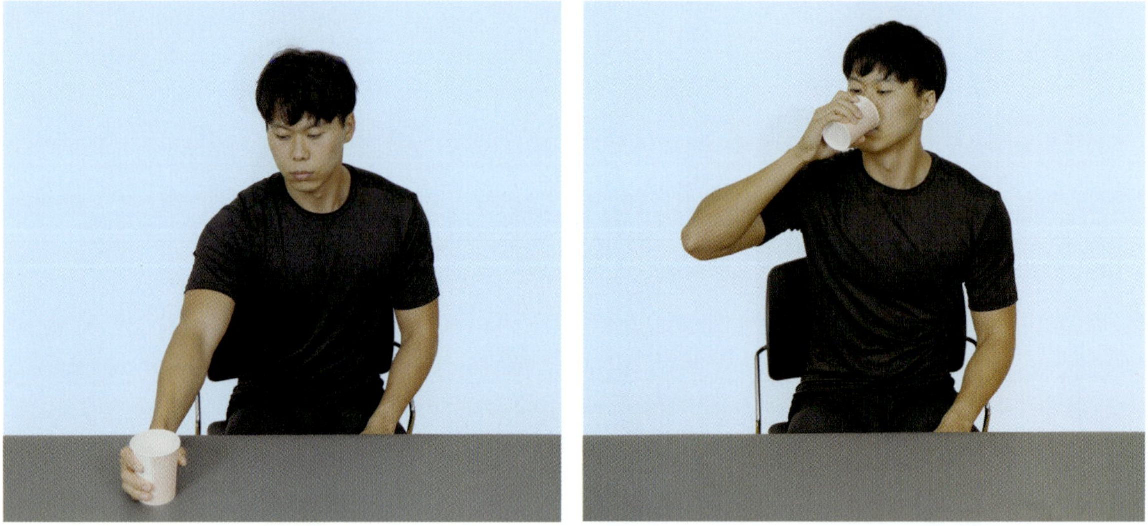

그림 8.14 과제지향 훈련: 물 마시기

11 슈트 치료

1) 개요

슈트 치료(suit therapy)는 1960년대 러시아의 우주비행사 훈련을 위한 우주복에서 기원되었으며, 무중력 상태로 장시간의 무중력과 움직임이 제한된 환경에서 근육 위축을 예방하기 위한 훈련복으로 고안된 아델리 슈트를 이용한 것으로, 1971년 러시아 Semenova에 의해 소개된 새로운 치료 방법이다. 초기에는 펭귄 슈트와 아델리 슈트라는 용어가 혼용되었다.

뇌성마비 환자들에게 무중력 상태의 효과를 적용하기 위해 슈트를 이용하여 움직임을 할 수 있도록 개발된 치료 방법이며, 운동저하증이 있는 환자들에게도 슈트를 적용하여 움직임을 만들 수 있도록 고안되었다.

치료용 슈트는 모자, 조끼, 하의, 무릎보호대, 보조장치가 부착된 신발과 탄력 밴드인 번지(bunge)로 구성되어 있으며, 슈트 한 벌은 근육과 관절그룹에 지지와 압력을 제공하여 바른 자세를 잡을 수 있도록 고리걸이, 고리, 탄력성 번지로 연결되어 있다(그림 8.15). 현재 국외에서는 슈트 치료를 뇌성마비 치료의 중재방법 중 하나로 사용하고 있으며, 우리나라의 경우에는 2009년도에 도입하여 일부 병원 및 운동발달센터에서 사용하고 있다.

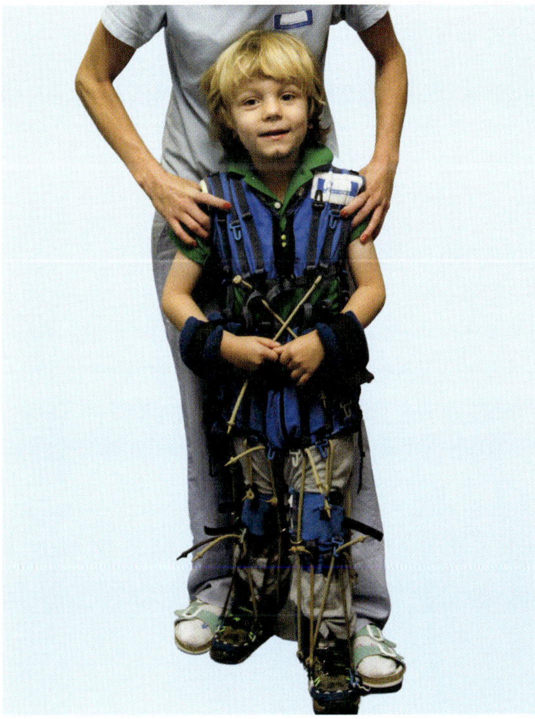

그림 8.15 슈트 치료

2) 치료 원리

치료용 슈트는 삼점압 원리에 의해 교정하고 싶은 한 점과 반대되는 두 점을 번지로 연결하는 것을 기본 원리로 하고 있다. 번지가 부하 역할을 하고 근육의 안정성과 촉진을 제공한다. 번지를 통한 각 신체관절의 연결은 고유수용성 감각 입력과 안뜰기관의 향상을 제공한다. 이러한 원리에 의해 관절, 근육, 인대로부터 제공되는 고유수용성 감각의 증가, 비정상적인 반사의 감소, 생리학적 근육의 움직임을 회복시키는 것이 치료의 목적이다.

슈트 치료의 운동프로그램은 고유수용성 감각을 입력시키고, 안뜰 감각, 근력, 균형 등을 촉진시켜 기능적 움직임을 재학습시키는 방법으로 사용된다. 안뜰기관은 근육, 관절, 힘줄 등으로부터 제공되는 모든 정보를 통합하여 직 · 간접적으로 몸의 위치, 균형, 자세 긴장도에 영향을 줄 수 있다.

3) 치료 적용

슈트 착용을 통해 뇌성마비 아동의 신체정렬을 정상에 가깝도록 만들어 주고, 대근육 및 소근육 운동기술의 향상을 촉진시킨다. 그리고 몸통의 안정성을 통한 신체정렬과 함께 보행 패턴을 개선시킬 수 있으며, 적용 방법과 순서를 고려하여 적용하도록 한다(표 8.6).

표 8.6 슈트 치료 적용 방법 및 순서

적용 방법	• 슈트 치료 효과는 자세정렬을 개선하고, 고유수용성 감각을 증가시키며, 저항에 대해서 움직일 수 있게 도와주는 것이다. • 1개월 동안 매일 집중적인 물리치료를 받도록 한다. • 대상자는 능동적으로 운동에 참여하도록 한다.
적용 순서	• 슈트를 입기 전 마사지를 적용한다. • 모든 근육의 수동적인 뻗침 운동을 실시한다. • 슈트 착용으로 신체의 올바른 정렬과 팔다리 위치에 제약을 가해 환자의 근육에 부하를 제공한다. • 슈트 착용 후 운동프로그램을 실시하고, 대근육의 기능적 체중지지 방법을 사용한다. 환자에 따라 일어나기, 걷기, 계단 오르기 등을 시행한다.

슈트 착용 상태에서 치료사는 다양한 운동프로그램을 적용할 수 있다. 즉, Bobath 접근법, 고유수용성신경근촉진법, 감각통합 치료, 운동치료 등을 적용하여 근 긴장도 정상화, 관절가동범위 증진, 근력 증진, 지구력 증진, 협응력 증진, 균형조절능력 증진, 자세 안정성 증진, 고유수용성 감각 및 안뜰 감각 강화와 같은 치료 목적을 달성할 수 있다.

12 Frenkel 운동

1) 개요

Frenkel 운동(Frenkel's exercise)은 1902년 스웨덴의 의사인 Frenkel에 의해 제안된 실조증 환자를 위한 운동 프로그램으로, 협응력 저하가 있는 환자에게 적용하는 운동치료 방법이다. 실조(ataxia)는 운동 및 감각 신경의 상호작용에 문제로 정확하게 몸을 움직이지 못하며, 동작이 서툴고, 보행 시 균형 유지가 어려우며 비틀거리는 동작이 나타나게 된다. 실조의 유형에 따라 증상의 차이는 있지만, 대부분의 환자들은 술에 취한 듯한 걸음걸이, 방향을 바꿀 때의 어려움, 갑자기 멈추거나 의자에서 일어설 때 균형의 불안정성이 증가된다. 근력은 정상이지만 움직임 조절의 문제가 나타나며, 소뇌의 손상 부위에 따라 다르지만 근 긴장도 저하, 겨냥이상, 협응력 부족, 상반운동장애, 구음장애, 눈떨림이 발생한다.

Frenkel 운동은 시각을 통한 협조성 증진을 강조하였으며, 대칭단계 운동방법으로서 상실되거나 저하된 근감각을 손상당하지 않은 다른 감각으로 집중적으로 훈련하여 대체하도록 적용한다. Frenkel 운동의 중요한 요소 세 가지는 환자의 주의집중, 정확한 운동, 반복이며, 치료 목적은 관절과 근육의 감각을 훈련하고, 다른 감각으로 대체하여 수의 운동을 조절하여 협응력을 증가시키는 것이다.

2) 치료 원리

Frenkel 운동은 관절의 감각이 완전히 상실되었을 때 시각을 통한 운동을 집중적으로 반복시켜 손상된 관절 감각을 회복시키는 것이다. 환자는 자신의 손이나 발의 움직임을 보면서 운동을 하며 시각적 보상으로 움직임을 교정할 수 있다. Frenkel 운동은 장비가 필요 없으며, 환자 스스로 시행하는 운동으로 환자의 집중과 반복이 중요하다. 또한 간단한 동작 위주의 운동으로 한 번 운동 시에는 몇 분 정도의 짧은 시간이 소요되는 운동이다. 운동을 할 때는 눈으로 움직임을 직접 보거나 거울을 통해서 훈련하도록 한다.

Frenkel 운동의 원칙은 운동 진행을 느리고 천천히 부드럽고 리듬감 있게 시행하며, 가능한 초기부터 운동을 시작한다는 것이다. 운동의 지시는 간단명료하게 하며, 피로를 유발하지 않는 범위에서 운동을 실시한다. 운동과 운동 사이에는 반드시 휴식이 필요하고, 운동한 시간만큼의 휴식시간이 필요하다. 각 운동의 세트는 환자가 완전히 습득할 수 있도록 하며, 단순한 운동에서 복잡한 운동으로 실시한다. 운동의 속도는 처음에는 빠르게 실시하고 진전되면 느리게 실시한다. 전체관절가동범위운동에서 작은관절가동범위운동을 실시하며, 침범되지 않은 팔다리에서 증상이 가벼운 팔다리, 증상이 심한 팔다리 순서로 실시한다. 눈은 뜬 상태에서 실시하고, 나중에는 눈을 감은 상태에서 실시한다(표 8.7).

표 8.7 Frenkel 운동의 적용

주요 요소	• 주의집중 • 정확한 운동 • 반복
운동 목적	• 관절과 근육의 감각을 훈련한다. • 집중적인 훈련을 통해 상실되거나 저하된 관절과 근 감각을 손상되지 않은 다른 감각으로 대체한다.
운동 원칙	• 운동은 가능한 초기부터 실시한다. • 운동의 적용 시 느리고 천천히 부드럽고 리듬감 있게 실시한다. • 하루 2회 30분 정도 실시한다. • 운동의 지시는 간단명료하게 하고 환자에게 시범을 보인다. • 운동은 피로를 유발하지 않는 범위 내에서 실시한다. • 운동과 운동 사이에는 반드시 휴식이 필요하다. • 운동을 한 시간과 동일한 휴식시간이 필요하다. • 각 운동의 세트는 환자가 완전히 습득할 수 있도록 한다. • 단순한 운동에서 복잡한 운동으로 실시한다. • 운동의 속도는 처음에는 빠르게 실시하고 진전되면 느리게 실시한다. • 전체관절가동범위운동에서 작은관절가동범위운동으로 실시한다. • 침범되지 않은 팔다리에서 증상이 심한 팔다리 순서로 실시한다. • 눈은 뜬 상태에서 실시하고, 나중에는 눈을 감은 상태에서 실시한다.

3) 치료 적용

Frenkel 운동의 주된 목적은 관절이나 근육의 감각 훈련이므로, 운동 단계의 조절은 근력의 강도가 아닌 복잡성에 의해 이루어지며, 장애정도에 따라 다양한 자세에서 실시한다. 누운 자세, 앉은 자세, 선 자세에서 실시할 수 있으며, 치료사는 환자에게 각 자세에서 천천히 정확하게 운동을 수행하도록 지시한다.

(1) 누운 자세에서의 운동

침대 또는 바닥에 바로 누운 자세에서 눈으로 다리 운동을 볼 수 있도록 하기 위해 머리에 받침대를 받친다. 누운 자세에서의 Frenkel 운동은 환자의 발뒤꿈치로 다른쪽 다리의 무릎과 발목을 이동하는 동작으로, 처음에는 무릎뼈에서 정강이, 발목, 엄지발가락, 정강이 안쪽, 정강이 바깥쪽, 발목 순서로 동작을 하도록 한다(그림 8.16). 환자가 움직임을 습득하면 한쪽 다리의 발목을 가볍게 발등 굽힘한 상태에서 무릎뼈에서 정강뼈 쪽으로 이동시키며 다리의 앞면을 쓸어 내리고, 다음에는 다리의 뒷면을 쓸어 올리는 동작을 반복시킨다(그림 8.17). 이때 치료사는 어느 지점에서 멈추라고 지시할 수 있으며 다시 움직이라고 지시한다. 운동은 반대쪽 다리도 반복하여 실시한다. 발뒤꿈치가 바닥에 닿은 상태로 무릎관절을 굽혀서 엉덩관절 벌림과 모음 운동을 실시한다. 운동은 처음에는 눈을 뜬 상태에서 실시하고, 나중에는 눈을 감은 상태에서 실시하도록 한다.

(2) 앉은 자세에서의 운동

앉은 자세에서는 치료사가 지면에 표시되어 있는 곳까지 발뒤꿈치를 이동시켜 동작을 수행할 수 있도록 손을 사용해서 동작을 안내해 준다. 발뒤꿈치를 위아래 또는 앞뒤 교대로 이동시켜 발을 들어 정확히 내려놓는다(그림 8.18). 다음에는 의자에서 앉고 일어서기를 배운다. 먼저 의자 쪽으로 양발을 끌어당기고, 몸통을 앞으로 숙이고, 몸통과 엉덩관절 및 무릎관절이 펴지도록 한다. 운동은 처음에는 눈을 뜬 상태에서 실시하고, 나중에는 눈을 감은 상태에서 실시하도록 한다.

(3) 선 자세에서의 운동

선 자세에서는 보행을 안전하게 실시하고 보행의 구분동작 및 이동을 위해 독립된 넓은 공간이 필요하다. 선 자세에서는 몸통의 회전 운동, 좌우로 걷기 운동, 보행 운동, 계단 운동을 실시한다.

① 몸통의 회전 운동

발 모양 형태의 표시를 따라 몸통을 오른쪽 방향으로 돌리는 훈련을 실시한다. 그 후에는 몸통을 왼쪽으로 돌리는 훈련을 실시한다. 운동은 처음에는 눈을 뜬 상태에서 실시하고, 나중에는 눈을 감은 상태에서 실시하도록 한다(그림 8.19).

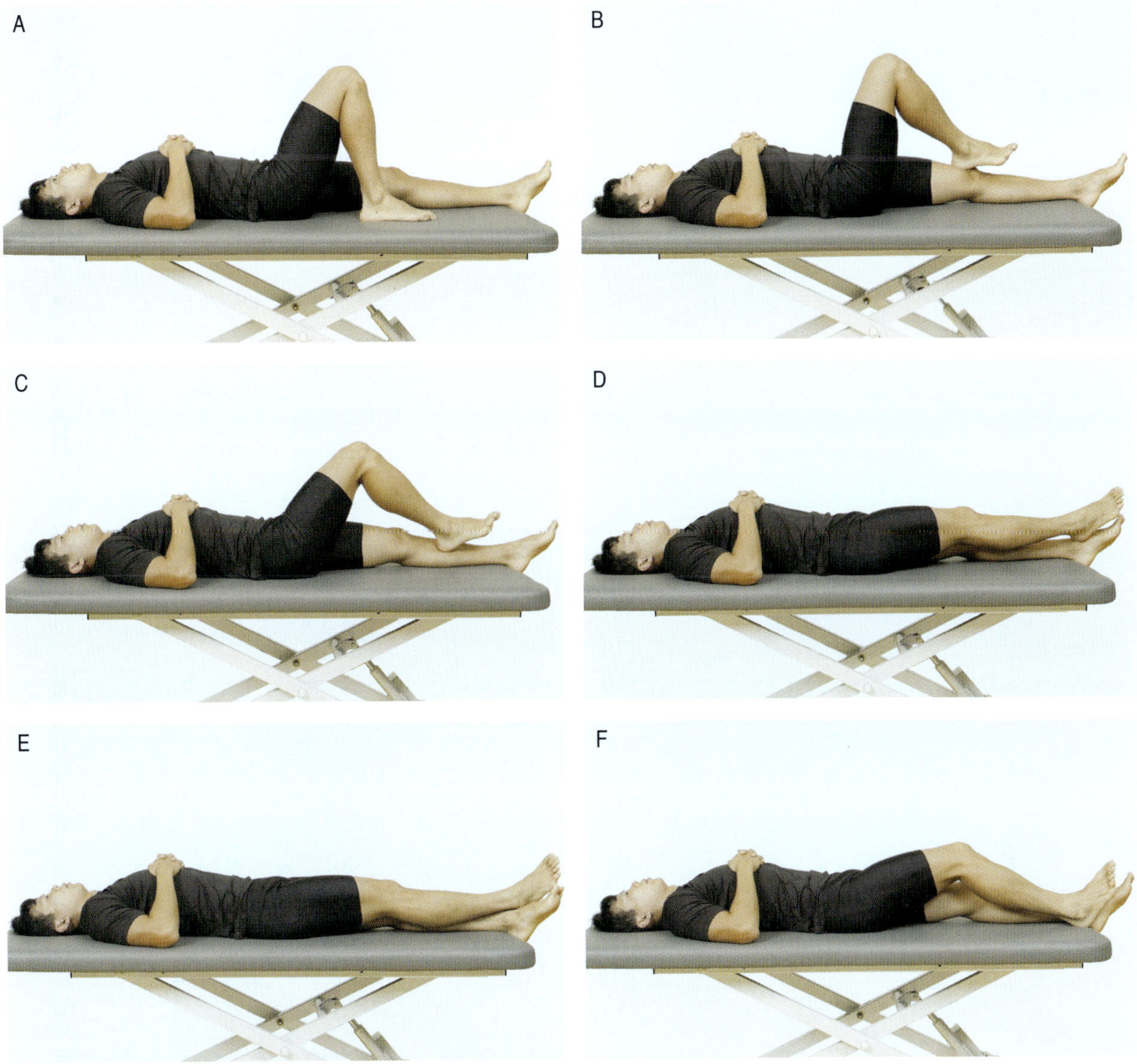

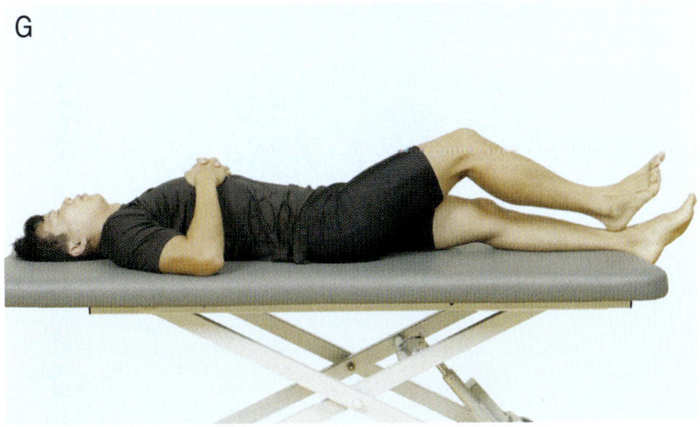

그림 8.16 누운 자세에서 다리의 Frenkel 운동

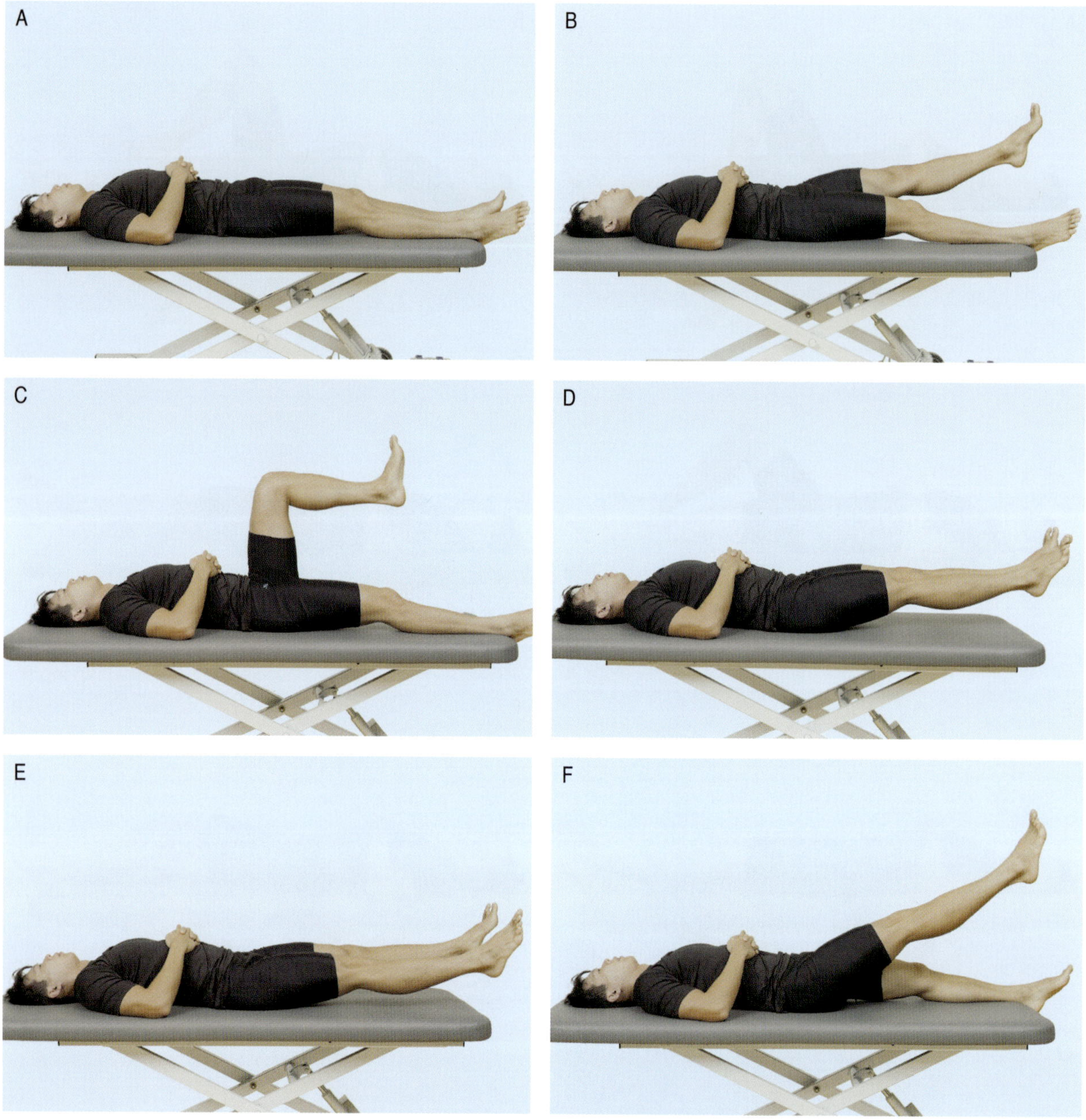

그림 8.17 누운 자세에서 몸통과 병행한 Frenkel 운동

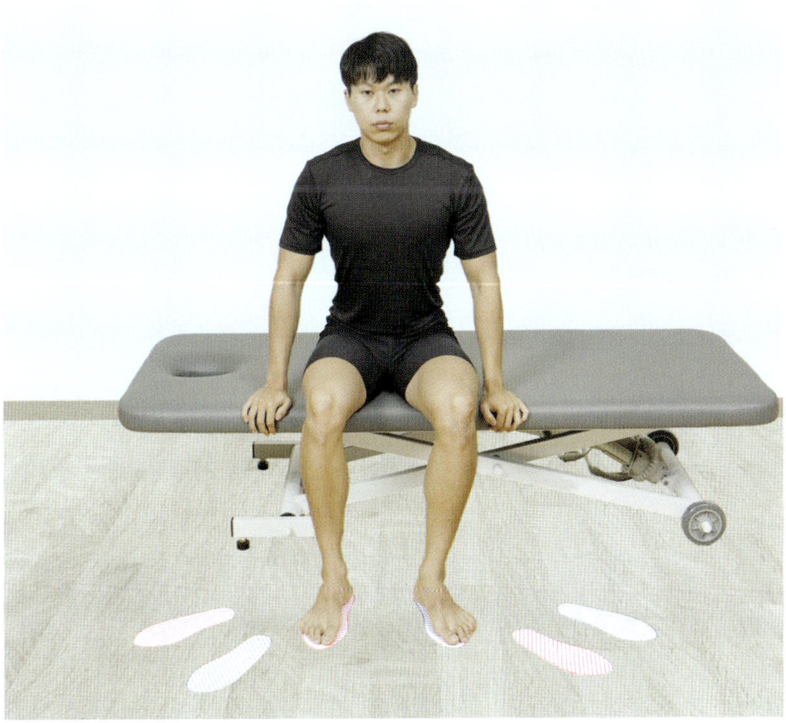

그림 8.18 앉은 자세에서 Frenkel 운동

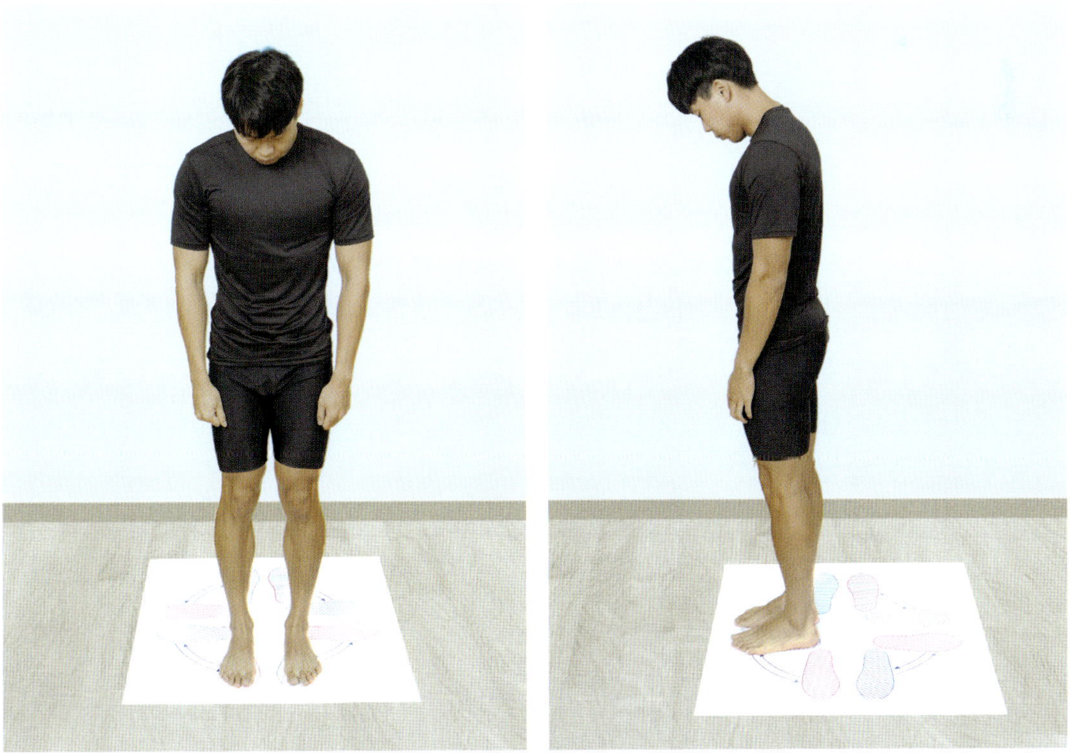

그림 8.19 선 자세에서 Frenkel 운동(몸통 회전)

② 선 자세에서 좌우로 걷기 운동

오른쪽 발부터 한 걸음 길이로 옆으로 가는 훈련을 실시한다. 먼저 왼쪽 발에 체중이 지지되도록 한 후 오른쪽 발을 옆으로 벌려서 이동한다. 다음은 오른쪽 발에 체중이 지지되도록 한 후 왼쪽 발을 오른쪽으로 이동한다. 운동은 처음에는 눈을 뜬 상태에서 실시하고, 나중에는 눈을 감은 상태에서 실시하도록 한다(그림 8.20).

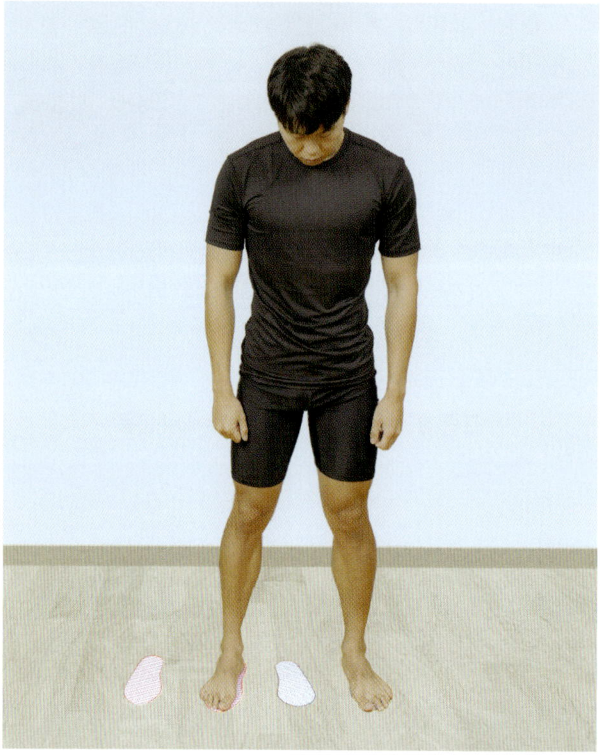

그림 8.20 선 자세에서 Frenkel 운동(좌우 걷기)

③ 선 자세에서 보행 운동

선 자세에서 발바닥 모양을 따라 걷는 훈련을 실시한다. 다리는 높게 들었다가 바닥에 내려놓으며 발에 닿는 감각을 확인한다. 익숙해지면 뒤로 또는 방향을 전환하며 걷는다. 운동은 처음에는 눈을 뜬 상태에서 실시하고, 나중에는 눈을 감은 상태에서 실시하도록 한다(그림 8.21).

④ 계단 운동

계단을 오르내리는 운동 시에는 오른쪽 발을 올려놓고, 옆에 왼쪽 발을 올려놓도록 한다. 충분한 연습을 한 후에 계단 오르내리기를 실시한다. 처음에는 난간을 잡고 실시하고, 나중에는 난간을 잡지 않고 실시한다.

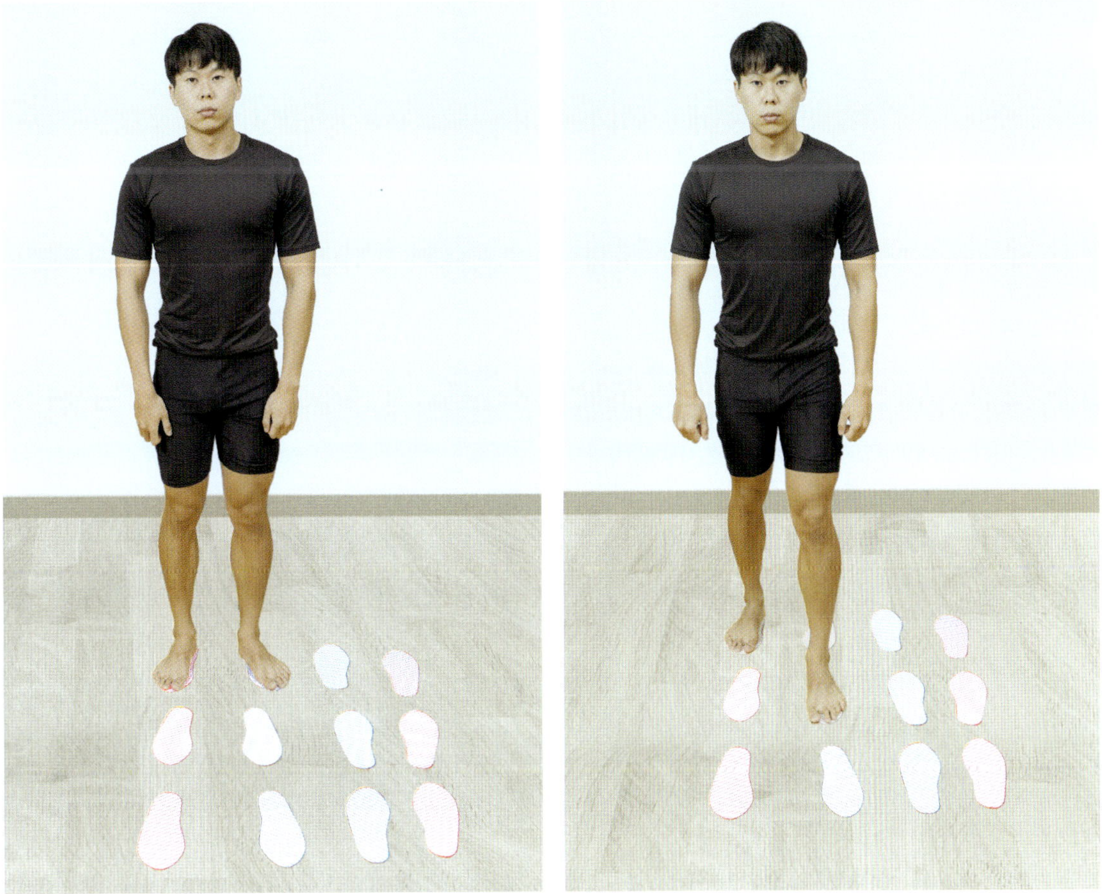

그림 8.21 선 자세에서 Frenkel 운동(보행 훈련)

활동과제 ⑦

김○○ 씨는 47세 여자 환자로 등, 어깨, 팔, 다리 등에 강직과 근 약화 및 근 위축 증상을 호소하였다. 병원에 내원하여 감각검사를 시행한 결과, 양쪽으로 통각과 온도감각은 소실되었으며, 위치감각과 분별성 촉각은 유지하였다. 방사선 소견상 척수 내부에 비정상적으로 물주머니 모양의 공동이 형성되어 있음이 관찰되었다.

- 다음 사례의 환자에게 Frenkel 운동 적용 시 운동의 3요소를 정리하시오.

- 다음 사례의 환자에게 Frenkel 운동 적용 시 운동의 원칙을 정리하시오.

참고문헌

김명철 외. 신경계운동치료학. 퍼시픽북스. 2016.

김미라. 슈트치료가 경직형 뇌성마비 아동의 대동작 기능,균형 및 보행에 미치는 영향. 삼육대학교 대학원 석사학위논문. 2011.

김원호. 과제 지향적 접근법이 만성 뇌졸중 환자의 일어서기 동작시 환측 다리의 체중지지비율과 근활성도에 미치는 영향. 한국전문물리치료학회지, 18(2). 2011.

김재욱. 과제 지향적 기능 훈련이 뇌졸중 환자의 균형에 미치는 영향. 대구대학교 대학원 석사학위논문. 2003.

김종만 외. 신경계 물리치료학. 학지사 메디컬. 2017

민경옥 외. 최신신경계운동학. 하늘뜨락. 2012

신경계 운동치료학 편찬위원회. 신경계 운동치료학. 범문에듀케이션. 2018.

신경계 운동치료학 편찬위원회. 신경계운동치료학. 대한나래출판사. 2022

신경계운동치료학 교재편찬위원회. 신경계 운동치료학. 메디컬포럼. 2020.

신경계질환 물리치료 중재학 편찬위원회. 신경계 질환 물리치료 중재학. 학지사메디컬. 2020.

이건철 외. 사례중심 신경계운동치료학 2판. 현문사. 2019.

이혜경. 과제 지향적 훈련의 운동 강도가 만성 뇌졸중 환자의 보행기능과 삶의 질에 미치는 영향. 용인대학교 대학원 석사학위논문. 2014.

최재청 외. 운동치료학. 현문사. 2018.

Amit, K., Mandal, Sunil, P., & Mokashi. (2009). Effect of occupational therapy task oriented approach on recovery of upper-extremity motor functional activities of daily living in stroke patients. The Indian Journal of Occupational Therapy, 41(2).

Bar-haim, S., Harries, N., & Belokopytov, M., et al. (2006). Comparison of efficacy of adeli suit and neurodevelopmental treatment in children with cerebral palsy. Dev Med Chi ld Neurol, 48.

Burman, G. (2006). Suiting up; a look inside the pediatric fitness center and tissue therapy for kids with CP. CerebralPalsy Mag.

Carr, J., & Shepherd, R. (2012). Neurological Rehabilitation 2nd Edition.

Carr, J. H., & Shepherd, R. B. (2003). Stroke Rehabilitation. Newton, MA: Butterworth-Helenemann.

Jang, S. H., Kim, Y. H., & Cho, S. H., et al. (2003). Cortical reorganization induced by task-oriented training in chronic hemiplegic stroke patients. Neuroreport, 14(1).

Liepert, J., Bauder, H., & Wolfgang, H. R., et al. (2000). Treatment-induced cortical reorganization after stroke in humans. Stroke. 2000;31(6):1210-1216.

Narayan Arya, K., Verma, R., & Garg, R. K., et al. (2012). Meaningful task-specific training (MTST) for stroke rehabilitation: a randomized controlled trial. Topics in stroke rehabilitation, 19(3).

Richard & Izabela Koscielny. (2004). Intensive exercise programs. cerebral palsy magazine international publication for individuals with CP, parents and professionals. Cerebral Palsy Magazine, March.

Schmidt, R. A. (1991). Motor learning principles for physicaltherapy. In: Foundation for Physical Therapy. Contemporary Management of Motor Control Problems: Proceedings of the II-STEP Conference. Alexandria, VA: Foundation for Physical Therapy.

Semenova, K. A., & Antonova, L. V. (1998). The influence ofthe LK-92 "Adeli" treatment loading suit on electro-neuro-myographic characteristics in patients with infantile cerebral paralysis. Zh Nevrol Psikhiatr Im SSK orsakova, 98(9).

Shumway-Cook, A., & Woollacott, M. H. (2001). Motor Control, 2nd ed. Lippincott Williams & Williams, Philadelphia.

Trombly, C. A., & Radomski, M. V. (2008). Occupational therapy for physical dysfunction. 6thed. Baltimore: Lippincott Williams & Wilkins.

Wolf, S. L., & Thompson, P. A., et al. (2010). The EXCITE stroke trial: comparing early and delayed constraint-induced movement therapy. Stroke. 2010;41(10):2309-15.

Wu, C., Trombly, C. A., & Lin, K. (2000). A kinematic study of contextual effects on reaching perfor mance in persons with and without stroke: Influence of object availability. Archives of Physical Medicineand Rehabilitation, 81(1).

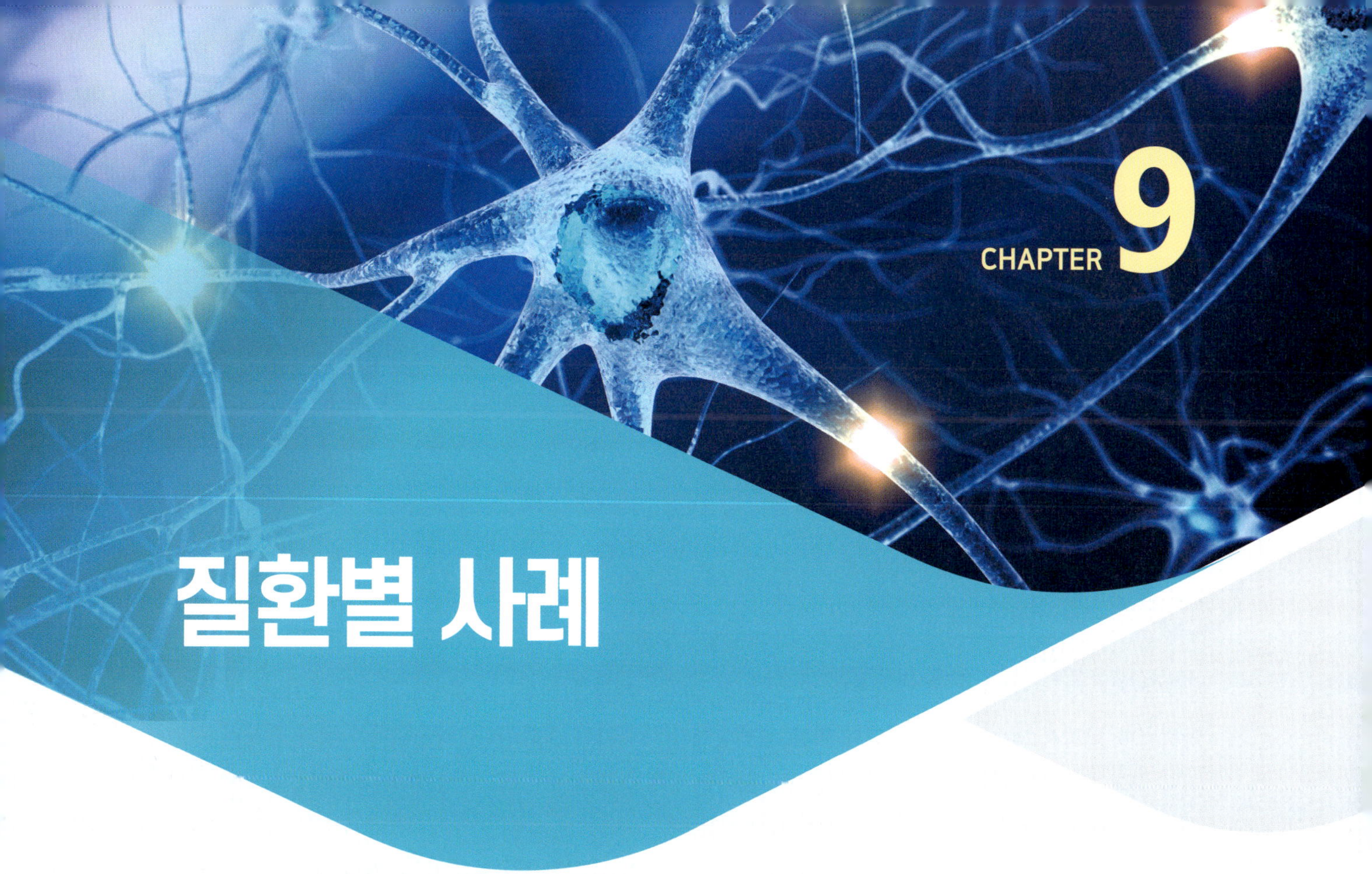

CHAPTER 9

질환별 사례

학습목표

1. 뇌졸중에 대해 설명할 수 있다.
2. 외상성 뇌손상에 대해 설명할 수 있다.
3. 외상성 척수손상에 대해 설명할 수 있다.
4. 비외상성 척수손상에 대해 설명할 수 있다.
5. 말초신경손상에 대해 설명할 수 있다.
6. 실조에 대해 설명할 수 있다.
7. 파킨슨병에 대해 설명할 수 있다.
8. 뇌성마비에 대해 설명할 수 있다.
9. 치매에 대해 설명할 수 있다.
10. 기타 신경원질환에 대해 설명할 수 있다.

핵심용어

- 뇌졸중 Stroke
- 외상성 뇌손상 Traumatic brain injury
- 외상성 척수손상 Traumatic spinal cord injury
- 말초신경손상 Peripheral nerve injury
- 실조 Alaxia
- 파킨슨병 Parkinson's disease
- 뇌성마비 Cerebral palsy
- 치매 Dementia
- 신경원 질환 Neuron disease

사례 1 뇌졸중

1 개요

뇌졸중(腦卒中, stroke)은 흔히 중풍(中風)이라고 불리는 뇌혈관 질환으로, 뇌에 혈액을 공급받는 혈관이 막히거나 터져서 뇌손상이 오고 그에 따른 신체장애가 나타나는 질환이다. 뇌졸중이란 뇌가 갑자기 '부딪친다' 또는 '강한 일격을 맞는다'라는 뜻으로, 심하면 생명을 잃을 수 있고, 반신마비와 언어장애 등이 남을 수 있는 질병이다.

뇌졸중은 크게 허혈성 뇌졸중과 출혈성 뇌졸중으로 나눌 수 있으며, 운동 및 감각손상, 인지, 지각, 시력, 연하곤란 등의 증상이 나타난다. 특히, 운동손상으로 인한 근력 저하로 균형능력상실, 운동실행불능, 관절 운동 제한 등의 증상이 나타나며, 보행능력을 상실하게 되거나 비정상적인 보행 양상을 보이게 된다.

뇌졸중 후 중추신경계 손상은 급성기인 3개월 이내에는 병변 후 회복기전에 의해 어느 수준까지는 자연적인 회복이 가능하지만 만성기의 회복은 미미한 것으로 알려져 있다. 뇌졸중 환자에게 적용되는 재활치료는 가능한 한 빨리 시작되어야 하는데, 치료 목표는 의존성의 악화가 질병 진행과정의 악화와 관련이 있다는 가정 하에 환자의 독립성을 증가시키는 데 있으며, 궁극적으로 마비측의 잠재력 이용과 개발을 위해 환자를 도와주는 것이다. 즉, 마비측의 질적 동작을 증진시켜 뇌손상 범위 내에서 가능한 한 양측이 조화 있게 활동하기 위함이 치료의 목적이라 할 수 있다.

이러한 뇌졸중 환자의 운동 회복을 위해서는 수의적 운동조절에 의한 반복적이고 집중적인 사용이 필수적이다. 뇌졸중 환자의 재활 목표는 치료를 통해 기능 저하를 최소화하고, 기능을 최대한 독립적으로 수행할 수 있도록 하여 집, 가족, 사회로의 복귀를 성공적으로 할 수 있게 도우며, 의미 있는 삶을 영위하도록 하는 데 있다. 그러므로 뇌졸중 환자의 기능장애를 최소화하고 궁극적인 재활의 목표를 달성하기 위해서는 가능한 빠른 시기에 재활치료가 이루어져야 하며, 초기 급성기 치료가 끝나는 즉시 포괄적 재활치료가 연결되어야 한다.

표 9.1 뇌졸중의 위험요인

구분	내용
주요 요인	고혈압, 고콜레스테롤혈증, 죽상동맥경화증, 당뇨병, 심장질환, 흡연 등
기타 요인	경구피임약복용경험, 과도한 음주, 신체활동의 결여, 비만 등

2 임상적 특징

뇌졸중이란 혈액순환 장애로 인한 뇌혈관계 질환이 나타난 경우로서 국소적인 혹은 전반적인 신경학적 결손의 증상이 24시간 이상 지속되는 것을 의미하며, 증상이 24시간 이하로 지속될 경우 일시적 허혈발작(transient ischemic attack, TIA)이라고 한다(표 9.2). 신경학적 결손의 증상이란 혈전이나 색전으로 혈관이 막히거나, 혈관이 터진다거나, 혈관벽에 병변이 있다거나, 투과성의 변화, 혈액 내의 점성 증가 등의 변화가 일어나는 것을 말한다. 뇌졸중 환자는 근 약화, 비정상적인 근 긴장과 운동 양상으로 인해 운동조절을 하는 데 있어서 문제를 가지게 된다. 이러한 이유로 보행, 계단 오르기, 일상생활동작 같은 기능적 활동을 수행하는 능력이 제한되고, 적절한 재활치료를 받는 환자일지라도 대부분 장애가 남게 된다.

뇌졸중이 발병되면 운동장애와 인지적인 손상뿐만 아니라 노력을 유지하는 능력도 제한받게 된다. 임상양상은 손상된 혈관의 해부학적 분포나 이차적인 합병증에 따라 다양하게 나타나지만, 각 대뇌혈관의 혈류장애는 의사소통, 행동, 감각 그리고 운동장애를 동반하는 공통적인 증상으로 설명할 수 있다.

표 9.2 뇌졸중 분류별 전조증상

분류	전조증상
일과성 허혈발작 (transient ischemic attack, TIA)	• 어지럼, 구토, 갑자기 주저앉게 되는 현상, 운동마비, 지각마비를 나타내거나 한쪽 눈이 일시적으로 보이지 않는 증상이 몇 초에서 10분 정도 지속되는 것이 보통이며, 길어도 24시간을 초과하지 않고 정상으로 회복된다. • 이러한 증상들이 반복되거나 악화되면 비가역적 뇌졸중 병변을 초래할 수 있으므로, 이러한 증상이 나타나면 주의해야 한다. • 허혈성 발작이 24시간 이상 지속되나 단기일 내에 완전히 회복하는 것을 가역적인 허혈성 신경장애(eversible ischemic neurologic defact, RIND)라고 한다.
뇌경색 (cerebral infarction)	• 손상된 병변부위에 따라 다양하며, 대부분의 경우(50% 이상) 뇌졸중 이전에 일과성 허혈증상을 1번 이상 경험하게 된다. • 반신마비(hemiplegia, 한쪽 팔다리의 힘이 약해지거나 마비), 언어장애, 구음장애, 감각장애, 시력장애, 현기증 등이 흔하게 나타나며, 의식장애, 사지마비 등도 나타날 수 있다. • 뇌졸중 자체는 갑자기 발생하나 수 시간 또는 수일에 걸쳐 증상이 점차적으로 진행되기도 한다. • 뇌혈전증은 뇌출혈과 달리 뇌의 혈류가 느린 상태, 즉 사람이 별로 활동하지 않은 상태에서 많이 생기므로(60% 이상), 잠을 잔다든지 쉬고 있는 상태에서 나타나게 된다.
뇌출혈 (cerebral hemorrhage)	• 주된 증상은 두통, 어지럼, 반신마비, 언어장애, 감각장애, 보행장애, 의식장애 등이다. • 뇌출혈은 활동하고 있는 낮이나 격렬한 운동 또는 언쟁 시, 식사 도중 등에 증상이 나타나게 된다. • 바닥핵의 조가비핵(피각, putamen)에서 출혈 시 두통, 구어장애 또는 편마비 증상이 나타난다. • 발생 빈도는 적으나, 다리뇌(pons)에서 출혈 시 혼수상태가 되거나 심하면 호흡정지 또는 심박동 정지도 나타날 수 있다. • 출혈로 인한 뇌부종이 나타나며 목이 뻣뻣해지기도 한다. • 2~3일 내에 70% 정도가 사망할 정도로 사망률이 높다.

일반적인 증상은 경직, 의식장애, 마비 및 부전 마비(운동과 감각), 혼란, 조화로운 운동의 장애, 인지 장애, 판단 및 계획의 장애, 실조, 충동증, 의사소통장애(실어증), 시야 결손, 구음장애, 연하곤란, 질병 불감증, 감정적 불안 등이 있다(표 9.3).

뇌졸중은 신체 한쪽의 반신마비를 야기하며, 운동 능력의 저하 및 운동의 비대칭은 균형 및 보행 이상, 몸통과 팔다리의 분리 운동, 체중 이동 시 골반의 전후 운동 등으로 일상생활 및 사회활동을 감소시킨다.

뇌졸중 환자의 대부분에서 반신마비 증상이 나타나는데, 전체 체중의 약 61~81%가 비마비측 다리에 편중되어 있다. 마비측 팔다리의 기능을 회복하기 위한 노력은 하지 않고, 비마비측만 사용하려는 경향이 강해 뇌졸중 환자들은 이러한 비대칭성으로 인해 마비된 팔다리의 기능이 점점 약화되어 보행이나 운동과 같은 동적 자세를 취하는 데 어려움이 있다.

뇌졸중 이후 연하곤란은 25~32%의 환자에게서 나타날 수 있는데. 구강 전 · 후로 음식물 누출, 인두 근육 수축 감소, 후두개(epiglottis) 및 목뿔, 후두 이동의 감소, 후두 토과 또는 흡인, 인두 식도 연접부의 이상 개방 현상이나 인두 통과 시간 지연 등 다양한 증상들이 나타난다.

표 9.3 일반적인 신경학적 결손의 임상적 특징

종류	임상적 특징
운동 결손	• 비정상 근긴장 – 저긴장: 근 긴장이 수동 운동에 대해 약간 혹은 전혀 저항하지 않음 – 과긴장: 근 긴장도가 높아져서 수동 운동에 대해 저항이 커짐 • 운동이상 – 운동실조(ataxia) – 근육경직(rigidity) • 비정상적인 균형/자세
감각 결손	• 감각마비(anaesthsia) • 이상감각(parasthesia) • 고유수용성 감각 – 관절위치 감각 – 입체 감각 – 자기신체 감각
언어 결손	• 실어증(aphasia) – 표현성(expressive) – 감각성(receptive) • 언어곤란증 • 마비성조음장애(dysarthria)
인지 결손	• 통합운동장애(dyspraxia) • 편측무시(unilateral neglect) • 기억력장애(memory loss) • 주의집중장애(attention deficit)
정동 결손	• 감정의 불안정성 • 부적절한 행동

3 운동치료

1) 뇌졸중 환자에 대한 일반적인 운동치료

(1) Bobath 치료

Bobath 치료 개념은 중추신경계 장애로 인해 자세조절과 기능적 움직임에 제한이 있는 환자의 문제점을 개별적으로 평가하고 치료하는 문제해결식 접근 방법이다.

Bobath의 신경 발달 치료법은 뇌졸중 환자가 가지는 비정상적인 운동형태로부터 동작을 자유롭게 조절할 수 있도록 정상적인 자세반응을 만들어 주고, 비정상적인 긴장을 정상화하며, 하위 반사를 억제하여 점차적으로 상위 수준의 반사를 촉진하는 치료 원리를 기초로 하고 있다. 또한 계속적인 반복운동을 통해 자동 운동을 기초로 수의적 운동을 이끌어내며, 특히 중추신경계 장애 치료에 초점을 맞추고 있다.

중추신경계 손상으로 인한 운동장애 중 정상 패턴은 촉진하고 비정상 패턴은 억제시켜 비정상 근긴장에 의해 나타나는 자세 운동을 개선시켜 주는 데 초점을 두고 있다. Bobath는 운동 기능을 개선시키기 위해 비정상적인 긴장 반사활동을 억제하고, 자세 긴장을 수정하는 데 사용되는 정적 반사 억제 패턴을 촉진하였다.

일상생활활동을 증진시키기 위해 능동적 정상 동작패턴을 사용하였는데, 이는 몇 개의 특별한 지점인 머리, 목, 어깨 및 엉덩이 부위를 조절하여 정상 운동패턴을 이끌어 낸다. 능동적 동작패턴은 바로 누운 자세에서 엎드려 누운 자세로 구르기 등과 같이 여러 발달적인 과도기의 자세에서 무게 이동이 요구된다. 그리고 능동적 무게 이동의 촉진을 통해 바로잡기 반응과 평형 반응의 교정이 증진된다. 이러한 반응들이 발달됨에 따라 환자는 자세 안정성을 위한 에너지를 덜 소모하게 됨으로써 의미 있는 과제에 더 많은 에너지를 쓸 수 있게 된다. 또한 근 그룹의 동시 활성화를 촉진시키기 위해 동적인 조절을 안뜰, 고유수용기 및 촉각 자극과 결합하여 사용한다.

(2) 고유수용성신경근촉진법

뇌졸중 환자의 회복을 위한 치료 방법으로 단일 움직임을 강화하기 위한 기능적 접근 방법이나 다양한 신경 촉진 기법들이 사용되어 왔다. 특히, 나선과 대각선적 움직임을 이용한 고유수용성신경근촉진법(proprioceptive neuromuscular facilitation, PNF)은 근육과 힘줄의 고유수용기를 자극하여 근력과 유연성 및 평형성을 증가시켜 근력 강화와 자세 변화 훈련의 물리치료보다 근 수행력과 균형 및 보행의 기능 개선에 더 효과적이라고 알려져 있다.

PNF는 인체의 힘줄과 근육에 분포해 있는 고유수용성 감각을 자극하여 인체 기능을 향상시키고, 근력 및 균형능력을 증진시킨다. 또한 PNF는 중추신경계 자극에 반응하는 협응능력을 증진시켜 근육의 운동단위를 극대화하는 데 효과적이다. PNF는 특유의 나선 및 대각선으로 이루어지는 패턴으로 대단위 근육 운동이다. 이러한 PNF 기법을 뇌졸중 환자에게 적용하여 균형능력과 팔다리의 기능 개선, 몸통 조절능력 개선, 연하 기능 향상 등의 연구 결과들이 발표되고 있다.

PNF는 치료적인 개념이며, 기본 철학은 모든 인간은 발전 가능한 가소성을 지니고 있다는 점에서 시작한다. PNF의 특유의 대각선패턴을 사용하여 근육과 힘줄 내의 고유수용기를 자극함으로써 신체기능을 향상시키고 근력, 유연성, 평형성을 증가시키는 운동요법이다

PNF 적용이 뇌졸중 환자의 균형에 미치는 연구들을 살펴보면, Lee 등(2005)은 PNF 운동이 노인들의 균형능력을 증가시켰다고 하였고, Song과 Kim(2007)은 PNF 매트운동이 반신마비 환자의 균형능력에 증진을 주었다고 하였다. Lee 등(2009)은 결합된 PNF 패턴이 반신마비 환자의 균형능력 증진에 효과적이었다고 하였고, 또한 Kim과 Kim(2013)의 연구에서는 PNF가 여성노인의 신체기능 및 낙상효능감에 미치는 효과에 대하여 연구한 결과에서 균형의 증진을 나타냈다고 하였다.

PNF 패턴을 통해 팔다리의 교대적인 움직임이 몸통까지 전달되어 근방추를 집중적으로 활성화시키고, 관련 근육의 고유수용성 감각을 자극하여 뇌졸중 환자의 균형능력이 향상되었다는 연구 결과도 있다. 또한 PNF의 기본 원리 중 하나인 방산(irradiation)의 영향으로 뇌졸중 환자의 손상된 근육들이 활성화되어 동적 균형에 긍정적인 영향을 줄 수도 있다. 방산은 신체에 저항을 주어 손상된 신체 부위의 기능을 증진시키는 원리이다. PNF의 대각선패턴은 방산에 기초를 두고 있으며, 이러한 패턴이 손상된 부위를 활성화시켜 동적 균형능력에 긍정적인 영향을 줄 수 있다.

뇌졸중으로 인한 반신마비 환자는 근력 감소, 체중부하의 불균형 및 균형 감각의 결여와 과도한 뻗침 반사 및 대항근의 협력 수축, 운동조절능력의 저하 등의 요인으로 인해 선 자세에서 마비측 다리로 체중부하를 하지 않으려는 비대칭적 자세를 취하게 되며, 그 결과 보행장애를 초래하게 된다. 또한 균형능력의 저하로 보행이 어렵거나 보폭 증가, 보장 감소, 보행속도 감소 등의 문제와 비대칭적인 자세를 유발시킨다. 따라서 PNF를 통한 뇌졸중 환자의 다리 기능 강화는 보행 훈련에 있어 매우 중요하며, 이를 통해 보행의 질적 개선을 도모할 수 있다. 특히, 다리 근력과 다리의 안정성 지수 및 체중분포 지수는 뇌졸중 환자의 보행 기능 개선을 위해 중요한 신체 기능이며, 이러한 요소들을 다양한 PNF 패턴 기법을 통해 개선시킬 수 있다.

뇌졸중 이후 나타나는 연하곤란은 전기자극치료나 구강 자극법과 같은 전통적인 연하재활치료를 통해 연하 기능의 의미 있는 향상을 볼 수 있다. 특히, PNF 기법을 통해 구강 기능과 인두통의 개선으로 삼킴 기능을 향상시킬 수 있다.

(3) 보행 훈련

뇌졸중 이후에 신체 좌우의 상호작용 감소는 자세조절뿐만 아니라 비마비측의 입각기 활동에도 부정적인 영향을 미치게 된다. 환자는 비마비측으로의 체중 이동 능력 및 안정성과 균형을 유지할 수 있는 능력에 문제가 있기 때문에, 마비측의 유각기에도 영향을 줄 수 있다. 마비측에 체중을 실을 수 있는 능력이 감소하면, 마비측으로의 체중 이동이 어렵기 때문에 비마비측 다리를 떼기가 어려워진다. 그러므로 중추성 패턴 발생기 활동이 독립적으로 이루어지기 위해서는 마비측뿐만 아니라 비마비측 모두 입각기 활동이 제대로 이루어질 수 있도록 해 주어야 한다.

지면이 고른 조건에서 보행을 시작할 때 필요한 요소는 반대쪽 다리의 안정성을 통한 자세조절 능력과 유각기 바로 직전 같은쪽 입각기의 안정성, 속도, 추진력, 동작의 방향, 관성을 이길 수 있는 능력, 입각기를 형성하는 폄근과 이에 관련된 골격근의 원심성 길이 확보 능력, 유각기 동작에 필요한 몸통 안정성이다.

발병 초기에 보행을 촉진시키는 것은 신경계 손상 환자에게 보행과 중추성 패턴 발생기 활동을 기억하게 하고, 자세조절능력과 동작패턴을 촉진시키기 위함이다. 먼저 환자의 신체 정렬을 바르게 해 주고 입각기에 초점을 맞추어 걸음을 뗄 수 있도록 해 주어야 한다. 발병 초기에 리듬에 맞추어 걸음을 걷게 하면 반대쪽 다리의 유각기가 자동적으로 이루어질 수 있으며, 이를 통해 마비측의 신체 인식력을 증진시키고, 더 나아가 다양한 상황에 맞게 다리의 수의적인 조절을 할 수 있는 토대를 마련할 수 있다.

이러한 내용이 실현되기 위해서는 다음의 전제 조건이 실행되어야 한다. 첫째, 중력에 대항하여 바로 선 자세를 유지할 수 있는 능력, 둘째, 지면의 특성에 맞게 체중을 이동시킬 수 있는 두 발의 유연성 확보, 셋째, 적절한 근 활동을 강화하기 위한 신체 정렬의 최적화, 넷째, 입각기가 이루어지는 동안 같은쪽 다리의 선택적인 안정성 촉진, 다섯째, 입각기가 종료되면서 다리의 동작 방향으로 무게중심을 이동하는 능력, 여섯째, 발걸음, 일곱째, 불필요한 노력이 들지 않으면서 환자마다의 리듬에 맞게 두 다리의 교대적인 보행 촉진 능력들이다.

그리고 보행 시 의식적으로 다리를 들어 올려 걷지 않는다. 보행에 있어서 첫 걸음을 떼는 것과 장애물을 통과하기 위해 걸을 때가 가장 의식적인 상황이 되며, 걸음이 진행될수록 점차 자동적인 상태가 된다. Bussel 등(1996)이 발표한 하시마비 환자의 보행 특성에 관한 연구에서 굽힘 반사가 중추 패턴 발생기의 기능을 억제하는 것으로 나타났다. 유각기의 시작이 지나치게 빨라 다리의 안정성 저하가 나타나는 다발경화증이나 뇌졸중과 같은 다른 중추신경계 손상 환자와도 잘 부합된다.

다수의 중추신경계 손상 환자들은 앉아서 지내는 시간이 많아 엉덩관절 굽힘근이 짧아지고, 뻗침에 과민감성을 보이거나 유각기로 전환되기 직전 입각기의 최종 단계에서 원심성 신장능력을 상실하게 된다. 따라서 유각기가 보다 반사적으로 반응하게 되는 것이다. 보행장애가 있는 환자들은 발을 들어 올리는 방법으로 걸음을 떼려고 한다. 이러한 전략으로 인해 근섬유의 동원순서가 뒤바뀔 뿐만 아니라 더 의식적인 보행이 이루어지게 된다. 중추신경계는 걸음을 떼는 것보다는 다리를 잘 디딜 수 있도록 하는 데 더 많이 관여하기 때문에, 걸음을 떼기 전에 우선 반대쪽 다리가 제대로 설 수 있도록 해 주어야 한다.

치료사가 짧아진 조직에 가동화 운동을 실시하여 굽힘근의 민감도를 낮추고, 원심성 근 활동 능력을 촉진한다. 이러한 준비가 제대로 갖추어져야 보행이나 보행패턴의 요소를 재학습할 수 있다. 환자는 너무 이른 시기에 다리를 들어 올려 보행하는 것을 배우지 않도록 한다. 두 다리가 교대로 입각기를 유지할 수 있는 능력을 갖추고, 발가락이 먼저 바닥에서 떨어지면서 발의 먼쪽 부위 활성화로 다리를 움직일 수 있도록 한 다음 환자마다의 리듬에 맞게 속도를 조절하여 중추 패턴 발생기를 활성화시켜 주어야 한다. 경우에 따라서 비교적 빠른 속도로 트레드밀 훈련을 시키면 의식적인 보행이 줄어들 수 있다.

대표적 보행 훈련인 트레드밀 운동(treadmill training)은 임상에서 심폐장애를 가진 환자들을 검사하기 위해서 사용되어 왔으나, 최근 들어 트레드밀 보행 훈련이 임상적으로 반신마비 환자나 보행장애를 가진 환자의 재활에 이용되고 있다(그림 9.1).

트레드밀은 하지에 체중지지와 곧은 자세로 기능적이고 반복적인 걸음을 내딛을 수 있도록 자극한다. 실제적 보행을 통한 보행 훈련이 보행을 재학습하기 전에 독립적 보행 요소의 조절을 강조하는 일반적 접근보다 보행능력의 향상을 가져왔다.

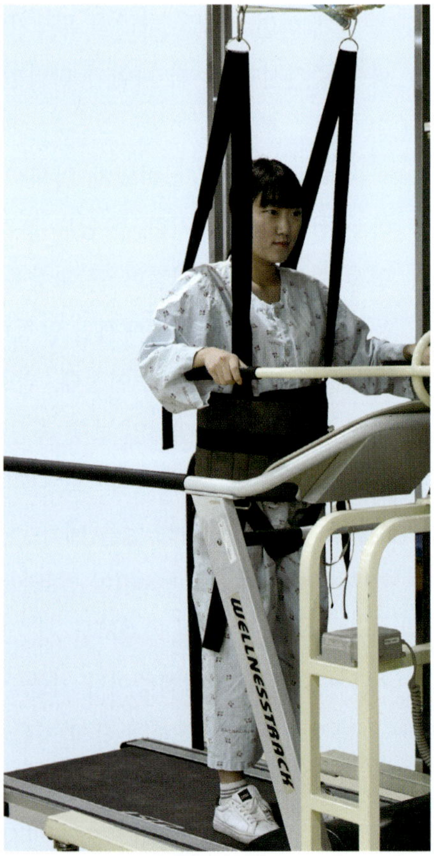

그림 9.1 트레드밀 운동

트레드밀 운동은 두 가지 신경생리학적인 원칙을 갖고 있다. 첫 번째, 고유수용성 감각의 구심성 입력에 장애를 갖고 있는 환자의 반사적인 걷기 형태를 증가시킨다. 두 번째, 각기 다른 임무를 수행하면서, 수많은 반복을 통한 보행 훈련을 할 수 있다. 환자는 기능적이고 목표지향적 접근 방법인 트레드밀 위에서 걷는 동안 보행의 3가지 기본 요소(체중지지, 걸음, 균형)를 통합할 수 있게 된다.

체중지지 트레드밀 보행 훈련은 보행 회복을 위해 적절한 신체조건을 만들 수 있는데, 마비측 하지의 지속적인 입각기를 유지하고, 크고 일정한 보폭을 만들며, 발바닥 굽힘근의 강직을 감소시킨다. 일반적 지면 보행과 비교하였을 때보다 앞정강근을 좀 더 활성화시키는 효과가 있고, 이것은 근력과 균형 훈련과도 연관성이 있다.

Waafjord 등(1990)은 트레드밀 보행 훈련이 반신마비 환자가 보행하는 동안 마비측 다리의 입각기를 길게 하여 비마비측 다리의 보장을 증가시키고, 결과적으로 대칭적인 보행패턴을 촉진시키는 효과가 있다고 하였다. 또한, 각종 연구에서도 트레드밀 보행 훈련 후 뇌졸중 환자의 보행속도, 걸음 수(cadence), 보행의 대칭성이 향상되었다는 보고가 있다.

체중지지 시스템이 더해진 트레드밀은 지면보행이나 트레드밀 훈련보다 여러 가지 주목할 만한 장점이 있다. 우선 환자가 견뎌야 하는 체중을 감소시켜 주고 조절해 주며, 환자의 몸통을 지지해 주기 때문에 환자에게 보행 훈련에 있어 안전성을 제공하여 트레드밀 위에서 환자의 낙상에 대한 두려움을 감소시켜 준다. 또한, 기존 트레드밀 훈련 시 안전에 대한 염려로 치료사가 환자를 제대로 평가하지 못했지만, 체중지지 시스템 사용 시 치료사가 환자에게로부터 자유로워 충분히 평가할 수 있다는 것이다.

(4) 가동성과 근력 운동

근력 강화 훈련은 뇌졸중 이후 약화된 근육의 힘 생산 능력과 효율성의 증가를 위해 그리고 기능적 운동 수행을 증가시키기 위해서 필요하다. 필요한 근력의 양은 개인의 신체 크기에 의존하며, 수행하는 동작에 따라 달라진다. 특히 동작과 관련된 각각의 근육은 동작을 하기 위한 적절한 길이에서 최대의 힘을 발생시켜야 하고, 힘은 단계적이고 시기적절해야 하며, 협력근 활동이 과제와 상황에 맞게 조절되어야 한다.

근력을 증가시키기 위한 저항 운동으로는 등척성 운동, 등장성 운동, 등속성 운동 등이 있다. 이 중 등속성 운동은 전 관절의 운동범위에서 속도를 일정하게 정한 후 근육이 최대의 힘을 낼 수 있게 하는 운동이다.

많은 일상적 움직임은 발, 아래 다리, 넙다리가 하나로 연결된 분절 사슬처럼 움직이며, 앉은 자세에서 일어서기, 선 자세에서 물건을 잡기 위해 구부리기, 계단 오르고 내리기와 같은 일상생활동작을 하는 운동역학 사슬(kinetic chain) 운동이다.

운동역학 사슬 체중부하 운동은 전형적으로 체중이나 다른 형태의 저항을 사용해서 다리 폄근을 강화하는 데 사용된다. 운동의 종류로는 발 위루 신체를 낮추었다가 높이는 운동(step up), 쪼그려 앉기에서 서기, 발뒤꿈치 들고 내리기, 다리 누르기 운동 등이 있다.

뇌졸중 환자의 다리 근력 약화는 다리 전반에 걸친 문제라기보다는 무릎관절 굽힘근과 폄근 그리고 발목관절 굽힘근과 폄근에서 심한 약화가 보이기 때문에, 이들 근육에 대한 집중적인 근력 강화 운동이 필요하다.

다리근육 중에서도 엉덩관절 주변근육은 입각기에 몸통의 안정을 유지시키고, 유각기에 다리를 조절하는 역할을 한다. 이들 근육의 약화는 보행이상을 유발하는 중요한 원인이 될 수 있다. 또한 등속성 운동 중 원심성 운동은 일상생활에서 많이 쓰이며, 뇌졸중 환자에 있어서 효과적인 운동 방법이고 독립적이고 경제적인 움직임을 제공한다.

강제유도 운동치료(constraint-induced movement therapy, CIMT)는 비마비측 팔을 고정하고 마비측 팔을 움직이도록 유도함으로써 팔 기능의 질적 및 양적 회복을 위해 고안된 치료 방법이다. CIMT는 초창기 적용 시에 수면 시간을 제외하고 2주간 비마비측 팔을 활동 시간의 90% 이상 고정하고, 마비측 팔을 1일 6시간 활동하도록 적용하였으나, 이후 고정 시간, 활동 정도, 적용 기간 등을 변형한 수정된 CIMT (modified CIMT; mCIMT)를 적용하고 있다. CIMT는 건측억제-환측유도 운동, 건측억제유도 운동, 건측상지운동제한치료, 강제유도 운동치료, 건측상지고정치료 등으로 다양하게 명명되고 있으며, 뇌졸중뿐만 아니라 뇌성마비 환자를 대상으로 다양한 방법으로 적용되고 있다. 외국에서도 Wolf 등(1989) 연구에서부터 CIMT의 적용이 본격적으로 시행되어 현재까지 과학적인 검증을 거쳐 임상에서 널리 활용되고 있다. CIMT의 적용효과는 운동손상과 운동기능 및 장애 그리고 심리적 요인 등에 효과가 높은 것으로 보고되고 있는데, 특히 악력과 파지력, 손목과 팔꿈치, 어깨부위 관절가동범위에 효과가 높은 것으로 알려지고 있다.

(5) 수중 재활운동

수중 재활운동이란 수중에서 건강과 관련된 여러 체력 요소들을 유지 · 향상시킬 수 있는 운동으로서의 의미뿐만 아니라 치료적인 의미에서도 오래 전부터 이용되어 왔다. 선진국에서는 아쿠아틱 운동의 인기가 높아지고 있는데, 이는 공기와 큰 차이점을 가진 물의 특성(부력, 저항, 온도, 수압)을 살린 이용 방법을 만들어 냄으로써 물이라는 환경이 주는 자연스러움과 신체에 미치는 탁월한 운동 및 치료의 효과와 안전성을 기대할 수 있기 때문이다. 수중 재활운동은 일반인뿐만 아니라 중 고령자와 신경계 질환자의 재활운동 프로그램으로 더할 나위 없이 좋은 프로그램으로 활용되고 있다.

인체의 신경계, 근육뼈대계, 순환계 등은 온도와 밀접한 연관이 있기 때문에, 수중 재활운동에서 물의 온도는 매우 중요한 요소이다. 특히, 수중에서는 공기 중에서보다 열의 전달이 용이하기 때문에, 수온은 인체의 에너지 대사, 신진대사 등 생리적인 변화와 밀접한 관계가 있다. 즉, 일반적으로 33~35℃는 근육 경직 없이 스트레칭 및 마사지를 통한 근육뼈대계와 신경계 운동에 적합하며, 28~30℃는 생리적 변화가 최소화되어 심부온도를 안정시키면서 체력 단련 향상을 위한 수중 운동을 할 수 있는 적당한 온도라고 할 수 있다.

정병국(2007)은 수중 재활운동을 물속에서 수온, 부력, 수압, 점성 등을 통해 실시되는 저항 운동으로, 근 이완의 효과와 관절가동범위, 근력, 지구력의 증가를 가져오며, 수중 운동 시 통증을 덜 느끼면서 움직임이 용이하므로 자존감의 향상과 손상 후에 생기는 상실감(grief response)을 회복하는데 도움이 된다고 보고하였다. 또한, 물속에서 동작을 통제할 수 있는 여유 시간을 주어 환자가 다양한 오류를 심각한 결과 없이 경험할 수 있어 균형과 고유수용성 감각이 다리 손상에 유용한 프로그램이며, 특히 수중에서의 반응 시간의 증가는 낙상의 불안을 제거하는 수단과 함께 고유수용성 능력과 회복능력을 보조한다고 하였다.

수중 운동은 지상에서 할 수 있는 운동을 운동 상해의 부담 없이 물속에서 하는 운동으로, 물의 특성으로 인해 체중부하를 최소화시켜 관절이나 허리에 부담을 주지 않으면서 심폐지구력, 근지구력, 최대산소섭취량 증가와 관절가동범위 증진에 따른 유연성 증가의 효과가 있다.

(6) 기타 운동치료

① 호흡 운동

뇌졸중으로 인한 반신마비 환자는 마비측 흉곽 확장 감소와 호흡근 약화로 심폐 기능이 저하된다. 또한, 뇌졸중 환자의 대표적 증상인 강직과 제한된 움직임 근육 사용은 심폐 조절의 약화와 산소 부족을 가져오며, 움직임의 효율성을 줄이고 대사와 산소 요구량이 증가하여 심폐 조절과 산소 이동 체계의 용적 감소를 가져온다.

뇌졸중 이후 횡격막과 호흡근의 마비가 발생하게 되면 흉곽을 충분히 팽창시키지 못하며, 이러한 상태가 지속되면 흉곽 조직의 단축과 근육이 섬유화되어 호흡 시 흉곽확장 정도가 감소할 수 있다. 그러므로 호흡근의 약화가 계속될수록 가래 제거 능력과 기침 능력이 저하되고, 기도 내 분비물이 축적되며, 폐의 탄성도가 감소하여 폐렴, 무기폐 등 여러 가지 호흡기계 합병증을 일으킬 수 있다. 또한 심폐 기능의 약화는 저하된 심폐 기능으로 산소 운반이 원활하지 못하게 되어 환자들의 운동 지구력이 낮아지고 보행 지구력도 저하된다. 특히, 심폐 기능은 뇌졸중 환자에 있어서 생명유지에 가장 중요한 문제 중 하나인데, 이러한 심폐 기능의 측정으로 환자의 기능적 능력을 평가하고, 질환의 진단, 예후 및 정도를 평가하여 운동처방의 기초를 얻을 수 있다.

호흡 기능의 저하는 집중적인 재활치료를 해야 하는 뇌졸중 환자들에게서 관찰되며, 지구력을 필요로 하는 유산소 운동 시 쉽게 피로감을 느낄 수 있다. 이로 인해 재활치료를 지속해서 수행함에 어려움을 보이고 일상생활동작 수행능력의 저하로 독립생활의 어려움을 가져오며, 충분한 기능적 회복을 방해할 수 있다. 그러므로 호흡 운동과 같은 치료적 중재가 운동 내성(exercise tolerance)의 개선을 위해 요구되며, 충분한 가슴우리의 확장 그리고 환기와 폐활량을 적절하게 유지시켜 감소된 호흡효율과 변화된 호흡기전의 문제를 해결해야 한다.

저항 운동은 뇌졸중 환자의 물리치료 중재로서는 흥미로울 수 있는데, 보상작용을 최대한 억제하고 약화된 호흡근에 근력 운동과 유산소 운동을 시행한 결과, 호흡근의 근력과 폐 기능이 유의하게 증가하였다. 뇌졸중 환자는 운동기능장애와 더불어 유산소 운동능력과 심폐 기능이 저하되는 경우가 많은데, 이를 개선하기 위해 뇌졸중 환자에서 유산소 운동을 시행했을 때 심혈관계 위험인자 감소와 심폐 기능 향상 이외에도 독립적인 일상생활동작 수행을 위한 기능 증진, 운동 감각 기능 및 보행 기능 향상 등의 효과를 얻을 수 있다고 알려져 있다.

호흡 운동 중 가로막 호흡 운동은 들숨 동안에 호흡 보조근의 사용과 상부 가슴우리 움직임을 최소화하고 주로 가로막을 이용하여 호흡하는 운동이다. 이러한 가로막의 선택적인 수축으로 가슴우리의 수직과 수평 지름이 증가하게 되는데, 이로 인해 가슴우리의 음압(negative pressure)이 올라가 공기를 들이마시게 된다.

이러한 형태의 호흡은 효과적으로 산소와 탄산가스를 교환하여 폐 기능을 증진시켜 준다. 또한 가로막 호흡을 통해 숨을 깊게 들이마심으로써 폐 속 공기의 양과 가슴우리의 공기압력이 증가하고, 하강된 가로막으로 인해 배골반공간(abdominopelvic cavity)의 압력이 증가하게 되며, 그 결과로 몸통에 큰 안정성이 발생하게 된다. 이렇게 가로막 호흡을 시행하면 몸통근육과 배근육의 근활성도가 증가하며, 몸통의 안정성이 요구될 때도 가로막이 활성화되어 팔다리 움직임을 위한 자세조절 역할을 수행한다.

입술 오므리기 호흡 운동(pursed-lip breathing exercise)은 호흡률과 호흡장애를 줄이고 기도를 유지하여 지구력을 높이는 운동으로, 호흡 보조근의 사용을 줄이고 가로막의 사용을 늘려서 더 깊은 호흡을 촉진시켜 가슴우리의 용적의 변화를 발생시킨다. 만성폐쇄성폐질환(chronic obstructive pulmonary disease, COPD) 환자에게 이 호흡을 적용했을 때 마지막 날숨 용적의 감소가 나타났고, 마지막 들숨 용적과 순간 환기량은 증가하였다. 또한 근이영양증 환자에게 적용했을 때 1회 호흡량(tidal volume, TV), 산소포화도, 순간 환기량이 증가했으며, 호흡률과 마지막 날숨 용적은 감소하였다.

② 승마 운동

말을 타는 것은 신체가 올바르게 걷는 동작을 두뇌가 연습할 수 있도록 해 주며, 근육이나 관절뿐만 아니라 사람의 전정계에도 많은 움직임을 제공해 준다. 승마 운동은 넘어짐 방지를 위한 운동으로, 근육의 긴장, 자세, 균형 그리고 기승자의 정서적인 측면에도 긍정적인 효과를 기대할 수 있다.

승마 운동을 통한 치료 효과는 말의 3차원적(전후, 좌우, 상하)이고 역동적인 움직임으로 인간의 보행 시 나타나는 골반 움직임과 아주 비슷하여 자신이 걷는 것과 같은 느낌의 운동 효과를 발생시킨다. 또한 환자의 보행 기능 회복, 관절 움직임 향상, 균형 감각 향상, 협응력 향상, 근지구력 향상, 근 긴장도 정상화 등 신체 기능을 회복시킨다. 승마의 효과에 대해 여러 연구들에서 긍정적인 연구 결과가 보고되고 있는데, 특히 경직 감소와 균형능력 증가, 운동 기능의 발달 등 성인 뇌졸중이나 뇌성마비 아동들을 대상으로 한 연구들이 많이 나오고 있다. 특히 경직성 마비에 있어 머리와 몸통의 안정성이 증진되어 뻗기 시의 기능 향상이 두드러진 것으로 보고되고 있다.

승마 운동은 말을 타는 사람의 골반 움직임이 정상 보행 동안의 골반 움직임과 비슷하여 말을 탄 사람의 균형과 자세조절을 자극한다는 기본적인 원리를 가지고 있다. 즉, 말을 탄 사람은 정적 · 동적 운동과 무게중심 이동 운동, 회전 운동 등이 물리적 자동 반응을 보여 신체에 긍정적인 효과를 얻을 수 있다.

이처럼 승마 치료가 많은 장점이 있음에도 불구하고, 현실적으로 적용하기 어려운 문제는 경제적인 문제, 다수의 말을 수용할 수 있는 치료환경 부족 그리고 재활전문 승마치료사의 인력 부재라고 할 수 있다. 또한, 승마 치료의 가장 큰 문제점이라 할 수 있는 낙마사고는 기승자가 전문적인 승마교육을 장기간 받지 않고서는 예방할 수 없는 문제이다. 이러한 문제점들을 조금이나마 해결하고 승마 치료와 거의 유사한 효과를 실내에서 적용할 수 있도록 하기 위해서 말의 움직임과 유사하고, 움직임의 변환이 가능한 승마 시뮬레이션 훈련도 적용해 볼 수 있다. 승마 시뮬레이션은 실제 말의 움직임과 거의 유사하게 만들어져 말과 유사한 신체적 효과를 보여 실제로 승마 치료와 비슷한 치료 효과를 보인다. 그리고 승마모형을 이용한 승마기구 훈련도 대안이 될 수 있다.

승마를 통한 리드미컬하고 반복적인 말의 움직임은 보행 시 골반에서 일어나는 앞쪽 기울임, 뒤쪽 기울임, 좌우 옆쪽 기울임이 반복되는 움직임 패턴과 유사한 정보를 제공하여 보행에 필요한 감각 자극을 줄 수 있나. 또한 말의 안장에서 발생하는 율동적인 움직임이 자세 반사 기전을 촉진시켜 균형 및 협응능력 향상에 도움을 준다(그림 9.2).

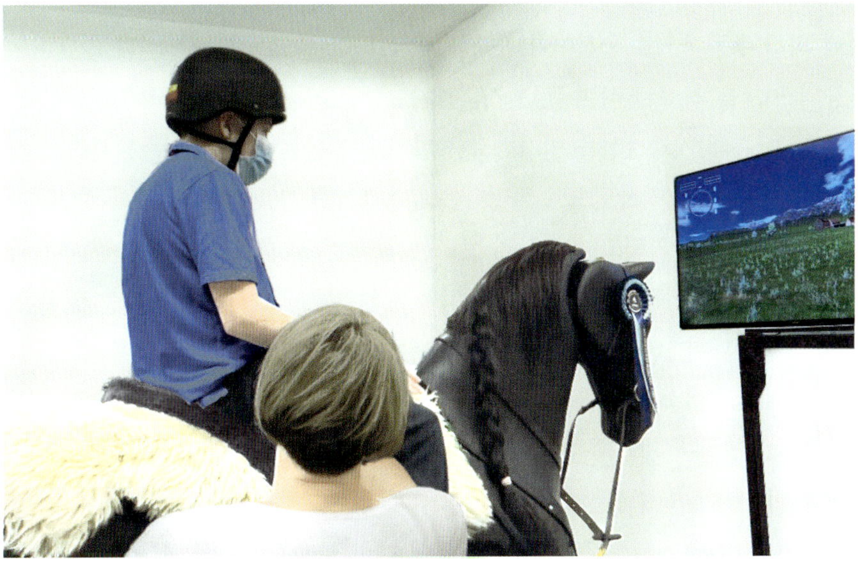

그림 9.2 승마 운동(승마재활)

③ 인지운동치료

인지운동치료는 운동기능 회복을 학습에 의해 생겨나는 중추신경계의 재조직화라는 관점으로 1970년대 Carlo Perfetti에 의해 전해졌다. 운동 기능 회복이 지각, 주의, 기억, 판단, 언어라고 하는 뇌의 인지과정과 활성화에 밀접하게 관계하고 있으며, 회복의 질은 이러한 인지적 요소들이 바르게 실현되었는가의 여부에 달려 있음을 강조한다. 인지운동치료는 4가지 원칙을 갖고 뇌의 도식화(schema)를 구축하고자 신체와 환경과의 상호작용을 통해 동작을 훈련하는 것이 아니라 인지훈련과정을 통해 각종 동작이나 행위를 수행할 수 있게 되는 운동치료이다.

인지운동치료에는 특징적인 4가지 규범이 있는데, 첫 번째는 주의집중이다. 이는 환자 자신이 신체와 환경과의 상호작용 사이에서 특정 정보를 식별하기 위해 중요하다고 생각되는 정보에 주의를 집중하는 것이다. 두 번째는 시각을 차단한 상태에서 작업을 수행하는데, 이는 주위의 정보로부터 체성감각에 의존해 주의를 기울이게 하기 위해 중요하다. 세 번째는 도구를 이용하여 신체와 환경과의 상호작용을 돕는다. 이 도구들은 인지운동치료를 위해 개발된 도구이며, 훈련의 난이도나 인지문제의 해결을 위한 훈련계획을 설정한다. 네 번째는 활동 시 근육 수축을 강요하지 않는데, 이는 환자의 능력에 맞는 운동 단위를 동원할 수 있게 하고 강요적인 근 수축을 통한 비정상적인 운동요소의 발생을 유발하지 않게 하기 위해서이다. 비정상적인 운동요소란 '뻗침 반사의 이상', '비정상적인 방산반응', '원시적인 스키마(schema)', '운동단위의 동원이상' 등을 뜻한다.

인지운동치료에서는 이 4가지의 비정상적인 운동요소에 기반하여 훈련을 3단계로 분류한다. 1단계는 뻗침 반사의 억제를 목표로 하며 훈련 시 치료사는 환자에게 근 수축을 요구하지 않고, 치료사에 의해 수동적으로 움직이며, 물체의 형태나 운동궤도를 식별한다. 2단계는 비정상적인 방산반응의 억제를 목표로 하며 훈련 시 환자는 단순한 근 수축이 허용되며, 이때 치료사는 부분적인 보조를 통해 지각가설을 인지하고 통합하도록 돕는다. 3단계는 원시적 스키마의 억제를 목표로 하고, 일관되게 정상적으로 일어나는 운동과제를 수행할 수 있도록 하며, 환자는 수의적인 움직임의 빈도가 증가되고 치료사의 보조는 감소된다. 훈련 시 사용하는 인지과제는 공간문제와 접촉문제가 있다. 공간문제는 중추신경계가 외부에서 들어오는 자극을 인식하기 위해 수행하는 운동공간에 대한 조직화 능력과 관계된 방향, 형태, 거리 등의 요소를 인지하는 것이다. 접촉문제는 물체와의 접촉을 통해 얻어지는 성질에 대한 표면, 압력, 마찰, 중량으로 분류할 수 있다. 치료사는 적절한 인지과제를 선택해 환자가 지속적인 연습을 통해 운동기능의 회복으로 이어질 지각가설을 세우도록 돕는다.

환자에게 인지운동치료를 적용할 때 의문에 대한 문제점을 인식하게 하고 그 문제해결을 위해 가설을 세운다. 그리고 훈련을 통해 자신이 세운 가설을 검증하는 과정을 순환하게 한다. 인지운동치료를 조직화하기 위해서는 4가지의 구성 요소를 고려해야 한다. 첫째, 신체부위 결정 시 신체 각 부위에 대한 국소적인 전략을 구체적으로 파악하여 결정해야 한다. 둘째, 비정상적인 운동요소에서 어떠한 운동요소를 제어할지를 고려하여 훈련단계를 결정해야 한다. 셋째, 인지운동치료는 기본적으로 체성감각을 이용하여 훈련을 적용하는데, 이때 체성감각(촉각, 압각, 운동감각) 중 어떤 감각을 사용해서 인지문제에 답할 것인가를 결정해야 한다. 넷째, 공간과제와 접촉과제 중 치료사는 환자에게 적절한 과제를 고려하여 치료를 조직화해야 한다.

인지운동치료의 목적은 환자에게 각종 자세나 동작 그리고 신체수행 자세를 구체적으로 가르치는 것이 아니라, 신체와 환경과의 상호작용을 통해 운동순서에 대한 공간적 · 시간적 · 강도적 요인을 조직화하는 능력을 최대한으로 발전시키는 것이다. 치료는 인지과제를 통해 행해지며 환자의 주의를 통해 지각가설을 세우고 가설에 대해 판단하고 검증하는 과정으로 훈련을 실시한다.

④ 거울 치료

거울 치료(mirror therapy)는 마비측 팔다리의 기능적 움직임을 향상시키기 위해 비마비측 팔다리의 움직임 정보를 통하여 집중하는 중재방법이다. 거울반영을 통해 양손이 대칭적으로 동시에 움직이는 것과 같은 시각적 착시는 대뇌반구와 일차운동피질을 활성화시키며, 이것은 뇌가소성을 위한 신경학적 메카니즘이 된다. 정상인 사람을 대상으로 한 뇌 이미지 연구에서 손동작을 모방하거나 관찰만 해도 대뇌의 운동영역들은 활성화된다고 하였다. 관찰이나 운동연상법과 실제 운동과의 관계는 운동에 대한 지각이나 인지가 일련의 과정을 거치면서 실제적인 운동으로 변환되는 과정으로 그 효과가 입증되고 있다.

거울을 통해 시각적 피드백이 제공되면 소실되거나 감소된 고유수용성 감각이 전 운동피질(pre-motorcortex) 영역을 활성화시켜 정상적인 움직임을 유도하며, 뇌가소성을 위한 신경학적 메카니즘이 된다. 대뇌의 운동영역들은 동작이 실제로 일어나거나 관찰만 해도 활성화된다는 근거를 보고하였고, 이 사실의 근거는 원숭이가 먹이를 집을 수 없었지만 연구원이 먹이통을 집어 들자 직접 먹이를 잡아챌 때 반응했던 뉴런이 같은 반응을 보였다는 연구에서 기원하였다. 인간에게서도 이마엽 부분에서 비슷한 작용이 확인되었다. 이는 우리의 뇌가 직접 실행을 하지 않고도 상대방의 동작을 재현하는 회로인 거울신경시스템(mirrorneuron system)의 발견에 기초하고 있다. 이 거울신경시스템은 모방에 관여한다는 여러 뇌 영상 연구를 통해 그 효과를 입증하였다.

Ramachandran과 Roger-Ramachandran(1996)은 절단 환자의 환상통을 치료하기 위해 처음으로 가상현실상자(virtualrealitybox)를 이용해 거울 치료를 소개하였다. 거울을 이용한 시각적 착시는 환자의 뇌가소성에 변화를 일으키고, 통증 감소와 감각 회복에 효과를 보였다. 이 연구는 중추신경계와 말초신경계 질환에서 신경가소성에 대한 연구의 기초가 되었다. 이후 거울 치료는 절단 환자의 사지 환상통, 말초신경손상 환자의 수부손상 후 감각 재교육, 통증 증후군의 치료효과 등을 입증하였다. 최근에는 뇌졸중 환자에게 거울 치료를 적용한 결과 상지기능과 손의 악력이 향상되었고, 뇌졸중 초기 환자에게 거울 치료를 적용한 결과 마비측 먼쪽 사지의 운동과 감각이 향상되었다고 보고하였다(그림 9.3).

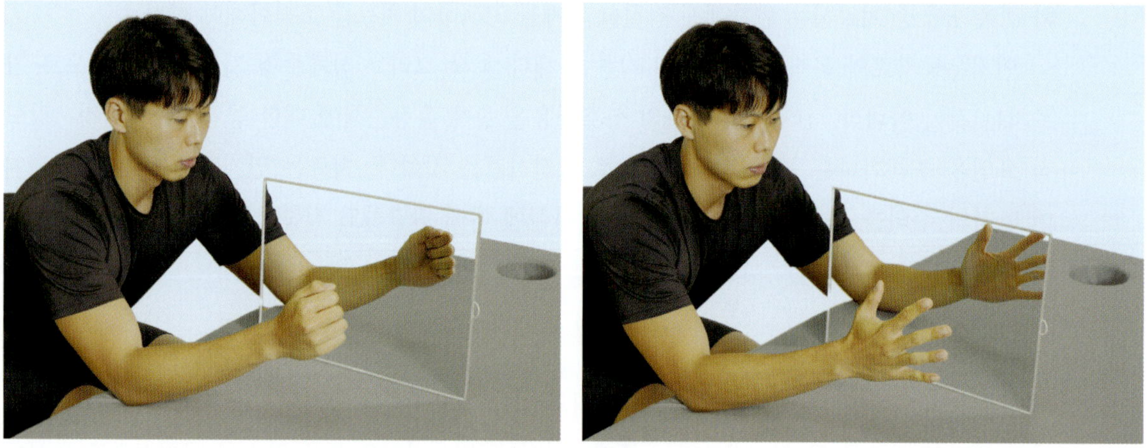

그림 9.3 거울 치료

⑤ 로봇 치료

로봇을 이용한 상지재활치료는 운동신경 마비로 인해 스스로 팔이나 손을 움직일 수 없는 환자들의 손과 팔 운동능력을 로봇의 도움으로 배가시킬 수 있다. 로봇 치료 중 상지로봇은 크게 말단장치로봇(end effector robot)과 외골격로봇(exoskeleton robot)으로 나눈다. 초기 상지로봇은 말단장치로봇을 기반으로 발전하였다. 말단장치로봇은 환자의 손이나 팔의 어느 한 부분에 착용하고, 로봇이 생성하는 힘에 의해서 움직이게 된다. 말단장치로봇은 조작이 쉽고 팔 길이에 상관없이 모든 환자에게 쉽게 적용시킬 수 있다는 장점이 있지만, 특정 관절의 토크를 제어하는 것이 불가능하고, 상지 특정 관절의 단일 움직임(isolated movement)이 어렵다는 단점이 있다. 또한 움직임의 범위가 말단장치에 의해서 결정되기 때문에, 재활운동 시 제한이 있을 수 있다. 따라서 최근에는 이러한 단점들을 보완할 수 있는 외골격로봇 쪽으로 상지로봇이 개발되고 발전해 가고 있는 추세이다.

외골격로봇은 사람의 상지와 각 관절 축을 유사하게 만들어서 환자의 팔에 나란히 부착하여 작동하도록 설계되었다. 따라서 여러 위치에서 적용할 수 있으며, 환자의 팔 길이 등에 맞추어 착용할 수 있도록 제작되고 있다. 또한 로봇 개발사마다 최대한 인간의 동작을 자연스럽게 구현하기 위해 노력하여 각각의 관절들을 분리해서 작동할 수 있다. 이는 재활치료 시 훈련을 원하는 특정 근육만을 강화하는 운동도 가능하게 하였다. 일부 로봇은 추가적으로 치료 시 저항을 제공하기도 한다. 예를 들어, 세계적으로 널리 알려진 외골격 상지로봇 Armeo (Hokoma AG, Zurich, Switzerland)는 로봇 팔 센서로 환자의 동작을 인지하고 실시간 화상을 통해 환자의 손, 팔의 움직임을 확인하면서 증가된 피드백으로 스스로 치료 방향을 정한 움직임을 촉진하여 목적이 있는 기능적인 동작을 수행할 수 있게 한다. 이러한 기능은 운동 기능 회복을 촉진할 뿐만 아니라 부수적으로 기억력, 집중력, 문제해결 능력, 각성 유지 등의 회복에도 도움이 된다(그림 9.4).

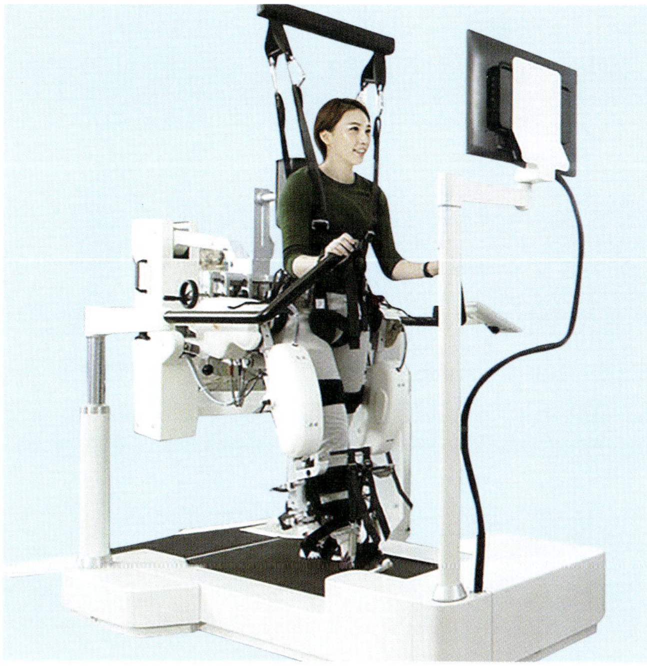

그림 9.4 로봇 치료

뇌졸중 환자에서 보행 기능의 회복은 재활치료의 가장 중요한 목표 중 하나이며, 환자의 가정이나 사회복귀에 주요한 영향을 미치는 요인이다. 최근에는 보행장애를 보이는 환자에 대한 재활치료에 있어 환자가 최종 목표로 하는 동작과 최대한 비슷한 운동을 집중적으로 학습하게 하는 운동학습이론(motor learning concept)에 근거한 치료법들이 강조되고 있다. 작업 특이적 훈련(task-specific training)은 이러한 학습이론에 근거한 치료법으로, 대표적인 것이 하지에서는 답차 보행 훈련(body weight-supported treadmill training)이다. 그러나 근력 약화가 중증이거나 불수의적인 운동이 있는 환자에게 도수적 보행 훈련 및 답차 보행 훈련 등을 실시하는 것이 거의 불가능하다. 이러한 어려움을 극복하기 위해 최근에는 보행운동학의 반복적 재연성을 개선하고 운동시간을 증가시킬 수 있는 방법으로 보행 훈련을 보조해 주는 로봇장치들이 활용되고 있다. 하지로봇은 크게 트레드밀 보행 트레이너(treadmill gait trainers), 발판 기반 보행 트레이너(foot-plate-basedgait trainers), 지상 보행 트레이너(overgound gait trainers), 고정 보행 트레이너(stationary gait trainers), 발목 재활시스템(ankle rehabilitation system)으로 분류한다.

이 중에서 전 세계적으로 뇌졸중 환자의 재활치료를 위해서 가장 널리 사용되고 있는 하지 보행로봇은 Lokomat이다. Lokomat은 최초로 개발된 보행보조로봇으로 미리 프로그램된 정상 생리적 보행 양식에 따라 환자의 하지 움직임을 유도하도록 설계되어 있으며, 그 임상적 효과가 보고되어 있다. 이는 가상현실의 공간을 돌아다니며 즐겁게 치료가 가능하며, 환자의 다리와 하지로봇, 트레드밀 간의 조화로운 움직임을 통해 정상적인 보행을 이끌어내 환자 본인이 독립적이고 주체적으로 치료에 임할 수 있다는 장점이 있다. 또한 치료 내용이 기록되기 때문에 치료 향상도를 정확하게 측정할 수 있어 환자의 기능적 상태에 알맞은 개별적 과제 중심치료로 재활치료를 받는 환자들에게 큰 도움이 될 수 있다. 하지만, Lokomat은 관절 제어부가 엉덩관절과 무릎관절에만 있어서 발목관절 부위 훈련이 제한적이라는 단점이 있다.

하지보행로봇은 치료실 수준에서뿐만 아니라, 옷처럼 입을 수 있는 외골격로봇의 형태로 제작되어 지상 보행 트레이너(overgound gait trainers) 역할을 하는 로봇들도 있다. Rewalk (Argo Medical Technologies Ltd.,Jerusalem, Israel)는 대표적인 형태의 외골격 하지보행로봇으로 2012년 5월 하반신마비 환자가 이 로봇을 착용하고 마라톤 풀 코스를 16일 만에 완주하면서 전 세계인의 주목을 받은 바가 있다. 이와 같은 형태의 로봇은 다리에 장착을 하면 외부 골격 부위에 센서와 컴퓨터시스템이 작동하여 무게와 균형의 변화를 탐지하여 작은 모터가 로봇을 움직이게 하는 원리이다.

특히 뇌졸중 환자의 보행 훈련에는 기존의 체중 탈부하를 이용한 답차 보행 훈련의 대안으로 미리 프로그램된 정상적인 생리적 보행 양식에 따라 환자의 하지의 움직임을 유도해 줌으로써 맞춤형 답차 보행 훈련이 가능하도록 해 주어 효과적인 보행 치료 도구로 관심의 대상이 되고 있으며, 최근 뇌졸중 환자에 있어서도 로봇보조 보행 훈련의 효과가 보고되고 있다. 일반적으로 로봇보조 보행장치는 자세 제어 장치와 체중부하 장치로 구성되어 있으며, 자동 답차와 연동하여 작동한다. 환자는 체중부하 장치에 부착된 하네스(harness)를 착용함으로써 자동 답차 위에 안전하게 지지받아 서고 엉덩관절과 무릎관절의 위치에 맞도록 자세 제어장치를 착용함으로써 보행 속도에 맞추어 관절 운동을 조절할 수 있게 하였다. 그리고 보행 양상에 따라 컴퓨터를 통해 답차의 속도, 관절 운동의 속도 및 각도, 체중부하 장치의 체중 탈부하 정도를 적절하게 조절할 수 있다.

Tip

원격재활

원격재활이란 환자와 치료사가 직접 대면하지 않고 원격에서 통신장비나 의사소통 기술을 통해 평가, 진단, 목표설정, 치료, 교육 및 모니터링을 제공하는 대체적인 재활서비스를 뜻한다. 원격재활을 가장 활발하게 적용받고 있는 대상은 뇌졸중과 척수손상 환자, 외상성 뇌손상 환자, 다발경화증 환자 등과 같은 중추신경계 손상 환자였다.

뇌졸중 환자의 전통적인 재활치료는 보통 재활서비스를 제공하는 시설에서 이루어지는데, 대부분의 뇌졸중 환자는 집에서 시설까지 이동하는 것에 어려움을 느끼며 보호자의 부가적인 시간까지 요구하게 된다. 따라서 원격재활은 앞선 제한점과 어려움을 원격에서 재활서비스를 제공하고 감독함으로써 해결할 수 있는 떠오르는 재활 방법이다. 원격재활 중재법은 가상현실기반 중재, 자가 운동중재, 동작 관찰 훈련 등 다양하며, 그에 따른 감독 방식 또한 차이가 있었다. 보통 컴퓨터, 카메라, 핸드폰이 원격감독에 사용되는 장치이며, 감독 내용은 실시간 영상통화를 통한 관찰 및 피드백으로 전달되고, 전화와 메시지를 이용한 알림도 사용된다.

2) 사례별 운동치료

(1) 개요

뇌졸중의 증상은 일반적으로 비슷하나 환자마다 발현되는 증상은 조금씩 차이가 있다. 즉, 환자의 상태에 따라 적절한 치료법을 선택해야 한다. 우선 치료 시기는 급성기와 회복기로 구분하고, 회복기는 다시 초기와 후기로 구분해서 치료하는 것이 바람직하다. 그리고 환자마다의 특성이 있기 때문에, 물리치료 임상기록지에 반드시 환자의 특이성에 대한 상세한 기술이 필요하다. 예를 들어, 성격이나 감정상태, 우세손의 종류, 가족관계 등은 치료 외적인 요소이나 치료 효과와 밀접한 관련이 있는 항목들이다.

뇌졸중 환자의 초기 치료는 심부정맥 혈전증, 관절구축, 욕창 등의 합병증을 예방하고 이동 동작, 일상생활동작 등의 기능적 회복을 증진시키는 것으로 알려져 있다. 따라서 뇌졸중 후 환자가 내과적 · 신경학적으로 안정되면 운동치료를 시작해야 한다. 치료의 시작 시기는 뇌졸중의 중증도 및 환자의 신경학적 상태에 따라 영향을 받을 수 있으며, 시기에 따라 치료의 강도(intensity)를 조절해야 한다. 외국의 임상진료지침에서는 입원 후 가능한 한 빨리 재활전문 팀에 의뢰하고, 입원 후 72시간 이내에 재활 평가를 시행하도록 권고하고 있다. 또한, 내과적으로 안정되면 가능한 한 빨리 재활 및 운동치료를 시작하도록 권고하고 있다. 따라서 대부분의 뇌졸중 환자는 뇌졸중 후 48~72시간에 급성기 치료와 병행하여 운동치료를 시작하는 것이 바람직하며, 1주 이내에는 재활치료의 강도를 조절하여 최소한의 가동으로 시작하고, 1주 이후에 치료 시간과 강도를 늘리는 것이 운동장애가 있는 뇌졸중 환자의 일상생활과 보행 기능의 향상을 위해 필요하고, 최소 매일 30분 이상의 운동치료를 권장하고 있다.

대부분의 나라에서는 뇌졸중 환자가 적응할 수 있는 범위 내에서 기능 회복에 필요한 충분한 시간의 운동치료를 받을 것을 권장하고 있는데, 이는 치료 시간의 증가가 기능 회복을 증진시키는 데 양의 상관관계를 가지고 있기 때문이다. 그리고 치료로 회복된 기능들은 환자의 일상생활에서 지속적이고 반복적으로 사용하도록 권고하고 있다. 즉, 기능적 훈련의 반복 효과는 많은 연구에서 효과적이라는 결과들을 보고하고 있다.

(2) 운동치료

뇌졸중 환자의 운동치료는 관절 가동력을 유지하고 근력을 증강시키며, 심폐지구력을 향상시키기 위한 목적으로 시행된다. 그리고 경직으로 올 수 있는 관절구축에 대한 위험 요인을 감소시키기 위한 예방적 효과도 있다. 또한 운동치료 시 취하는 자세조절을 통해 욕창을 방지하고, 연하곤란과 이로 인한 흡인성 폐렴의 위험도를 줄일 수 있다. 또한 어깨관절에 대한 아탈구를 예방하고 통증 감소와 기능 증진에도 도움을 줄 수 있다.

먼저 운동치료를 적용하기 전 환자차트에 있는 내용과 면담과 관찰을 통해 물리치료 임상기록지를 작성한다. 일반적으로 SOAP의 형식을 따라 임상기록지를 작성하지만, 환경에 따라 약식이나 변경된 형식으로도 작성이 가능하다.

Tip

뇌졸중 환자의 운동치료 전 관찰과 면담

- 환자가 기능적으로 할 수 있는 것은 무엇인가?
- 정상적인 움직임과 비교하여 환자의 머리와 몸통 움직임은 어떠한가?
- 정상적인 움직임과 비교하여 환자의 사지 움직임은 어떠한가?
- 환자가 기능적인 활동들을 어느 정도 수행하는가?
- 기능적인 활동들을 하는 동안 환자의 움직임의 질은 어느 정도인가?
- 환자가 기능적인 활동들과 숙련된 동작을 수행하지 못하는 이유는 무엇인가?
- 환자가 기능을 성취하고 더 정상적으로 움직이기 위해 치료사가 도울 수 있는 것은 무엇인가?
- 치료의 최종 결과를 제한할 수 있는 것은 무엇인가?

(3) 급성기 운동치료

급성기 뇌졸중 환자들은 의식이 없거나 저하되어 있고 감각결손과 함께 대부분 이완성 마비를 보인다. 그리고 호흡 기능의 저하 및 기관 삽관, 삼킴 능력 저하 및 코위영양관(nasogastric tube, NG tube) 삽입, 대소변 처리 기능 저하 및 유치 도뇨관(foley catheter) 삽관 등의 문제를 가진다. 그리고 연합반응이나 공동운동으로 동작은 어느 정도 가능하나 분리된 운동을 수행하지는 못하며 발달과정에서 나타나는 척수 반사와 긴장성 목반사 등이 움직임을 제한시킨다. 따라서, 이 시기는 모든 움직임에서 치료사나 보호자의 보조가 필요하다. 따라서 급성기 운동치료는 운동 기능의 회복보다는 환자의 안정성을 도모하면서 최대한 조심스럽게 접근해야 한다.

먼저 호흡 재훈련을 통해 저하되어 있는 심장호흡계의 기능을 회복시키고, 이를 통해 운동을 수행할 수 있는 지구력 회복을 도모한다. 약화되어 있는 호흡 관련 근육들이 빠르게 치유되고 회복될 수 있도록 치료 초기단계에서부터 적극적인 호흡 중재가 필요하다. 일반적으로 호흡 운동은 환기(ventilation)와 산소공급을 증진시키고, 기관 내 분비물을 효과적으로 배출시킨다. 호흡의 기능 훈련으로 가로막 호흡 운동과 양압 호흡 운동, 갈비뼈 확장 호흡 운동 등이 있다. 그리고 호흡 훈련과 함께 혀 운동과 삼킴 훈련을 통해 연하곤란에 대한 치료와 회복을 촉진할 수 있다. 혀 운동은 치료사의 도수접촉에 의한 치료가 우선시되어야 하나 입의 구조적인 문제점 등의 이유로 소독된 설압자나 거즈를 이용하여 혀를 상하좌우로 빠르게 이동시켜 운동성을 촉진한다. 삼킴 훈련은 물렁입천장을 설압자나 면

[사례] 뇌졸중 환자의 물리치료 임상기록지

환자이름	이○○	성별	여	생년월일	1958.10.20	발병일	2021.03.10
진단명	왼쪽 편마비	재발 여부		입원날짜	2021.03.10	외래날짜	2021.04.20
주관적인 증상	- 2021.03.10. 오전 6시 30분경 기상 후 갑자기 쓰러짐. 식구들에 의해 가까운 ○○병원 응급실로 이송됨. MRI 결과 오른쪽 바닥핵 부위 뇌출혈 - 수술 후 3일간 중환자실에 입원하고 다인실로 옮겨 1달간 재활치료 후 퇴원 - 발병 3개월인 지난 지금 외래로 재활치료 중 - 혼자 지팡이 보행 가능, 비마비측(왼쪽) 어깨 아탈구와 통증 존재 - 마비측 팔을 굽힘 패턴, 다리는 폄 패턴의 강직성 마비 - 의사소통은 거의 가능하고, 연하도 정상						
객관적인 평가	1. 미비측에 강직으로 인한 움직임 제한과 통증, 근력 약화, 감각은 정상(비마비측 팔은 어깨와 손목 부위 통증 존재) 2. 마비측 근 긴장도: MAS 3~4점 3. 지팡이 없이 걷기는 불가능(서기는 어느 정도 가능) 4. 일상생활동작은 거의 가능						
치료 계획	1. 마비측 근 긴장도: MAS 2~3점; 마사지, 수동/능동 ROM, 뻗침 운동 등 2. 양쪽 팔의 통증 정도는 비슷하고, VAS 3에서 VAS 2~1로 감소: 마사지, 온열치료, 뻗침 운동, 테이핑 등 3. 지팡이 없이 독립 보행: 마사지, 수동/능동 ROM, 균형 운동, 평행봉과 트레드밀 훈련, PNF 등 4. 혼자 생활이 가능할 수 있도록 고난이도 과제지향 훈련 및 보조기 훈련: 병원 외부 주변 환경 적응 훈련, 필요시 작업치료에 연계 과제지향 훈련 적용						
치료 교육	1. 비마비측의 팔을 억제하고 마비측 팔의 사용을 촉진함: CIMT(강제유도 운동치료) 2. 수면 시 팔의 통증 감소를 위해 온열 적용 및 셀프 마사지, 어깨 밑 베개 지지 등 3. 트레드밀이나 평행봉 그리고 지팡이 보행 훈련으로 균형 감각 회복 4. 원격재활치료를 통한 가정 운동으로 매트 운동과 계단 훈련 적용						
기타	1. 치료와 관리를 위한 환자와 보호자 교육 지속 2. 지역사회자활기관 등의 도움으로 경로당 등 사회활동 참여 도움 3. 장애분류 등급 심사 신청 등 심리/경제적인 도움 파악						

봉으로 자극할 수 있고, 성대의 모음 및 후두 닫힘도 촉진하기 위해 환자에게 소리를 내게 하거나 치료사의 직접적인 후두 올림 및 삼키는 동작 보조와 되먹임을 이용하여 촉진한다. 그리고 볼근을 촉진함으로써 삼킴 기능과 함께 씹기 기능도 촉진할 수 있다(그림 9.5).

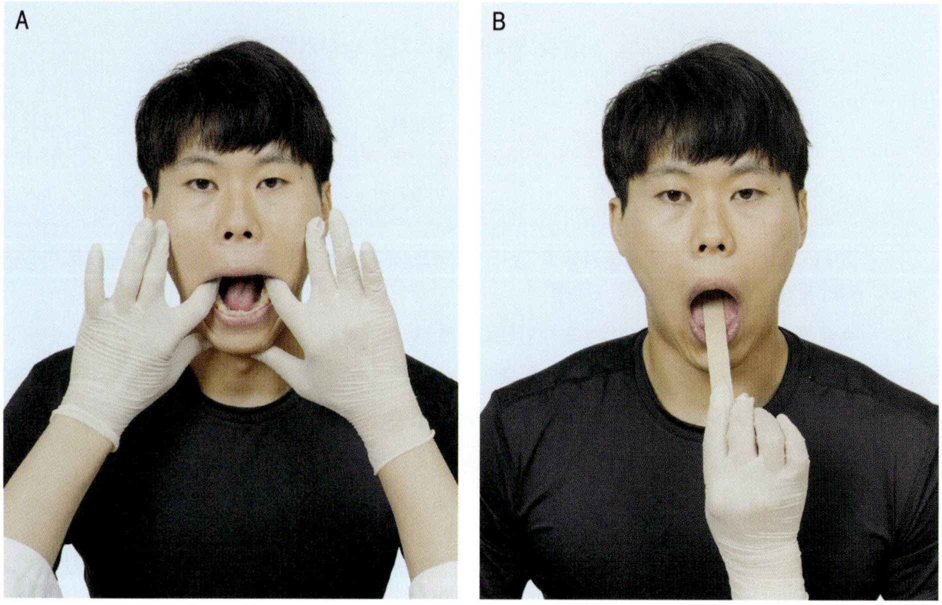

그림 9.5 A: 혀 운동, B: 삼킴 훈련

급성기 시 침상의 자세조절은 호흡과 긴장도 조절 그리고 욕창 발생을 최소화하여 근육뼈대계 질환의 합병증을 예방해 준다. 바로 누운 자세, 옆으로 누운 자세, 반 누운 자세 등을 환자 스스로 올바르게 취할 수 있도록 도와줘야 한다. 그리고 침대에서 이러한 자세 취하기와 함께 온몸 운동성 회복과 몸통 조절 능력을 회복하기 위한 운동치료를 겸할 수 있다. 바로 누운 자세, 옆으로 누운 자세, 팔꿈치로 지지한 상태에서 엎드린 자세 등에서 팔과 다리를 이용한 몸통 운동성 조절 능력을 키울 수 있다.

누운 자세에서 일어나 앉고, 서기나 휠체어에 앉기 등 기능적 활동을 촉진하기 위해서는 치료사에 의한 운동조절이 매우 중요하다. 이를 위해 초기 기능적 활동으로 교각 운동의 촉진과 엎드려 누운 자세에서의 어깨뼈의 가동성 운동이 있고, 이를 거쳐 바로 누운 자세에서 일어나 앉기 그리고 앉은 자세 유지하기와 휠체어로 이동해서 앉기 등의 초기 운동치료를 통해 최소한의 기능적 움직임을 도와줄 수 있다(그림 9.6).

(4) 회복기 운동치료

회복기 운동치료는 환자 스스로가 움직임 결함에 대한 능동적 문제 해결자가 되어야 한다. 만약 기능이 더 향상되었다면, 환자는 다양한 상황과 환경 내에서 움직임을 수행하는 방법을 배워야 한다. 회복기에 들어서면 대부분의 환자들에서 비정상적 근 긴장이 나타나게 되는데, 강직(spasticity)과 공동운동패턴(synergy pattern)이 우세하게 되면 환자의 능동적 움직임을 방해한다. 치료사는 강직을 감소시켜 환자가 좀 더 편안하게 몸을 움직이고 보다 정상적인 움직임에 대한 감각 경험을 가질 기회를 제

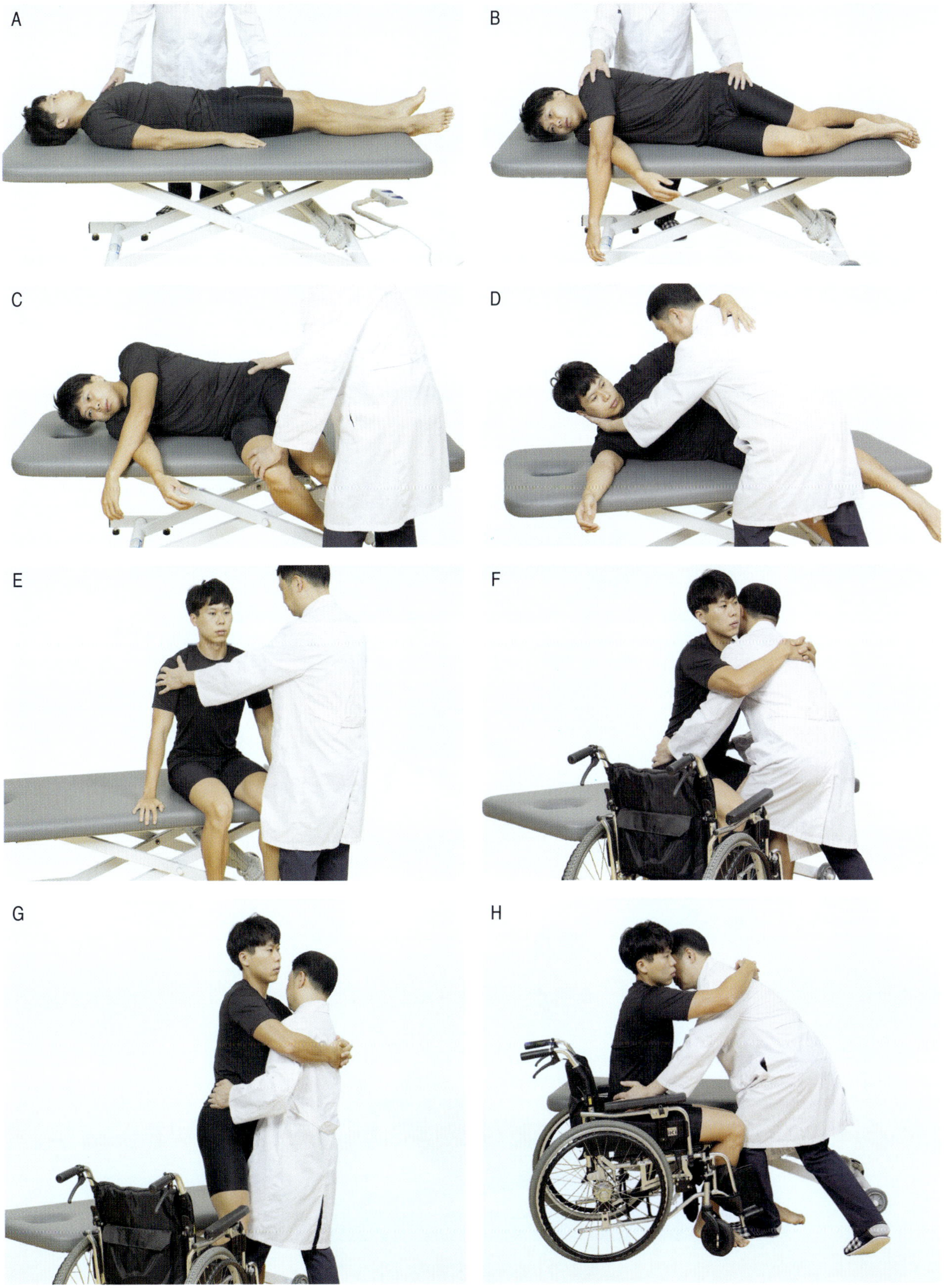

그림 9.6 누운 자세에서 옆으로 누워 앉은 후 휠체어 이동

공해야 한다. 팔 또는 다리를 통한 체중지지는 근 긴장 감소를 위한 훌륭한 치료 방법이며, 몸통과 팔다리의 돌림 운동도 근 긴장을 낮추는 데 도움이 된다. 환자가 어느 정도 자세조절과 정상적인 감각되먹임을 경험하고 근 긴장도가 감소된다면 치료사는 환자에게 치료적 운동이나 기능적 과제를 수행하도록 해야 한다.

골반 기울기 훈련은 몸통과 골반 부위의 근 긴장을 조절하고 분리된 움직임을 만드는 데 중요한 운동이다. 바로 누운 자세에서 골반 들기와 한쪽 다리만 지지한 상태에서 골반 들기 등을 적용할 수 있고, 또한 앉은 자세에서 골반의 앞쪽과 뒤쪽 기울기 운동도 적용해 볼 수 있다(그림 9.7).

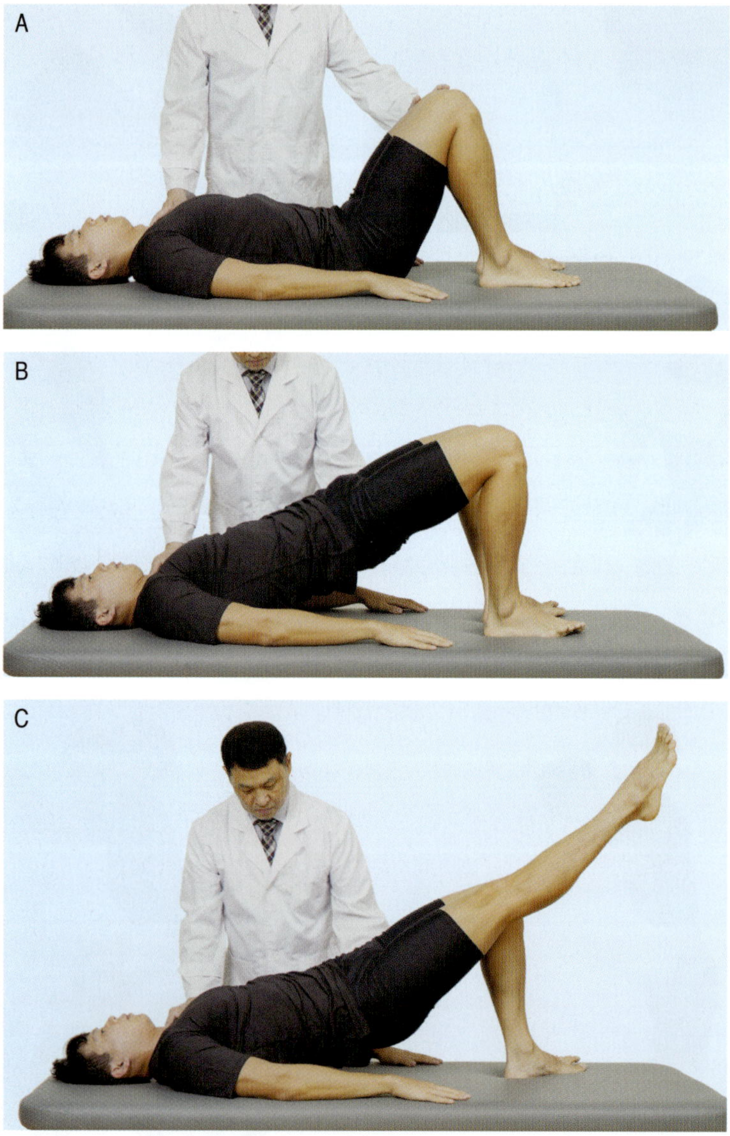

그림 9.7 바로 누운 자세에서 골반 들기.
A: 바로 누운 자세, B: 골반 들기, C: 한 발을 지지한 상태에서 골반 들기

이어서 앉은 자세에서의 팔에 의한 체중지지 훈련을 통해 근 긴장도를 조절하고 팔 근육을 활성화하여 몸통 움직임을 재교육할 수 있다. 손상측 팔을 펴서 몸통 옆 바닥을 지지하고 몸통을 그쪽 방향으로 기울여서 체중을 지지하는 방식과 팔을 앞으로 뻗어 체중을 지지하는 방식 등이 있다(그림 9.8).

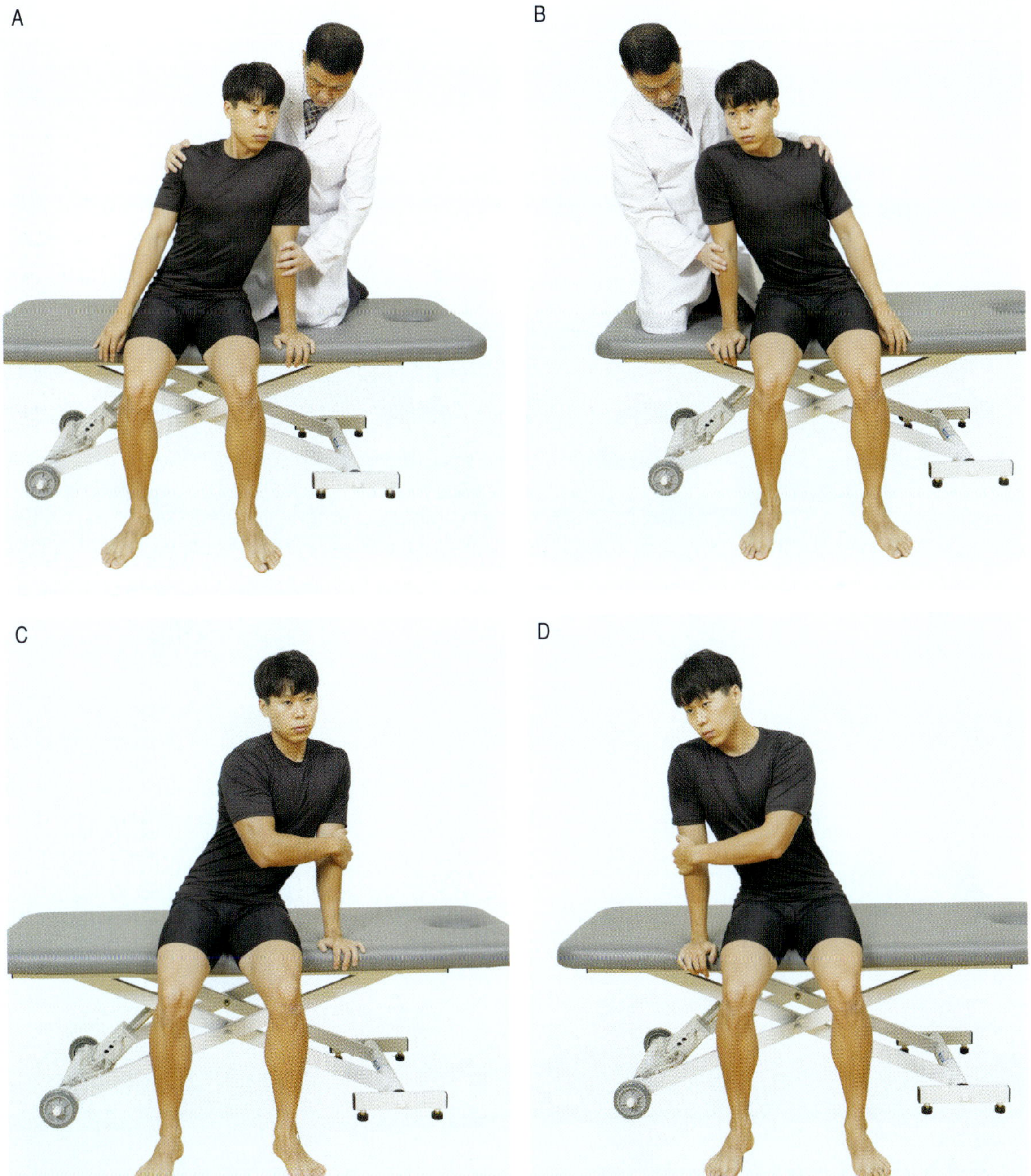

그림 9.8 앉은 자세에서 균형 잡기

다음은 네발 자세를 통한 체중 이동 훈련과 앉은 자세에서 체중 이동 훈련을 통해 역시 근 긴장도를 조절하고 몸의 전반적인 균형 감각을 회복하여 서기 단계를 준비하는 운동이 필요하다. 그리고 앉은 자세에서 선 자세로 이어지는 훈련을 통해 혼자 선 자세를 취할 수 있도록 반복 훈련이 필요하다. 선 자세를 취한 후에는 무게중심을 앞뒤, 좌우로 움직여 균형조절을 훈련하고, 한 발로 체중을 지지하는 선 자세 체중지지 훈련도 지속해야 한다. 이러한 선 자세에서의 균형 훈련은 지팡이 보행을 통한 걷기 훈련의 준비 운동으로써 체중 이동을 통한 이동 능력을 획득하기 위함이다(그림 9.9).

A

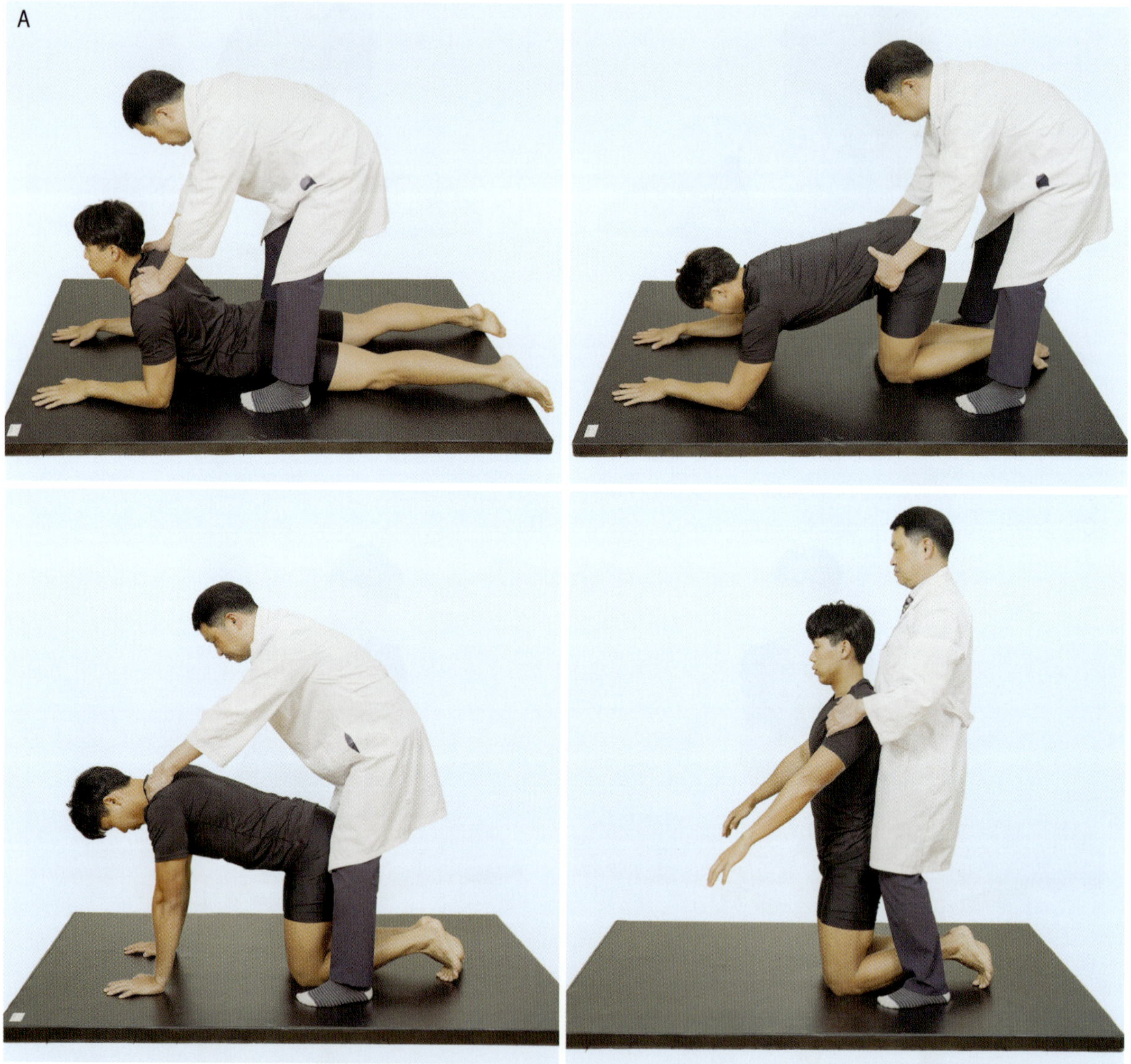

그림 9.9 A: 네발 자세, B: 앉은 자세에서 선 자세로 이어지는 동작, C: 선 자세에서 앞뒤 균형 운동, D: 목발을 이용한 걷기, E: 지팡이를 이용한 걷기, F: 보행 보조도구를 이용한 걷기

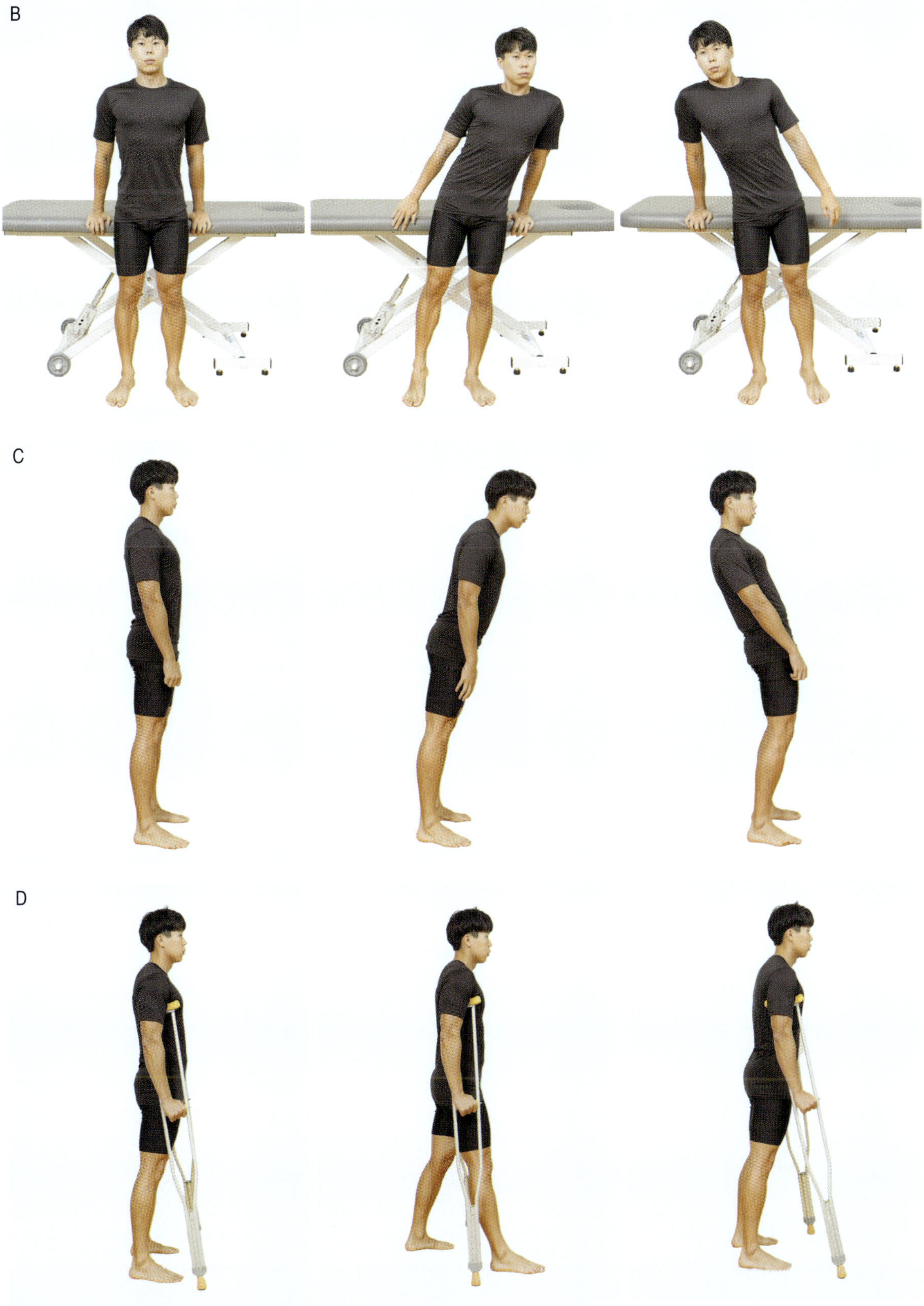

그림 9.9 계속

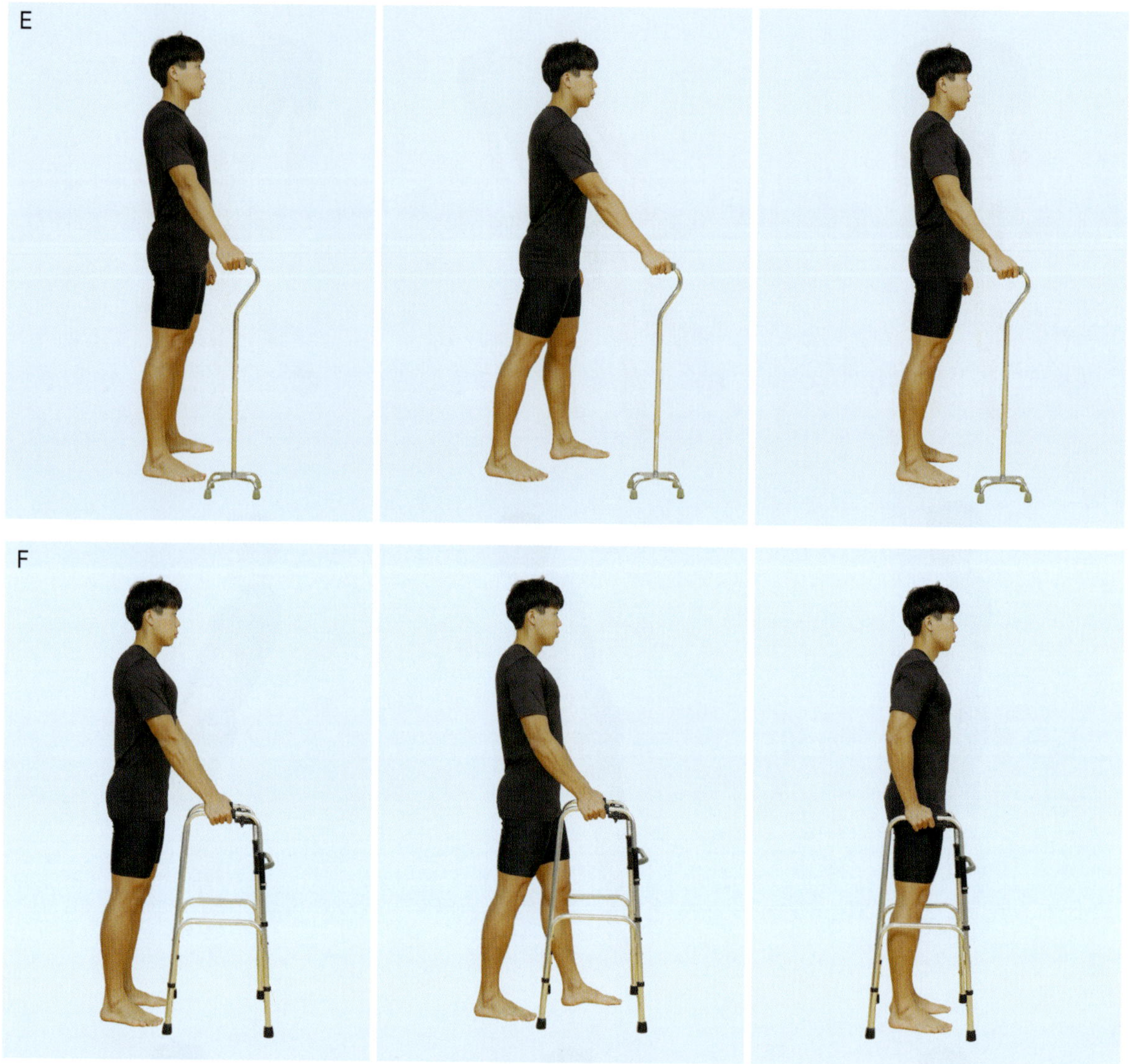

그림 9.9 계속

회복기의 후기 단계는 뇌졸중 환자들은 대부분 분리된 동작들을 통해 혼자서 일상생활이 가능하고, 질병의 회복보다는 잔존 기능의 강화를 통해 생활의 적응력을 높이려고 한다. 기능적 활동과 과제 지향 훈련을 통한 업무 수행능력 회복은 궁극적으로 가정과 사회 복귀를 위한 운동치료의 최종 목적이 될 것이다.

짐볼 위에 앉아서 좌우 몸통 회전이나 물건 잡기 그리고 일어서고 다시 앉아 균형 잡기 등을 통해 앉은 자세에서의 안정성과 민첩성, 활동성을 증진시킬 수 있다. 그리고 선 자세에서 토구를 이용한 균형 훈련과 생체 되먹임을 이용한 균형조절 훈련은 서기와 걷기 능력을 향상시켜 넘어짐 등의 낙상 사고를 예방할 수 있다(그림 9.10).

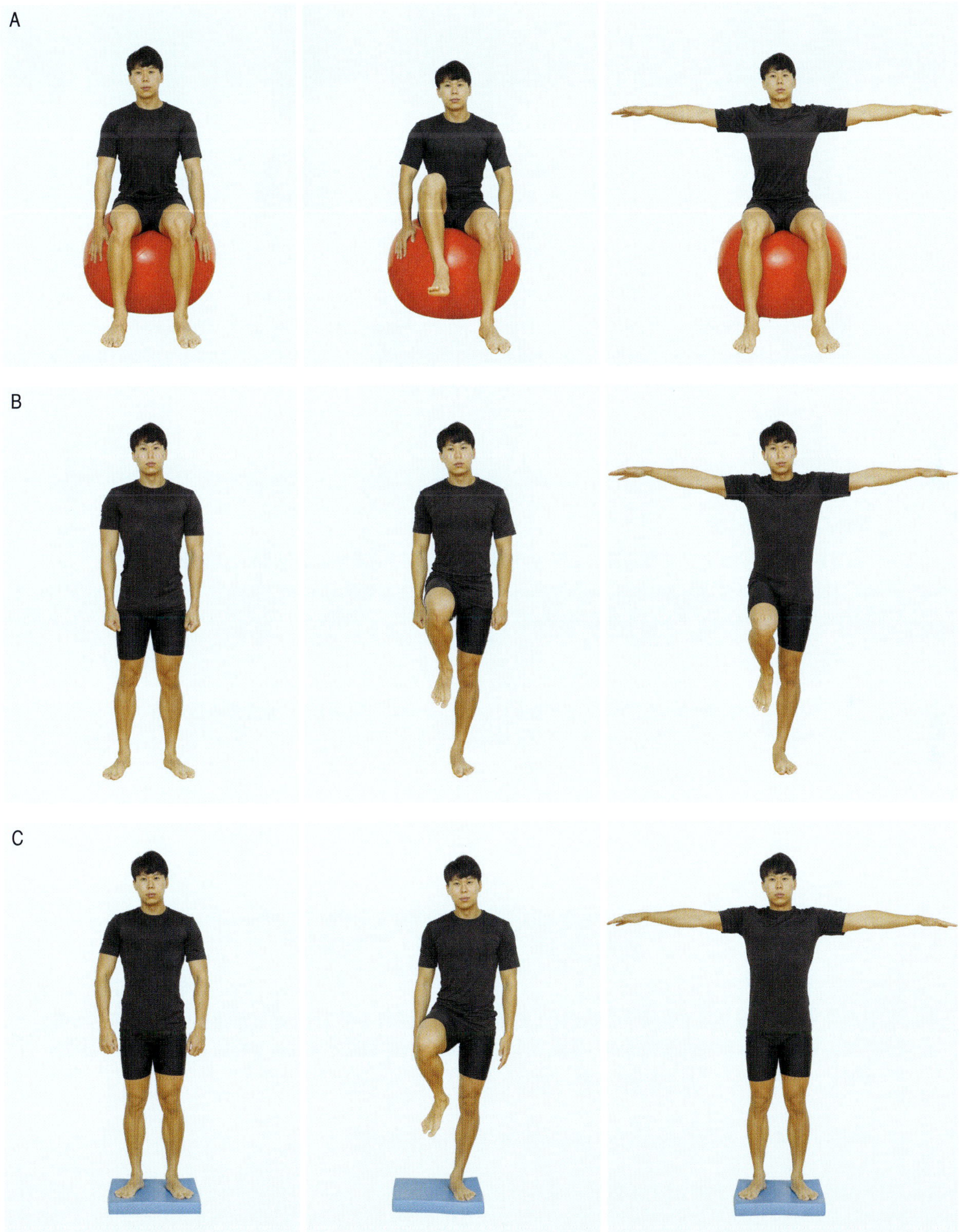

그림 9.10 균형조절 훈련. A: 짐볼에서 운동, B: 한 발 서기, C: 균형판 위에서 서기, D: 균형판 위에서 걷기

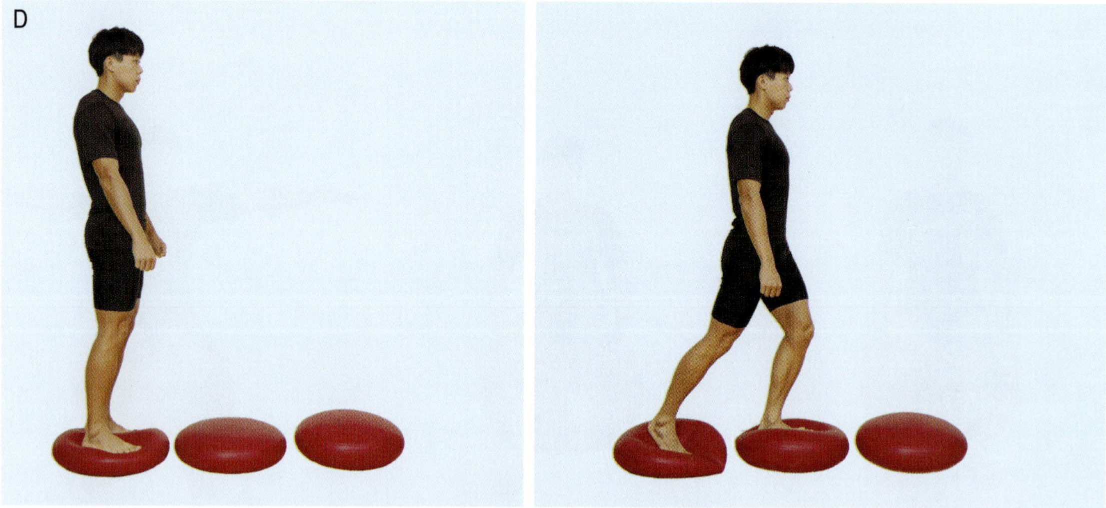

그림 9.10 계속

Tip

아급성기 이후 운동치료

- 관절 운동과 유연성 증진: 어깨, 팔꿈치, 손목, 손가락, 엉덩이, 발목, 몸통까지의 가동범위와 스트레칭
- 근력 운동: 세라밴드를 활용한 수동 저항이 있는 PNF 패턴 능동 운동을 통해 어깨 굽힘/바깥돌림, 팔꿈치 굽힘과 폄, 손목 폄, 엉덩관절 벌림, 무릎 굽힘과 폄, 발목 발등 굽힘 운동
- 균형 운동
    - 스텝 업(step-up): 마비측 다리를 위로 하고 비마비측 다리를 아래쪽으로 두어 스텝핑 운동 반복
    - 의자에서 일어나기: 의자에 앉은 자세에서 팔을 사용하여 일어나기, 팔을 사용하지 않고 일어나기 반복
    - 벽 운동: 몸통을 곧게 펴 등을 벽에 붙이고 뒤로 미는 운동과 등을 벽에서 조금씩 띄어서 벽으로 기대는 운동 반복
- 걷기: 제자리 걷기 운동 반복(팔을 흔들고 또는 흔들지 않고)
- 발가락 운동과 서기: 발가락으로 서기 운동(팔에 도움을 받고 또는 받지 않고)

활동과제 ①

오른쪽 바닥핵 뇌출혈로 수술 후 3개월이 지난 환자로, 1개월 전부터 물리치료를 포함한 재활치료를 받고 있으며, 현재는 외래로 치료를 받고 있다. 현재 지팡이 보행이 가능하나 왼쪽 다리의 폄 패턴 강직과 팔의 굽힘 패턴 강직이 여전히 심하고, 혼자서 일상생활활동을 할 수 없으며, 의사소통은 어느 정도 가능하다.

- 다음 사례에서 강직의 상태를 평가하기 위한 방법에 대해 기술하시오.
- 보행 기능 증진을 위한 치료 방법에 대해 기술하시오.
- 강직을 감소시키고 팔다리의 움직임을 증진시키기 위한 치료 방법에 대해 기술하시오.

사례 2 외상성 뇌손상

1 개요

외상성 뇌손상(traumatic brain injury, TBI)은 자동차 사고, 추락, 폭행 등의 물리적인 외부 충격으로 인해 뇌조직이 손상되는 것으로, 퇴행성이 아닌 외부 충격에 의한 뇌손상을 말한다. 각종 산업재해, 낙상, 교통사고 등에 의해 주로 발생하며, 이 중 교통사고에 의한 것이 가장 큰 비중을 차지한다. 뇌조직에 가해지는 힘의 결과로 발생하며, 머리에 가해지는 타격에 의해 두개골이 손상되지 않았음에도 불구하고 손상을 일으키는 뇌의 움직임을 폐쇄 손상이라고 하고, 총상이나 날카로운 물건에 의한 구멍과 같이 두개골을 관통하는 상처로 인해 발생하는 손상을 관통 손상이라고 한다. 우리나라의 경우 2017년 응급실로 내원한 외상성 뇌손상 환자 수는 26,397명이며, 남자가 여자보다 약 2배 정도 많다. 이와 같은 외상성 뇌손상으로 인해 인지기능장애, 신체기능장애, 심리기능장애, 사회기능장애 등에서 여러 가지 문제가 나타나며, 삶의 질에도 부정적인 영향을 미친다.

뇌손상의 정도가 중등도에서 중증에 속하는 분류는 심각한 신체적 · 인지적 · 정서적 변화를 해결하기 위해 전문 병원 및 재활 치료가 필요하다. 이렇게 입원을 해야 하는 사람들의 거의 절반(43%)이 부상 후 1년 동안 어떤 형태로든 장애가 남는다. 심한 경우는 종종 혼수상태라고 하는 의식불명 상태를 유발하고, 이 시간 동안 사람은 외부 자극에 반응하지 않을 수 있다. 의식은 점차적으로 개선될 수 있지만 인지, 움직임, 감각 및 행동을 안내하는 기능을 포함하여 많은 뇌 기능이 손상으로 인해 영향을 받을 수 있다.

외상성 뇌손상 환자는 국제장애분류(ICIDH)에 따라 손상(impairment), 부자유(disabilites), 장애(handicap) 등으로 분류되는데, 뇌손상에 의한 손상은 약증, 과긴장도, 수의 운동의 손실, 관절가동범위의 제한, 감각손실, 협응운동의 부전, 자세 불안정 등을 포함한다. 여기서 부자유란 연령에 따른 정상적 기능 활동을 수행할 수 있는 능력의 부분적 또는 전체적 감소 및 제한을 말한다(보행, 이동, 손을 뻗는 것 등에 영향을 주는 것을 포함)(표 9.4).

표 9.4 외상성 뇌손상 환자의 분류

분류	특징
경도 뇌손상 (mild head injury)	• 짧은 시간의 의식소실이 있음 • 계속적인 국소적 신경학적 결함은 없으나 미미한 신경심리학적 · 행동적 결함이 발생함 • 두통, 현훈, 집중력 저하, 기억상실, 피로 및 자극과민성 등의 증상이 발생함
중등도 뇌손상 (moderate head injury)	• 최초의 글라스고우 혼수 척도는 9~12 정도임 • 외상성 기억상실이 1~24시간 사이에 해당함
중증 뇌손상 (severe head injury)	• 의식은 회복했으나 명백한 장애를 갖게 됨 • 최소한 6시간 이상의 의식소실이 발생함
식물인간 (persistent vegetative state)	• 의식을 회복하지 못함 • 주위 환경을 알지 못함 • 말을 하거나 수의 운동을 하지 못함 • 수면과 각성, 하품, 입맛 다시기, 통증자극에 대한 회피반응, 기타 하부 뇌조직에 의한 반응만 보이고, 이러한 상태가 수년간 지속됨

Tip

외상성 뇌손상의 물리치료 중재 원칙

■ 중재 목적
- 뇌가소성을 촉진하고, 운동 회복에 대한 동기유발을 자극할 수 있는 중재 프로그램 적용
- 손실을 보상하기 위해 남은 기술을 사용하여 최적의 기능 향상에 초점을 맞춘 보상 중재
- 손상 감소 및 일반 건강증진에 중점을 둔 예방 개입(예: 가슴안 건강을 향상시키는 호흡기 물리치료)

■ 중재 방법
- 적극적인 재활치료
- 관절 무결성 및 가동성
- 운동 기능(운동 제어 및 운동 학습)
- 근육 성능(힘, 지구력)
- 자세 제어 및 균형
- 보행과 운동
- 유산소 능력 및 일반 피트니스
- 감각 인식, 피부 완전성, 지각 및 인지 향상
- 숙련된 취급, 지원 및 통증 완화를 통한 통증 관리(예: 마비된 팔 또는 과민증의 경우)
- 자기 관리 기술, 가정 관리 및 사회적 역할을 포함한 일상생활활동의 향상
- 동원 또는 조작과 같은 도수 요법 기술
- 보조기 또는 보철, 이동 보조기, 휠체어 등의 장비 처방 및 적용
- 기도 청소 기술
- 자가 간호 및 재택 간호에 대한 기능 교육
- 직장, 학교, 놀이 및 지역 사회 재통합을 포함한 여가 활동에서의 기능적 훈련
- 수중 요법, 전기 요법, 냉동 요법과 같은 기타 물리 요법 사용
- 조직 생존력을 향상시키는 외피 보호 기술
- 퇴원 계획

2 임상적 특징

바닥핵, 시상, 시상하부, 소뇌, 회백질로 등의 심부 뇌조직으로 구성된 운동신경계는 외상, 감염, 출혈, 약물중독 등에 의해 쉽게 손상을 받는 부위로, 외부 충격에 의한 뇌손상은 다양한 운동장애를 유발할 수 있다. 외상성 뇌손상에 의한 운동장애는 일반적으로 손상의 정도가 심할수록 발생빈도가 높으며, 떨림 및 근긴장이상증은 중증의 뇌손상 후 많이 발생하고, 파킨슨증은 경도 또는 중등도 뇌손상 후 많이 나타나는 것으로 알려져 있다. 그러나 외상의 정도와 상관없이 운동장애의 전체적인 발생빈도는 떨림, 근긴장이상증, 파킨슨증, 간대성근경련, 무도병, 틱의 순서로 발생하는 것으로 보고되었다(박스 9.1).

박스 9.1

외상성 뇌손상 후 운동장애

- 운동성/체위성 떨림(postural/kinetic tremor)
- 근긴장이상증(dystonia)
- 파킨슨증(parkinsonism)
- 무도병(chorea)
- 발작성 운동장애(paroxysmal movement disorder)
- 틱(tics) 또는 뚜렛증후군(Tourette syndrome)
- 치매(dementia)
- 골절(fracture)

외상성 뇌손상에 의한 운동장애의 진단과 치료 시에는 특발성 운동장애 질환들과는 몇 가지 다른 점이 고려되어야 한다. 첫째, 뇌손상 후 발생한 운동장애 중 일부는 일과성으로 특별한 치료 없이 증상의 호전이 일어날 수 있다. 둘째, 운동증상만 독립적으로 나타나는 경우보다 근위약, 경직, 운동실조, 통증, 인지기능저하 등의 다양한 증상이 동반된다. 셋째, 치료적 접근에 있어서 떨림, 근긴장이상증 등의 운동장애 증상의 치료만을 목적으로 하기보다는 다른 동반 증상의 변화를 같이 고려하여 결정해야 한다. 넷째, 외상성 뇌손상 후 발생한 운동장애는 단순히 신경학적 손상인 의학적 원인만 작용하는 것이 아닐 수 있고 심리적 요인, 의료법률적 요인 등의 다른 요인들이 관여할 수 있다는 것이다.

머리 손상 후 발생한 운동장애는 외상이 있고 수일, 수개월 또는 수년 후에 나타날 수 있다. 대부분의 경우 외상으로 인한 운동신경계의 손상이 주원인으로 작용하는데, 손상의 기전은 일차적·이차적 손상이 모두 관여하는 것으로 알려져 있다. 일차적 손상이란 국소 타박상에 의해 바닥핵을 포함한 운동신경로의 손상, 위소뇌다리에 발생한 미만성 축삭 손상 등을 말하며, 이차적 손상이란 일차적 손상 후 일어나는 허혈, 저혈압, 뇌압의 상승 등으로 손상 부위의 확장이 일어나는 것을 말하는데, 이러한 이차적 손상의 결과로 운동장애가 발생할 수 있다. 또한, 외상성 뇌손상 후 독성 시토카인(cytokine)을 포함한 신경독소, 자유라디칼(free redical), 기타 대사성 물질들의 생성 여부 그리고 유전적 소인이 관여하는 것으로 알려져 있다.

흔히 외상성 뇌손상 후 균형 및 보행능력 저하, 운동·감각 기능 저하, 인지장애, 언어장애, 기억력 감퇴, 적응장애와 행동장애 등 많은 신경 기능적 합병증이 수반되어 장기적으로 심각한 문제를 갖게 된다. 그 중 균형 및 보행능력은 기능이 저하된 외상성 뇌손상 환자의 재활에 큰 문제가 되며 재활과정의 저해요인으로서 기능 회복을 방해한다. 외상성 뇌손상 환자들 중 일부는 보행능력이 향상되기도 하지만, 여전히 많은 환자들은 보행능력과 지구력이 감소되어 생활하며, 가정이나 사회에서 독립적인 이동에 제한을 받게 된다.

Tip

외상성 뇌손상 후 회복 과정

- 자발성 회복: 뇌손상 후 조기 중추신경계의 회복 및 분열의 퇴행과 관련된 과정
- 기능 유도 회복: 강제유도 운동치료 훈련 프로토콜에서와 같이 행동 변화를 유도하는 활동 연습 및 환경 자극에 대한 반응으로 신경가소성을 촉진하는 과정

외상성 뇌손상 환자의 치료적 운동이나 스포츠 및 일상적인 신체 활동은 심폐 건강, 근력, 피로, 균형 및 이동성, 기분 그리고 인지 기능들은 재활의 중요한 보조 항목으로 간주되어야 하며, 조기 회복 및 장기간 동안 지역사회 거주자 및 지원되는 요양 시설 모두에서 중등도와 중증 환자에게 중요하다. 어떤 형태의 신체 활동에 참여하는 개인은 일상생활활동에서 더 독립적이고, 운동에 대한 더 큰 자기 효능감을 가지며, 현재 활동하지 않는 사람들보다 교육을 받을 가능성이 더 크다. 그리고 전문가의 격려와 맞춤형 교육 지원 등을 통해 장애가 되는 요소들을 부분적으로나마 해결할 수 있다.

3 운동치료

1) 외상성 뇌손상 환자에 대한 일반적인 운동치료

외상성 뇌손상 환자의 재활에서 가장 중요한 운동치료는 장기적이고 포괄적인 치료 방법으로, 내과적·신경학적 문제와 신체 및 인지 기능, 행동심리학적·사회적 기능장애의 평가와 치료까지 포함된

다양한 문제를 해결하기 위해 필요한 치료 기술이다(표 9.5).

외상성 뇌손상에 대한 중재 목표는 일상 활동에 참여하기 위해 가능한 한 높은 수준의 독립적 기능을 달성하는 것이다. 그것은 개인이 가지고 있는 신체구조와 기능 그리고 활동 및 참여 범위, 환경 및 장벽 등에 따라 다를 수 있다. 따라서 물리치료 프로토콜에 대한 표준화된 권장사항은 없고, 물리치료협회나 단체들이 제공하는 가변적이고 다양한 방법들을 사용하고 있으며, 뇌졸중과 같이 중추신경계 손상 환자에 대한 치료 방법들을 함께 공유하고 있다.

또한 외상성 뇌손상의 결과로 올 수 있는 합병증에 대해 물리치료를 적용할 때는 호흡기 관리와 정형외과적인 외상 관리, 행동 완화와 의사소통 관리, 보조도구의 사용 등에 대한 지식으로 치료적 운동과 신체 활동 처방 그리고 이와 같은 핵심 기술들과 연계된 다른 전문 분야의 치료 개입 및 전략에 대한 지식을 임상적으로 추론할 수 있다.

표 9.5 외상성 뇌손상 환자의 운동치료 적용 전 확인사항

문제	확인사항
내과적 문제	패혈증, 흡인성 폐렴, 연하작용, 위산과다, 위장출혈, 욕창 등
신경외과적 문제	종괴 병소, 수두증, 뇌농양 등
신경학적 문제	외상성 간질, 치매, 소뇌실조, 운동성 떨림, 병적 웃음, 활동 시 간대성근경련, 발작성 무정위운동 등
이비인후과적 문제	기관 삽관 및 기관절개로 오는 합병증(기도 협착 등)
비뇨기과적 문제	요로 감염, 배뇨근-괄약근 실조 등
시각 및 청각 문제	시신경 손상, 시각소실, 시야장애, 측두골 골절을 동반한 청각손상, 현기증 등
인지 기능 및 행동장애	기억력 저하, 학습장애, 공간감지능력 감소, 각성 및 주의력 결핍 등
정신 · 심리적 문제	우울증, 조울증, 정신분열증, 자아소실, 충동조절장애, 행동장애, 기억상실, 공격성 등
근골격계 문제	골절, 경직으로 오는 관절구축과 척추측만증, 이소성 골화증, 체간과 골반의 비정상적인 자세 등
이동동작의 장애	신체 및 인지 기능의 장애, 보조도구의 사용 등
일상생활동작의 장애	신체 및 인지 기능의 장애, 관절구축, 보조도구의 사용 등
언어장애	실어증, 구음장애, 구개범인두 기능부전 등

(1) 신경발달 및 촉진 치료

일반적으로 외상성 뇌손상 환자의 운동치료는 뇌졸중 환자와 같이 중추신경계 손상(뇌손상)의 치료 접근법과 동일하게 적용하고, 다만 환자마다 나타나는 증상에 맞춰 개별적인 치료 방법들을 모색한다. Bobath 접근법이나 PNF, 감각자극치료 등 중추신경계를 자극하여 신경회로망의 활성화를 유도하고, 여러 가지 방법을 통한 감각 자극으로 잠재되어 있는 뇌신경 부위를 활성화하는 방법들은 뇌졸중 환자의 치료 접근법과 유사하다.

환자의 자세 긴장도를 낮추기 위해 중력중심을 기저면에 가깝게 위치하게 하고, 기저면을 넓혀 주어 안정성을 확보하고 가동성을 감소시켜 근 긴장도를 최대한 낮추는 자세를 만들어 주어 운동치료를 통한 신경계의 교차지배(reciprocal innervation) 능력을 회복시켜 줘야 한다. 그리고 지면 위에서 자세를 유지하면서 기능적인 동작을 위해서는 중력에 대항하여 신체를 일정하게 유지하는 바로서기반응(righting reaction), 평형반응(equlibrium reaction), 보호반응(protective reaction) 등의 균형능력을 회복시켜 줘야 한다. 이를 위해 고유수용성 감각이나 촉각, 시각, 청각 등의 다양한 자극을 활용하여 대뇌겉질의 고위 중추 조절보다는 하위 조절 중추이며 본능적인 1차 조절 중추인 둘레계통(limbic system)이나 뇌줄기 수준에서의 움직임을 먼저 이끌어 내는 것이 중요하다. 따라서 이러한 중추신경계의 자극과 조절을 통해 최소한의 기능적 동작을 만들어 낼 수 있는 선택적 동작(selective movement)을 하나하나 만들어 가는 것이 외상성 뇌손상 환자의 신경발달과 촉진을 위한 치료 목적이라고 볼 수 있다.

(2) 보행 훈련

보행 훈련을 위해서는 먼저 하지와 몸통, 골반 주변 근육의 근력 운동이 필요하다. 이를 위해 닫힌 또는 열린 사슬 운동을 적용하여 무릎의 폄과 굽힘 운동을 적용할 수 있고, 또한 다양한 지면을 활용하여 서기 훈련을 겸한 균형 운동을 할 수 있다.

먼저 체중지지 트레드밀 보행은 단지 서기만을 위한 치료가 아니라 근력 강화, 균형 그리고 보행 패턴의 운동조절을 재인식시키며, 치료 시점에 독립 보행이 가능한 대상자들의 보행 개선에 효과가 있다고 하였다. 체중지지 트레드밀 보행 중 체중지지를 통해 하지의 협응과 운동조절을 촉진하고 자세 지지를 할 수 있으며, 체중지지 비율을 감소시킴으로써 보행 중 자신감을 높이고 보행에 필요한 근육 사용을 최소로 하여 효과적인 운동전략 발달을 가능하게 한다. 다음으로 평행봉(parallel bar)을 통한 보행 훈련은 선 자세의 조절부터 보행까지 지지대를 통해 다양한 체중부하 조절을 통한 운동이 가능하고, 보행 자세를 만들어 가는 데 유용하게 사용될 수 있다(그림 9.11).

(3) 자세조절과 균형 훈련

외상성 뇌손상 환자는 중추신경계의 조절 능력 감소로 인해 몸통과 팔다리의 움직임 조절에 어려움을 겪는다. 따라서 이들 환자들에게는 특정한 자세에서 특정 근육군의 근력을 측정하는 것이 의미가 없을 때가 있다. 앉은 자세나 선 자세에서는 팔다리의 움직임을 조절하는 것이 더욱 어려워지기 때문에, 환자의 운동조절 능력은 다양한 자세에서 몸을 움직이도록 요구하고 관찰하는 방법을 통해 이루어진다.

몸의 운동조절 능력을 평가할 때는 팔다리의 움직임이 발생할 때의 힘과 움직임의 질 그리고 환자

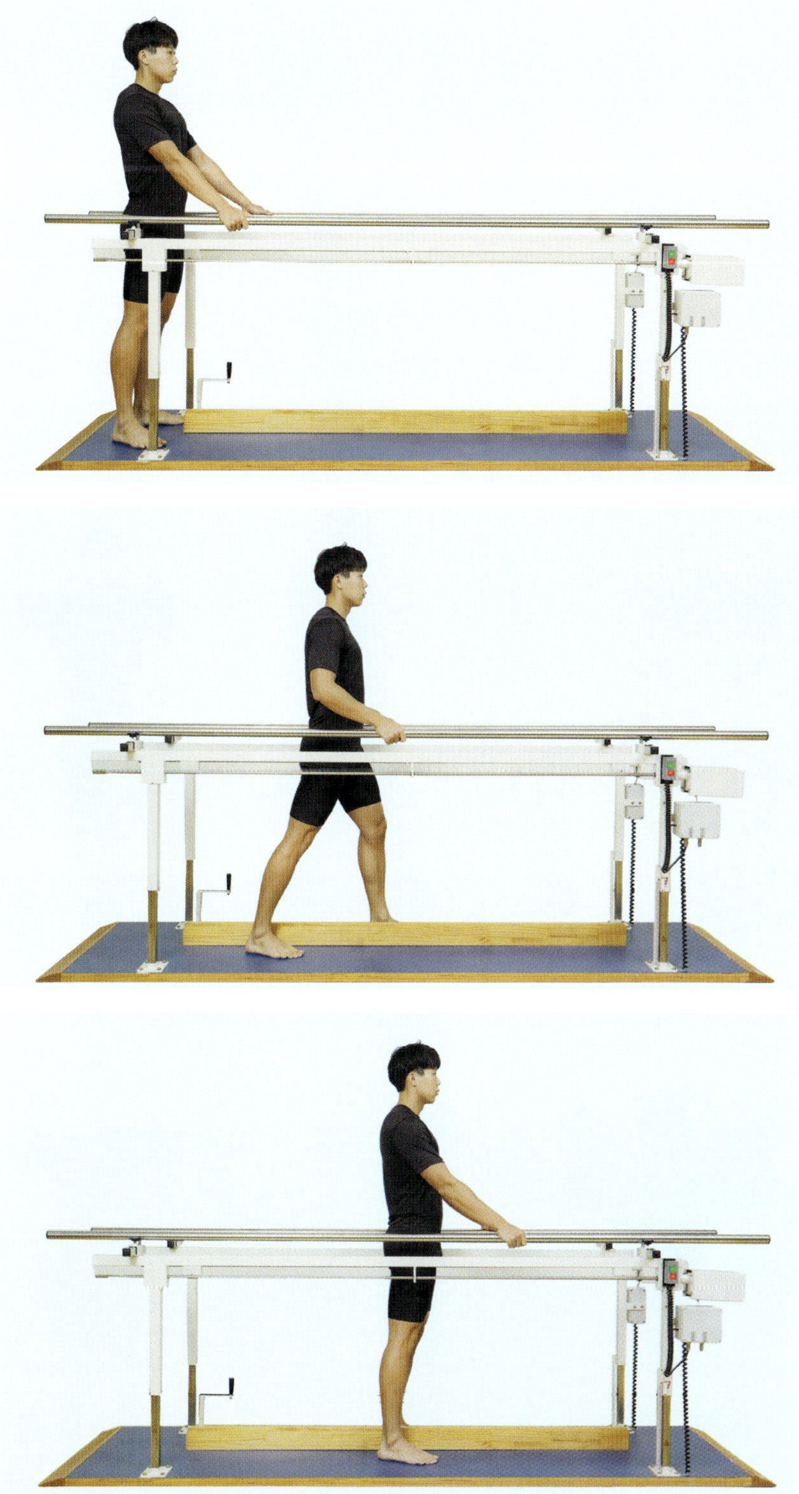

그림 9.11 평행봉을 통한 보행 훈련

가 들이는 노력 정도를 관찰하여 평가한다. 시작하는 형태, 타이밍, 움직임의 궤도, 반사의 우세 정도 등을 관찰한다. 능동적 운동조절 능력을 평가할 때 임상에서는 주로 Fugl-Meyer 평가 척도를 사용하는데, 이 도구는 팔다리의 운동과 감각을 평가하는 도구로 다양한 자세에서 팔과 다리에 다양한 과제를 지시함으로써 운동능력과 감각능력을 평가한다.

외상성 뇌손상 환자들은 도움 없이 앉고 서는 능력, 외력에 의해 중력중심이 이동될 때 균형을 유지하는 능력, 스스로 움직임을 하는 동안 안전하게 균형을 유지하는 능력에 장애를 보인다. 환자의 균형장애를 일으키는 기전으로는 서 있는 동안 자발적인 동요의 감소, 적절한 반응을 생성하기 위해 필요한 근육선택의 장애, 마비측 팔다리에서 반발력(reactive force)의 크기 감소, 마비측 팔다리에서의 균형반응 형성 시 잠복기간의 증가 등을 들 수 있다. 이외에도 몸감각장애, 시각장애, 근육 약화와 구축 및 비정상적인 자세는 균형장애와 낙상 위험을 증가시킨다. 이러한 균형반응은 환자가 기능적인 과제나 일상생활동작을 수행하는 동안 평가되어야 한다. 또한 치료사는 환자의 균형반응을 증진시키기 위하여 균형조절을 요구하는 움직임, 치료사의 손에 의한 균형 훈련, 균형판(balance board) 위에서 균형 잡기 및 다양한 과제를 수행하는 동안 균형조절을 연습시킨다(그림 9.12).

균형반응의 평가는 자세를 유지하는 동안

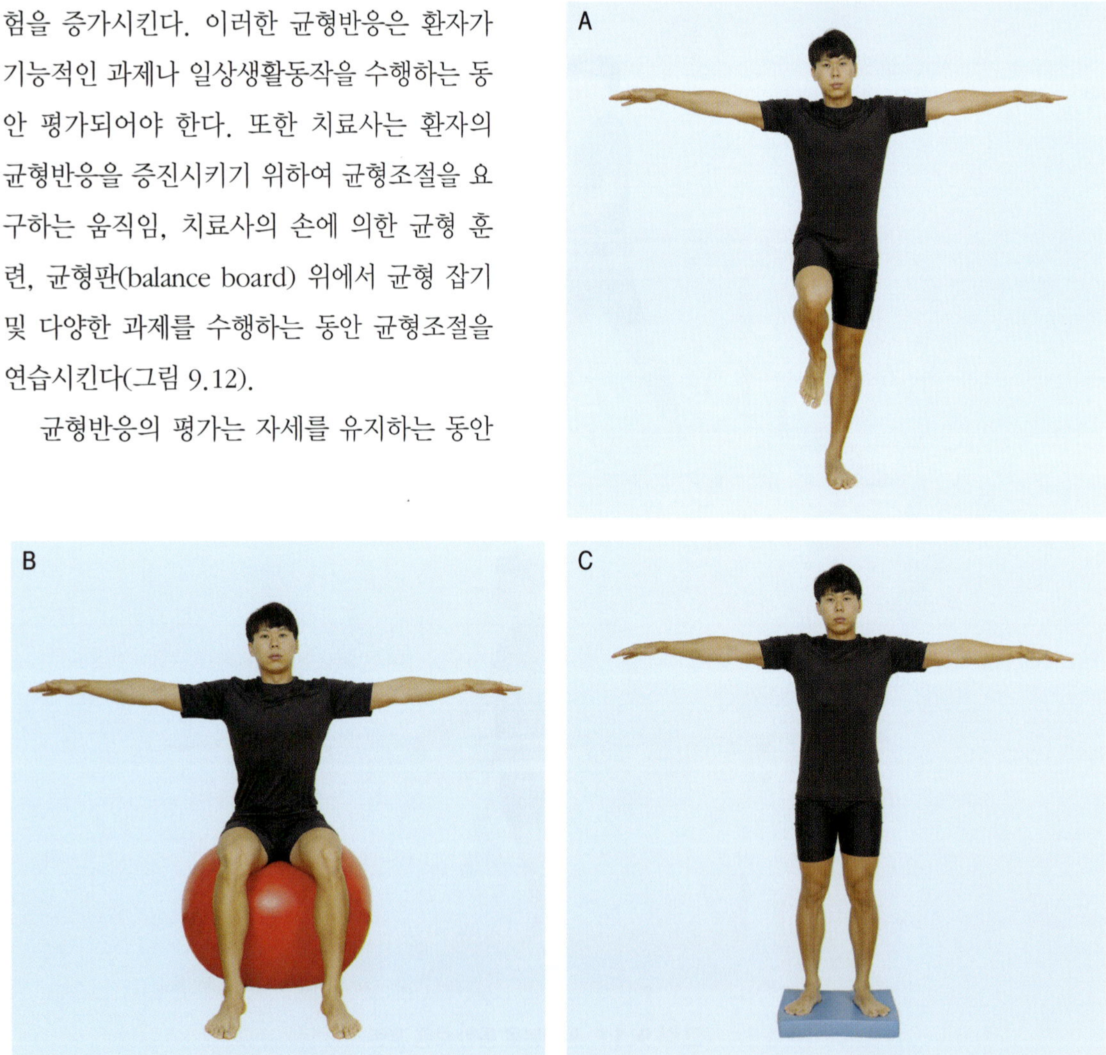

그림 9.12 균형 훈련. A: 한 발 서기 균형 훈련, B: 짐볼에 앉아 균형 훈련, C: 균형판 위에서 균형 훈련

의 균형유지 능력을 의미하는 정적 균형(static balance) 평가와 자세에서 움직이는 동안 균형을 유지하는 능력을 의미하는 동적 균형(dynamic balance) 평가가 있으며, 이는 치료적인 방법으로도 활용할 수 있다. 그리고 중력 방향으로 움직임을 조절할 수 있는 능력을 의미하는 원심성 조절(eccentric control) 능력 평가와 머리 조절과 공간에서의 머리 방위 및 몸통 가동성을 포함하는 바로서기반응(righting reaction) 평가 그리고 체중지지와 체중 이동, 중심선에서 멀어져 가는 움직임을 포함하는 보호반응(protective reaction) 평가 등을 통해 균형조절에 대한 중추신경계의 회복 능력을 어느 정도 파악해 볼 수도 있다(그림 9.13).

A

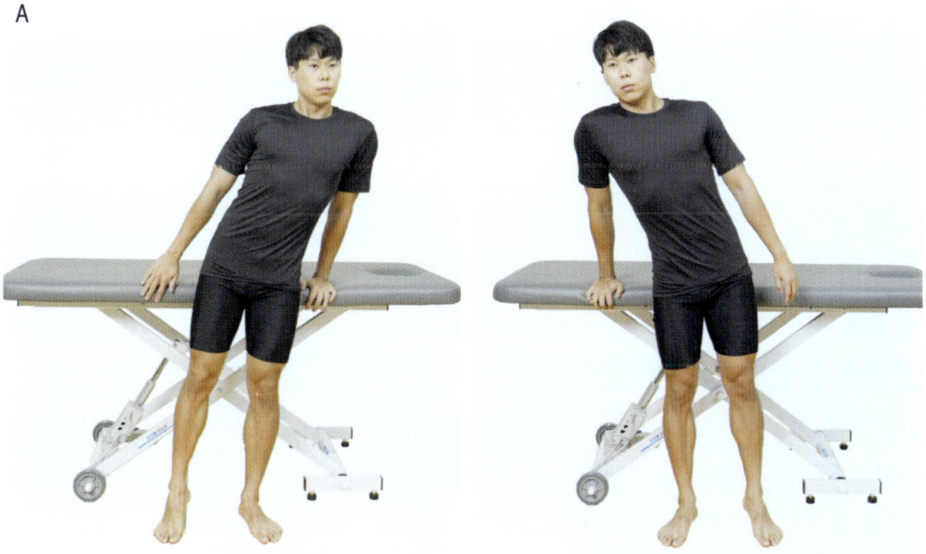

B

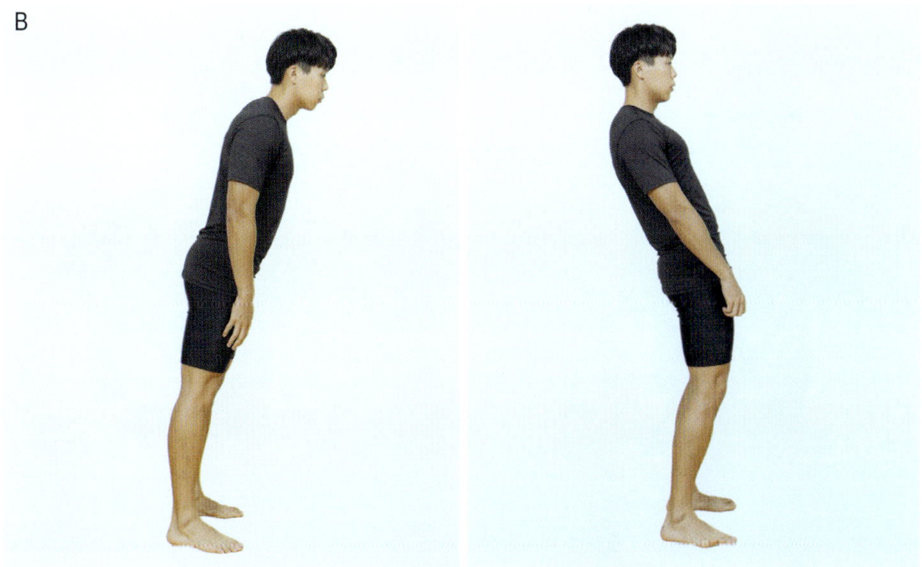

그림 9.13 바로서기반응과 보호반응

(4) 가동성과 근력 훈련

팔의 비활동성은 관절의 움직임과 조직의 유연성 및 신체 능력을 감소시키는데, 이는 신경체계의 이상과 조직의 영양 부족, 국소 통증 등이 원인이 될 수 있다. 따라서 팔의 비활동성의 원인을 찾는 것이 무엇보다 중요하다.

팔 움직임 개선에 있어 가장 중요한 운동범위 증대를 위해 수동 및 능동 관절가동운동, PNF 등을 활용한 관절 촉진 운동 등을 활용한 관절가동운동이 무엇보다 중요하다. 그리고 팔의 운동은 긴장도나 통증을 증가시키지 않으면서 근력과 기능을 향상시킬 수 있는 목적을 가지고 실시한다. 팔에 관절가동운동을 수동과 능동으로 적용하여 관절의 움직임을 유지 또는 증진시키고, 점진적인 저항 운동을 통해 근력 훈련을 실시한다. 필요하다면 전기적 자극의 도움을 받을 수 있다.

팔에 대한 뻗침 운동 역시 가동성을 높이는 데 중요한 방법인데, 마사지를 비롯한 수동과 능동 스트레칭 운동, 등척성 · 원심성 · 구심성 수축, 닫힌 또는 열린 사슬 운동, PNF의 동적 반전 및 반복 수축, 탄력 밴드 운동 등을 적용해 볼 수 있다.

팔에 대한 과제지향 훈련 역시 팔의 기능 향상에 도움을 줄 수 있다. 주로 작업치료에서 실시하고 있는 작업 수행 방법들을 적용한 팔 운동프로그램을 환자 개인에 맞게 재수립하여 흥미와 재미를 통한 치료적 효과를 얻어 낼 수 있다. 필요시 손의 통합적 기능 수행을 위해 부목 적용도 가능하며, 컴퓨터를 활용한 게임 훈련 역시 좋은 훈련 방법이다.

CIMT는 중추신경계 환자의 팔 움직임에 대해 좋은 결과를 보여 주는 대표적인 운동이다. 깨어 있는 하루 평균 6시간, 최소 90% 이상 억제를 2~3주 동안 하면 좋을 결과를 얻을 수 있다는 보고들이 있으며, 이를 통해 일상생활동작의 기능 개선까지 긍정적인 영향을 준다(그림 9.14).

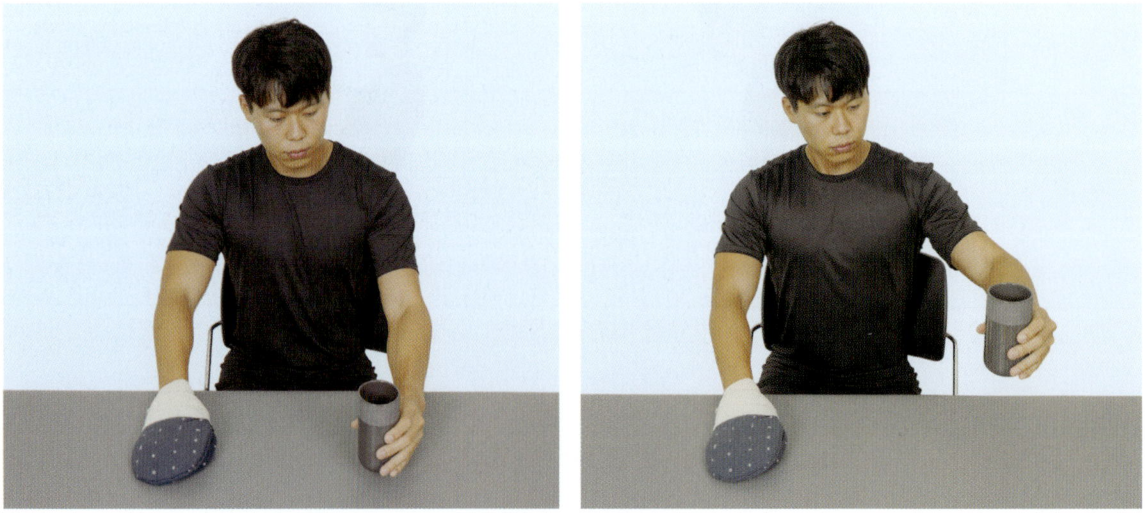

그림 9.14 강제유도 운동치료

(5) 수중 재활운동

뇌신경 손상에 있어서 수중 환경에서의 재활운동은 손상이나 부자유, 장애에 있어서 여러 가지 장점을 제공한다. 수중 재활운동은 일반적으로 물의 특성 중 적당한 부력과 저항을 이용하는 것으로, 부력의 효과는 체중의 완화로 약증(weakness)이 있는 환자가 재활과정 중에서 조기에 바로 선 자세를 획득할 수 있도록 해 준다. 이러한 체중부하의 완화는 수중에서 활동하는 동안 기능적 활동을 극적으로 유발시키게 된다. 또한 부력으로 인한 신체의 지지는 환자 자신의 신체를 보다 안전하고 빠르게 조절할 수 있게 하며, 교대운동(reciprocal movement)을 다시 획득하도록 한다. 이러한 증진된 기능 수행 능력과 독립적인 움직임은 동기유발과 자긍심을 가지게 하여 정신적으로 장애를 극복하는 데 큰 이점을 주기도 한다. 또한 물의 특성 중 수중에서의 움직임이 일어났을 때 난류(turbulence)가 발생하게 되는데, 이때 생기는 적당한 저항감은 새로운 감각을 주게 되며, 이것이 약증이 있는 근육의 근력 강화와 운동패턴을 촉진시켜 준다. 표 9.6은 뇌손상 환자들의 움직임에 있어서 나타나는 몇 가지의 현상에 대한 수중 재활운동의 효과를 설명한 표이다.

표 9.6 외상성 뇌손상 환자의 수중 재활운동 효과

효과	내용
근 긴장 감소	근 긴장도에 목표를 둔 재활운동이라면 적절한 수온이 유지될 때에 효과적이며, 미온의 수온(34~36℃)에서 직접적인 자극을 받음으로써 줄어들 수가 있다. 또한 일정한 자극과 신체의 지지는 근 긴장도에 더욱 도움을 줄 수가 있다. 일정한 자극이란 느리고 리드미컬한 움직임(신체의 장축을 중심으로 좌우로 흔들고 구르는 동작)과 회전으로 안뜰기관을 자극하는 것이며, 이러한 회전은 경련성(spasticity)을 줄여 준다. 수중에서의 긴장도를 줄이기 위해서 WATSU 기법이 활용된다.
정위반응 자극	소뇌에 손상을 입어 저긴장이 존재할 때 정위반응이 거의 소실되는데, 스스로 몸을 바로 잡는 능력은 근 긴장도에 달려 있다. 이러한 자극을 주기 위한 수중동작으로써 환자를 수면에 수평이 되도록 띄워 체간과 머리의 움직임을 이용한 자세의 회전 운동과 엉덩관절, 무릎관절, 발목관절의 가동력을 주면서 선 자세(standing position)를 훈련시킨다. 수중에서의 정위반응을 위한 기법으로 Halliwick 기법이 활용된다.
운동범위 증가	지상에서의 중력에 대한 반중력 반응(antigravity reaction)으로 인해 사지의 움직임은 근 긴장도를 더욱 증가시킨다. 그러나 수중에서의 부력기구를 이용한 수평 자세에서의 부드러운 움직임과 수동적 관절가동범위의 확장으로 근 긴장도를 줄일 수가 있다. 이렇게 하면 협력 수축이나 연합반응으로 인한 근 긴장도를 줄일 수가 있다. 수중에서의 WATSU 기법이 활용된다.
교대운동패턴 학습	인체의 중심선의 구조적 안정은 기능적 교대운동패턴의 기초가 된다. 이러한 교대운동은 근 긴장도에 최소한의 변화에 의해서 영향을 받는데, 수중에서의 부드러운 리듬감과 보조자의 잘 지지된 보조로 인해 사지가 자유롭게 움직여질 수 있다. 이러한 방법으로는 환자를 수면에 수평적으로 띄워 놓고(부력기구 사용) 리드미컬한 숫자 세기에 따라 같은쪽의 상지와 하지가 같이 벌림, 모음, 굽힘, 폄하도록 연습시킨다. 수중에서의 교대운동패턴을 위한 기법으로 bad ragaz ring 기법이 활용된다.

표 9.6 외상성 뇌손상 환자의 수중 재활운동 효과(계속)

효과	내용
호흡조절과 발성	뇌손상 환자에게는 여러 유형의 언어적 장애가 수반되는 경우가 있다. 그 중 발음상의 문제와 목소리의 톤에 대한 언어적 장애는 호흡패턴에 달려 있다. 이러한 문제는 목과 복부의 근 긴장도가 증가되면 효과적인 호흡조절과 발성이 힘들어지게 되며, 이에 도움이 되는 것은 수중에서의 완전한 이완이다. 이완 방법은 수면에 완전하게 수평으로 누워 뜬 자세(머리, 체간 상지, 하지에 부력기구 착용)에서 이완을 얻을 수가 있다. 또한 입 주위 근육의 근력이 약함으로써 언어와 섭식에 문제를 가질 수가 있는데, 이를 위해 수중에서의 불기동작(blowing)과 레크리에이션적 율동 운동이 사용될 수가 있다.
보행능력	보행은 3가지의 기능적 목적을 가지고 있다. 첫째는 한 장소에서 다른 장소로 이동, 둘째는 안전한 이동, 셋째는 충분한 이동이다. 뇌손상 환자들은 보행 속도, 보폭, 보행주기 등에서 현저한 감소가 나타난다. 그럼으로써 보행패턴 중 입각기(stance phase)와 유각기(swing phase)에 있어서 부적절한 패턴이 나타나는데, 환자들의 보행패턴에서 입각기는 엉덩관절의 폄과 발목관절의 발등 굽힘의 관절가동범위를 증가시킴으로서 개선될 수 있는데, 이러한 환자의 하지의 근위부를 보다 이완시키고 신전시키는 데 WATSU 기법이 효과적일 수 있다. 또한 WATSU 기법은 연부조직 복합체의 개선으로 보행 유각기에 영향을 미칠 수 있다. bad ragaz ring 기법의 등척성 및 등장성 수축 운동은 하지의 입각기를 개선시킬 수 있는데, 엉덩관절 및 무릎관절의 폄 패턴의 등척성 운동은 이 부위의 협력 수축을 조절한다. 그리고 한쪽 다리를 들어 올리는 교대운동을 통하여 입각기와 유각기 모두를 훈련할 수 있도록 해야 한다. 수중에서의 과제유형 접근법(task type training approach)을 통하여 보행패턴에 있어 기능적인 자세에 알맞은 기능적인 활동을 하게 함으로써 환자의 기능을 더욱 개선시킬 수 있다.

출처: 정병국(2003). 수중재활운동의 중요성과 외상성 뇌손상의 수중재활운동

2) 사례별 운동치료

(1) 개요

외상성 뇌손상 환자는 손상 정도에 따라 혼수상태에서부터 수일 내에 증상이 호전되는 경우도 있지만, 대부분 두통과 함께 어지럼, 메스꺼움, 구토 등의 신경학적 증상이 초기에는 나타난다. 손상 초기에는 의료진에 의한 생명 유지 및 머리안 내압 관찰 및 예방 그리고 합병증 방지에 치료 목적을 두어야 하고, 또한 글라스고우 혼수 척도 등을 활용한 신경학적 검사를 통한 의식 수준을 확인하고 수시로 활력징후(vital sign)와 호흡을 점검해야 한다. 그리고 때때로 운동반응을 확인해야 할 때는 통증자극을 이용하여 팔다리 근육의 긴장력과 근력을 검사한다.

오랜 침상 생활로 올 수 있는 욕창을 예방하기 위해 일상적으로 낮에는 2시간, 밤에는 6시간마다 자세를 변경하며, 환자의 호흡능력을 개선하기 위해 체위배액법, 타진법, 진동법 등도 적용해 볼 수 있다.

근 긴장도의 변화와 교차지배에 대한 불균형 등은 결국 관절구축과 변형을 초래하게 되는데, 이를 예방하기 위해 지속적인 수동관절운동(passive range of motion)을 실시하고, 필요에 따라 부목이나 보조기를 사용할 수 있다. 그리고 특히 오랜 침상 환자를 위해 기립성 저혈압을 예방하기 위한 경사침

대(tilt-table)를 이용한 서기 훈련을 실시하고, 어느 정도 서기 훈련이 적응된 환자에게는 선 상태에서 팔과 몸통 움직임을 유도한 이중과제훈련을 통해 인지 및 지각능력을 개선시킬 수 있다. 이후 환자가 의학적 상태가 안정되고 점차 운동성이 좋아지는 중기 및 후기 단계로 접어들면 기능적 가동성 훈련을 추가하고 기립 자세 유지 및 가동성 향상을 위한 능동 운동을 적용할 수 있다. 궁극적으로 외상

[사례] 외상성 뇌손상 환자의 물리치료 임상기록지

<table>
<tr><td>환자이름</td><td>이○○</td><td>성별</td><td>남</td><td>생년월일</td><td>1980.11.20</td><td>발병일</td><td>2021.06.10</td></tr>
<tr><td>진단명</td><td>외상성 뇌손상
왼쪽 편마비</td><td>재발 여부</td><td></td><td>입원날짜</td><td>2021.06.10</td><td>외래날짜</td><td></td></tr>
<tr><td>주관적인 증상</td><td colspan="7">- 2021.06.10. 오토바이 사고로 ○○병원 응급실 이송되어 MRI 결과 중증의 외상성 뇌손상으로 판정, 복합 손상으로 오른쪽 손목의 손배뼈 골절과 이깨 관절의 아탈구와 좌상, 양쪽 다리에 심한 찰과상
- 1주일간 중환자실 입원 후 일반 병원으로 옮겨 재활치료 시작
(재활치료 시 증상 악화로 치료와 중단을 반복하고 있음)
- 왼쪽 팔에 운동성 떨림과 근긴장이상증 보임
- 누워 있을 때의 어지러움과 균형 능력 저하, 오른쪽 손목과 어깨의 통증, 다리 찰과상에 대한 통증
- 오른쪽 손목 보호대와 어깨 고정을 위한 슬링 착용</td></tr>
<tr><td>객관적인 평가</td><td colspan="7">1. 상지 우세 편마비로 왼쪽 팔에 대한 강직성 근긴장 이상과 떨림 보임(MMSE-K 20점, MAS 4점)
2. 오른쪽 손목과 어깨 부위의 통증: 어깨 슬링 제거 후 통증 조절 적용
3. 균형 능력 저하로 서기 자세 불안정: BBS 30점(기립성 어지러움은 감소되고 있으나, 여전히 존재)
4. 이동이나 일상생활동작은 보호자 도움이 필요: 수정바델지수 52</td></tr>
<tr><td>치료 계획</td><td colspan="7">1. 왼쪽 팔의 근긴장 조절과 움직임 회복: 온열치료, 마사지, PNF 적용
2. 오른쪽 팔의 통증 감소와 골절 치유 촉진: 부드러운 수동 ROM와 마사지
(어깨 능동 ROM 증진과 통증 VAS 4에서 VAS 2로 감소)
3. BBS 균형 검사 40점 이상: 앉아서 균형 잡기, 한 발 서기, 눈 감고 서기 훈련 등
4. 보호자 없는 일상생활동작을 위한 과제지향적 훈련: 수정바델지수 75
5. 정신적·심리적으로 안정된 상태를 유지하기 위한 심리 상담 추천</td></tr>
<tr><td>치료 교육</td><td colspan="7">1. 비마비측의 팔을 억제하고 마비측 팔의 사용을 촉진함: CIMT(강제유도 운동치료)
2. 수면 시 오른쪽 팔의 통증 감소 위한 자세: 어깨 밑 베개 지지 등
3. 체중지지 트레드밀 훈련으로 균형 감각 회복
4. 보조도구들을 활용한 일상생활동작 훈련 지속: 필요시 작업치료사 협조
5. 같은 병실 환자와 식사하기, 산책하기 등 심리 안정화 활동 촉진</td></tr>
<tr><td>기타</td><td colspan="7">1. 환자 및 보호자 교육
2. 보호자 및 간병인 이동 보조와 보조기 사용 방법
3. 퇴원 후 재활치료 계획 준비</td></tr>
</table>

성 뇌손상 환자의 운동치료 목적 역시 적용되는 재활치료의 효과를 극대화시켜, 최종적으로는 독립적인 일상생활을 할 수 있도록 도와주고, 가정과 지역사회 복귀 그리고 직업 훈련의 단계로 나아갈 수 있도록 한다.

(2) 급성기 운동치료

외상성 뇌손상 초기 단계는 신체 기능과 의식 수준이 매우 감소된 상태로, 의학적으로 최적의 상태를 유지하여 신체 기능과 의식 수준을 증진함으로써 이차적 손상과 감염, 구축 및 욕창 등의 합병증을 최소화하는 시기이다. 이 단계에서는 환자의 인지-지각 상태를 주기적으로 평가하고 운동조절과 관절가동범위를 유지 또는 증진하는 데 초점을 둔다.

우선 장기간 침상고정으로 인한 감염과 욕창 발생 가능성을 낮추기 위해 초기에는 2시간마다 자세를 변경시키고, 환자 상태에 따라 변경 시간을 늘려간다. 그리고 침상에서의 자세조절 훈련 통한 자세 변경은 환자로 하여금 자세의 불편함을 줄이고 비정상적인 근 긴장도를 낮추어 다른 원시 반사를 억제시킬 수 있다. 바로 누운 자세보다는 옆으로 누운 자세와 엎드린 자세를 교대로 시행하여 근 긴장도의 조절과 함께 올바른 침상 자세를 유지할 수 있도록 한다(그림 9.15).

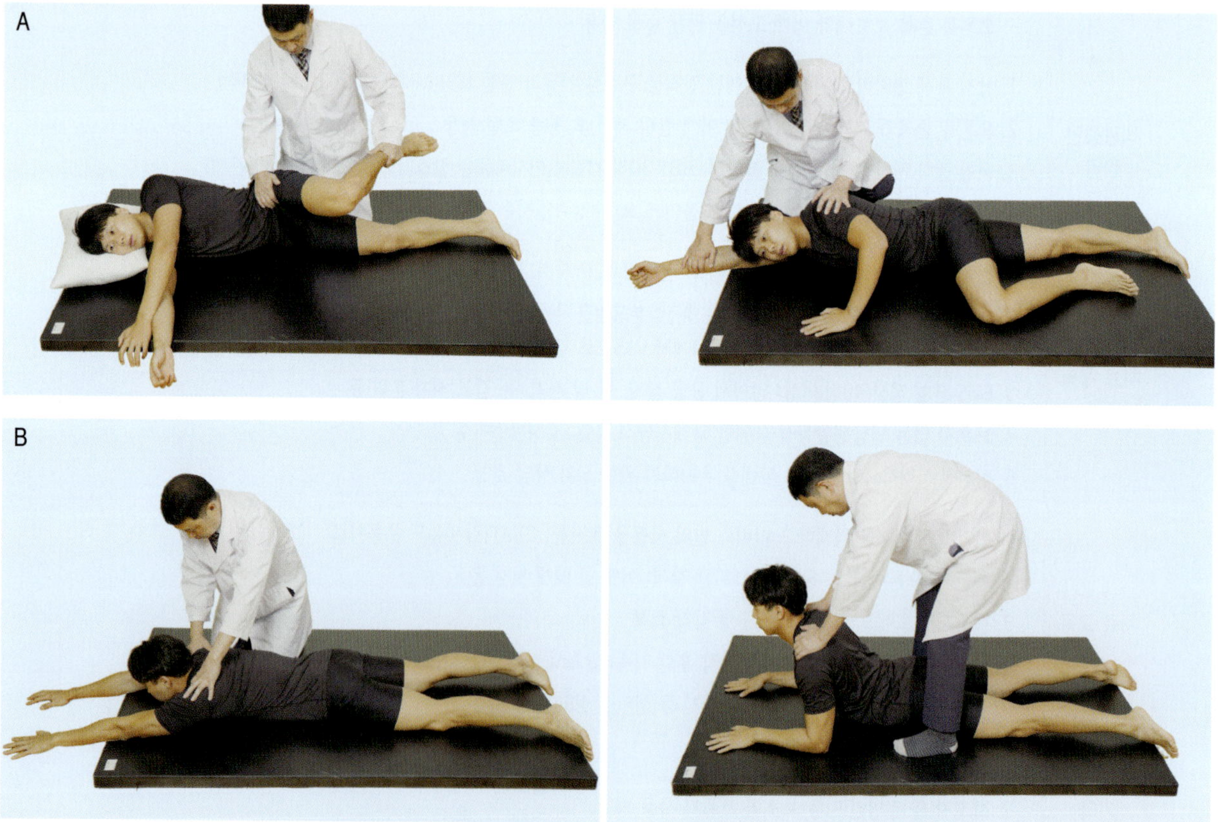

그림 9.15 외상성 뇌손상 환자의 급성기 운동치료. A: 옆으로 누운 자세, B: 엎드린 자세

특히, 의식 수준이 낮은 환자는 관절가동범위의 감소로 인한 구축과 비정상적인 근 긴장도 증가, 관절 변형, 의식상태와 인지능력 저하, 의사소통의 혼란, 이해력 저하, 주위 환경에 대한 반응 감소, 원시적 긴장 반사 출현, 기능적 움직임 및 서기 능력 감소, 지각 및 감각능력 저하가 나타난다. 이를 위한 운동치료는 관절 운동과 뻗침 운동, 인지 및 지각 그리고 인식 향상 훈련, 적절한 자세 훈련과 휠체어 이동 훈련, 기능적인 움직임 훈련, 앉고 서기, 매트 훈련, 가족의 지지와 교육 등이 이루어져야 한다(그림 9.16).

감각 자극을 위한 감각통합운동을 통해 지남력 및 각성능력을 향상시킨다. 예를 들어, 치료사는 수동관절운동을 통해 환자에게 운동의 목적과 방향을 인지하게 하고, 환자의 눈은 치료하고자 하는 동작 방향을 주시하도록 가리치고, 촉각, 시각, 고유수용성 감각, 청각, 운동 감각 및 전정자극, 후각 자극 등 다양한 자극을 통한 각성과 운동기능 증진의 효과를 만들어 낸다. 또한 이 단계에서 경사침대를 이용하여 부분 또는 완전 체중부하를 통해 서기 감각에 대한 자극을 제공하고, 환자 상태에 따라 서서히 경사침대의 각도를 증가시켜 나간다.

이동을 위한 휠체어 자세 훈련은 피부손상과 관절구축을 예방하고 정상적인 근 긴장을 촉진하도록 한다. 그리고 원시 반사를 억제하여 자세 정렬 및 안정성을 높이고, 휠체어 활동을 통해 신체 위치

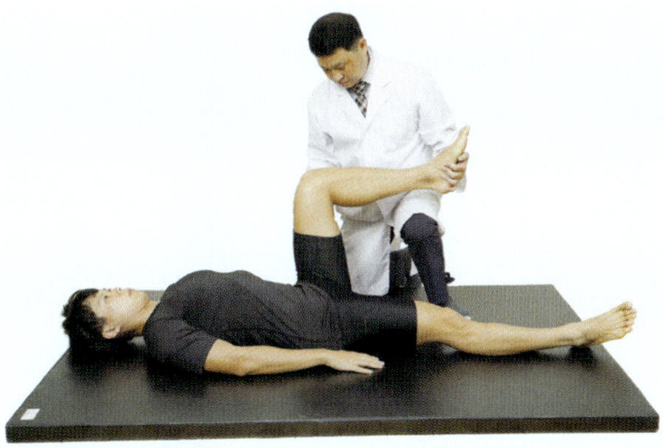

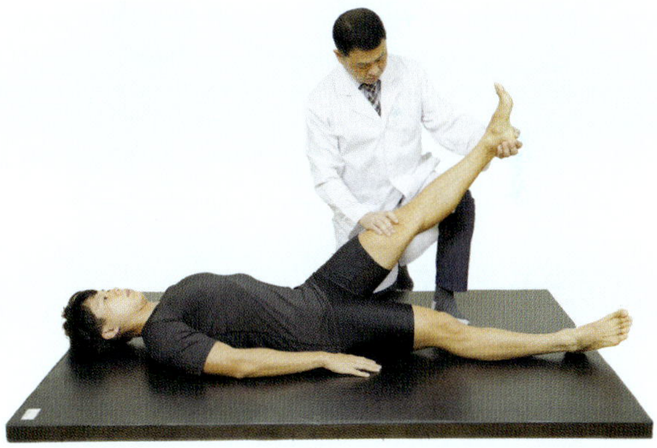

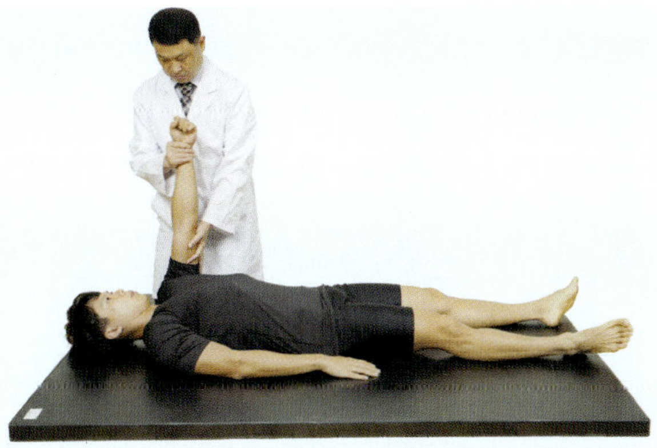

그림 9.16 수동관절운동

와 인지 기능을 향상시키는 데 목표를 둔다. 그리고 휠체어에 앉은 자세에서 독립적으로 움직이기 힘들다면 휠체어 머리 받침으로 환자의 머리를 정렬시킨다. 몸통은 머리와 골반을 수직으로 정렬한 자세로 앉게 하고, 골반은 중립에서 약간 앞으로 기울어진 형태로 유지한다. 스스로 움직일 수 없는 환자의 경우, 좌석 벨트를 골반과 엉덩이에 고정하여 환자의 체중을 양 엉덩이에 골고루 부하한다. 앉은 자세에서의 엉덩관절과 무릎관절은 굽힘하고, 발목관절은 반드시 발판에 올려 떨어지지 않도록 한다(그림 9.17).

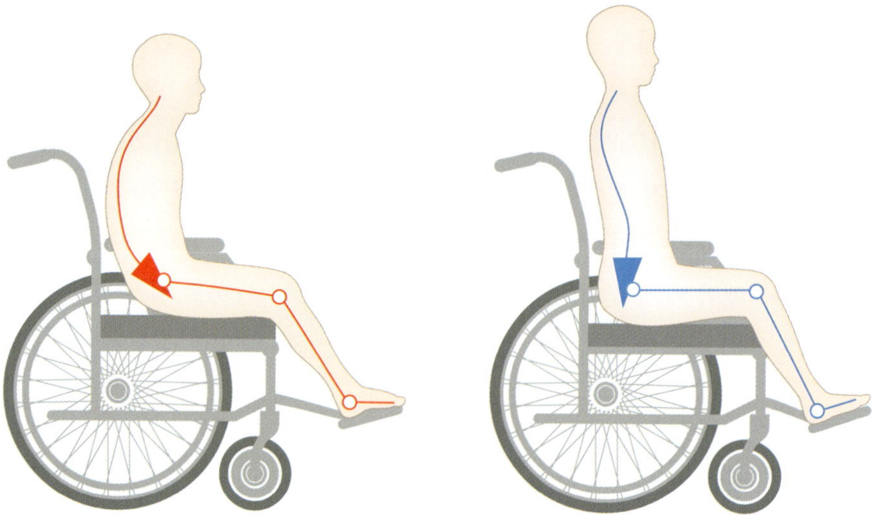

A B

그림 9.17 휠체어 자세 훈련. A: 잘못된 자세, B: 올바른 자세

(3) 회복기 운동치료

외상성 뇌손상 환자의 회복기 수준에서의 운동치료의 목적은 환자의 신체 기능 능력을 유지하는 것이다. 이 시기는 관절가동운동을 비롯하여 근력 운동과 지구력 운동 등이 포함된다. 주로 이 단계부터는 적극적인 운동치료가 적용되며, 치료사는 무엇보다 환자의 기능 증진을 위해 신체적 기능 수준에 맞게 개인별 치료 프로그램을 작성하여 집중 치료를 하도록 한다. 그리고 환자 스스로 능동 운동이 가능한 움직임과 과제지향 훈련, 이동과 보행 훈련 등을 실시한다.

또한 근지구력과 유산소 운동능력을 개선시키기 위해 팔다리 에르고미터 훈련과 트레드밀 훈련을 실시하고, 근지구력을 향상을 위한 본 운동(work-out) 시에는 낮은 강도로 시작해서 시간과 횟수를 조절한다. 그리고 이러한 단계별 운동프로그램 적용 시 반드시 준비(warming-up)와 마무리(cool-down) 운동을 함께 적용한다. 그리고 운동을 할 때는 복잡한 운동보다는 단순한 운동으로 시작하고, 환자가 집중할 수 있도록 매일 같은 장소와 시간대를 정해서 반복적인 일상적 활동 과제가 될 수 있도록 한다(그림 9.18).

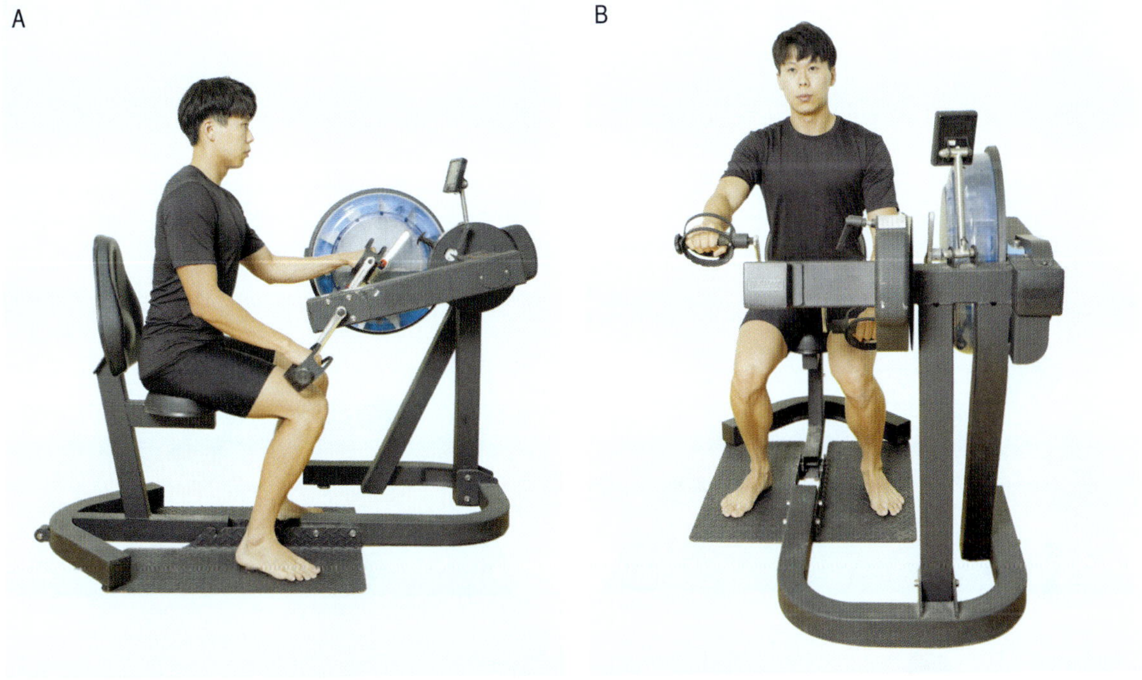

그림 9.18 팔다리 에르고미터 훈련. A: 측면, B: 정면

운동치료 적용 시 기능적 활동 수준에 따라 큰 근육 위주의 자세조절 운동부터 시작하고, 움직임 패턴을 배울 때 환자의 안전교육을 통해 낙상이나 손상을 미리 방지하도록 한다. 즉, 단계별로 운동치료를 적용하지만 무엇보다 신체의 안정성 확보를 위한 치료가 중요하고, 다음으로 가동성을 점진적으로 증가시키는 것이 바람직하다.

이 시기에는 본격적인 기능적 활동을 적용하여 근지구력은 물론이고 민첩성과 기능적 움직임을 만들어 가는 것이 필요하다. 먼저 이러한 기능적 움직임을 하기 위해 근 긴장도를 조절할 수 있는 기법들을 이용하여 분리된 움직임을 만드는 것이 중요하다. 체중부하 운동이나 힘줄 압박(tendon pressure), 지속적인 뻗침 운동, 느린 율동적 회전(slow rhythmic rotation) 등은 비정상적인 근 긴장도를 억제하는 기법들이 될 것이다.

기능적 활동을 위한 훈련들은 대부분 매드에서 실시하게 된다. 매드 운동은 손상 초기 의학적으로 안정된 시기부터 가능한데, 예를 들어 기능적 동작을 인식시키기 위한 구르기(roll over) 동작은 초기에는 수동 운동에서 시작하여 점차 능동 운동으로 나아가고 동기부여에 초점을 두어, 좌우로 구르기를 실시한다. 이를 통해 체간의 근 긴장도 감소와 분리 운동, 욕창 방지, 요실금 및 배변 기능장애 개선의 효과를 줄 수 있다. 구르기를 촉진하기 위해서 환자의 다리를 반 무릎 세워 눕게 하고, 상지의 대각선패턴을 이용하여 구르기 운동을 촉진할 수 있다. 구르기 운동과 함께 교각운동을 적용하여 환자의 다리를 축으로 몸통을 들어 올림으로써 뒤쪽 어깨와 양쪽 다리에 압박과 압축을 가하여 주위 근육들을 강화시킬 수 있다. 이를 통해 구르기를 효과적으로 증진시키고 누운 자세에서 앉은 자세로 전환할 수 있는 기능적 움직임을 발달시킬 수 있다(그림 9.19).

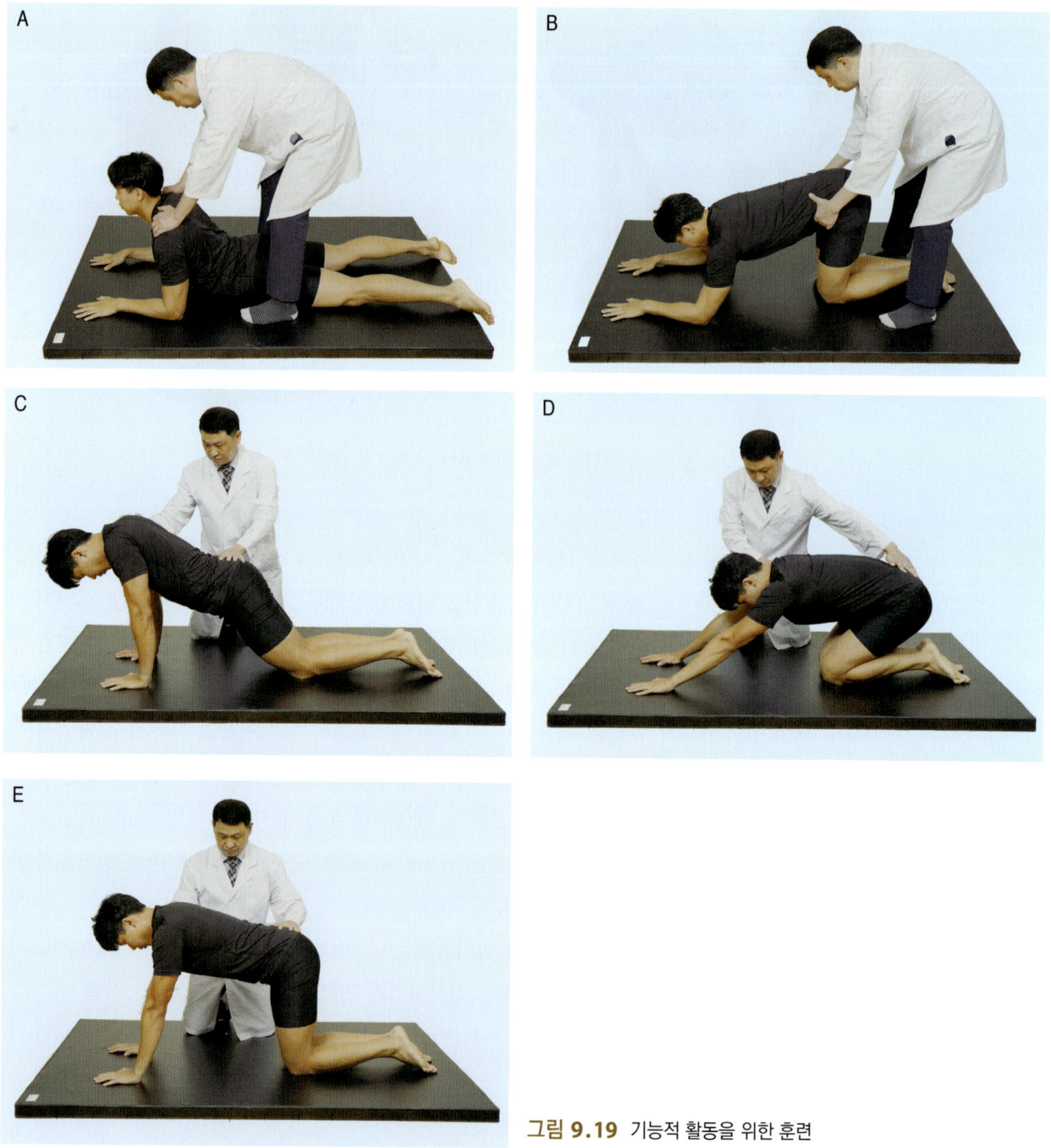

그림 9.19 기능적 활동을 위한 훈련

구르기 후 옆으로 누운 자세에서 앉기는 외상성 뇌손상 환자뿐만 아니라 여러 뇌손상 환자에서도 반드시 필요한 동작이다. 이 동작은 움직임에 대한 지각능력을 증가시키고 중력에 대한 바로 서기 반응 및 자세정렬, 평형반응을 유도하고 자극할 수 있다. 그리고 앉기 전 네발기기 자세를 취해서 몸쪽 근육들의 고유수용성 감각을 키우고, 먼쪽 근육들의 운동성 감각을 키워 나가는 것도 좋은 치료 방법 중에 하나이다. 이어서 일어서기가 되면 일어서서 제자리에서 균형 잡기, 몸통 앞뒤 기울기, 균형판에서 서기, 한 발 서기, 제자리 걷기 등 서기 훈련을 실시하고, 더 나아가 평행봉 걷기, 지팡이 걷기, 의자에서 앉고 일어나 걷기 등 본격적인 보행 훈련을 실시한다.

활동과제 ❷

1년 전 오토바이 시고로 왼쪽 뇌 부분의 외상성 뇌손상으로 수술 후 현재까지 재활센터에서 입원시료를 받고 있다. 몸의 전체적인 떨림이 있어, 과제 수행이나 서서 중심 잡기가 힘들고 어지럼까지 호소하고 있다. 언어와 연하 기능도 중등도로 혼자서 의사소통과 식사가 어렵고, 휠체어 사용 시 벨트로 고정하여 이동하고 있다.

- 다음 사례의 물리치료 목표에 대해 기술하시오.

- 능동적 운동조적 능력을 평가하기 위한 방법에 대해 기술하시오.

- 떨림 감소와 서기 등의 균형조전은 위한 치료 방법에 대해 기술하시오.

사례 ③ 외상성 척수손상

1 개요

외상성 척수손상(traumatic spinal cord injury)은 외상에 의해 척수에 손상이 생기는 것을 말한다. 척수는 척추뼈에 의해 형성된 척추관에 위치하는 신경구조물로, 위로는 숨뇌와 연결되고 아래는 첫 번째에서 두 번째 허리뼈 수준까지 뻗어 있다. 외상성 척수손상은 자동차나 오토바이 사고와 같은 교통사고 또는 여러 스포츠 활동, 직업재해 등이 가장 흔한 원인을 차지한다. 척수는 여러 신체기관의 수용기들의 감각정보들이 뇌로 올라가는 주행경로와 뇌에서 효과기로 내려 보내는 주행경로를 제공하며, 일정 범위 내에서 통합하는 기능을 가지고 있다. 따라서 척수손상은 손상 수준에 따라 부분 또는 완전마비의 팔다리마비(quadriplegia)와 하반신마비(paraplegia)를 일으킬 수 있고, 손상 수준 이하에 운동, 감각, 자율신경계 등의 일시적 또는 영구적인 변화를 초래하며, 호흡기계, 비뇨기계, 순환기계, 피부계 등의 이차적 손상을 가져올 수 있다(그림 9.20). 척수손상 환자는 남아 있는 기능으로 일상생활을 해야 하기 때문에 환자뿐만 아니라 가족에게도 심각한 영향을 미친다. 따라서 치료사는 최대한의 기능적 활동을 유지하기 위해 정확한 검사와 평가를 통해 치료 계획을 수립하여 적절한 중재가 이루어질 수 있도록 해야 한다.

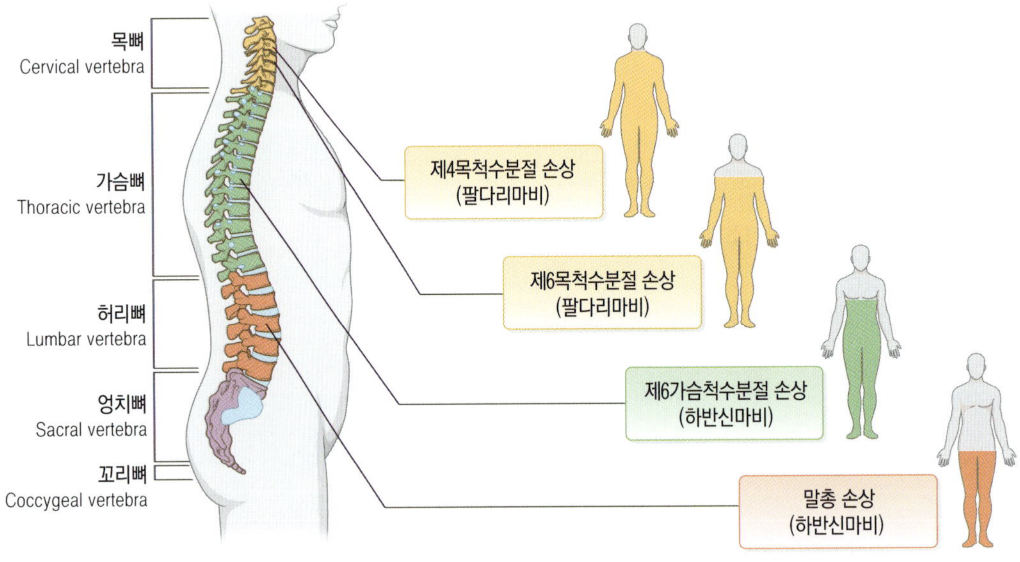

그림 9.20 척수손상 수준별 분류

2 임상적 특징

1) 척수손상과 불안정성

외력의 제공은 척주 구조에 손상과 불안정성을 일으킬 수 있다. 척주의 불안정이 지속되는 경우에는 안정화를 이루기 위한 치료가 동시에 이루어진다. 우선적으로 6~12주간 침상에서 안정화를 취하거나 보조기를 착용하여 고정할 수도 있다. 이러한 경우 수동관절운동 또는 스트레칭과 같은 치료적 중재는 팀 단위 의료진과 협력하여 결정한다. 또한 장기간의 침상안정은 불용성 위약, 구축, 호흡기계 합병증을 발생시킬 수 있다.

2) 척수충격

척수충격은 척수손상 식후의 급성반응으로, 병변 아래의 일시적인 척수 매개 반사가 상실된 상태를 말한다. 이때 손상 수준 아래에서 모든 운동 및 감각이 상실되고, 자율신경계의 조절 기능 상실은 저혈압, 저체온, 느린맥박증상을 일으킨다. 따라서 척수충격 기간에는 욕창, 요로감염, 폐렴 등의 합병증 발생을 예방하는 것이 중요하다. 상실된 반사의 종류와 정도는 다양하게 일어나며, 망울해면체반사가 나타나면 척수충격에서 회복되고 있는 것으로 생각한다. 이후 점차적으로 과반사가 나타나며, 위운동신경세포(upper motor neuron, UMN)에 병변이 있는 경우 강직이 발생한다.

3) 운동손상과 감각상실

척수손상은 손상 수준에 따라 부분 또는 완전마비를 일으키며, 그에 따른 다양한 양상의 운동손상과 감각상실이 나타나 일상생활에 필요한 기능을 제한한다(표 9.7).

표 9.7 신경학적 수준별 운동 및 감각 기능

신경학적 수준	분류	내용
C1~3 수준	주요 근육	얼굴과 목 근육
	가능한 운동	말하기, 씹기, 약간의 들이쉬기와 내뱉기
	감각	목 이하 소실
	깊은힘줄반사	팔다리의 모든 반사 소실
	잔존기능	거의 완전 의존 상태: 가벼운 스위치 작동, 호출버튼 작동, 전기작동 기기 작동, 구강홀더(mouth holder)로 책장 넘기기와 물건 조작하기, 스피커폰을 이용한 활동, 구강스틱 또는 마우스 볼을 이용한 컴퓨터 사용
	필요한 보조도구	인공호흡기, 등받이 전동 휠체어(좌석벨트, 휴대용 호흡기, 미세 스위치, 휠체어 쿠션 등), 환기장치 등

표 9.7 신경학적 수준별 운동 및 감각 기능(계속)

신경학적 수준	분류	내용
C4 수준	주요 근육	가로막, 등세모근, 목빗근
	가능한 운동	호흡, 어깨뼈 올림
	감각	어깨 위 부위와 위 가슴벽(chest wall) 부위 이하 소실
	깊은힘줄반사	팔다리의 모든 반사 소실
	잔존기능	제한적인 식사활동, 머리 또는 구강스틱을 이용한 컴퓨터 사용, 특수한 장치가 부착된 전동 휠체어 사용
	필요한 보조도구	전동식 팔꿉관절 및 손목, 손 보조기, 팔 받침대, 긴 빨대나 손잡이가 있는 식사보조도구 등
C5 수준	주요 근육	위팔두갈래근, 위팔근, 위팔노근, 어깨세모근, 가시아래근, 마름근, 뒤침근
	가능한 운동	팔꿉관절 굽힘과 뒤침, 어깨관절 가쪽돌림과 90° 벌림, 제한된 어깨관절 굽힘
	감각	어깨 부위와 위팔의 가쪽면 존재
	깊은힘줄반사	위팔두갈래근반사 정상
	잔존기능	움직이는 팔 지지대를 이용한 식사활동, 팔 받침대, 미끄럼판을 이용한 침상이동, 제한된 자조활동(씻기, 양치질, 화장하기 등)
	필요한 보조도구	식사보조도구(feeder), 팔꿉관절 지지대, 손 보조기, 미끄럼판(slide board), 조이스틱 전동 휠체어, 컴퓨터용 홀더나 막대, 맞춤형 자조구(맞춤형 칫솔, 세수용 장갑 등) 등
C6 수준	주요 근육	노쪽손목폄근, 가시아래근, 넓은등근, 큰가슴근, 원엎침근, 앞톱니근, 작은원근
	가능한 운동	어깨관절의 모든 운동, 아래팔 뒤침과 엎침, 손목관절 폄
	감각	아래팔의 가쪽면과 엄지와 집게손가락 존재
	깊은힘줄반사	위팔두갈래근과 위팔노근반사 정상
	잔존기능	커프(cuff)를 사용한 식사활동, 지퍼나 벨트를 사용하여 옷 입고 벗기(하의는 도움이 필요), 맞춤도구에 의한 자조활동(면도하기, 머리 손질하기, 세수하기, 양치질하기 등), 미끄럼판을 이용한 이동동작, 수동 휠체어 손잡이의 돌출부나 마찰 부위를 이용한 독립적인 전진 가능, 제한된 휠체어 스포츠 활동
	필요한 보조도구	테노데시스(tenodesis), 손가락 사이에 끼울 수 있는 수저, 맞춤형 수저, 단추걸이, 지퍼끈을 이용한 맞춤 옷, 자조활동 맞춤형 도구, 미끄럼판, 돌출형 손잡이가 달린 휠체어 등
C7 수준	주요 근육	긴엄지폄근, 짧은엄지폄근, 손가락폄근, 손바깥근, 노쪽손목굽힘근, 위팔세갈래근
	가능한 운동	팔꿉관절 폄, 손목관절 굽힘, 손가락관절 폄
	감각	손에서의 가운데손가락 존재
	깊은힘줄반사	위팔두갈래근과 위팔노근, 위팔세갈래근반사 정상
	잔존기능	독립적인 식사활동, 독립적인 옷 입고 벗기(단추고리 등의 보조도구가 필요할 수 있음), 독립적인 자조활동(침상활동, 세수하기, 목욕의자에서 목욕하기, 이동 등), 수동 휠체어 독립적 사용, 약간의 부엌활동, 차량운전(손 조절장치 필요)
	필요한 보조도구	착·탈의 보조도구, 목욕의자, 욕조용 손잡이, 대소변 도구(항문자극기, 높은 변기, 소변통 등), 표준 휠체어, 맞춤형 부엌시설 및 도구, 장애인 자동차 등

표 9.7 신경학적 수준별 운동 및 감각 기능(계속)

신경학적 수준	분류	내용
C8~T1 수준	주요 근육	손가락굽힘근, 자쪽손목굽힘근, 긴엄지굽힘근, 짧은엄지굽힘근, 짧은엄지벌림근, 손바깥근, 손안쪽근, 손가락벌림근
	가능한 운동	C8 : 손가락 굽힘 T1 : 팔의 모든 동작
	감각	C8 : 손의 4~5번째 손가락 존재 T1 : 팔꿉관절 아래 안쪽 부위 존재
	깊은힘줄반사	팔의 모든 깊은힘줄반사 정상
	잔존기능	모든 자조활동 독립적 수행(개인위생에서 약간의 보조도구 필요), 수동 휠체어 독립적 사용, 간단한 살림이나 식사준비 독립적으로 가능(약간의 맞춤도구 필요), 건축 장애물이 없는 곳에서의 직장근무 가능
	필요한 보조도구	개인위생 관련 보조도구(욕조용 손잡이, 욕조 시트, 목욕의자 등), 부엌시설 개조 및 맞춤형 도구, 표준 휠체어 등
T4~6 수준	주요 근육	갈비뼈사이근의 위쪽 1/2, 엉치가시근, 반가시근
	가능한 운동	개선된 몸통운동, 호흡예비용적 증가
	감각	젖꼭지 선(nipple line) 이상에서 존재
	깊은힘줄반사	팔의 모든 깊은힘줄반사 정상
	잔존기능	모든 영역에서 독립적 일상생활활동, 휠체어로 보도턱 오르기, 모든 휠체어 스포츠 참여 가능, 경사침대를 이용한 생리적 서기, 보조기(KSB + PB + KAFO)를 착용하고 도움을 받아 짧은 거리 보행(기능적인 보행은 아님)
	필요한 보조도구	경사침대, 기립보조기, 상반보행보조기(RGOs), 척추보조기(KSB), 엉덩무릎발목발보조기(HKAFO), 표준 휠체어 등
T9~12 수준	주요 근육	모든 갈비뼈사이근, 아래배근, 척추주위근
	가능한 운동	향상된 몸통 조절, 호흡 기능 향상, 지구력 운동 가능
	감각	배꼽을 중심으로 윗부분 존재
	깊은힘줄반사	팔의 모든 깊은힘줄반사 정상
	잔존기능	양쪽 무릎발목발보조기(KAFO)를 착용하고 실내에서의 목발 보행(T12), 모든 휠체어 활동
	필요한 보조도구	상반보행보조기(RGOs), 척추보조기(KSB), 엉덩무릎발목발보조기(HKAFO), 무릎발목발보조기(KAFO), 목발, 보행기, 표준 휠체어 등
L1~4 수준	주요 근육	두덩정강근, 엉덩허리근, 허리네모근, 넙다리곧은근, 넙다리빗근, 엉덩관절모음근
	가능한 운동	엉덩관절 굽힘과 모음, 무릎관절 폄
	감각	전체 앞안쪽 넙다리와 무릎관절 부위(L1~3) 및 정강뼈와 발의 안쪽면 존재(L4)
	깊은힘줄반사	무릎힘줄반사(L4) 정상
	잔존기능	양쪽 무릎발목발보조기(KAFO)를 착용하고 기능적 보행(실내에서의 목발 보행), 편리성과 에너지 관리를 위한 휠체어 활동
	필요한 보조도구	무릎발목발보조기(KAFO), 목발, 보행기, 표준 휠체어 등

표 9.7 신경학적 수준별 운동 및 감각 기능(계속)

신경학적 수준	분류	내용
L4~5 수준	주요 근육	아래 등근육, 넙다리네갈래근, 뒤넙다리근, 뒤정강근, 앞정강근, 긴발가락폄근
	가능한 운동	강한 엉덩관절 굽힘과 무릎관절 폄, 약한 무릎관절 굽힘, 발목관절 발등 굽힘, 발가락 폄
	감각	정강뼈 가쪽면과 발등 존재
	깊은힘줄반사	무릎힘줄반사(L4) 정상
	잔존기능	발목발보조기(AFO)를 착용하고 실내에서의 목발 보행(L4)
	필요한 보조도구	발목발보조기(AFO), 목발, 보행기, 지팡이, 표준 휠체어 등
S1 수준	주요 근육	큰볼기근, 장딴지근, 가자미근
	가능한 운동	모든 엉덩관절과 무릎관절 운동, 발목관절 발바닥 굽힘
	감각	종아리 뒤쪽면 존재
	깊은힘줄반사	아킬레스힘줄반사 정상
	잔존기능	발목발보조기(AFO)를 착용하고 기능적 보행(실외에서의 목발 보행)
	필요한 보조도구	발목발보조기(AFO), 목발, 지팡이, 표준 휠체어 등

4) 호흡 기능 손상

T10 아래 손상은 호흡근과 보조호흡근에 대한 지배력을 유지하여 정상적인 호흡을 유지하지만, 그 보다 상위 수준의 척수손상은 수준별로 조금씩 다르지만 호흡능력의 저하가 발생한다. C1~2 수준의 손상은 들숨과 날숨 근육 조절능력 상실로 자발적인 호흡이 어려워 인공호흡기를 통한 호흡유지가 필요하고, 가로막신경지배를 받는 주 들숨 근육인 가로막근육과 들숨 보조근육인 목갈비근, 어깨올림근 등의 조절이 가능한 C3~4 수준의 손상은 부분적인 호흡장치의 지원을 통해 호흡이 가능하다. C4 수준에서는 호흡장치의 도움 없이 자발적 호흡이 가능하다.

5) 경직

경직이 발생하는 신경생리학적 설명은 아직 완전하지 않지만 겉질척수로에 의해 이루어지는 내림섬유의 정상적인 억제 기능의 약화와 척수내에서 회귀억제를 담당하는 렌쇼세포의 약화된 활성도 그리고 뻗침자극에 대한 알파운동신경원의 증가된 민감도 등이 기여하는 것으로 생각된다. 경직은 자세변경, 꽉 조이는 옷, 욕창, 통증 등에 의해 유발될 수 있으며, 이러한 경직은 구축과 욕창의 위험성을 높이고 동작을 어렵게 하여 기능과 삶의 질을 제한한다.

6) 자율신경반사이상

자율신경반사이상은 손상 수준이 T6 이상의 환자에서 주로 발생하는데, 과도하게 팽창된 방광, 골절, 요로감염, 욕창 등의 유해자극에 의해 교감신경계가 과도한 반사반응을 일으키는 것이다. 손상으로 인해 상부조절이 안 되는 교감신경계의 과도한 반응은 손상 수준 아래의 여러 혈관의 수축을 일으켜 혈압상승을 일으키고, 목동맥과 대동맥의 압력수용체는 이를 감지해 9~10번 뇌신경을 통해 뇌로 전달된다. 이때 심장박동을 느리게 하는 미주신경이 활성화되며, 이러한 교감신경과 부교감신경의 활성화 정도에 따라 다양하게 반응한다. T6~10에서 나오는 교감신경은 큰 내장혈관에 신경분포를 해 유해자극에 과민하게 반응하여 혈압상승을 일으킨다. 이러한 이유로 주로 T6 이상 손상 환자에서 자율신경반사이상이 발생한다. 자율신경반사이상에 의한 증상으로는 홍조, 구역, 불안, 고혈압, 느린맥, 두통이 나타난다.

7) 방광 기능 장애

소변이 방광에 모이면 팽창된 방광벽의 뻗침수용기가 자극을 받아 활성화되고, 이에 대한 반사적 반응으로 허리신경을 통한 엉덩샅굴신경이 활성화되어 방광근을 이완시키며, 부신경을 통해 바깥요도조임근의 수축을 유발함으로써 적절한 소변 배출이 이루어진다. 그러나 척수손상은 방광에 대한 조절기능을 변화시켜 배뇨조절에 장애를 일으킨다. 배뇨조절기능의 변화는 크게 무긴장성 방광, 강직성 방광, 이완성 방광으로 구분할 수 있다.

3 운동치료

1) 외상성 척수손상 환자에 대한 일반적인 운동치료

척수손상 환자의 중재는 구체적이고, 측정 및 달성 가능해야 하며, 현실적이어야 한다. 그리고 시간소요도 고려해야 한다. 특히, 완전 운동마비인 경우에는 마비의 정도와 획득할 수 있는 적절한 독립성 수준을 확인하는 것이 상대적으로 쉽다(표 9.8). 이러한 정보는 신경학적 · 개인적 편차가 있을 수 있으므로 치료의 출발점으로만 활용할 수 있다.

표 9.8 완전 척수손상 환자가 획득할 수 있는 일반적 독립성 수준

기능적 활동	척수손상 수준					
	C1~3 팔다리마비	C4 팔다리마비	C5 팔다리마비	C6 팔다리마비	C7 팔다리마비	C8 팔다리마비
근육	얼굴과 목근육	위등세모근, 가로막	어깨세모근, 위팔근, 위팔노근	큰가슴근, 넓은등근, 노쪽손목폄근	위팔세갈래근, 긴엄지폄근	바깥손가락 굽힘근
도움 없이 호흡	불가능	가능	가능	가능	가능	가능
손 입으로 가져가기	불가능	불가능	가능	가능	가능	가능
스스로 식사	불가능	불가능	제한적	가능	가능	가능
손 기능	불가능	불가능	불가능	제한적	제한적	가능
돌아눕기	불가능	불가능	제한적	가능	가능	가능
옆으로 옮겨 앉기	불가능	불가능	제한적	가능	가능	가능
누운 자세에서 앉기	불가능	불가능	제한적	가능	가능	가능
바닥에서 휠체어로 이동	불가능	불가능	제한적	제한적	제한적	가능
휠체어 밀기	불가능	제한적	제한적	가능	가능	가능
보조기 착용하고 평행봉에서 서기	불가능	불가능	불가능	불가능	불가능	불가능
보조기 및 보조도구 사용해서 걷기	불가능	불가능	불가능	불가능	불가능	불가능
운전	불가능	불가능	가능	가능	가능	가능

2) 급성기 치료적 운동

급성기 척수손상 환자들은 관절구축과 근육 단축을 예방하고 기능을 유지하기 위해 안정상태가 되면 환자의 의학적 상태를 고려하여 수동관절운동을 실시해야 한다. 수동관절운동은 유연성, 혈액순환 기능증진, 움직임 인식 재교육, 욕창방지 등을 위해 몸통과 팔다리에 1일 2회, 각 관절 부위별로 5~10회 적용한다. 다만, 회복 초기 저긴장성을 보이는 환자들의 특성을 고려하여 몇 가지 주의해야 할 점이 있다(박스 9.2).

박스 9.2

운동치료 주의점

- 강한 관절운동은 딴곳뼈되기, 물렁조직 손상을 일으킬 수 있으므로 조절되어야 한다.
- 아래가슴, 허리 수술 직후 급성기에 뻗은다리올리기(SLR), 엉덩관절과 무릎관절을 동시에 굽히는 운동은 허리조직들과 경질막 등을 과도하게 뻗침시킬 위험성이 있으므로 피해야 한다.
- 손목 폄 시 수동적 손가락 굽힘근의 장력이 발생하는 힘줄고정(tenodesis)을 이용하여 잡기를 수행하는 환자들의 경우, 손목 폄에 의한 긴손가락굽힘근의 장력이 발생하도록 적절한 길이가 유지되어야 한다. 따라서 긴손가락굽힘근 또는 긴손가락폄근의 과도한 뻗침은 피해야 한다.
- 척수충격 동안은 수동관절운동을 실시할 때 물렁조직이나 관절에 외상이 발생하지 않도록 주의하면서 실시한다.

3) 급성기 이후 치료적 운동

(1) 근력 훈련

척수손상 환자의 이동과 독립성에 있어 완전마비 및 부분마비된 근력은 제한된 요소로 작용한다. 척수의 신경학적 회복을 유도할 목적으로 근력 운동도 중요하지만, 그보다 마비가 되지 않는 근력이 새로운 운동형태의 과제를 수행할 수 있도록 충분한 힘을 제공하는 여부가 중요할 수 있다. 예를 들어, 위팔세갈래근과 넓은등근을 통해 안정적으로 몸 전체를 들어 올리는 능력을 갖는 것은 일반적이지 않다. 그러나 C7 팔다리마비 환자에게 위팔세갈래근과 넓은등근의 근력은 이러한 능력을 충분히 발휘할 수 있어야 한다. 척수손상 환자의 근력 훈련은 개인의 상황에 따라 선택적으로 구성되어 점차적으로 난이도의 수준이 증가되도록 한다. 따라서 점진적 저항 훈련은 가장 효과적으로 근력을 증가시킬 수 있는 방법이다. 적절한 저항은 1RM의 60~80%로, 8~12번의 반복 운동을 1~3분간의 휴식을 가지고 2~3회 반복해야 한다. 이때 다양한 보조도구를 활용할 수 있으며, 여기서 중요한 점은 저항, 반복, 점진적으로 실시하는 것이다. 부분마비로 인해 약화가 있는 근육의 8~12RM에 해당하는 저항값을 찾는 것은 어려울 수 있지만, 가능한 최대한의 근사치를 사용하도록 한다. 근력이 2/5등급인 근육의 운동은 중력을 제거한 수평면에서 실시할 수 있다. 근력 2/5등급 이하에서는 등척성 수축 또는 음성, 근전도 등을 활용한 되먹임을 통해 일정한 수축을 만드는 것을 목표로 할 수 있다(그림 9.21).

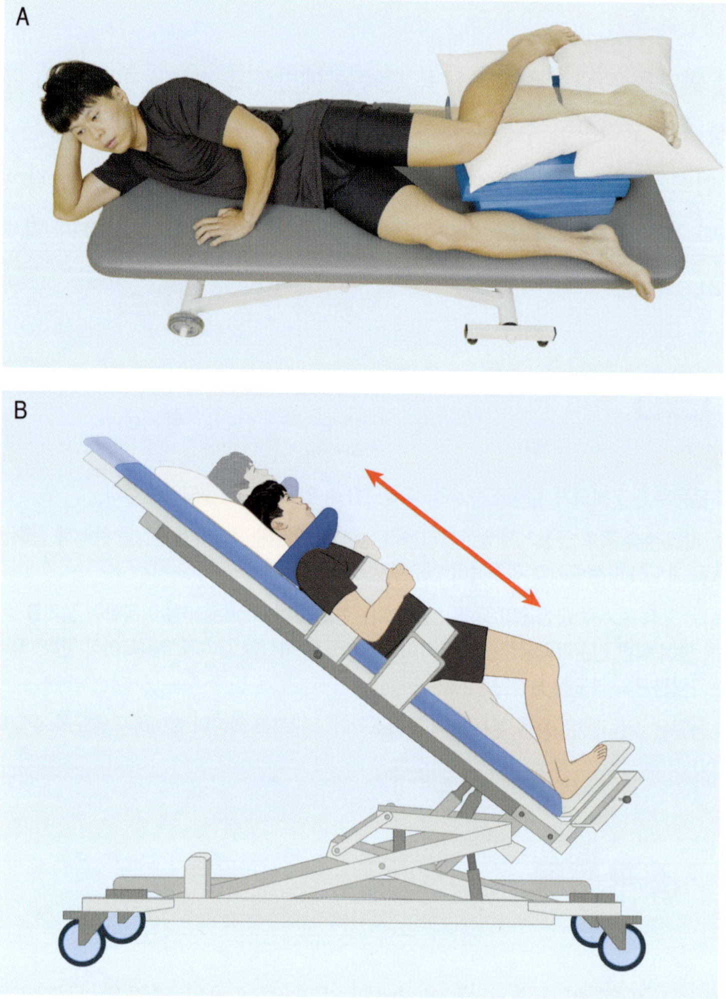

그림 9.21 근력 훈련. **A:** 근력 2/5등급 이하 환자의 무릎 굽힘근 근력 훈련, **B:** 경사침대를 이용한 다리 폄근 근력 훈련

(2) 수동관절운동과 뻗침

척수손상 환자는 강직성과 부적절한 자세, 조기치료의 미흡 등의 이유로 물렁조직의 구조적 변화가 나타나며, 이는 운동 기능을 제한하는 요소로 작용한다. 수동관절운동은 단축과 구축이 잘 발생하며, 운동제한에 영향을 많이 주는 큰 관절에 선택·집중하여 실시하되, 5분 이하의 적용은 치료적 효과를 갖기 어렵다. 전 운동범위를 부드럽게 시행하며, 몸쪽 관절에서 먼쪽 관절의 순으로 진행한다. 척수손상에 대한 뻗침의 효과에 대한 연구결과는 아직 미미하다. 동물연구에서 15분간의 뻗침이 부분적으로 근육원섬유마디 감소에 효과를 보였고, 30분간의 뻗침이 근육원섬유마디 감소를 막을 수 있었다. 따라서 척수손상 환자에게 뻗침의 효과를 갖기 위해서는 장시간에 걸친 뻗침적용이 필요하다. 치료사에 의한 장시간의 직접적 뻗침적용은 어렵기 때문에, 구축을 예방하기 위한 올바른 자세 취하기, 스플린트 적용 등을 이용하여 뻗침이 일어나도록 한다(그림 9.22).

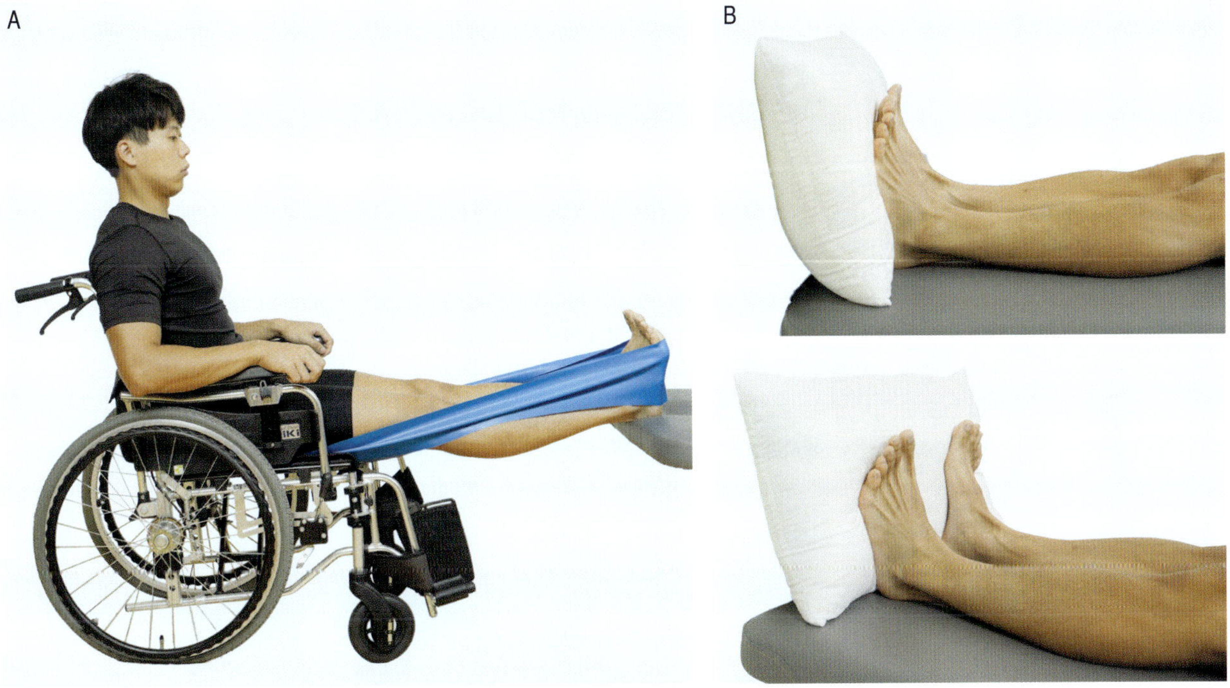

그림 9.22 구축 예방을 위한 지속적 뻗침의 적용.
A: 뒤넙다리근과 발바닥 굽힘근의 지속적 뻗침을 위한 자세 취하기, B: 발바닥 굽힘근의 지속적 뻗침을 위한 자세 취하기

(3) 기능적 매트 활동

치료매트에서 기능적 기술은 구르기, 앉기, 대단위 매트 운동, 몸통을 받히지 않고 앉은 자세 유지하기, 다리 관리 등이 포함된다. 이러한 기술들은 독립적인 능력이 있어야 수행 가능한 것으로, 일상생활동작에 영향을 미칠 수 있다. 개인마다 신체 상태, 기술 수준, 관절가동범위, 근 긴장도, 근력 및 근육 약화 형태가 차이가 날 수 있으므로, 기능적인 과제를 수행하기 위해 다르게 구성될 수 있다.

(4) 이동 훈련

척수손상 환자를 위한 이동은 크게 세 그룹으로 나뉜다. 첫 번째 그룹은 발이 들려 있는 상태에서 몸통을 수평적으로 움직이는 이동이다. 두 번째 그룹은 발이 바닥에 있는 상태에서 몸통을 수평적으로 움직이는 이동이다. 세 번째 이동은 발이 바닥에 닿아 있는 상태에서 몸통을 수직으로 움직이는 이동이다.

(5) 보행 훈련

몸의 전반적인 상태가 양호하고 일반적으로 T10 이하의 손상 환자들에서 신체적 능력이 좋은 경우에 보행 훈련이 가능하다.

4) 사례별 운동치료

[사례] 외상성 척수손상 환자의 물리치료 임상기록지

<table>
<tr><td>환자이름</td><td>강○○</td><td>성별</td><td>남</td><td>생년월일</td><td>1980.11.20</td><td>발병일</td><td>2019.03.10</td></tr>
<tr><td>진단명</td><td>하반신마비 d/t
L2 SCI (ASIA-C)</td><td>재발 여부</td><td></td><td>입원날짜</td><td>2019.03.10</td><td>외래날짜</td><td></td></tr>
<tr><td>주관적인 증상</td><td colspan="7">- 2019.03.10. 산악자전거를 타던 중 중심을 잃고 넘어져 의식을 잃고 ○○병원 응급실 이송됨. 단순방사선, MRI 진단 결과 방출성 허리뼈골절 확인. 후방고정술 이후 입원치료
- 2019.05.15. ○○병원으로 적극적인 물리치료를 위해 전원됨
- 선 자세에서 균형조절의 어려움
- 목발 및 보조기를 사용하여 보행 가능
- 과도한 양팔 사용으로 손목 및 어깨 통증</td></tr>
<tr><td>객관적인 평가</td><td colspan="7">1. 척수손상 부위 이하 근력등급 F(3) 미만 및 감각 저하
2. 척수손상 부위 이하 근력 약화로 독립적인 서기 및 보행의 어려움
3. 척수독립성지수(SCIM III)의 다리 및 이동 점수가 낮음
4. 목발 등 사용 시 과도한 양팔 사용으로 손목 및 어깨 통증 VAS 4</td></tr>
<tr><td>치료 계획</td><td colspan="7">1. 척수손상 부위 이하 근력등급 F(3) 미만에서 F+로 향상
2. 무릎발목보조기(KAFO)를 사용하여 기능적 보행
3. 척수독립성지수(SCIM III)의 향상
4. 어깨 통증 VAS 4에서 VAS 2로 감소</td></tr>
<tr><td>치료 교육</td><td colspan="7">1. 무릎 폄근 및 발목 근육의 근력 강화 운동
2. 발목관절 가동성 운동 및 선택적 뻗침 운동
3. 트레드밀과 평행봉을 이용한 보행 훈련
4. 무릎발목보조기(KAFO)를 사용한 보행 훈련
5. 손목 및 어깨 통증 치료</td></tr>
<tr><td>기타</td><td colspan="7">1. 자가 다리 가동성 운동 및 선택적 뻗침 운동
2. 감각 저하된 신체의 욕창 방지를 위한 자세 교육
3. 보조기 사용 방법에 대한 교육</td></tr>
</table>

사례 4 비외상성 척수손상

1 척수매독

1) 개요

척수매독(tabes dorsalis)은 위치감각정보를 뇌로 전달하는 기능을 담당하는 척수의 뒤섬유기둥(posterior column)과 뒤신경뿌리(posterior nerve root)에 매독균이 침범되어 신경섬유 말이집탈락과 위축의 형태를 보여 서서히 진행성으로 퇴행성 변화를 일으키는 감각신경세포 질환을 말한다. 이전에는 척수로라고 하였으나, 최근에는 척수매독 또는 보행실조라고 한다. 척수매독은 트레포네마 팔리듐(treponema pallidum)이라는 나선형 모양의 세균 감염에 의해 발생하는 신경매독(neurosyphillis)의 제4기 매독(변성매독)을 발하며, 일반적인 매독의 감염경로를 따르지 않고 감염 뒤 10~15년의 잠복기 이후 뇌와 척수 등에 매독성 병변을 일으킨다.

2) 임상적 특징

임상 증상으로는 서서히 다리에 나타나는 통증과 요실금, 감각성 보행실조(위치 및 진동 감각 소실), 힘줄반사 소실, Argyll Robertson 동공(Argyll Robertson pupils), Romberg 징후(Romberg sign), 협조운동 불능, 감각장애 등이 나타난다. 척수매독의 임상 증상은 실조 전 단계(pre-ataxia stage), 실조 단계(ataxia stage), 마비 단계(paralytic stage)로 진행하면서 나타난다(표 9.9).

3) 운동치료

(1) 척수매독 환자에 대한 일반적인 운동치료

척수매독에 대한 운동치료의 목적은 감각손상, 균형감각손상, 협조 상실 등으로 인한 실조증상을 개선하기 위해 감각상실을 대처하고 근육을 강화하여 균형능력과 운동 기능을 향상시키는 것이다. 이러한 효과를 가져올 수 있는 중재 방법으로 Frenkel 운동이 대표적이다. Frenkel 운동은 상실되지 않은 감각을 집중적으로 훈련하여 남아 있는 관절과 근육의 감각을 유지하여 수의 운동을 원활하게 수행할 수 있도록 한다. 환자가 집중하여 정확한 운동을 반복하는 것이 중요하며, 침범되지 않는 팔다리부터 시작하고 손상된 팔다리로 진행한다. 모든 동작은 천천히 리듬 있게 시행한다(표 9.10).

표 9.9 실조단계에 따른 척수로 임상 증상

단계	임상 증상	
실조 전 단계	• 감각 증상	- 통증 - 발바닥 부위의 무감각 또는 지각이상
	• 눈 증상	- Argyll Robertson 동공 - 겹보임 - 동공 축소 - 눈꺼풀 처짐 - 마비성 사시
실조 단계	• Romberg 징후	- 감각성 실조
	• 실조보행	- 위치 감각 - 진동 감각 상실로 넓은 기저면의 실조보행
	• 영양성 변화	- 신경관절병증(Charcot 관절) - 관절, 뼈, 피부 등 영양성 변화
	• 반사 상실	
마비 단계	• 보행불능 및 침상의존	
	• 이차적 합병증	- 방광염과 신장질환 - 욕창 - 폐렴

표 9.10 Frenkel 운동

	내용
운동의 원칙	• Frenkel 운동의 3요소: 주의집중, 정확성, 반복 • 운동은 천천히 율동적으로 실시한다. • 운동의 순서는 침범되지 않은 팔다리에서 증상 있는 팔다리로 진행한다. • 운동은 단순한 것부터 시작하여 복잡한 운동 순으로 시행한다. • 큰 범위의 운동에서 시작하여 작은 범위 운동으로 진행한다. • 처음엔 빠른 속도로 운동을 실시하고 점차 느린 속도로 진행한다. • 동작의 지시는 간단명료하게 한다. • 전체적으로 구성된 운동의 개별 운동, 각 운동 세트를 정확하게 습득하게 한다. • 눈을 뜬 상태에서 시행하고, 나중에는 눈을 감은 상태에서 시행한다. • 피로를 유발하지 않는 수준에서 실시한다. • 운동 사이에 반드시 휴식을 취하도록 한다.

표 9.11 신경학적 수준별 운동 및 감각 기능

	내용	
누운 자세 운동 예시	시작 자세	운동수행
	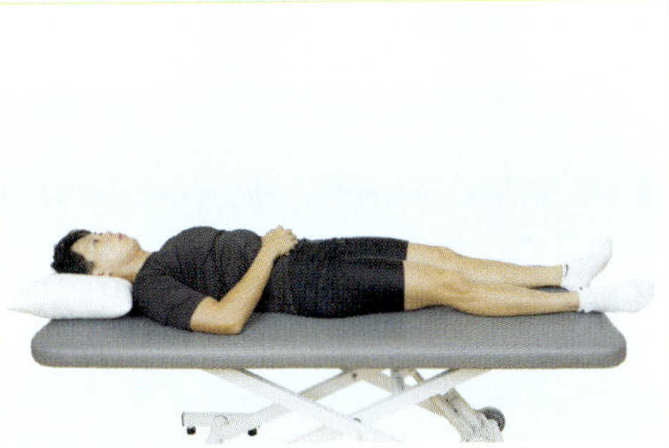	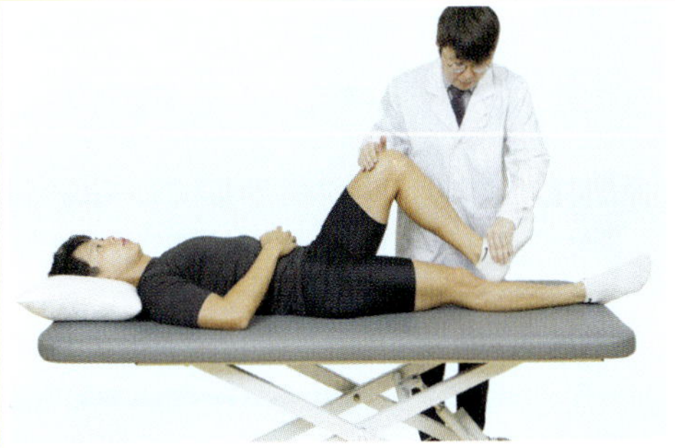
	• 실시하는 동작을 보게 하며 치료사가 손을 사용해 동작을 안내한다. • 한쪽 발목관절을 발등 굽힘하여 발뒤꿈치로 반대쪽 다리를 스치며 굽히고 편다. • 다른 쪽 다리도 반복한다.	
앉은 자세 운동 예시	시작 자세	운동수행
	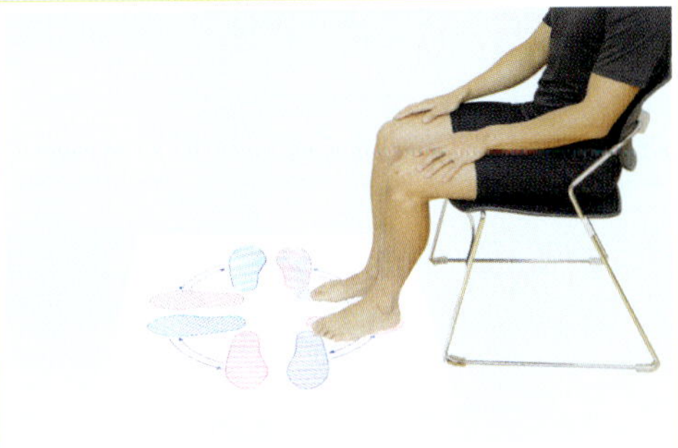	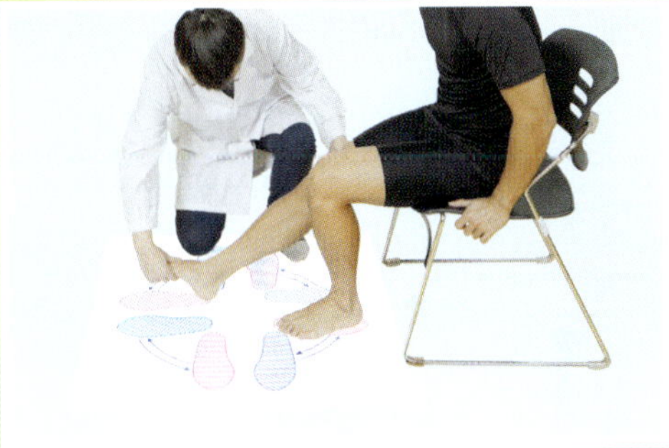
	• 환자는 바닥에 표시선이 그려진 표지판 위에 발을 닿게 하여 의자에 앉는다. • 실시하는 동작을 보게 하며 표시선을 따라 실시하도록 치료사가 안내한다. • 다른 쪽 다리도 반복한다.	
선 자세 운동 예시	시작 자세	운동수행
	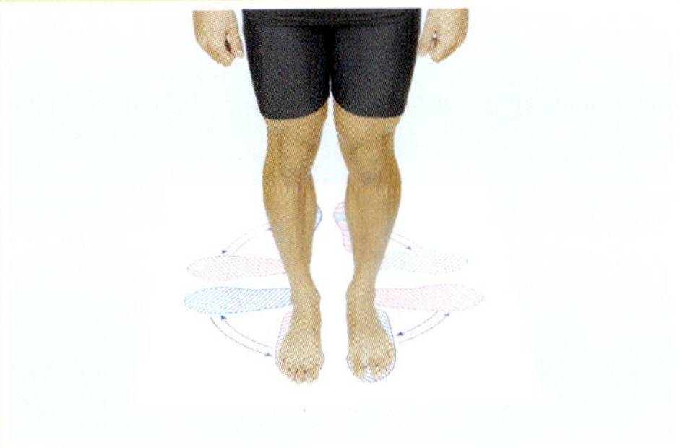	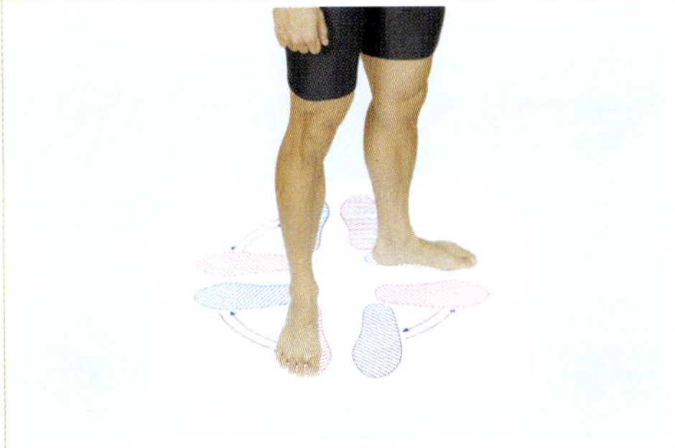
	• 환자는 바닥에 발 표시선이 그려진 표지판 위에 선다. • 표지핀 위의 발 모양을 따라 오른쪽 방향으로 돌기를 시행한다. • 반대쪽 방향으로 동일하게 돌기를 시행한다.	

4) 사례별 운동치료

[사례] 척수매독 환자의 물리치료 임상기록지

환자이름	노○○	성별	남	생년월일	1988.04.18	발병일	2021.09.10
진단명	척수매독	재발 여부		입원날짜	2021.09.11	외래날짜	
주관적인 증상	2021.08.25부터 간헐적으로 찌르는 듯한 통증과 감각변화가 나타나더니 점차 정도가 심해지고 균형 잡기도 어려워 병원을 방문하여 진단한 결과 척수매독으로 진단받음						
객관적인 평가	1. 감각검사: 발바닥 부위 이상감각 2. 맨손근력검사(MMT): 다리 근력 약화(F) 3. 시각적상사척도(VAS): VAS 6 4. 뇌신경검사: 특이사항 없음 5. 깊은힘줄반사: 무릎힘줄반사(1+) 6. 평형검사: Romberg 검사(+) 7. 균형검사: Berg 균형 척도(BBS) 39/56						
치료 계획	1. 감각이상의 회복 및 보상 교육 2. 다리 근력 F+ 이상으로 증진 3. 통증 VAS 2 이하로 감소 4. 균형능력 회복						
치료 교육	1. 감각보상 교육 2. 다리 근력 증진을 위한 자가 운동 3. 균형 및 협조 개선을 위한 Frenkel 운동 교육						
기타	치료 효과를 증진시키기 위한 보호자 교육						

2 척수물구멍증

1) 개요

척수물구멍증(syringomyelia)은 물주머니 모양의 낭(cyst) 또는 공동(cavity)이 척수 중심부에 선천적 또는 후천적인 원인에 의해 비정상적으로 형성되고, 이것이 점차 확장되어 물척수증(hydromyelia) 형태의 구멍을 형성하여 뇌척수액의 흐름을 방해하고 척수를 손상시키는 질환이다. 척수물구멍증은 주로 C2와 T9~11에서 발생하는데, 위쪽으로는 숨뇌(medulla oblongata)나 다리뇌(pons), 아래쪽으로는 허리척수까지 확장되어 등, 어깨, 팔, 다리의 근육 약화, 마비, 경직을 발생시키고, 온도 감각 소실, 성기능 및 배뇨장애 그리고 병이 지속되면 하반신마비 또는 전신마비를 일으킬 수 있는 질환이다. 척수물구멍증은 뇌 성장에 비해 머리뼈의 발달 저하로 인하여 소뇌가 큰 구멍을 통해 척수관으로 밀려나가고, 이때 소뇌편도가 뇌척수액흐름을 방해하여 관을 형성하는 Arnold-Chiari 기형(Arnold-Chiari malformation), 뼈의 비정상적 형성, 소뇌 탈출, 뇌줄기 압박 등의 선천성 원인과 외상, 수막염, 척수내 출혈 등의 후천적 원인에 의해 발생한다. 주로 25~40세 사이의 남성에게서 호발하며, 크게 교통성 척수물구멍증과 비교통성 척수물구멍증으로 분류된다(표 9.12).

표 9.12 교통성 척수물구멍증과 비교통성 척수물구멍증

분류		특징
교통성 척수물구멍증	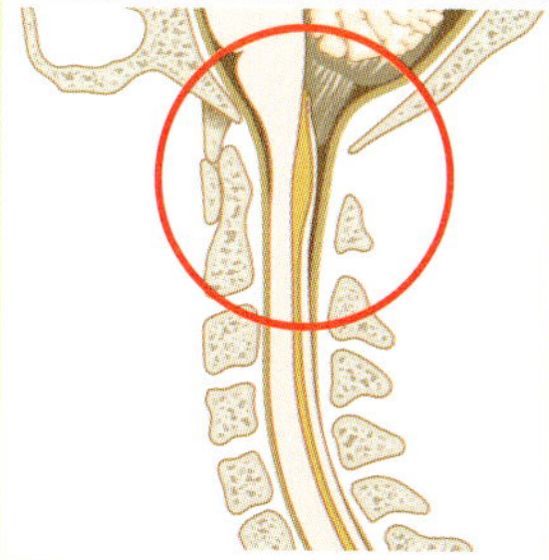	• 선천적으로 뇌가 비정상적으로 성장하여 발생함 • 목 척수에 공동이 발생하여 이후 하나의 물주머니로 성장함 • 관악척수물구멍증으로 불리기도 함
비교통성 척수물구멍증	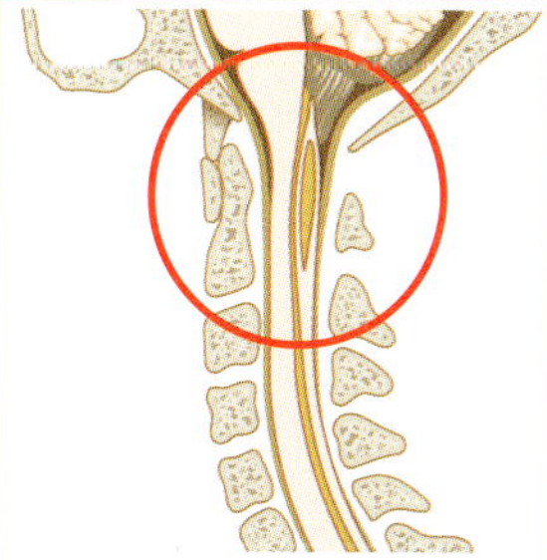	• 외상, 뇌막염 등의 후척적 원인에 의해 발생함 • 낭, 관이 척수 여러 곳에 발생하여 척수손상을 일으킴 • 관밖척수물구멍증으로 불리기도 함

2) 임상적 특징

임상 양상은 형성된 낭이나 공동의 크기, 위치, 형태에 따라 다양하며, 주로 초기에는 등과 팔다리, 어깨부위에 뻣뻣함, 근 위축, 근력 약화 등이 발생한다(표 9.13). 이러한 운동 기능의 상실은 갈퀴손, 날개어깨뼈(winging scapula), 척추옆굽음증 등의 변형을 초래한다. 목 척수 부분에 형성된 낭이 회색질 중심과 앞교차부위를 침범하면 척수시상로를 손상시켜 통각과 온도 감각은 상실되고 고유 감각, 관절위치 감각, 진동 감각은 보존되는 해리성 감각 소실(dissociated sensory loss)이 팔에 발생한다. 그리고 자율신경의 침범은 동공 축소, 눈꺼풀 처짐, 안구함몰, 땀분비장애를 일으키는 Horner 증후군을 초래하며 털세움근 마비를 일으켜 털세움을 상실한다.

표 9.13 손상 부위별 임상 양상

손상 부위	증상
앞쪽뿔	• 손상 부위: 아래운동신경세포증후군 • 근력 약화 및 마비: 손과 팔 • 변형: 날개어깨뼈 변형, 척추옆굽음증
겉질척수로	• 손상 부위 이하 위운동신경세포증후군 • 강직성 마비: 다리>팔, 근 약화 위축
뒤쪽뿔과 감각섬유교차부	• 해리성 감각 소실: 통증, 온도 감각 상실/분별성 위치감각 유지(주로 팔과 몸통) • 통증 • 반사 소실 및 감소
뇌줄기침입: 뇌신경 포함, 소뇌	• 다리뇌: 수면 문제 • 숨뇌: 호흡 및 삼킴곤란 • 뇌신경: 삼차, 얼굴신경, 속귀, 혀인두, 미주, 더부, 혀밑 • 소뇌
자율신경계	• Horner 증후군 • 피부: 영양성 변화 • 신경인성 방광: 후기에 발생

3) 운동치료

(1) 척수물구멍증 환자에 대한 일반적인 운동치료

척수물구멍증은 침범된 구조물과 정도에 따라 증상이 다양하게 나타나 치료적 중재 방법도 그에 따라 달라진다. 치료의 목적은 증상을 완화시키고 최대한의 기능을 할 수 있도록 하는 것이다. 근육의 마비나 약화, 근 긴장도의 변화 등 운동손상에 대하여 근력 훈련을 실시하며, 특히 목 분절의 안정화를 이룰 수 있도록 훈련을 제공한다. 기능 수준에 따라 균형 유지와 이동능력을 향상하기 위한 신경근촉진기법, 수중 운동, 보행 훈련을 실시할 수 있고, 실조가 있는 경우에는 Frenkel 운동을 적용한다. 가슴 부위의 침범은 호흡능력을 약화시킬 수 있어 들숨근에 대한 호흡 운동을 적용하며, 활동 감소로 인한 유산소 능력 저하가 있는 환자들의 경우에는 피로를 유발하지 않는 범위에서 적절한 유산소 운동 프로그램을 구성하여 적용한다.

3 진행성 근위축증

1) 개요

진행성 근위축증(progressive muscular atrophy, PMA)은 원인이 아직 불명확하지만 척수앞뿔세포의 변성이 발생하는 전형적인 아래운동신경세포(lower motor neuron, LMN) 병변에 의한 질환으로, 변성이 가쪽 피라미드로(lateral pyramidal tract)를 통해 위쪽 숨뇌까지 진행되면서 침범된 신경 분절의 운동신경세포가 지배하는 근육들의 위축, 약화, 마비가 발생한다. 이로 인해 근육의 섬유화가 진행되어 근력 약화가 뚜렷하게 나타나는 치유가 어려운 질환이다. 발병 초기에는 팔다리의 먼쪽부위, 벌레근(lumbrical muscle), 뼈사이근(interosseous muscle), 엄지두덩근(thenar muscle), 새끼두덩근(hypothenar muscls)과 같은 근육의 약화가 발생하고 점차 아래팔과 위팔 부위에서도 근 약화와 위축이 발생하고 손에서 갈퀴손변형이 나타난다. 침범된 근육에서는 깊은힘줄반사의 감소 또는 저하가 나타나지만 감각 또는 지각은 정상적이다. 증상의 진행은 점차 가로막과 갈비사이근의 마비 등 호흡근에까지 이르고, 말기에는 숨뇌마비(bulbar paralysis)까지 일으켜 종종 생명을 잃기도 한다.

진행성 근위축증의 발병 원인은 불명확하지만, 성인의 경우 남성이 더 흔하게 발생하고, 소아의 경우 열성유전에 의한 유전적 경향성을 보여 척수성 근위축(spinal muscular atrophy)으로 따로 분류된다.

2) 임상적 특징

진행성 근위축증은 일반적으로 척수앞뿔세포의 침범에 의해 손의 내재근들의 위축과 약화가 나타나며 점차 아래팔근, 어깨근, 등근육 쪽으로 진행되며, 다리의 종아리근에서 점차 몸쪽 부위로 근위축이 나타난다. 전형적인 양상으로 근섬유다발 수축, 근 약화, 근 위축, 피로가 나타나며, 호흡근과 배근의 마비로 호흡장애와 소변저류현상이 나타난다. 또한 통증, 어색한 자세, 체중 감량 등도 관찰된다.

3) 운동치료

(1) 진행성 근위축증 환자에 대한 일반적인 운동치료

진행성 근위축증은 크게 호전을 기대하기는 어렵지만, 가능하면 독립적 일상생활 유지를 위한 기능 지속시간 연장의 목적을 가지고 진행 단계에 따라 적절한 치료가 이루어질 수 있도록 한다(표 9.14).

관절 구축을 예방하고 가동성을 유지하기 위해 수동-능동 관절가동운동을 시행한다. 또한 근 손상을 유발하지 않는 범위에서 근력 운동을 실시한다. 특히 호흡근육들은 들숨과 날숨에 대한 선택적 운동, 촛불 불기, 폐활량계를 통한 호기 훈련 등을 실시하여 가능한 호흡능력이 최대한 유지될 수 있도록 한다.

표 9.14 진행성 근위축증 진행 단계별 치료

	보행 단계	휠체어 단계	침상 단계
운동 강도	• 가벼운 운동부터 점진적으로 시행한다.	• 피로가 발생하지 않는 범위에서 규칙적으로 시행한다.	• 잔존 근육의 기능유지를 위한 능동 보조 운동을 한다.
운동 기능	• 보행 보조도구를 사용하여 걷기를 연장한다. • 기립 시 균형 운동을 실시한다. • 상황에 따라 운동량 및 보행 시간을 조절한다.	• 휠체어를 잘 사용할 수 있도록 한다. • 팔 기능이 저하된 경우 전동 휠체어를 사용한다. • 욕창매트를 사용한다.	• 활동성에 제한이 되지만 규칙적인 생활을 한다.
구축 및 변형	• 조기에 수동-능동 관절가동 운동을 실시한다.	• 척추변형을 예방하기 위한 올바른 자세를 유지한다. • 편측사용을 자제한다. • 주기적인 자세 변경을 실시한다. • 가벼운 팔다리 운동, 압박, 다리 거상으로 혈액순환을 개선한다.	• 관절 운동과 올바른 자세유지를 위해 노력한다. • 주기적인 자세 변경과 혈액 순환 개선을 위해 조치한다.
호흡 기능	• 초기부터 복식호흡 훈련을 한다.	• 호흡근에 약화가 나타나기 시작한다. • 호흡근의 기능저하를 늦추기 위한 강화 운동을 지속한다.	• 가능한 지점까지 호흡근 강화 훈련을 시행한다.

4 근위축성측삭경화증

1) 개요

근위축성측삭경화증(amyotrophic lateral sclerosis, ALS)은 현재 원인이 불분명하지만, 위운동신경세포와 아래운동신경세포가 변성되는 퇴행성 신경질환이다. 프랑스의 신경학자 Jean-Martin Charot에 의해 1869년 최초로 보고되었고, 1930년대 미국의 Lou Gehrig이 근위축성측삭경화증을 앓다가 1936년 사망에 이르면서 그를 추모하기 위해 Lou Gehrig 질환(Lou Gehrig's disease)으로 불리기도 한다. 깊은힘줄반사 항진, Babinski 반사와 Hoffman 징후 양성, 근경련 항진 등의 위운동신경세포 손상 증상은 대뇌겉질과 뇌줄기 침범에 의해 나타나며, 근력 약화, 근 위축, 깊은힘줄반사 감소, 복부 피부반사의 소실 등 아래운동신경세포 손상 증상은 척수앞뿔세포 침범에 의해 발생한다. 질병 초기에 근육 위축과 약화가 나타나고, 불수의적인 움직임, 어둔해지는 말 그리고 음식물 삼킴장애가 발생하며, 점차적으로 호흡 기능까지 저하되어 사망에 이르는 질환이다. 하지만 감각신경, 자율신경 등은 거의 침범되지 않아 감각장애와 방광 기능 장애는 거의 나타나지 않는다(표 9.15).

표 9.15 근위축성측삭경화증 진행 단계별 치료 방법

단계	증상	치료
독립적 단계	• 보행과 일상생활활동 가능 • 근 약화	• 관절가동범위 유지 및 적절한 근력 강화 운동
	• 보행 및 일상생활활동 감소: 계단보행의 어려움, 물건 올리기 어려움	• 보조기를 사용하여 관절구축 예방 • 뻗침 운동을 통해 침범되지 않은 근육의 선택적 근력 강화 운동
	• 장거리 보행의 어려움	• 심호흡 운동 • 이동을 위한 전동의자차 요구
부분독립 단계	• 보행 불가능, 의자차에 의존 • 팔을 이용한 일상생활활동 일정 부분 가능	• 어깨근육 약화로 인하 어깨 통증치료-전기치료, 마사지 • 구축방지를 위한 관절 운동과 등척성 운동 • 욕창 예방
완전의존 단계	• 침대에 제한	• 구축 방지를 위한 뻗침 운동 • 삼킴곤란으로 인한 식이 훈련 • 호흡유지-기관절개술 및 호흡기계 사용

2) 임상적 특징

초기 증상은 손, 팔, 다리의 힘이 원인도 모르게 없어지고 위축과 피로가 동반된다. 대체로 손 근육의 위축이 먼저 시작되어 팔 쪽으로 진행되어 물건을 들기 어렵게 된다. 다리근육의 약화도 동반되어 자주 넘어지다가 점차 보행이 어렵게 된다. 뇌줄기 운동신경세포가 손상되면 얼굴근육 마비, 혀근육 위축, 조음장애, 삼킴장애가 발생하고, 병이 진행되면서 삼킴곤란과 호흡곤란을 느끼게 된다. 그러나 안구 운동, 감각 기능, 방광 기능 등은 손상되지 않고 정상적으로 작용한다(표 9.16).

3) 운동치료

(1) 근위축성측삭경화증 환자에 대한 일반적인 운동치료

근위축성측삭경화증은 뚜렷하게 병세를 호전시킬 수 있는 치료 방법이 있지는 않지만, 질병의 진행과정과 예상되는 증상을 기초로 하여 증상을 완화시키는 것이 중재의 목표가 된다. 근력 약화와 위축을 늦추고 구축과 변형을 예방하기 위해 근력 강화 운동, 수동-능동의 관절가동운동 등을 실시하며, 일상생활동작을 증진하기 위한 구르기, 앉고 서기 등의 훈련을 규칙적이고 지속적으로 시행한다. 또한 조음장애, 삼킴장애에 대한 팀 단위의 중재가 적용되어야 하며, 특히 호흡 기능을 증진 및 유지하기 위한 기도의 청결유지, 깊은 호흡 운동, 기침촉진 등이 이루어져야 한다. 증상의 진행 단계에 따라 치료 방법을 적용할 수 있다.

표 9.16 손상 부위별 증상 및 징후

손상 부위	증상 및 징후	
위운동신경세포	• 경직 • 뻣뻣함 • 간대성 근경련	• 반사항진 • Babinski 징후
아래운동신경세포	• 근섬유다발 수축 • 근 위축 • 반사 감소	• 근 경련 • 근 약화 • 조화운동불능
숨뇌운동신경세포	• 삼킴장애 • 조음장애 • 구역반사 과활동	• 경직성 발성장애 • 인후두 기능장애

사례 5 말초신경손상

1 개요

말초신경손상(peripheral nerve injury)은 12쌍으로 이루어진 뇌신경, 31쌍의 척수신경, 자율신경이 여러 가지 원인으로 손상되어 운동마비와 감각마비, 자율신경의 장애가 나타나는 경우를 말한다. 말초신경손상은 나이가 들수록 발병률이 높아지고, 한번 손상되면 회복시간이 오래 걸리며, 영구적인 후유증을 초래하기도 한다. 말초신경손상은 말초신경 자체가 외상으로 인해 눌리거나 당뇨병 등과 같은 대사성 질환으로 나타나기도 하고, 면역체계의 이상과 염증성으로도 발생한다. 말초신경손상은 단일신경병과 다발신경병으로 분류하며, 손과 발이 저리고 통증과 함께 감각이 무뎌지는 증상을 보인다. 또한 운동기능장애로 인해 일상생활활동에 어려움을 보여 다양한 검사를 통해 정확한 진단과 포괄적인 물리치료적 접근이 필요하다.

2 임상적 증상

1) 감각손상

말초신경의 손상 부위와 정도에 따라 감각손상 양상은 다양하게 나타나며, 깊은 감각의 소실은 실조증상을 나타낼 수 있다. 감각손상으로 인한 변화는 음성현상(negative phenomenon)과 양성현상(positive phenomenon)으로 구분할 수 있다(표 9.17).

표 9.17 음성현상과 양성현상

	특성
음성현상	• 감각의 감소 또는 소실 – 큰 말이집손상: 촉각, 고유수용성 감각, 입체 감각 감소 – 작은 민말이집손상: 통증, 온도 감각 감소 • 음성현상: 큰 직경섬유>작은 직경섬유
양성현상	• 감각과민 또는 이상감각 증상 – 큰 말이집손상: 접촉에 대한 감각이상, 바늘에 찔린 것 같은 감각 – 작은 민말이집손상: 이상감각, 과민감각, 통각과민

2) 운동손상

외상, 대사성, 독성 등 원인에 의해 근육 마비와 약화가 발생하며 손상 부위와 정도에 따라 나타나는 양상은 다양하다. 신경손상 후 탈지배에 의해 근육 위축이 나타나기 시작하고, 손상 초기에는 대개 이완성 마비를 보이며, 반사 감소 및 소실이 나타난다. 비정상적인 신경지배의 양성반응으로 근섬유다발 수축, 잔떨림, 경련 등이 나타날 수 있다.

3) 관절 및 물렁조직 손상

근력 약화와 마비 그리고 무사용 위축 등은 관절 불안정성에 의한 아탈구 또는 관절의 변형 등을 가져오고, 골밀도 변화로 인한 골절 가능성을 키우게 된다. 따라서 손상 정도에 따라 근 위축, 관절 변형, 구축 등에 대한 적절한 관리가 필요하다.

4) 자율신경계 손상

교감신경과 같은 자율신경계 손상은 혈관 민무늬근 조절 장애를 일으켜 혈관확장, 혈관운동 손상과 그로 인한 부종을 일으킬 수 있으며, 땀 분비, 혈압, 방광 기능에 이상을 일으킬 수 있다.

(1) 팔신경얼기 손상

팔신경얼기(brachial plexus)는 목 척수신경뿌리(C5~8)와 가슴 척수신경뿌리(T1)로 구성되어 주로 팔의 감각과 운동, 외측의 일부 근육들을 담당한다. 팔신경얼기의 손상은 출산 과정, 외상 등에서 발생하는 신경에 압박, 당김, 절단 등에 의해 발생하며, 이로 인해 나타나는 증상은 피부분절에서의 감각손상, 근육분절에서의 운동손상 등이 나타난다.

① Erb 마비

Erb 마비(Erb's paralysis)는 출산 과정의 머리와 어깨 사이의 과도한 당김에 의해 C5~6 신경뿌리나 위줄기(upper trunk) 손상에 의해 가장 흔하게 발생하며, 분만마비(obstetric paralysis)라고도 불린다. 웨이터 팁 자세(waiter tip position)와 비슷한 어깨뼈 모음, 어깨관절 폄과 안쪽돌림, 아래팔 엎침의 변형된 자세가 나타난다(표 9.18).

표 9.18 Erb 마비

손상	운동손상	감각손상
C5 신경뿌리	어깨세모근, 마름근, 가시위근, 가시아래근, 작은원근, 위팔두갈래근, 위팔근, 뒤침근	어깨 가쪽부위, 위팔
C6 신경뿌리	어깨세모근, 위팔두갈래근, 위팔노근, 노쪽손목폄근	

② Klumpke 마비

Klumpke 마비(Klumpke's paralysis)는 외상 또는 분만과정 등에서 팔과 몸통 사이의 과도한 당김에 의해 C8과 T1 신경뿌리 또는 아래줄기가 손상되어 발생하며, 흔히 아래팔형이라고 한다. C8과 T1 신경뿌리의 동반 손상은 모든 손의 내재근과 손가락의 긴굽힘근 마비를 일으키며, 위팔 안쪽, 아래팔 자쪽, 4~5번째 손가락의 감각손상을 일으킨다. T1 신경의 교감신경손상은 안구함몰, 눈꺼풀처짐, 동공축소, 땀없음증의 Horner 증후군이 발생하기도 한다(표 9.19).

표 9.19 Klumpke 마비

손상	운동손상	감각손상
C8, T1 신경뿌리 동시	손 내재근, 손가락 긴굽힘근	위팔 안쪽, 아래팔 자쪽, 4~5번째 손가락
C8 신경뿌리	손 내재근, 긴엄지굽힘근, 자쪽손목굽힘근, 자쪽손목폄근	아래팔 자쪽, 4~5번째 손가락
T1 신경뿌리	손 내재근	위팔 안쪽

③ 긴가슴신경병증

긴가슴신경병증(long thoracic neuropathy)은 앞톱니근을 지배하는 팔신경얼기의 C5, C6, C7 신경뿌리에서 나온 긴가슴신경이 무거운 물건을 나르는 과정, 외상, 수술 등에 의해 손상되어 나타나는 말초신경병증이다. 어깨를 굽힐 때 앞톱니근의 마비 또는 약화로 어깨뼈가 뒤쪽으로 돌출되어 날개어깨뼈 변형이 나타나며, 감각 및 깊은힘줄반사 소실은 없다.

④ 겨드랑신경병증

겨드랑신경병증(axillary neuropathy)은 목발에 의한 겨드랑 압박, 어깨관절 탈구, 위팔뼈골절 등에 의해 C5, C6 신경뿌리에서 나온 겨드랑신경이 손상되는 말초신경병증이다. 운동손상은 어깨세모근, 작은원근 마비 또는 약화 그리고 어깨 가쪽부위의 감각손상이 나타나며, 위팔두갈래근, 위팔노근, 위팔세갈래근에 대한 깊은힘줄반사는 소실되지 않는다.

⑤ 근육피부신경병증

근육피부신경병증(musculocutaneous neuropathy)은 어깨 부위의 과도한 운동, 외상, 수술 등에 의해 C5, C6 신경뿌리에서 나온 근육피부신경이 손상되어 발생하는 말초신경병증이다. 어깨관절 굽힘, 팔꿉관절의 운동손상이 발생하고, 아래팔 가쪽에 감각손상이 있다.

⑥ 노신경병증

팔신경얼기의 C5~8, T1 신경뿌리에서 나온 노신경은 겨드랑이와 위팔뼈 중간의 나선고랑을 지나간다. 노신경병증(radial neuropathy)은 위팔뼈 중간이나 관절융기의 골절 또는 목발, 지혈대 등의 압박에 의해 발생하며, 잠잘 때 오랜 시간 팔베개를 할 때 발생하기도 하여 신혼여행 마비(honey moon palsy)라고도 한다. 손상 부위에 따라 운동 및 감각손상은 다양하며, 손목처짐(wrist drop) 변형이 가장 흔히 관찰된다(표 9.20).

표 9.20 노신경병증

손상	운동손상	감각손상
겨드랑이 부위	위팔 폄근, 아래팔 폄근, 손바닥뒤침근 손상	노쪽 손등
위팔 나선고랑 부위	아래팔 폄근, 손가락과 손목 폄근 손상	노쪽 손등
몸쪽 아래팔 부위	노쪽손목폄근, 자쪽손목폄근, 손바닥뒤침근 손상	정상
표재감각 부위	없음	노쪽 손등

⑦ 정중신경병증

정중신경병증(median neuropathy)은 위팔뼈 위관절융기 골절, Volkman 허혈성 구축, Colles 골절, 반달뼈 탈구, 압박 등에 의해 C5~8, T1 신경뿌리에서 나온 정중신경이 손상되어 나타난다. 안쪽 아래팔과 엄지두덩의 운동손상과 손가락의 감각손상이 있고, 흔히 발생되는 변형으로는 원숭이손이 있다. 위팔, 팔꿉관절, 앞뼈사이, 손목관절 등의 손상 부위별로 분류할 수 있다(표 9.21).

표 9.21 정중신경병증

손상	운동손상	감각손상
위팔 부위	엄지맞섬근, 집게손가락굽힘근, 먼쪽엄지굽힘근, 노쪽손목굽힘근, 아래팔 엎침근	엄지두덩, 1~4번째 손가락
팔꿉관절 부위	엄지맞섬근, 집게손가락굽힘근, 먼쪽엄지굽힘근, 노쪽손목굽힘근	엄지두덩, 1~4번째 손가락
앞뼈사이 부위	긴엄지굽힘근, 깊은손가락굽힘근, 집게손가락굽힘근, 긴손가락굽힘근, 네모엎침근	정상
손목 부위	1~3번째 손가락	1~4번째 손가락

⑧ 자신경병증

자신경병증(ulnar neuropathy)은 팔꿉관절 또는 손목관절의 골절, 위팔뼈 안쪽관절융기 골절, 팔꿉관절 탈구 그리고 Guyon 터널의 좁아짐 등에 의해 팔신경얼기의 C8, T1 신경뿌리에서 나온 자신경이 손상되어 나타나는 신경병증으로, 흔히 갈퀴손변형과 비숍손(bishop's hand) 변형이 발생한다. 위팔, 팔꿉관절, 손목관절 부위의 손상에 따라 분류할 수 있다(표 9.22).

표 9.22 자신경병증

손상	운동손상	감각손상
위팔 부위	아래팔 자쪽손목굽힘근, 4~5번째 깊은손가락굽힘근, 2, 5번째 손가락벌림근 및 모음근	4~5번째 손가락
팔꿉관절 부위	아래팔 자쪽손목굽힘근, 4~5번째 깊은손가락굽힘근, 뼈사이근, 4~5번째 벌레근, 4~5번째 손가락벌림근 및 모음근, 새끼두덩근	엄지두덩, 1~4번째 손가락
손목관절 부위	엄지모음근, 손가락벌림근 및 모음근, 손 내재근	

(2) 허리엉치신경얼기 손상

허리엉치신경얼기(lumbo-sacral plexus)는 허리신경얼기(L2~4)와 엉치신경얼기(L4~S3)로 구성되며, 신경뿌리 끼임, 압박, 외상, 염증성질환, 척추골절 등에 의해 손상되어 지배하는 근육분절과 피부분절에 운동 및 감각손상과 같은 허리엉치신경뿌리병증(lumbo-sacral radiculopathy)을 일으킨다.

① 넙다리신경병증

넙다리신경은 L2, L3, L4 허리신경얼기 뒤가지에서 시작되는 신경으로 허리근과 엉덩근 사이에서 샅고랑인대 아래쪽으로 내려와 넙다리 가쪽에 놓인다. 따라서 넙다리신경병증(femoral neuropathy)은 샅고랑인대 밑을 지날 때 주로 발생하며, 넙다리뼈 위쪽 골절, 선천성 엉덩관절 탈구, 관통자상, 당뇨성 신경병 등에 의해서 발생한다. 넙다리신경 근육가지는 넙다리네갈래근과 넙다리빗근을 지배하며, 피부가지는 넙다리 앞부분, 종아리, 발목 안쪽을 담당한다.

넙다리신경이 손상되면 엉덩관절 굽힘근과 무릎관절 폄근의 마비 및 약화가 발생하고, 걸을 때 무릎관절 뒤로 젖힘과 젖힌 무릎 현상이 일어난다. 그리고 넙다리 앞 부위와 종아리에서 발목의 안쪽 부위 감각손상이 나타난다.

② 폐쇄신경병증

폐쇄신경병증(obturator neuropathy)은 L2, L3, L4 허리신경얼기에서 나온 폐쇄신경이 탈장에 의한 압박, 골반의 골절, 외상, 엉덩관절성형술, 악성종양 등에 의해 손상되어 발생하는 신경병증이다. 폐쇄신경은 두덩정강근, 긴모음근, 짧은모음근, 큰모음근, 바깥폐쇄근을 각각 지배하고, 피부감각은 넙다리 안쪽 부위를 담당한다. 폐쇄신경손상은 엉덩관절 모음근의 근력손상을 일으켜, 걸을 때 넙다리를 벌리고 회전하듯이 걸으며 넙다리 안쪽과 샅고랑부위의 감각손상을 일으킨다.

③ 궁둥신경병

궁둥신경병증(sciatic neuropathy)은 L4~S3의 신경뿌리에서 나오는 궁둥신경이 엉덩관절치환술, 엉덩관절 탈구, 출산 시 다리견인, 잘못된 볼기 주변의 주사, 척추관협착증의 대동맥수술 등에 의해 손상되어 나타나는 신경병증이다. 궁둥신경은 반힘줄근, 반막근, 넙다리두갈래근을 지배하고, 넙다리 뒤쪽의 감각을 담당하며, 다리오금에서 정강신경과 온종아리신경으로 나눠진다. 궁둥신경의 손상은 무릎관절의 굽힘을 어렵게 하고 먼쪽 정강신경과 종아리신경이 지배하는 근육들의 손상과 발등과 발바닥, 발 가쪽에 감각상실을 일으킨다. 근 기능의 상실로 인해 발처짐현상과 계상보행 그리고 발가락 떼기 감소와 같은 보행장애를 보인다(표 9.23).

표 9.23 궁둥신경병증

신경뿌리	운동손상	감각손상	기능장애
L4	발목관절 발등 굽힘, 무릎관절 폄, 엉덩관절 모음	종아리 안쪽	발처짐, 계상보행
L5	발가락 폄, 무릎관절 굽힘, 발목관절 안쪽번짐	종아리 가쪽, 발등, 엄지발가락	엄지두덩, 1~4번째 손가락
S1	발목관절 발바닥 굽힘, 엉덩관절 폄, 무릎관절 굽힘, 발목관절 가쪽번짐	발바닥, 종아리, 넙다리 뒤쪽	발가락 떼기 어려움
S2~3	발가락 굽힘, 무릎관절 굽힘	볼기 안쪽	1~4번째 손가락

④ 종아리신경병증

엉치신경얼기(L4~S3)에서 나온 온종아리신경은 깊은종아리신경(deep peroneal nerve)과 얕은종아리신경(superficial peroneal nerve)으로 나뉘는데, 종아리신경병증(peroneal neuropathy)은 종아리뼈머리의 외상 및 수술, 무릎 탈구, 뼈연골종, 부적절한 자세로 장시간 고정될 때 신경압박에 의한 손상, 당뇨성 단일신경병증, 괴사성 혈관병증 등에 의해 손상되어 나타나는 신경병증이다. 발목관절의 발등 굽힘, 가쪽번짐, 발가락 관절 폄의 손상이 있고, 발처짐에 의한 계상보행이 특징적으로 나타난다. 감각장애는 발등, 발 가쪽, 엄지발가락 등쪽에 나타난다(표 9.24).

표 9.24 종아리신경병증 임상 양상

신경분지	운동손상	감각손상	기능장애
깊은종아리신경	발등 굽힘	발등, 엄지발가락 등쪽	발처짐, 계상보행
얕은종아리신경	발등 굽힘	종아리 가쪽, 발 뒤쪽	가쪽번짐 손상

⑤ 정강신경병증

정강신경병증(tibial neuropathy)은 엉치신경얼기(L4~S3)의 앞갈래로부터 나온 정강신경이 관절염, 오금오목 또는 발목의 외상, 넙다리뼈 또는 정강뼈 골절, 선천적 기형, 조이는 신발, 힘줄윤활막염, 결절종, 신경종, 당뇨 및 말초혈관질환 등에 의해 손상되어 나타나는 신경병증이다. 특히 발목 굽힘근지지띠에 의한 압박으로 정강신경 분지가 손상되어 나타나는 증상을 발목굴증후군이라고 하며, 짧은 발가락 폄근을 제외한 발 내재근의 약화가 특징이다. 정강신경은 오금오목에서 나뉘어 정강뼈 뒤쪽으로 내려와 종아리 뒤쪽 근육들을 지배하고 가쪽 및 안쪽 발바닥신경(plantar nerve)으로 나누어진다. 그리고 감각신경 분지는 온종아리신경의 감각분지와 만나 장딴지신경으로 통한다. 장딴지근, 가자미근, 뒤정강근, 발가락굽힘근, 발내재근을 지배하며 감각영역은 발 가쪽과 발바닥을 담당한다(표 9.25).

표 9.25 정강신경병증

손상부위	운동손상	감각손상	특징
종아리	발바닥 굽힘(장딴지근, 가자미근, 뒤정강근, 발바닥굽힘근)	발바닥, 발 가쪽	발떼기 감소
굽힘근 지지띠	발바닥 굽힘(짧은발가락폄근을 제외한 발 내재근)	발 가쪽 및 안쪽	티넬징후

(3) 얼굴신경 손상

얼굴신경 손상(facial nerve injury)은 다양한 원인에 의해 발생한다. 일곱 번째 뇌신경인 얼굴신경은 뇌줄기의 다리뇌에서 나와 얼굴근육을 담당하는 운동 기능, 혀의 앞쪽 2/3 부분의 미각과 혀 앞쪽 부분의 일반감각 그리고 코샘, 입천장샘, 눈물샘 등의 부교감신경 기능을 지닌다. 얼굴신경은 뇌졸중과 같은 질환에 의해 기능을 상실하는 중추성 얼굴신경마비, 신경의 압박, 면역학적 염증 등의 원인에 의한 말초성 얼굴신경마비로 나뉜다(표 9.26).

① 증상

■ 말초성 얼굴신경마비

얼굴 윗부분 표정근들을 지배하는 운동신경핵은 양쪽 대뇌겉질의 지배를 받는 반면, 얼굴 아랫부분 표정근들을 지배하는 운동신경핵은 반대쪽 겉질의 지배를 받는다. 중이염, 신경압박, 염증 등 다양한 원인에 의해 발생하는 말초성 얼굴신경마비는 손상받은 운동신경핵이 지배하는 같은쪽 얼굴표정근의 마비를 일으킨다.

■ 중추성 얼굴신경마비

얼굴신경핵을 지배하는 겉질숨뇌로의 손상은 이마주름을 만드는 것은 가능하지만, 병변 부위 반대쪽 아래 얼굴 표정근육들의 마비를 일으킨다. 그러나 눈물 분비, 침 분비 등은 정상적으로 작용한다.

표 9.26 얼굴신경마비

분류	임상증상	
	운동손상	감각손상
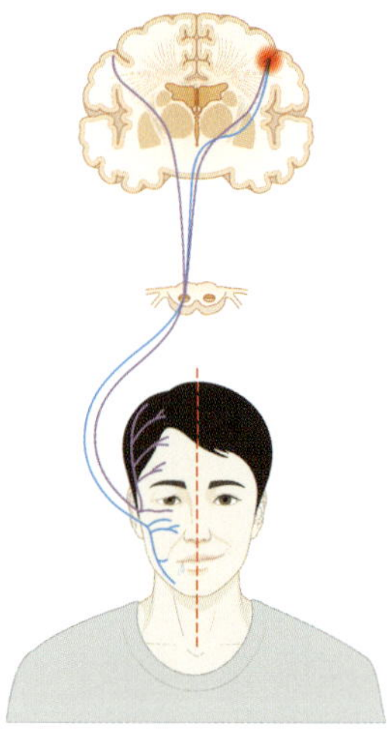 위운동신경세포손상 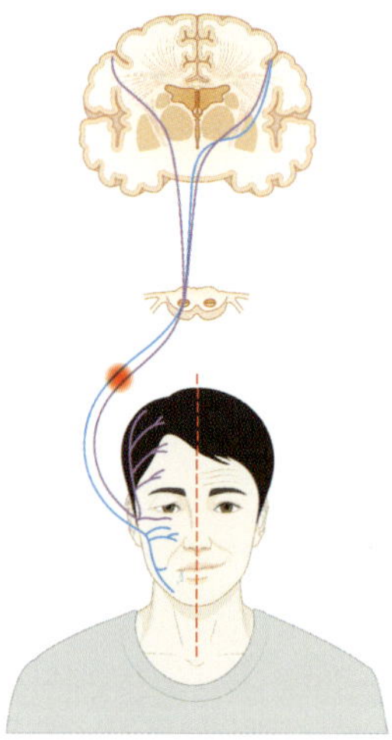 얼굴신경손상	• 손상측 얼굴근육이 늘어짐 • 눈꺼풀을 감을 수 없음 • 이마와 콧등에 주름잡기가 어려움 • 입은 손상된 반대쪽으로 돌아감 • 말하기와 바람 불기가 어려움	• 청각과민이 나타남 • 혀 앞쪽 2/3 부위의 미각이 상실됨 • 귀, 턱 등에 통증이 발생함

3 운동치료

1) 말초신경손상 환자에 대한 일반적인 운동치료

말초신경의 축삭절단, 신경차단과 같은 불완전손상으로 비교적 손상 정도가 경미하여 회복가능성이 있는 경우 적합한 물리치료적 중재를 시행한다. 말초신경병증에 대한 치료는 신경회복이 일어날 때까지 손상된 신경이 지배하는 관절의 관절가동범위를 유지하고, 근육의 위축과 변형을 방지하기 위해 남아 있는 근력 강화를 최대한 실시한다. 기능을 보조하기 위한 적절한 보조도구를 사용할 수 있으며, 감각장애가 있는 경우 감각손상으로 인한 2차적 손상을 주의해야 한다.

관절가동범위와 수의적 근 수축 정도에 따라 수동 운동, 능동 보조 운동, 능동 운동, 저항 운동을 시행하되, 과도한 뻗침 및 통증 등에 유의해야 한다.

2) 얼굴신경손상 환자에 대한 일반적인 운동치료

특정 얼굴근육에 대한 신경근 재교육을 집중적으로 실시한다. 각각의 얼굴표정근에 대하여 구체적 지시를 통한 재교육을 5~10회씩, 1~2회 반복하여 실시한다. 여러 표정근육이 동시에 작용하는 대단위 얼굴운동, 운동이상, 근피로가 발생하지 않도록 운동속도와 수축강도를 느리고 완만하게 시행한다. 운동에 집중할 수 있도록 조용한 환경을 조성하여 실시하고, 환자가 동작에 대해 이해하도록 거울, 사진, 동영상 등을 활용할 수 있으며, 근전도를 활용한 감각 되먹임 치료도 효과적인 방법으로 사용될 수 있다.

마사지는 과도한 표정근의 긴장 또는 경직을 줄일 수 있고 신경근 재교육과 더불어 시행하면 좋은 효과를 가져올 수 있다. 마사지를 실시할 때는 마비로 인해 늘어진 근육을 보호하기 위해 아래에서 위로 항중력 방향이 될 수 있도록 부드러우면서도 견고하게 5~10분간 하루 2회 정도 실시한다(표 9.27).

표 9.27 얼굴표정근 운동 및 마사지

근육	위쪽 눈둘레근	아래쪽 눈둘레근
자세	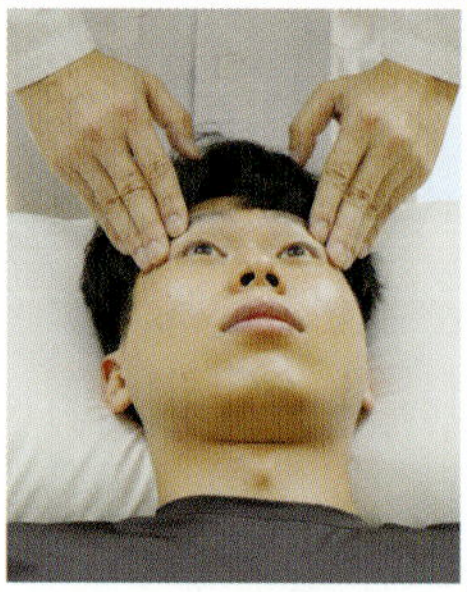 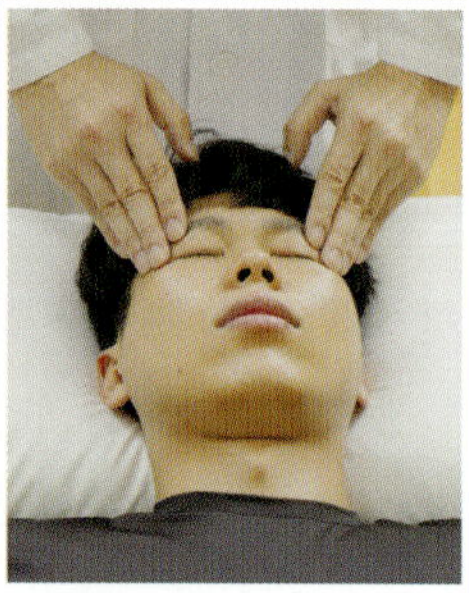	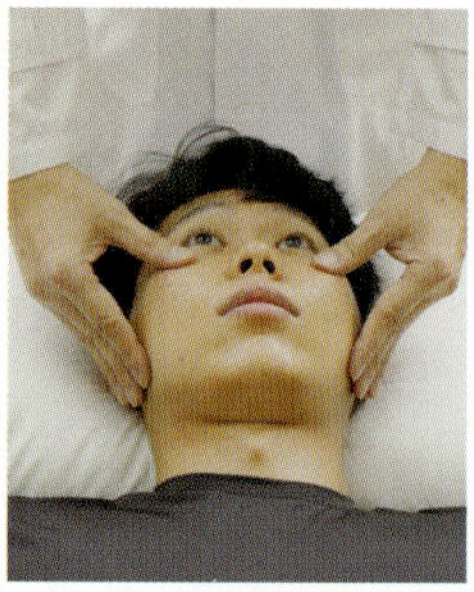 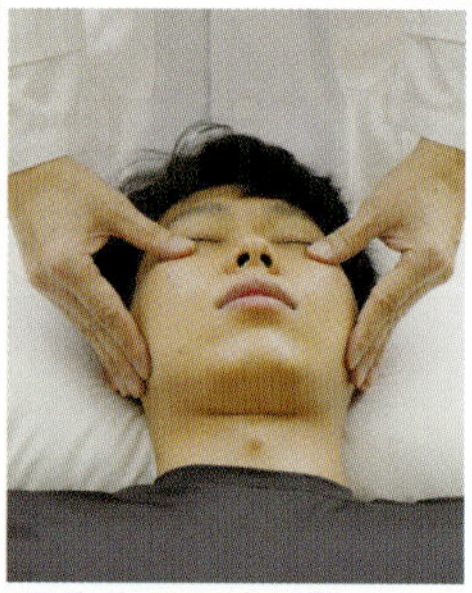
지시	눈을 감아 보세요.	눈을 감아 보세요.
근육	**입둘레근**	**입꼬리당김근**
자세	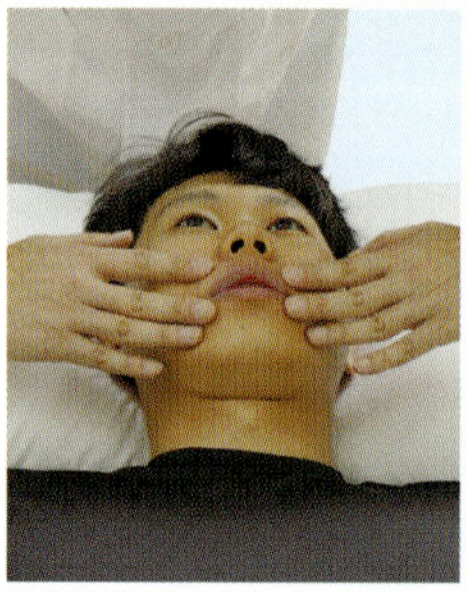 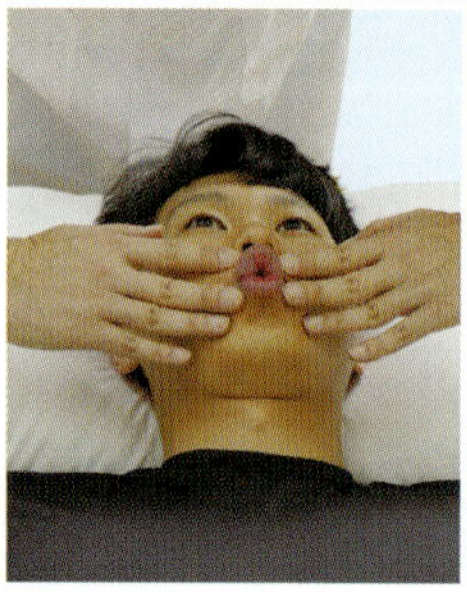	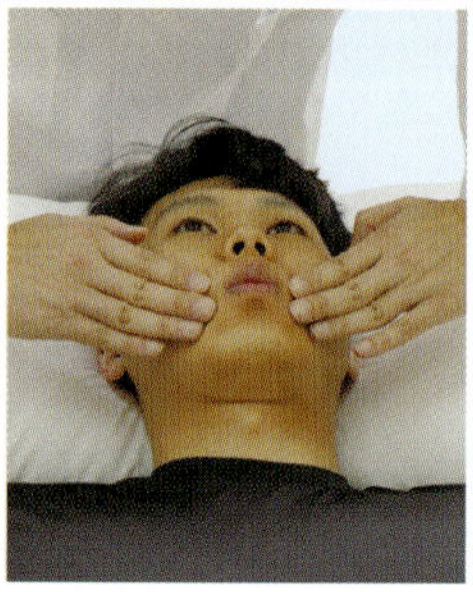 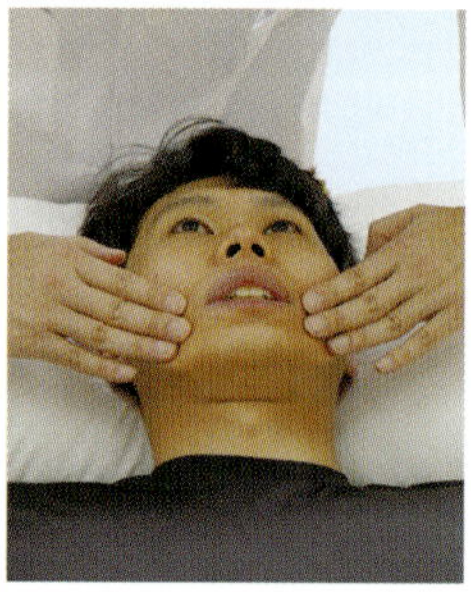
지시	휘파람을 불어 보세요.	웃어 보세요.
근육	**입꼬리올림근**	**깨물근**
자세	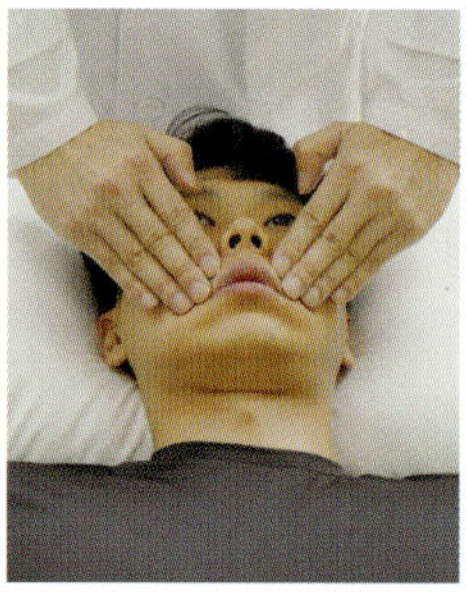 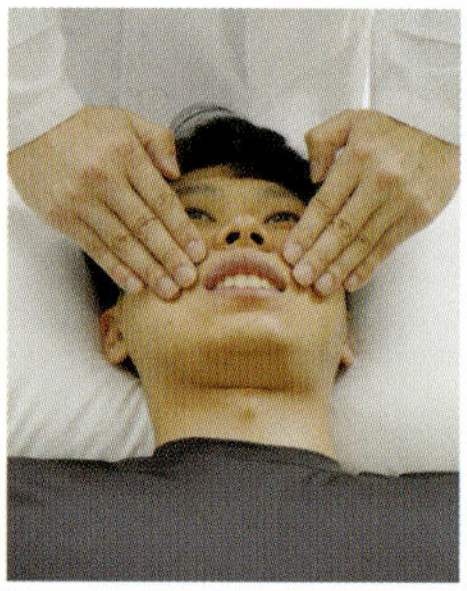	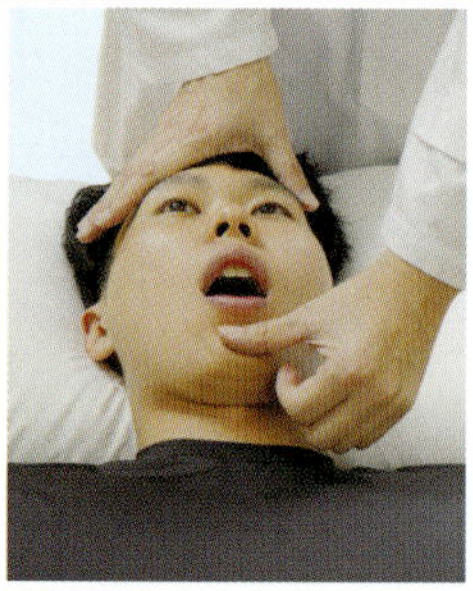 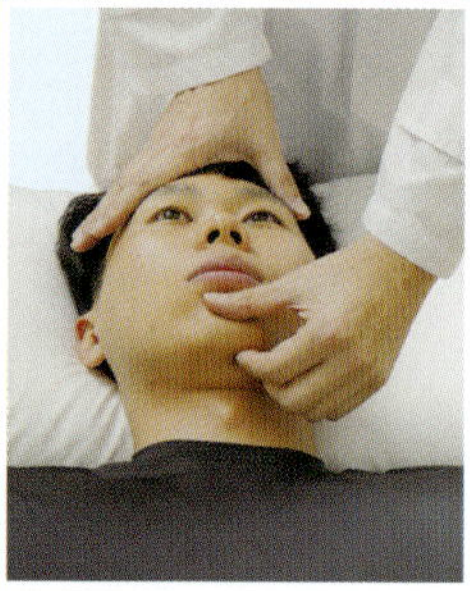
지시	입 가장자리를 위로 당겨 웃어 보세요.	입을 다물어 깨무세요.

3) 사례별 운동치료

[사례] 말초신경손상 환자의 물리치료 임상기록지

환자이름	황○○	성별	여	생년월일	1983.11.05	발병일	2022.02.08
진단명	정중신경병증	재발 여부		입원날짜		외래날짜	2022.02.09
주관적인 증상	2022.02.08. 밤에 계단에서 균형을 잃고 넘어질 때 손을 짚은 이후 손목이 붓고, 손에 심한 통증과 함께 엄지손가락을 움직이는 것이 불편해 병원에 내원하여 검사한 결과 정중신경병증으로 진단받고 물리치료실을 방문함						
객관적인 평가	1. 감각: 1~3 손가락 통증(VAS 5) 및 감각 이상 2. 맨손근력검사(MMT): 엄지두덩근 약화(F), 1~3 손가락굽힘근 약화(F) 3. 시각적상사척도(VAS): VAS 5 4. Phalen 검사(Phalen's test): (+)						
치료 계획	1. 감각 회복 및 통증 감소 2. 엄지두덩근 및 1~3 손가락굽힘근 근력 G 단계 이상으로 회복 3. 일상생활로 복귀						
치료 교육	1. 손목 안정성 및 예방을 위한 맞섬부목 착용 2. 엄지 맞섬과 벌림 운동: 수동 운동에서 저항 운동으로 점진적으로 시행 3. 손가락 굽힘 운동 4. 다양한 크기의 공 잡기 운동 5. 점진적인 정중신경 가동술						
기타	치료 효과를 증진시키기 위한 보호자 교육						

사례 6 실조

1 개요

실조(ataxia)는 협응운동(coordinated movement)의 장애로써, 움직임에 관여하는 근육의 힘은 충분한데도 불구하고 운동속도, 범위, 방향 등의 체계적인 순서에 따라 정확하게 근육이 수축하고 이완하면서 목적하는 움직임이 원활히 이루어지지 않는 것이다. 움직임은 복잡한 근육 활동이 시간적 · 공간적 변화에 대해 반응하는 통합패턴으로, 근육은 단순히 긴장을 유지하거나 수축하는 것만으로는 정상적인 동작이 가능하지 않다. 즉, 작용근과 협동근의 수축 및 대항근의 이완 등이 양적 · 질적으로 올바르게 이루어져야 한다. 따라서, 협응운동은 중추신경계 신경로의 기능뿐만 아니라, 소뇌 및 이와 연결된 신경로, 고유수용성 감각계와의 통합이 중요하다.

실조란 신경계의 이와 같은 구조들의 손상으로 인한 비정상적인 근육의 협응문제로 보행의 불안정성과 움직임 장애가 발생하며, 우울과 불안장애와 같은 심인성 장애 또한 흔하게 나타나는 진행성 신경퇴행장애를 일컫는다. 만약 실조가 일시적이 아닌 지속적으로 나타난다면, 근육의 협응능력을 조절하는 소뇌손상으로 인한 것이며, 그 외에도 소뇌신경경로, 고유감각경로, 안뜰계의 병변에 의해서도 나타날 수 있다. 그 밖의 원인으로는 뇌졸중, 뇌종양, 뇌성마비, 다발경화증, 유전적인 요인, 진행성 신경퇴행질환과 매개된 감염, 면역질환 등 다양한 원인으로 발생한다.

1) 소뇌성 실조

소뇌는 신체 각 부위의 운동을 조합하여 평형을 유지하며, 운동이 원활하게 이루어지도록 정교하게 조정하는 기능을 한다. 그러나 이러한 운동조절이 소뇌에서만 이루어지는 것은 아니라 상위의 대뇌와도 깊게 관계를 맺으면서 일어난다. 소뇌에 손상이 오면 동작 수행 시 운동에 관여하는 근육군이 진행되는 순서에 맞게 정확하고 제대로 수축하고 이완하면서 목적 있는 동작을 효율적으로 수행할 수 없는 조화운동장애가 발생한다. 소뇌성 실조(cerebellar ataxia) 환자는 운동 기능이나 평형 감각을 조절할 수 없어 정밀한 움직임이 어렵고 걸음걸이도 불안정하다. 특히, 소뇌가 선천적 혹은 후천적 결함의 질병으로 인해 근육의 조화운동불능(incoordination), 활동떨림, 평형 및 보행장애, 근 긴장 저하 등이 특징적으로 나타난다.

2) 감각성 실조

감각성 실조(sensory ataxia)는 고유수용성 실조(proprioceptive ataxia)라고도 하며, 말초의 고유감각수용기로부터 척수뒤기둥의 중추로 유입되는 들신경 감각 정보의 유입에 손상이 발생하여 나타난다. 척수뒤기둥을 침범하는 대표적인 질환에는 척수매독이 있으며, 당뇨나 알코올성 신경염 등에 의해서도 침범될 수 있다. 다리로부터 유입되는 고유수용성 감각 입력은 선 자세에서 자세조절의 시작과 조절에 핵심적인 역할을 한다. 그런데 척수뒤기둥의 손상으로 인해 감각유입이 차단되면 시각을 이용하여 이를 대신하게 된다. 그래서 보행을 할 때 눈을 지면에 고정한 채 다리를 넓게 벌리면서 걷게 된다. 감각실조증 환자는 서 있는 자세에서 양쪽 발을 서로 붙이고 서게 하면 다리나 몸통이 흔들리고, 눈을 감게 하면 넘어지게 되는데, 이러한 현상을 Romberg 징후라고 한다. Romberg 징후는 감각성 실조와 소뇌성 실조를 구별하는 중요한 단서가 된다. 소뇌성 실조 환자에서는 Romberg 징후가 음성으로 나타나는데 반해, 감각성 실조는 양성으로 나타난다. 감각성 실조 환자는 낮에 보행이 가능하지만 어두운 밤에는 보행이 어려워진다.

Tip

소뇌실조증과 감각실조증의 구별

이들의 구분은 시각 차단 유무에 의해 구별한다. 즉, 소뇌실조증은 눈을 감으면 증상이 조금만 악화되는데 반해, 감각실조증은 눈을 감게 되면 발에서의 고유수용성 감각 소실로 인해 증상이 상대적으로 크게 악화된다. 감각실조증이 움직임을 할 때 시각적 피드백에 의존하기에 차이가 나는 것이다.

3) 안뜰성 실조

안뜰성 실조(vestibular ataxia)는 안뜰핵(vestibular nucleus)과 들신경 및 날신경을 연결하고 있는 중추 또는 말초안뜰계 질환이 있을 때 나타난다. 안뜰계는 척수반사(vestibulo-spinal reflex)를 통해 자세반응의 시작과 조절, 머리의 위치를 안정시키는 작용을 하여 공간 내에서 몸을 수직으로 바로 설 수 있게 한다. 따라서 안뜰성 실조가 있는 환자는 선 자세나 앉은 자세에서 평형감각장애를 보인다. 안뜰성 실조 환자는 보행 시 비틀거림이 나타나고, 바닥면을 넓게 하여 걸으면서 병변이 있는 쪽으로 몸이 기울어지는 증상을 보인다. 또한, 안뜰눈반사(vestibulo-ocular reflex)에 의해 물체의 초점이 흐려져 현기증, 오심, 구토, 흐린 시야, 안구진탕증(눈떨림, nystagmus)이 나타난다. 장애가 나타나는 순서는 머리와 몸통에서 실조가 먼저 나타나고, 차츰 팔 동작으로 실조가 이어진다.

2 임상적 특징

실조의 증상으로는 침범된 소뇌 부위에 따라 다르게 나타나며, 바로 선 자세에서 균형을 유지하고 있기가 힘들다. 또한 팔다리의 협응동작이 이루어지지 않아 운동하고자 하는 방향대로 움직이기 어렵고, 연속적인 동작이 제한된다.

1) 겨냥이상

겨냥이상(운동거리조절 이상, dysmetria)은 목표점의 거리를 측정하고 동작의 크기를 조절하는 기능에 장애가 발생하여 운동 시 최종 목표점에 정확하게 도달하지 못하고 목표점을 지나치거나 또는 미치지 못하고 정지하는 운동장애를 말한다. 예를 들면, 손가락을 코로 가져가게 할 때 코를 지나쳐 더 멀리 손가락을 이동하거나(측정과대증, hypermetria), 코에 도달하기도 전에 동작을 멈추어 버리는 행동이다(측정과소증, hypometria). 이러한 겨냥이상은 팔다리의 움직임이 일어나는 동안 거리, 방향, 비율, 힘 그리고 범위를 정확하게 조절하기 어려운데, 이는 대뇌겉질에서 내려오는 명령신호와 효과기에서 발생되는 운동수행신호를 비교하고 수정하는 소뇌기능이 상실되어 나타난다(그림 9.23).

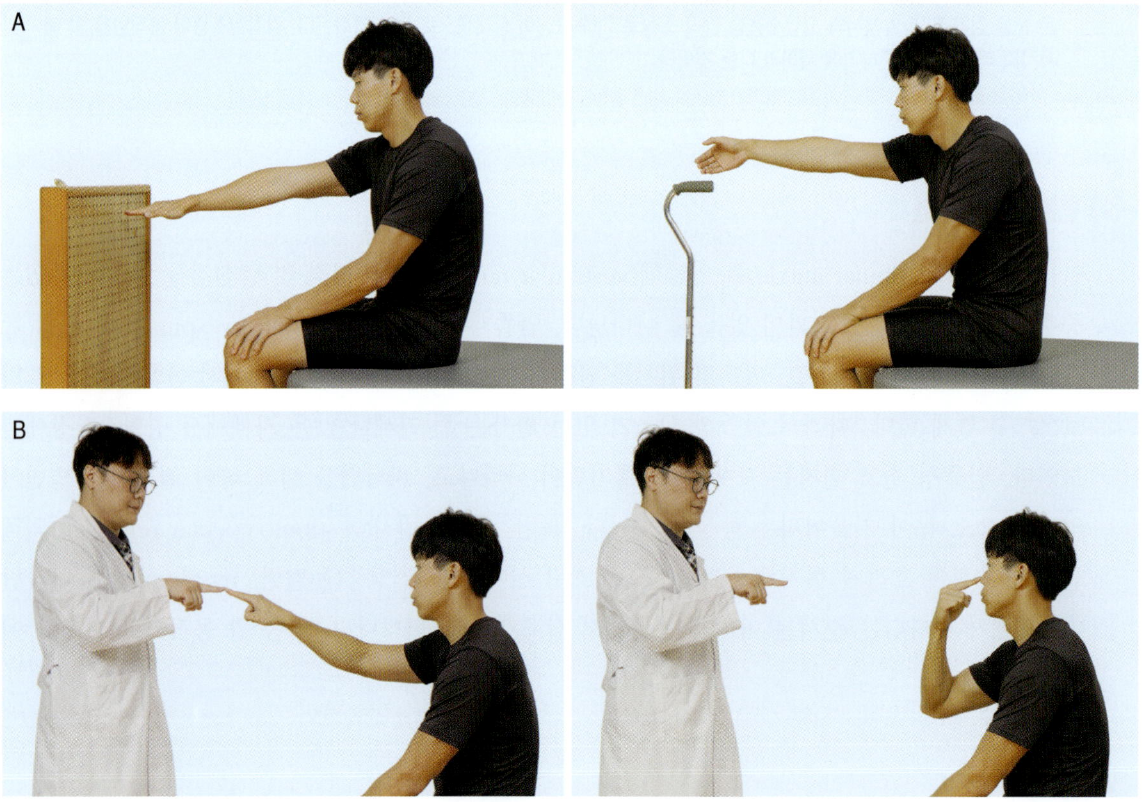

그림 9.23 겨냥이상. **A:** 목표점을 지나치거나 짧아 닿지 못하는 경우(실제로 물체에 접근하기 어려움), **B:** 손가락-코 검사

2) 활동떨림

수의 운동의 끝부분으로 갈수록 떨림이 증가하는데, 이를 활동떨림(intention tremor)이라고 한다. 활동떨림은 손과 손가락의 정교한 움직임을 할 때 더 심하게 나타난다. 운동떨림(kinetic tremor)은 안정 시에는 떨림이 없다가 동작을 하는 과정 중에 흔들림이 나타나는 것을 말한다. 활동떨림은 반복적이고 다소 규칙적인 떨림이 불수의적으로 일어나는 것으로, 떨림 자체는 불수의적인 운동이지만, 수의적으로 목표물에 접근할 때 발생하는 현상이다(그림 9.24).

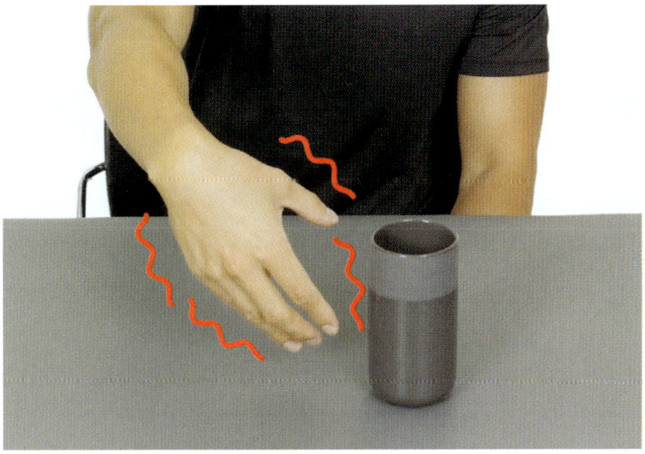

그림 9.24 활동떨림

3) 근육긴장저하증

근육긴장저하증(hypotonia)은 일반적으로 수동 운동에 대한 저항의 감소라고 정의된다. 소뇌겉질 또는 소뇌깊은핵의 손상으로 인해 신경근육방추의 알파 및 감마운동신경세포가 비활성화되어 근 긴장저하가 발생한다. 근 긴장이 저하되면 팔다리에서 수동으로 움직일 때 저항이 감소하여 과다한 관절가동범위가 나오게 되고, 팔다리가 무거운 느낌이 들 정도로 자세의 긴장성도 상실된다. 이 증상은 급성 소뇌병변에서 발생하고 만성 손상 환자에게는 거의 나타나지 않는다.

4) 상반운동반복장애

상반운동반복장애(dysdiadochokinesia)는 빠르게 반복되는 동작을 실행하는 것이 어려운 장애이다. 예를 들면, 손바닥과 손등을 번갈아 뒤집게 할 때 리듬이 깨지고, 부적절한 위치에 놓이게 한다. 이러한 동작들은 각 관절의 움직임에서의 타이밍과 가속, 감속장애로 각 관절의 협응운동이 되지 않아 발생된다(그림 9.25).

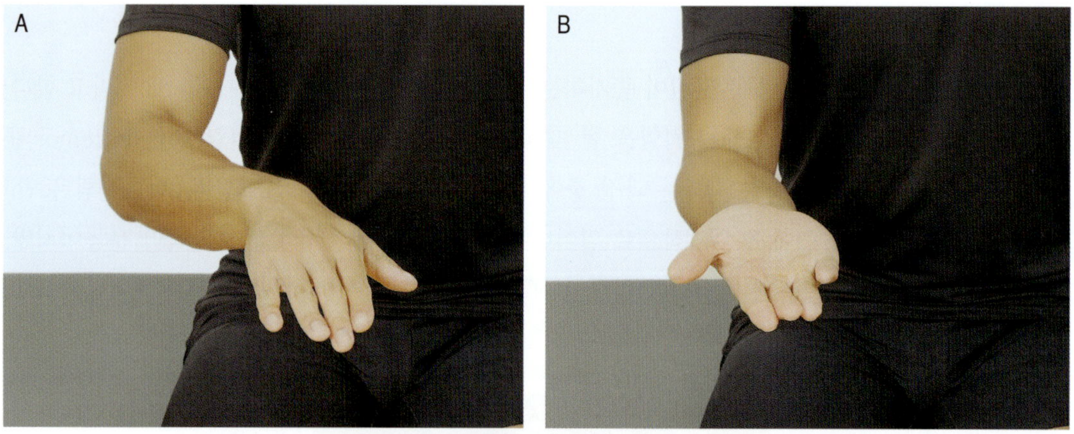

그림 9.25 상반운동반복장애. A: 뒤침, B: 엎침

5) 협응장애 및 시각운동 조화운동불능

협응장애(dyssynergia)는 동작이 정상적으로 자연스럽게 움직이지 못하는 작용근과 대항근 및 협력근 간의 협응이 부족하여 발생하는 것으로, 움직임을 분절로부터 분리하지 못함으로써 나타난다. 손가락-코 검사(finger to nose test)처럼 여러 관절이 관여하는 운동을 할 때 각 관절 움직임의 조절능력이 감소하게 되어 움직임의 궤적이 정상인에 비해 비정상적으로 심하게 편위된다. 따라서, 한 관절의 움직임에서 시작과 끝내기의 어려움이 여러 관절에 영향을 주게 되어 조화 운동을 어렵게 한다. 또한, 소뇌는 눈-손 협응운동 조절에 중요한 역할로써, 뻗기동작을 할 때 눈과 손의 조화는 동작이 정확하게 일어나기 위해서 필수적이다. 다관절 운동의 협응장애와 시각운동의 장애 모두 소뇌성 실조에서 나타나고, 정확하지 않은 뻗기동작도 소뇌손상 후에 볼 수 있다(그림 9.26).

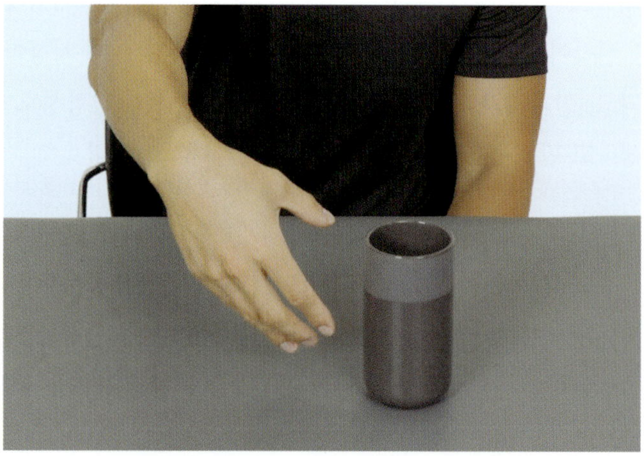

그림 9.26 협응능력 문제로 비정상적인 손 동작으로 물건을 잡으려고 함

6) 눈떨림

눈떨림(nystagmus)은 비정상적인 눈의 율동적인 위아래, 좌우, 회전 운동 등 눈의 위치에 대한 장애이다. 이것은 안뜰장애의 징후이며, 소뇌의 타래결절엽이 손상되었을 때도 나타날 수 있다. 한쪽 부위 손상일 때 눈의 진동 운동은 손상 방향 쪽으로 편향된다(그림 9.27).

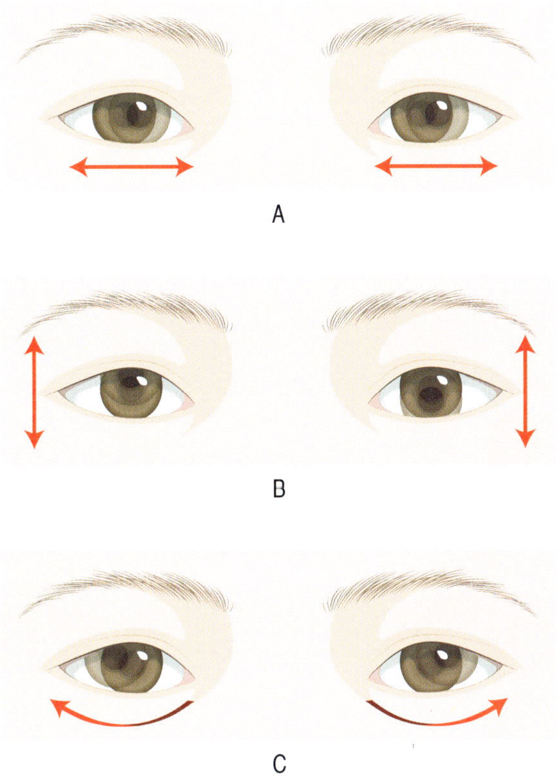

그림 9.27 눈떨림의 구분. A: 수평안진, B: 수직안진, C: 회전안진

7) 언어장애

언어장애(dysarthria)는 후두근육의 손상으로 발생하는데, 말이 느리고 분명하지 않으며 음정단위로 끊어져 억양과 어조가 변하는 양상을 띤다. 입 주위 근육과 호흡이 협응되지 않아 말이 폭발하듯 터지는 경향이 있고, 음절들이 중복되는 경우도 있다.

8) 인지장애

인지장애(cognitive disorder)에는 계획을 세우거나 기억해 내는 것이 어려운 실행증과 불충분한 시각공간 기억이 포함된다. 인지장애는 환자의 기능과 치료전략에 또 다른 영향을 줄 수 있다.

9) 비정상적인 자세와 보행

감각실조증 환자의 보행은 다리 움직임이 뻣뻣하고 경직되며, 양팔은 균형을 유지하기 위해 떨리면서 약간 옆으로 벌린 채 걷는다. 걸을 때는 양발 사이를 크게 벌리고 걷는 것이 특징이며, 걸음의 간격이 불규칙하고 보폭이 짧다. 보행하는 동안 반드시 한 발 서기 기간이 필요한데, 이때 균형이 불안정하며 양다리 지지 기간을 길게 하고, 보행속도를 감소시켜 빠른 속도로 인한 균형 불안정을 최소화하려고 한다. 앉았다 갑자기 일어나면 몸이 흔들리고 걷는 것이 더 불안하며, 발꿈치를 든 상태에서 발의 앞쪽으로 걷는 경우가 대부분이다. 소뇌실조증 환자의 특징은 머리를 바로 세울 수는 있으나 대부분 굽혀져 있으며, 몸통 자세는 앞으로 구부정하게 기울어져 있다. 서 있을 때는 상실된 근 긴장을 보상하기 위해 다리 사이의 폭을 넓게 하여 걷고, 자세가 비뚤어지면서 한쪽으로 걷는 양상이 점점 커진다. 특징적인 것은 걸을 때 술 취한 사람처럼 걷는다는 것이다. 처음에 발가락 떼기가 어렵고 두려워한다. 특히 걷다가 멈추라고 하면 보행속도를 줄이고 멈추는 데 상당한 어려움이 발생한다(그림 9.28).

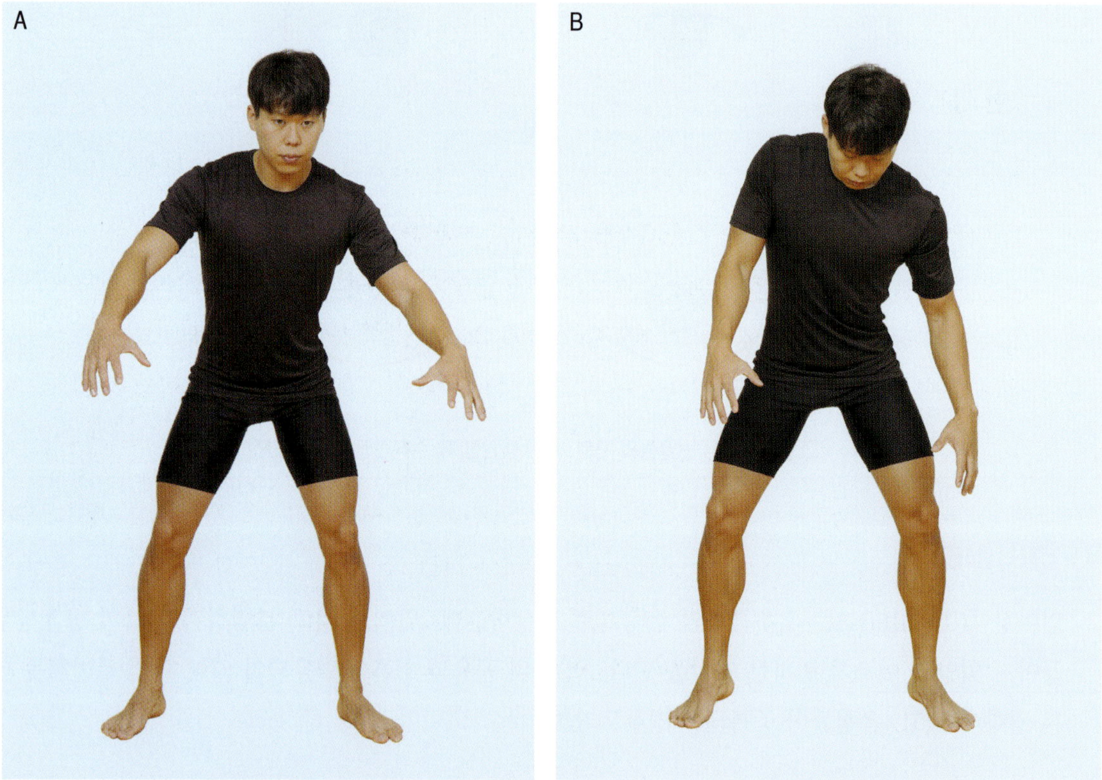

그림 9.28 실조증의 비정상적 보행양상. A: 소뇌실조증 환자, B: 감각실조증 환자

3 운동치료

1) 실조 환자에 대한 일반적인 운동치료

운동치료는 실조의 종류에 따라 개별적으로 구분하기보다는 소뇌실조증을 중심으로 감각실조증과 안뜰실조증에 대해 일부 혹은 몇 가지를 병행하여 운동치료를 실시할 수 있다. 현재까지 실조의 진행을 느리게 하거나 멈추게 하는 치료법은 밝혀지지 않았다. 그러나 실조증은 주로 자세조절과 다관절 움직임의 협응운동에 영향을 주는 장애이기 때문에, 운동치료의 목표는 움직임 조절장애를 개선하기 위해 대뇌에 있는 고위중추를 통하여 수의 운동을 조절함으로써 협응운동을 원활하게 조정하는 데 있다.

(1) 치료 원칙

- 실조증을 일으키는 기전에 따라 시각, 몸감각(somatic sense), 인지운동 등을 이용한다.
- 새로운 동작패턴을 만들어 갈 때 항상 단순한 것으로부터 복잡한 것으로 전개해 간다.
- 한 동작패턴이 완성될 때까지 같은 동작을 계속해서 반복하고, 동작패턴이 만들어지면 다음 동작패턴으로 넘어간다.
- 재교육만으로는 불충분할 경우에는 보조도구 등을 이용한다.
- 자신감을 가질 수 있도록 운동 중 시각과 청각을 통한 지속적인 격려를 한다.

(2) 치료 방법

- 환자의 먼쪽 운동성 증진을 위해 몸쪽 안정성 운동을 실시한다.
- 움직임 범위조절을 학습할 수 있도록 균형적응 훈련을 실시한다.
- 환자의 움직임이 더 부드러워지고 원활해지도록 작용근, 대항근, 협동근 사이의 협력 수축을 조절하거나 증진시키는 운동을 실시한다.
- 중력의 영향을 받는 자세들에서 조절되고 목적 있는 움직임을 환자가 경험할 수 있도록 훈련한다.
- 환자가 안정성을 위해서 시각을 사용할 수 있도록 시각고정과 눈-손 협응작용을 증진시키는 운동을 실시한다.
- 환자의 움직임에서 회전 운동을 경험하도록 한다.
- 환자가 움직일 때 원하는 지점으로 다시 돌아올 수 있도록 정중선과 수직에 대한 지각 훈련을 실시한다.

2) 사례별 운동치료

[사례] 실조 환자의 물리치료 임상기록지

환자이름	김○○	성별	남	생년월일	1968.03.12	발병일	
진단명	소뇌성 실조	재발 여부	무	입원날짜	2021.10.22	외래날짜	2022.04.07
주관적인 증상	- 장기간 선 자세에서 균형을 잡기 어려움 - 정상적인 보행이 어려움 - 종종 움직일 때에는 손발이 떨리고 조절이 어려움						
객관적인 평가	1. ROM: normal 2. MMT: WNL 3. Sitting balance: static: good/dynamic: good 4. Standing balance: static: fair/dynamic: fair 5. Gait: 보행 시에 목발 또는 한 발 지팡이가 요구되며, 10m 내외로만 걸을 수 있음. 가끔 균형을 잃을 시에는 네 발 지팡이나 보행기로 걸음						
치료 계획	1. 환자의 먼쪽 운동성 증진을 위해 몸쪽 안정성(proximal stabilization) 운동을 실시 2. 기능적 움직임을 위한 작용근, 대항근, 협동근 사이의 동시협력(co-activation, interplay)을 조절하거나 증진시키는 운동 - 서기, 앉기, 걷기, 한 지점으로 손 뻗기, 물건 잡기 등을 수행하는 기능조절 훈련(신경근 재교육) - 다양한 환경에서 기능조절 훈련(Frenkel 운동) 3. 균형 및 협응운동 - 머리와 몸통조절 훈련 - 안뜰성 실조 환자를 위한 Cawthorne-Cooksey 운동 4. 자세유지를 위한 보조도구 훈련 - 4주 내에 독립적인 보행 지구력 및 기능적 움직임 향상 목표 5. 보행과 이동 훈련						
치료 교육	1. 보호자와 함께 환자의 외부활동 독려 - 직장복귀를 위한 독력 및 레크레이션 운동 권고						

(1) 운동치료

소뇌성 실조 환자도 다른 신경계 손상 환자와 마찬가지로 기능적 문제에 노출됨으로써 환자 개개인은 일상생활에서의 활동이 중요하다. 소뇌성 실조 환자는 일상생활에서 바닥이나 침대에서 앉았다가 일어서는 동작에서의 협응력 저하로 섬세한 동작이 잘 이루어지지 않는다. 따라서 기능활동에 대한 교육과 관리가 필요하고 기능 훈련으로 매트 및 바닥에서 돌아눕기, 침상에서 일어나기, 일어나 앉기, 서기, 보행 및 이동과 같은 일상활동을 향상시키는 운동이 필요하다.

① 신경근 재교육

동작 자체가 비효율적이고 능숙하게 이루어지지 않으며, 근 수축 시 시간적 · 공간적 타이밍 조절의 어려움으로 몸쪽 고정이 제대로 되지 않아 먼쪽의 움직임을 조절하기 어려운 경향이 발생한다. 따라서 자기 몸의 위치와 자세를 감지하는 고유수용기를 자극하고 활용하는 신경근 재교육(neuromuscular reeducation) 훈련이 이루어져야 한다. 주로 임상에서는 PNF 중의 동적 반전(dynamic reversal)을 활용하여 능동적인 운동이 정지나 이완 없이 한 방향에서 반대 방향으로 변화되는 운동 수행 및 조절에 대한 율동적 안정성(rhythmic stabilization)을 추구한다.

② Frenkel 운동

Frenkel 운동은 실조 환자를 위한 독자적인 운동법으로 개발되어 눈으로 보지 않고서는 팔이나 다리의 위치를 말할 수 없는 환자를 치료하기 위한 운동방법으로써 협응운동을 원활하게 조정하는데 치료 목표가 있다(표 8.10 참조).

누운 자세에서 환자의 발뒤꿈치로 반대쪽 다리의 무릎에 놓고서 아래 방향으로 이동시키는 동작으로 실시한다(그림 9.29). 치료사는 손을 사용해 환자의 동작을 안내해 준다. 초기에는 무릎뼈, 정강이, 발목, 엄지발가락, 정강이 안쪽, 정강이 바깥쪽, 발목 순으로 움직인다. 움직임이 어느 정도 습득되면 한쪽 다리의 발목을 가볍게 발등 굽힘 상태로 반대쪽 다리 가쪽을 발뒤꿈치를 끌며 미끄러지듯이 엉덩이와 무릎을 구부리고 편다(그림 9.30). 이때 치료사는 한 지점에서 멈추고 다시 움직이라고 지시한다. 다른쪽 다리도 반복한다. 테이블 위에 발뒤꿈치를 닿게 하고 무릎을 구부린 채 엉덩관절의 벌림과 모음 운동을 한다.

앉은 자세에서 치료사는 지면에 표시되어 있는 곳까지 발뒤꿈치를 이동시켜 동작을 수해할 수 있도록 손을 사용해 환자의 동작을 안내해 준다(그림 9.31). 발뒤꿈치를 위아래 또는 앞뒤 교대로 이동시켜 도장을 찍듯 바닥의 발도장 위에 단단히 내려놓는다. 바닥에 두 개의 십자가 표시를 하고, 교대로 십자가 표시 위에 발을 미끄러지듯 한다. 바닥에 반원형을 두 겹으로 그리고 각 지점을 표시해 발의 위치를 동시에 또는 각각 위치시키는 훈련을 한다.

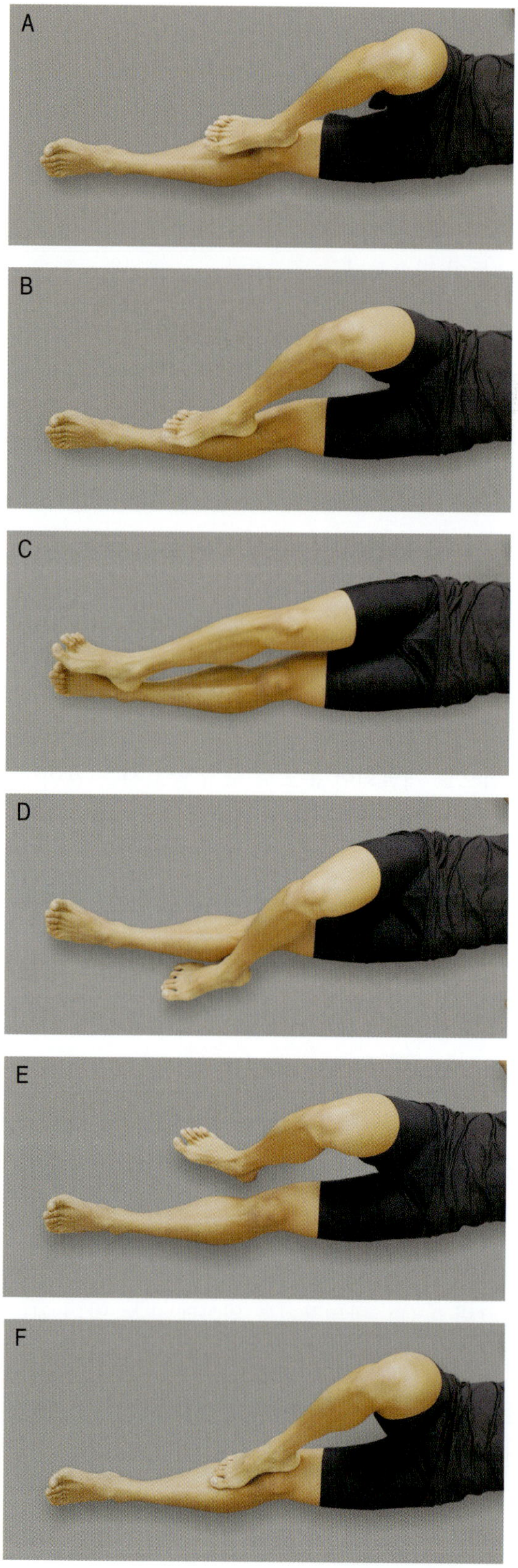

그림 9.29 누운 자세에서 다리의 Frenkel 운동

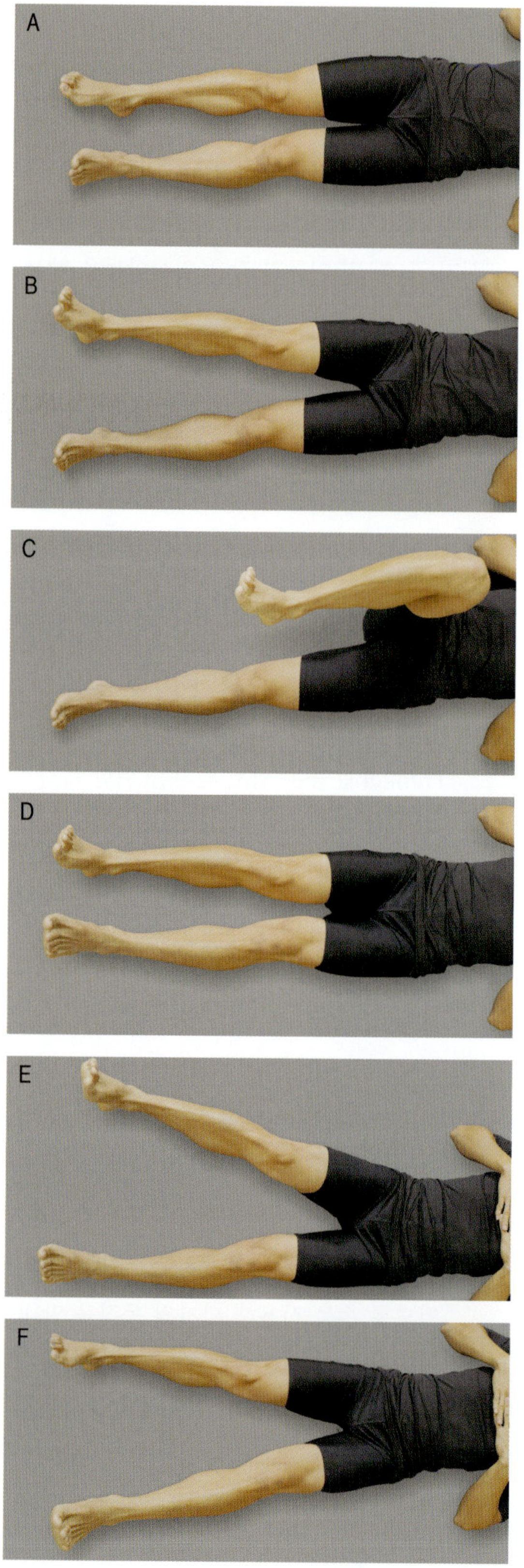

그림 9.30 누운 자세에서 몸통과 병행한 Frenkel 운동

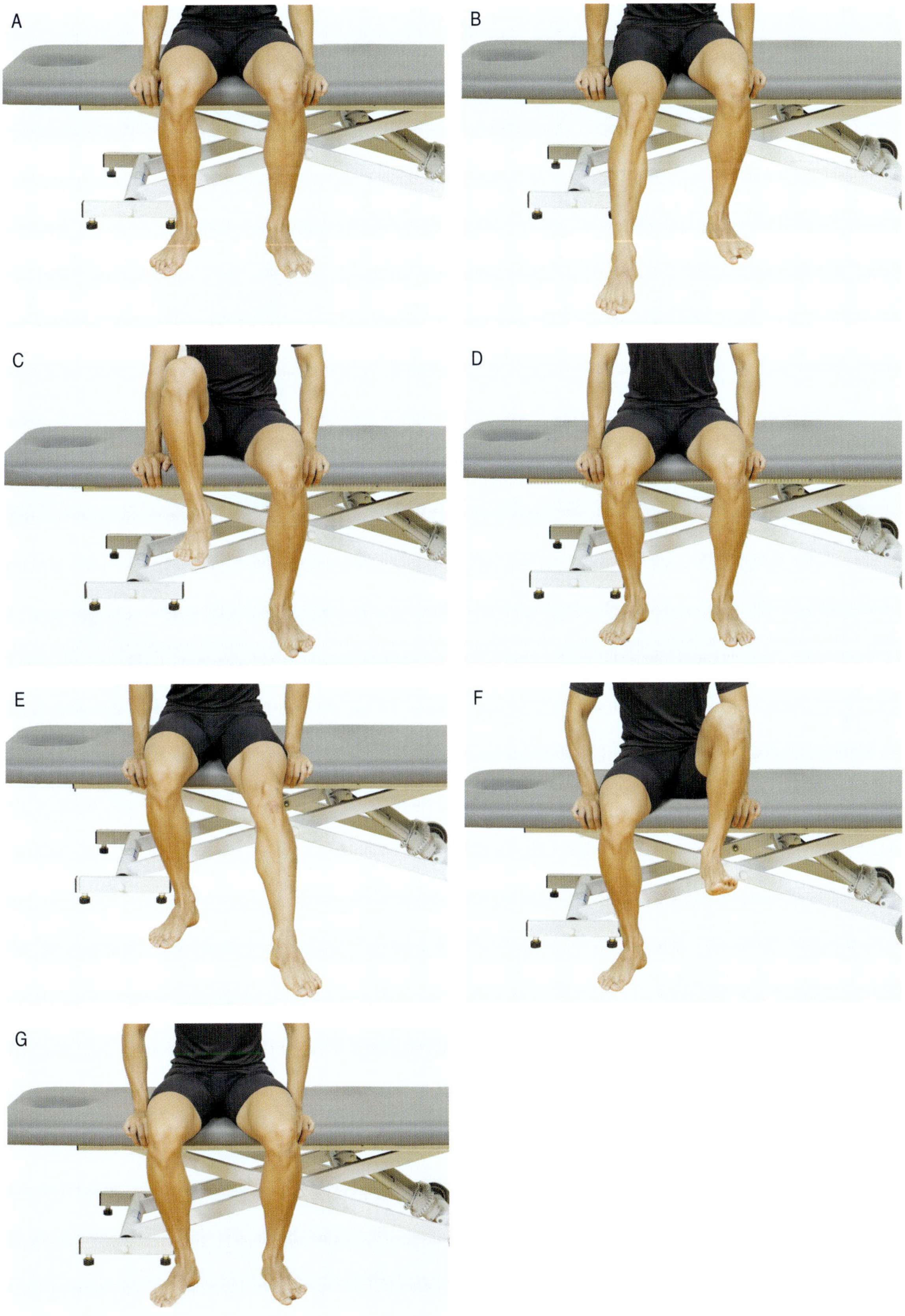

그림 9.31 앉은 자세에서 Frenkel 운동

선 자세에서 안전한 이동 및 보행 훈련을 위해 독립된 넓은 공간이 필요하다. 둥근 원 형태로 발 모양을 그린 후 오른쪽 방향으로 돌기 훈련을 실시한다(그림 9.32). 그 후 반대쪽 방향으로 도는 동작을 반복해서 실시한다. 선 자세에서 바닥에 발바닥 모양을 표시하고 모양에 따라 걷기 훈련을 실시한다. 다리를 높이 들어 올렸다가 내려놓으며 바닥에 닿는 발 감각을 확인한다. 숙달되면 뒤로 또는 방향을 전환하며 걷는다(그림 9.33, 9.34).

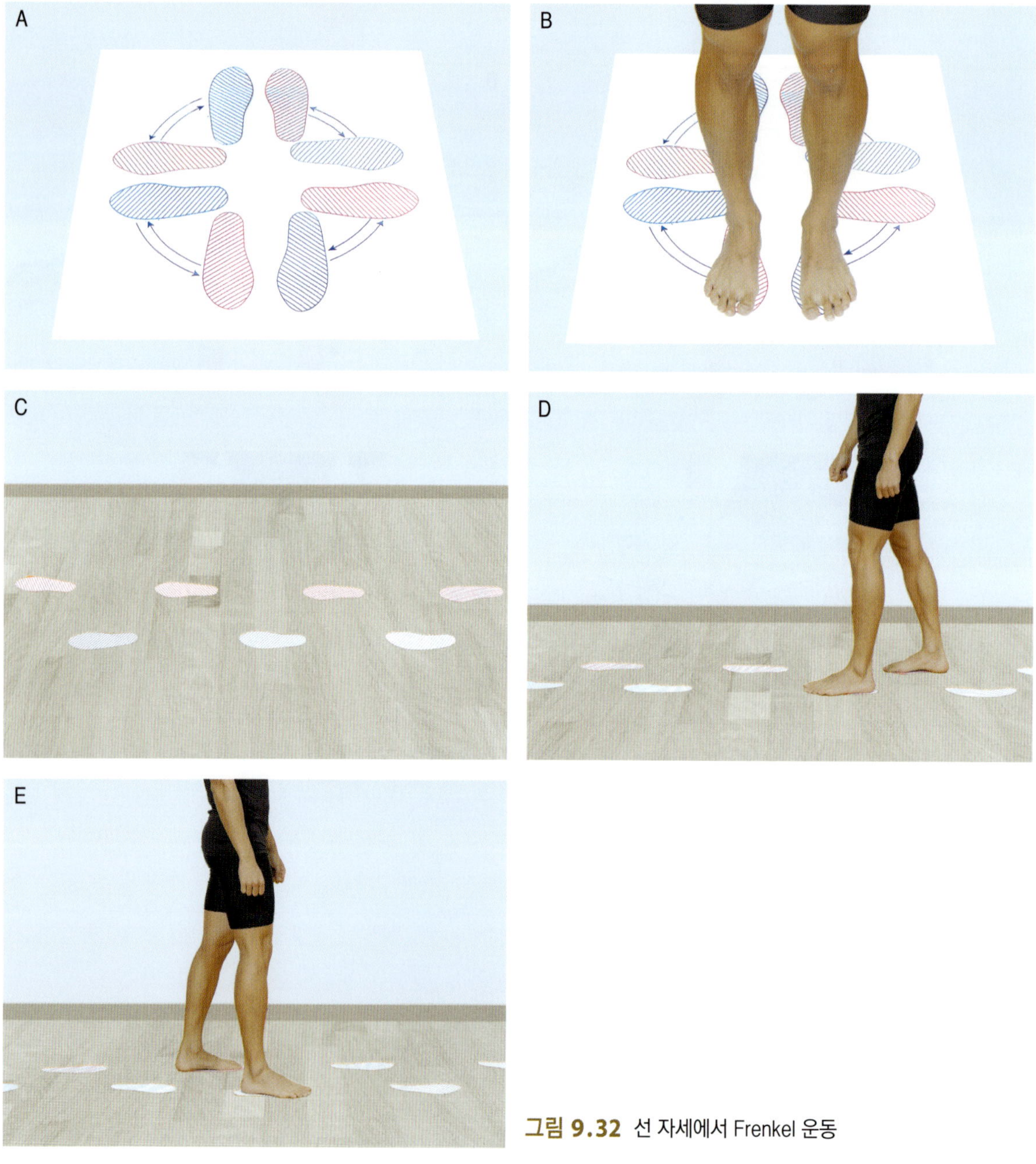

그림 9.32 선 자세에서 Frenkel 운동

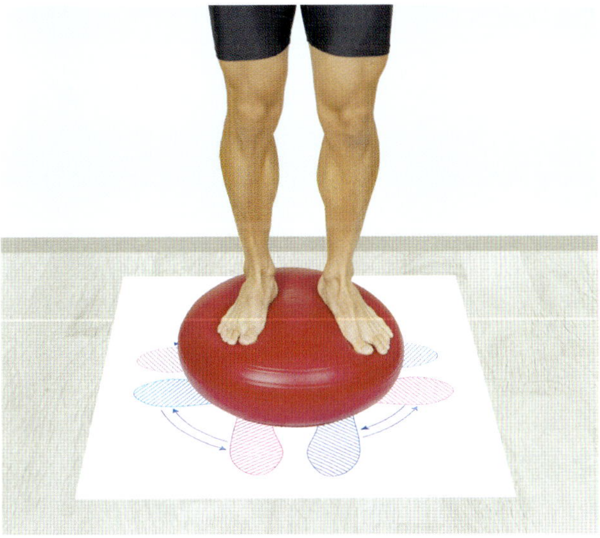

그림 9.33 선 자세에서 장애물을 이용한 Frenkel 운동 1

A

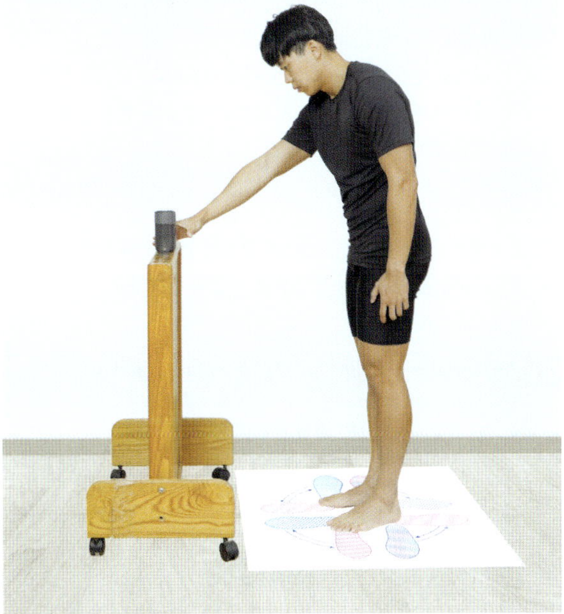

B

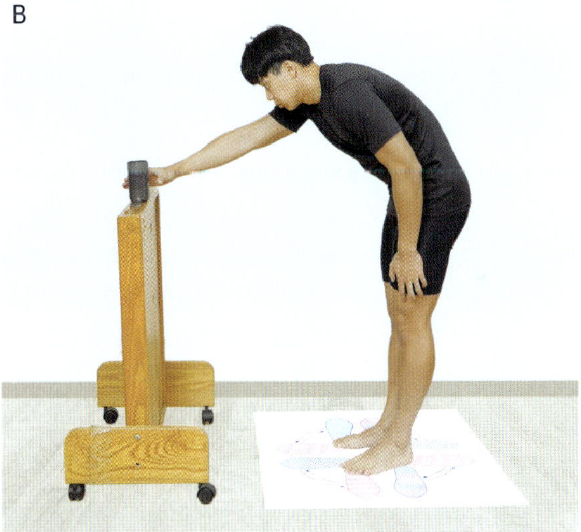

C

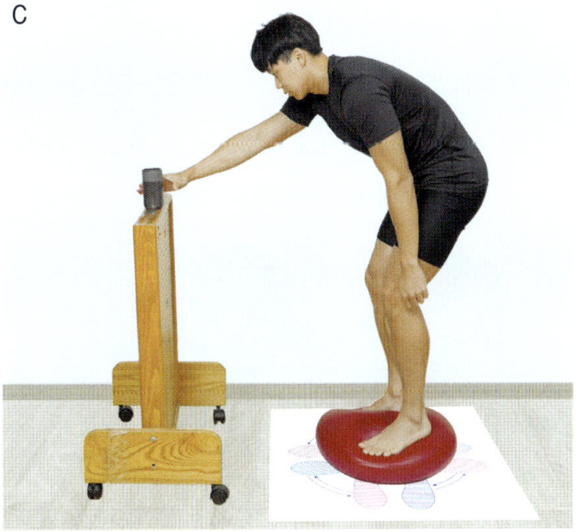

그림 9.34 선 자세에서 장애물을 이용한 Frenkel 운동 2

③ 균형 및 협응운동

소뇌성 실조 환자는 수의적 움직임 시 떨림 증상이 악화되므로 움직임의 작은 범위에서 부드럽고 점진적으로 자극하여, 환자가 조절할 수 있는 능력을 얻으면 점차 증가시킨다. 이때 치료사는 환자에게 안정된 체중지지면에서 균형 훈련을 실시하여 몸쪽의 균형과 자세 안정성을 발달시킨다(표 9.28).

④ 자세유지를 위한 보조도구 훈련

근 긴장이 저하되어 있는 소뇌성 실조 환자의 근육힘살(muscle belly)에 탄력 보호대를 장착하는 것으로, 증상이 줄어드는 효과를 볼 수 있으며 근육을 압박하여 근육방추로부터의 구심성 자극(impulse)을 증가시킨다는 것이 보고되고 있다. 또한 실제적으로 임상에서는 근육힘살과 함께 관절 주위에도 부착하여, 관절의 움직임에 제동을 가하거나 특정 방향의 운동을 보조함으로써 동작의 개선을 향상시키는 경우도 있다.

표 9.28 머리와 몸통 조절 운동 및 안뜰기관 훈련

- **머리와 몸통 조절을 위한 중재 운동**
  - 네발기기 자세에서 발은 몸쪽에서 먼쪽으로 향하고 양쪽 손과 양쪽 무릎을 바닥에 대고, 무릎을 벌리고 양쪽 엉덩관절을 무릎 위 중심에 맞춘다. 척추는 곧게 펴고 엉덩관절은 90°를 유지하며, 어깨는 손 위에 중심이 되게 하고, 머리는 몸통과 일직선이 되게 한다. 이때 허리에 척추 앞굽이(lordosis)가 증가되지 않도록 아랫배에 힘을 주도록 한다.
  - 몸통 조절이 좋아져서 머리를 바로 유지할 수 있게 되면 점차적으로 선 자세로 진전하여 균형 잡는 것을 유도한다. 치료적 중재는 체중지지면에서 무게중심을 이동할 수 있는 시각정보를 이용한 균형 훈련에 중점을 두고, 선 자세에서는 머리와 몸통 조절이 가능해야 하며, 몸통과 축성균형(axial balance) 그리고 자세를 유지할 수 있어야 한다.
- **안뜰기관 훈련(vestibular exercises)**
  - 안뜰기관의 손상 및 문제로 인한 현기증이나 균형을 유지하지 못하는 문제는 Cawthorne-Cooksey 운동을 통해 반복적인 머리 조절운동을 실시한다. 이러한 운동은 특히 반복적이고 점진적으로 눈과 머리, 몸의 운동을 단계별로 어렵게 진행하고, 감각 자극을 다르게 주도록 한다.

1. 침상에서의 운동					
A. 눈 운직임			B. 머리 움직임		
처음에는 천천히 그 다음 빠르게			처음에는 천천히 그 다음 눈을 감고 시행		
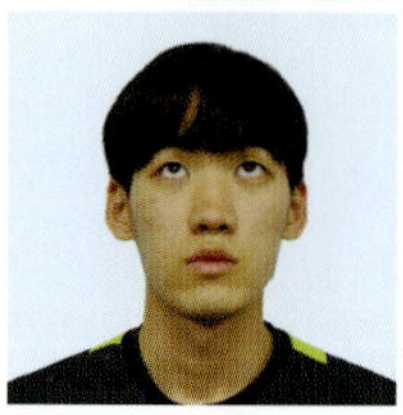	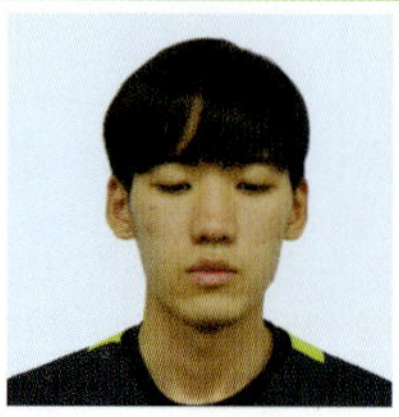	위 아래로 보기	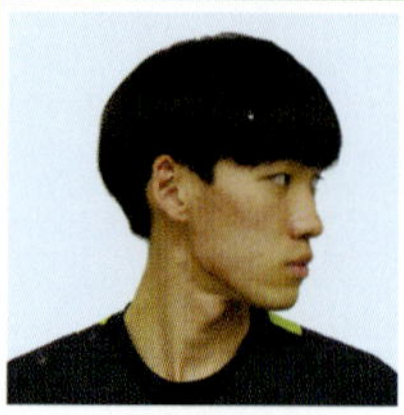	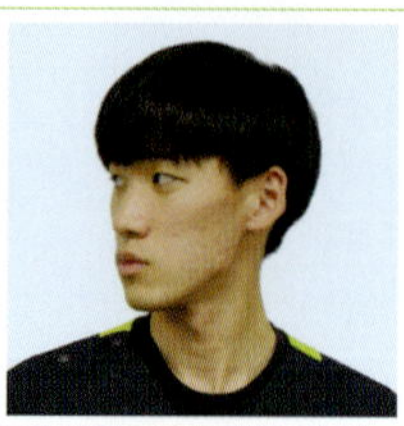	좌우로 회전

표 9.28 머리와 몸통 조절 운동 및 안뜰기관 훈련(계속)

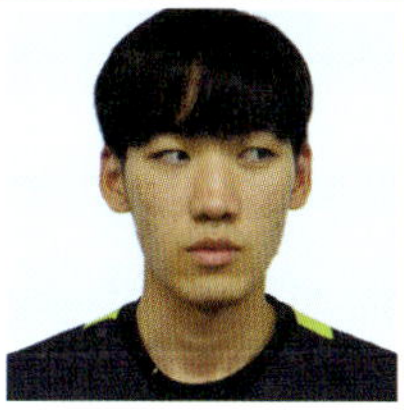	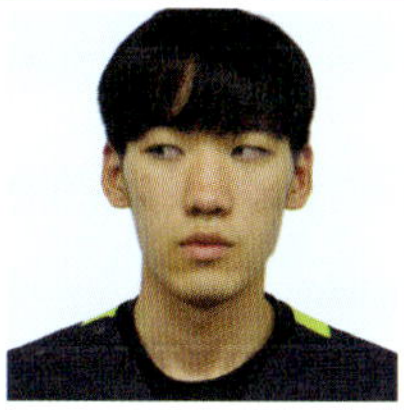	왼쪽, 오른쪽으로 보기	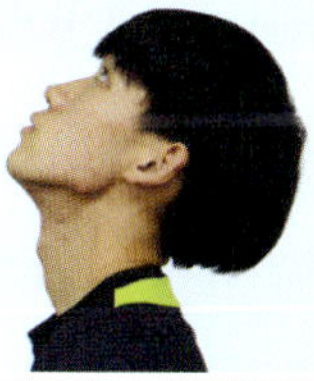	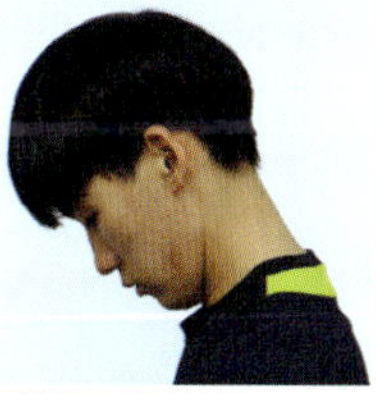	뒤, 앞으로 구부리기
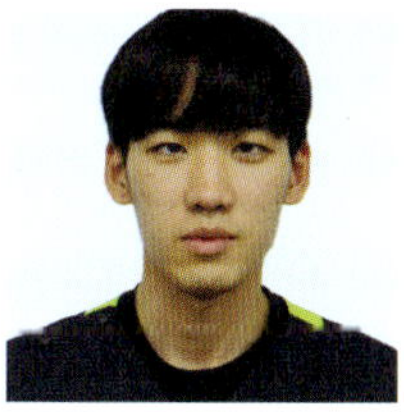		집중해서 모아서 보기	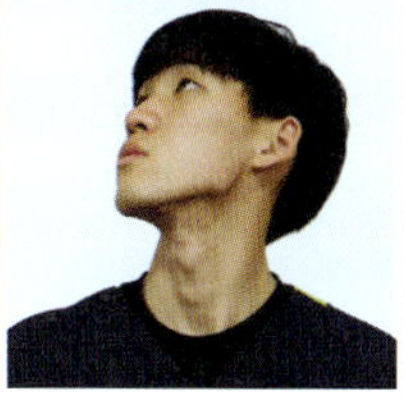	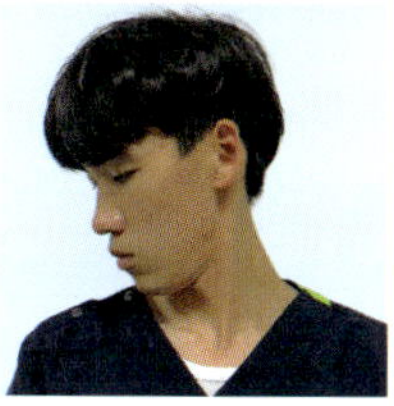	오른쪽 대각선으로 위, 아래로 움직임
			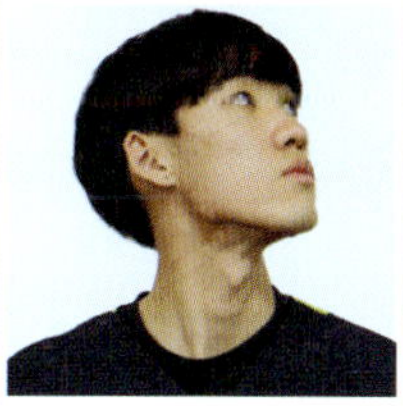	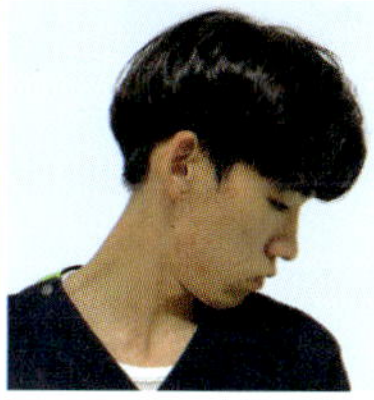	왼쪽 대각선 위, 아래로 움직임
2. 앉은 자세에서의 운동					
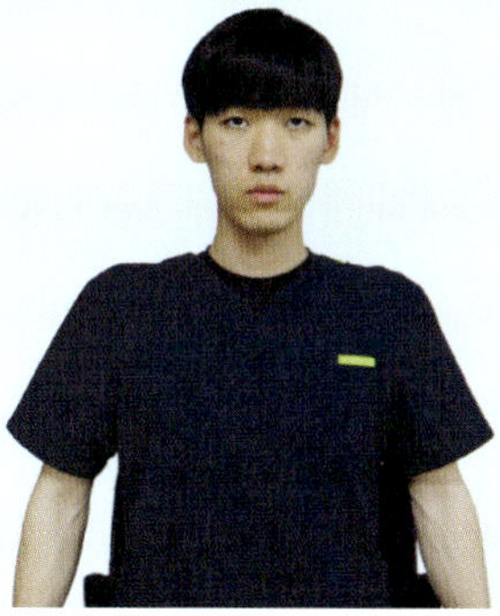		어깨 으쓱하기와 어깨 돌리기	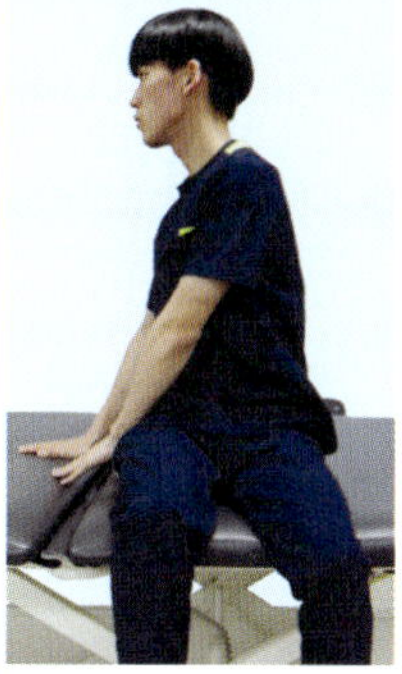	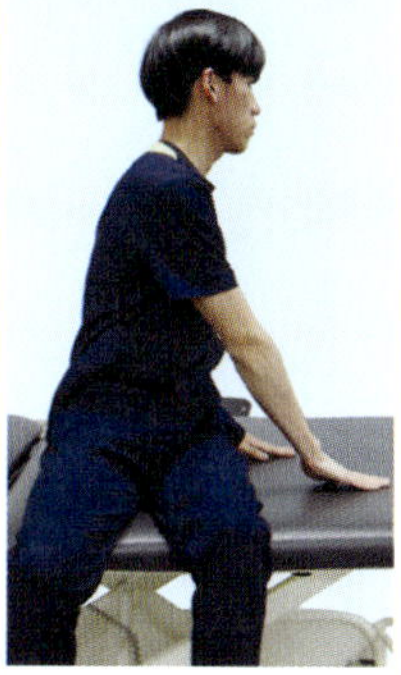	머리와 몸통을 교대로 좌우로 돌리기
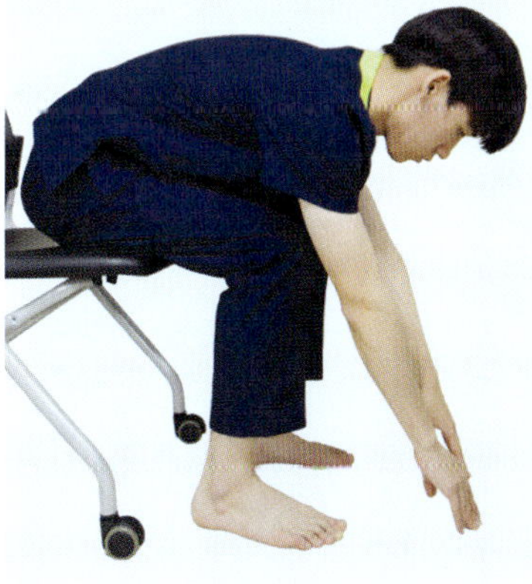		상체를 구부려서 바닥에서 물건을 잡기	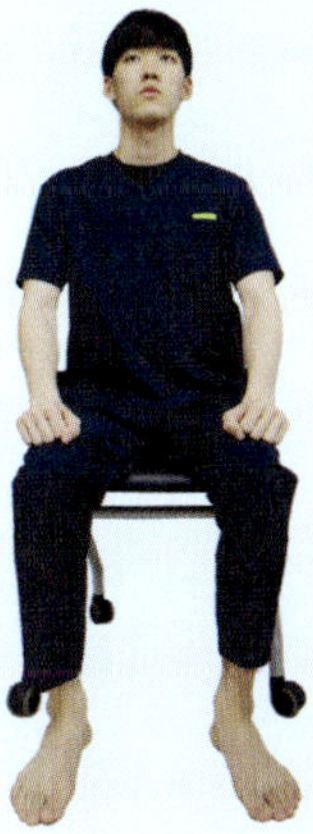	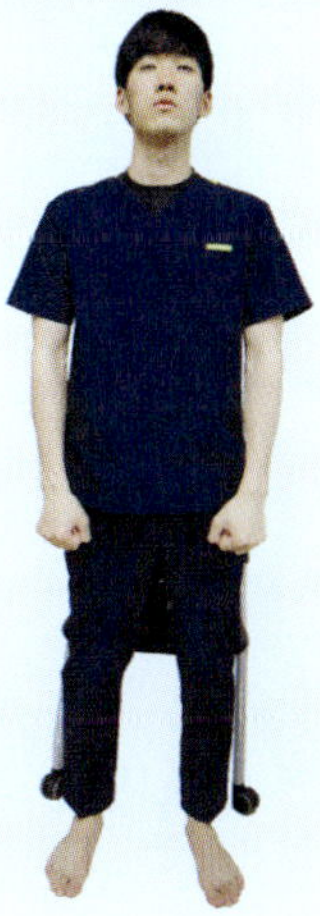	앉은 자세에서 일어서기, 처음에는 눈을 뜨고 그 다음 눈을 감음

표 9.28 머리와 몸통 조절 운동 및 안뜰기관 훈련(계속)

3. 선 자세에서의 운동			4. 선 자세에서 공 주고받기	
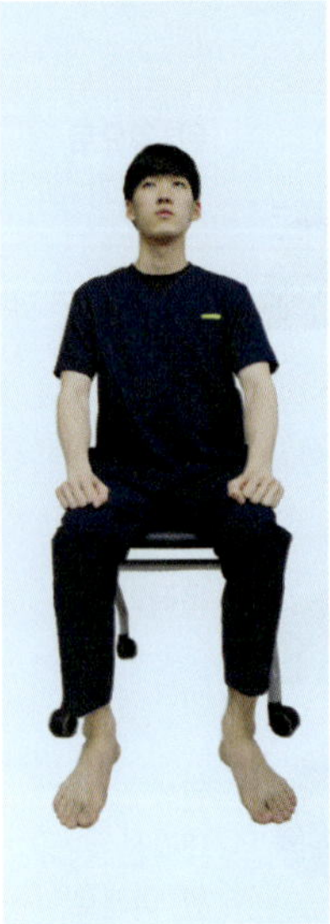	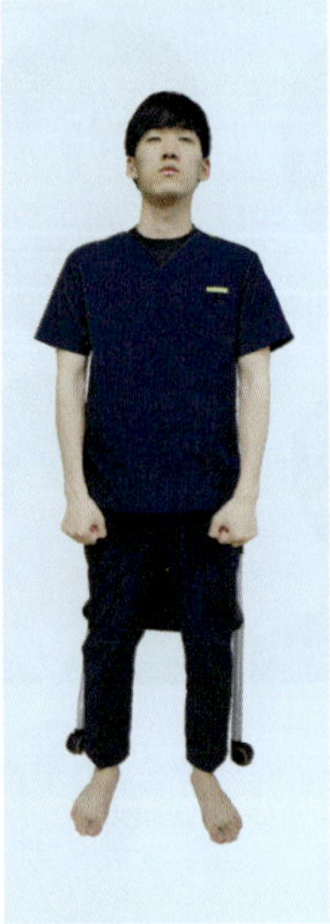	앉은 자세에서 일어서기, 처음에는 눈을 뜨고 그 다음 눈을 감음	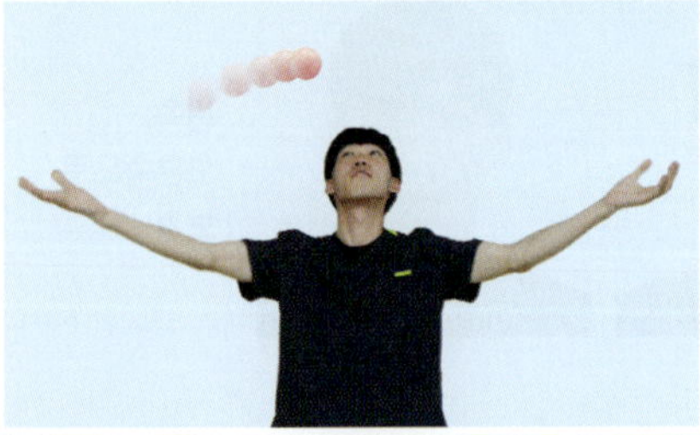	눈높이 위로 작은 공을 손에서 손으로 주고받기
			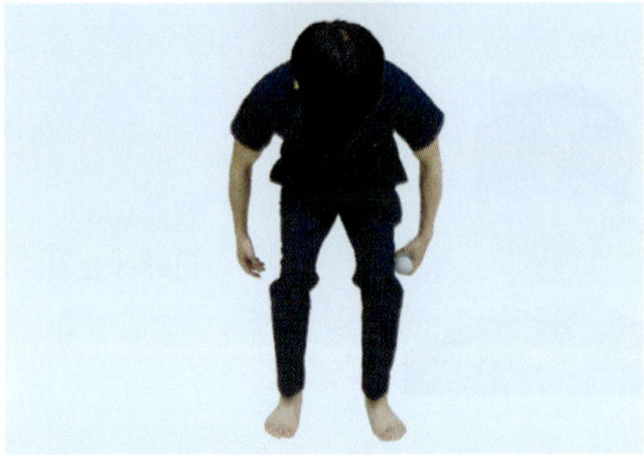	작은 공을 무릎 아래로 손에서 손으로 주고받기
5. 걷기				
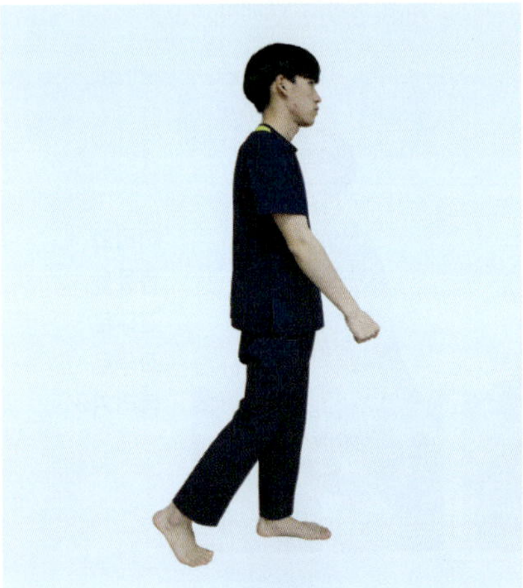		5분 동안 발가락과 발뒤꿈치를 붙여서 일자로 걷기	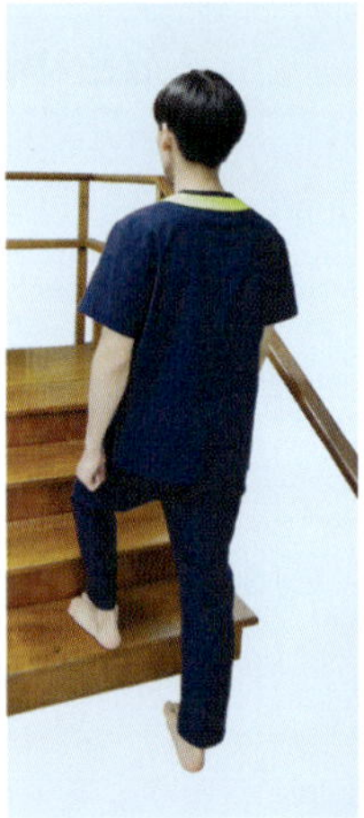 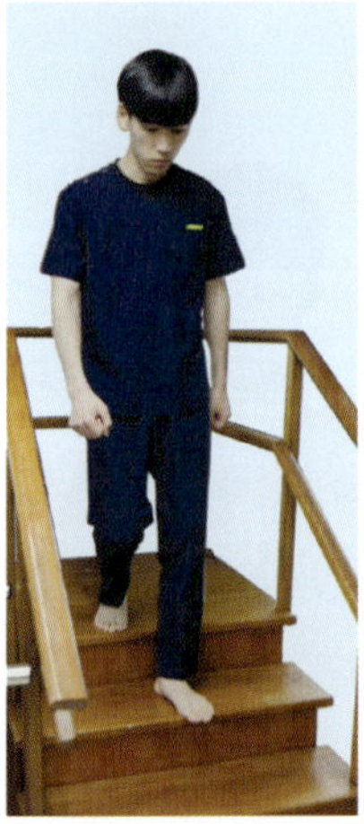	계단을 오르내리면서 걷기
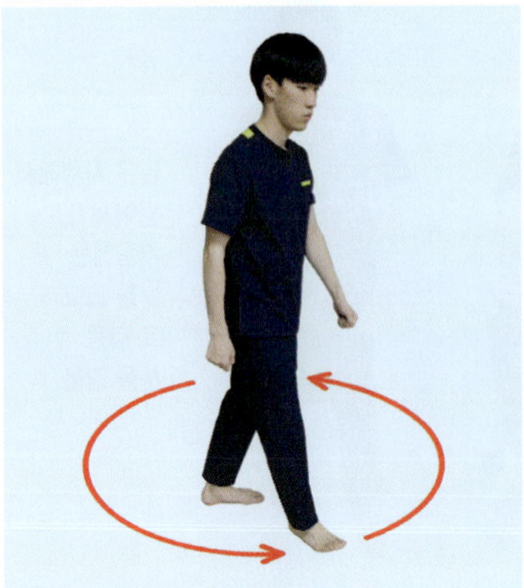		방을 크게 원을 그리면서 걷기, 처음에는 눈을 뜨고 그 다음 눈을 감음	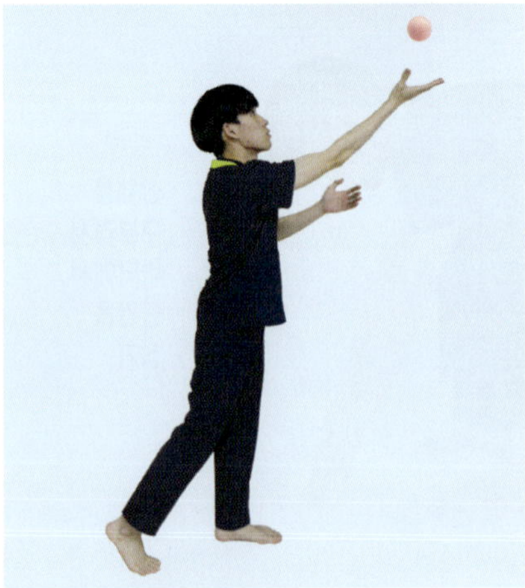	걸어가면서 공을 던져서 받기

⑤ 보행 및 이동 훈련

선 자세 활동들은 안정성 증가와 환자의 불안감 해소를 위해 평행봉(parallel bar)에서 실시하며, 움직임의 속도를 느린 것에서부터 빠르게 증가시키고, 움직임을 끝낼 때는 다시 천천히 줄여간다. 또한 치료사는 환자와 마주보고, 서로의 양손을 합쳐서 올린다. 치료사는 환자의 손바닥을 통해 밀고 당기기(push-pull)의 입력자극을 가하면서, 몸통 · 다리의 폄 반응과 체중 이동 그리고 능동적인 바로서기 반응을 끌어낸다. 보행 시 환자가 지지면 내에서 무게중심을 효과적으로 이동하기 위해 보조도구(워커, 지팡이)를 이용하여 추가적인 안정성을 제공할 수 있다. 또한 팔과 다리 고정식 에르고미터 운동을 이용하여 지구력을 증가시킴으로써 피로를 예방할 수 있다. 균형 잡힌 보행 조절을 위해 환자는 시각정보를 이용하여 바닥에 보폭마다 표시한 시각목표에 발을 위치하도록 훈련한다. 이는 걸을 때 움직임에 대한 협응운동 능력을 향상시키기 위해 바닥에 목표물을 설정하고 단계별로 걷게 하는 훈련으로 이해하면 된다. 그 다음에는 환자가 시각목표 없이 걷게 하는데, 이때에도 여전히 환자의 발 위치를 조절하기 위해 시각정보를 이용하여 걷도록 훈련한다.

(2) 외부 활동 훈련(홈 프로그램 운동)

퇴원 후 직장으로의 복귀와 기능 유지 및 향상을 위해 다양한 환경에서의 활동이 행해져야 한다. 외부활동이 독려되어야 하며, 동적인 활동에 초점을 맞추어 운동치료가 이루어지게 한다. 지역사회와의 연대를 가져야 하고, 작업장에서의 직업 활동을 경험해야 한다. 더불어 골프 등 레크리에이션을 위한 운동을 통해 재미와 즐거움을 같이 가지면서 활동의 폭을 확장해 나가는 노력이 필요하다.

활동과제 ③

17세 남학생이 체육활동 중에 두통과 어지럼 등을 호소하다가 쓰러져 응급실로 내원하였다. 영상진단 결과, 뒤아래 소뇌동맥 파열로 인한 소뇌출혈로 나타났다. 현재 보행 시 몸통에 실조를 보이고, 중심을 잡지 못하고 흔들거리는 양상을 보인다.

- 다음 사례는 어떤 실조증이며, 실조증 분류에 대해 정리하시오.
- 실조의 임상적 특징 및 증상에 대해 정리하시오.
- 실조의 진단을 위해 물리치료사가 시행할 수 있는 검사에 대해 정리하시오.

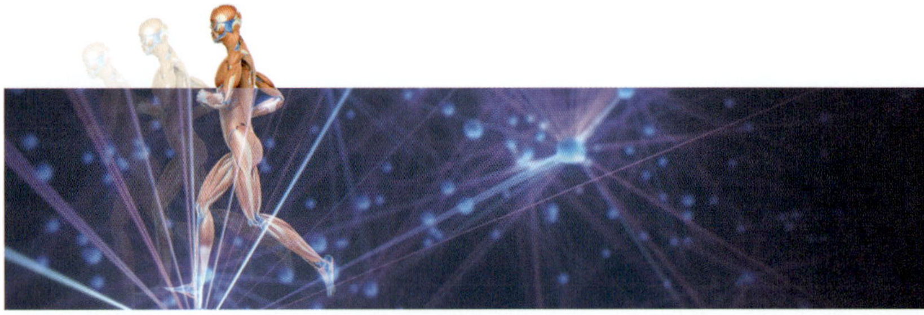

사례 7 파킨슨병

1 개요

파킨슨병(Parkinson's disease)은 1817년 영국의 James Parkinson이 「Essay on the shaking palsy」라는 논문을 통해 흔듦 마비(shaking palsy)라는 이름으로 널리 알려졌다. 이와 같은 병명은 파킨슨병이 마비 증상을 일으킨다는 잘못된 생각을 불러일으킬 수 있지만, 현재는 처음 이 증상을 보고한 이를 기념하기 위해 파킨슨병이라고 부른다. James Parkinson의 생일인 4월 11일을 세계 Parkinson의 날로 제정하였으며, 빨간 튤립을 Parkinson의 상징으로 하여 병을 알리는 데 노력하고 있다.

파킨슨병은 가장 흔한 퇴행성 중추신경계 질환으로, 대부분의 경우 50대 혹은 60대에 발병한다. 때로는 20~40세 사이에서 발병하기도 하지만 빈도가 낮고, 그 이하의 연령에서는 거의 발병되지 않는다. 발병률은 인구 1,000명당 1명 정도로 알려져 있으며, 75세 이상에서는 100명당 1명이 발병된다고 보고되고 있다. 질병경과는 매우 느리게 진행되어 오랜 기간을 경과하는 특성이 있으며, 대부분 산재성으로 발병한다. 파킨슨병의 원인은 아마도 여러 요소가 영향을 미치기 때문에 다요인적일 수 있다. 위험 인자는 연령 증가와 가족력이 있으며, 살충제 및 제초제의 상당량 사용과 같은 환경적 요인도 보고되고 있다. 즉, 파킨슨병의 원인이 되는 유전적 요인과 환경적 요인 사이에는 상호작용이 있다는 것이다. 파킨슨병은 바닥핵(basal ganglia)과 줄무늬체(corpus striatum)의 손상과 관련된 중추신경계의 퇴행성 질환으로, 다음과 같은 4가지 주된 증상이 나타난다(박스 9.3). 특히 뇌의 흑색질(substantia nigra)에서 바닥핵의 기능을 조절하기 위해 분비되는 물질인 도파민(dopamine)이 부족하여 나타나는 것으로 알려져 있다.

파킨슨증(parkinsonism)은 바닥핵의 기능장애를 포함한 장애 집단으로, 파킨슨증의 유형은 일차성 파킨슨증, 이차성 파킨슨증, 파킨슨-플러스 증후군으로 구분할 수 있다.

박스 9.3

파킨슨병의 4대 증상

- 안정떨림(resting tremor)
- 강직(rigidity)
- 운동완만(bradykinesia; 움직임이 느려짐)
- 자세 불안정성(postural instability)

Tip

도파민의 특성 및 역할

도파민은 흥분성 및 억제성 신경전달물질이다. 바닥핵은 주로 자세와 움직임조절에 중요한 역할로써, 바닥핵의 병변은 약화나 마비를 일으키는 것이 아니라 움직임의 특성을 변화시킨다. 바닥핵의 역할이 움직임의 시작뿐만 아니라 또 다른 움직임을 시작하기 위해 한 가지 움직임 순서를 해제하는 역할을 하기 때문에 바닥핵 회로가 변경된다. 도파민이 고갈됨에 따라 일부 경로는 불충분하게 활성화되고, 다른 경로는 과다 활성화된다. 불충분한 활성화는 움직임을 느리게 하고, 움직임의 타이밍에 영향을 미친다. 콜린성 계통은 도파민의 억제 부족으로 더욱 더 활성화된다. 이러한 결과로 강직 증상을 발생되고, 더 나아가서 움직임 느림이나 운동완만증도 발생된다.

(1) 일차성 파킨슨증

일차성 파킨슨증(primary parkinsonism)은 파킨슨증의 가장 흔한 유형으로, 파킨슨병으로 알려져 있으며, 특발성 파킨슨병(idiopathic Parkinson disease, IPD)으로도 불린다. 흑색질의 도파민 부족으로 일어나는 전형적인 파킨슨병으로, 파킨슨 환자의 78%에 해당한다. 파킨슨병은 신경퇴행성 질환으로 나이가 들수록 발병률이 급속하게 증가한다. 젊은 연령대(40대 이전)에서 초기 증상이 나타나는 경우에는 가족력을 동반하는 경우가 있으며 발병률은 낮다(4~10%). 파킨슨병의 4대 증상이 확실히 나타나며 도파민 계통의 약물에 반응이 좋다.

(2) 이차성 파킨슨증

이차성 파킨슨증(secondary parkinsonism)은 파킨슨병과 증상은 비슷하지만 뇌염, 알코올 중독, 특정 독소에 대한 노출, 외상성 뇌손상, 혈관 손상 그리고 향정신성 약물 사용과 관련되어 있을 수 있다. 기분과 행동을 조절하는 약물을 장기간 사용하면 파킨슨병과 같은 증상이 나타날 수 있다.

(3) 파킨슨-플러스 증후군

파킨슨-플러스 증후군(Parkinson-plus syndromes)은 파킨슨병과 같이 원인이 밝혀져 있지 않고 퇴행성 변화라는 점에서는 같으나, 증상이 대칭적으로 나타나며 안정 시 떨림이 약하거나 불규칙하고, 도파민 계통의 약물에 반응이 잘 나타나지 않는다는 차이점이 있다. 파킨슨 증상을 나타내는 환자의 약 15%에서 파킨슨-플러스 증후군을 볼 수 있다.

① 겉질바닥핵 변성

겉질바닥핵 변성(corticobasal degeneration)은 중심고랑 전후의 뇌겉질과 바닥핵의 변성이 나타난다. 임상 증상으로는 뇌바닥핵 질환의 특징인 강직, 느린 움직임, 떨림의 증상이 나타나고, 비대칭적으로 신체 한쪽 부위(일반적으로 손 부위)에 근간대경련(myoclonus)이나 근 긴장 이상, 행위상실 같은 뇌겉질증상이 나타난다.

② 루이소체 치매

루이소체 치매(Lwey body dementia)는 진행성 치매의 일반적 원인 중 하나이다. 주된 임상 증상은 강직과 자발적 움직임 감소와 같은 운동증상과 함께 각성(alertness)과 집중력(attention)의 동요가 동반되며, 점진적으로 인지가 감소하는 특징이 있다. 파킨슨병 치매는 파킨슨병이 상당히 진행된 후 나타나지만, 루이소체 치매는 파킨슨병에 선행하거나 파킨슨병이 나타난 후 12개월 이내에 나타난다.

③ 다계통 위축

다계통 위축(multiple system atrophy)은 떨림과 강직, 불명료한 언어 또는 근육협응의 상실을 동반한 자율신경계 부전 증상(약간 어지럼, 기절, 변비, 요정체)을 나타낸다.

④ 진행성 핵상 마비

진행성 핵상 마비(progressive supranuclear palsy)는 파킨슨병에 비해 안정떨림이 드물게 나타나고, 강직이 팔다리보다 목 주위에서 더 심한 특징이 있다. 또한 안구의 수직 운동장애가 나타나며, 특히 아래 방향으로의 움직임 제한이 특징적이다. 걸음걸이는 파킨슨 환자의 가속보행보다는 자세 불안정으로 인한 실조성 보행과 목을 뒤로 젖히고 걷는 걸음걸이가 특징적이다.

2 임상적 특징

주요 초기 증상은 한쪽 팔이나 혹은 손에 떨림이 있으며, 관절의 동작이 어색하고, 뻣뻣함을 호소하는 것이 일반적이다. 파킨슨병의 4대 임상 증상은 안정떨림(resting tremor), 강직(rigidity), 운동완만(bradykinesia), 자세 불안정성(postural instability)이며, 그 밖의 증상들로는 가면얼굴, 보행장애, 언어장애, 감각장애, 균형장애 등이 있다(표 9.29).

표 9.29 파킨슨병의 증상과 특징

증상	특징
안정떨림	• 떨림은 흔히 파킨슨병의 첫 징후로, 환자가 가만히 있을 때 나타나며 수의 운동 시에 사라진다. 가장 특징적인 떨림의 모습은 마치 손가락으로 알약을 굴리거나 동전을 셀 때처럼 엄지손가락과 둘째손가락을 규칙적으로 비비는 동작(pill rolling tremor)을 특징적으로 보인다.

표 9.29 파킨슨병의 증상과 특징(계속)

증상	특징
	• 떨림은 처음에 한쪽(일측성)의 말단부에서 발생하여 점차 진행되면서 양측성으로 팔다리와 목 전체로 진행될 수 있다. 또한, 구강 부위 또는 머리 그리고 몸통의 자세 근육 내에서 발생할 수도 있다. • 생리학적으로 떨림은 작용근과 대항근의 교대적 변동으로 인한 율동을 의미하며, 초당 4~7회 비율로 나타난다. • 잠을 자고 있는 동안에는 떨림이 사라지며, 정신적 스트레스나 흥분 혹은 피로에 의해 악화된다.
운동완만	• 운동의 시작이 어렵고 운동속도가 느린 운동완만이 나타난다. • 앞으로 구부러진 자세를 취하는 경향이 있으며, 중력에 대항하여 신체를 펴는 능력을 잃게 된다. • 글자를 따닥따닥 붙여서 작게 쓰는 소서증(micrographia)이 나타나고, 물체를 집는 것과 같은 정교한 동작을 실시할 때 전체적인 협응작용이 어렵다. • 운동완만이 아주 심할 경우 운동못함(akinesia)이 나타날 수 있다. 의자에서 일어나기, 침대에서 돌아눕기 또는 단순하게 다리 교차시키기 같은 움직임은 시작하지 못한다. • 구강 움직임이 느려지면 말의 유창성이 떨어지거나 호흡 지원이 부적절해서 음성이 단조롭게 된다. 음식물 삼키기가 어려워질 수도 있다.
강직	• 강직은 몸통과 팔다리에서 발생한다. 이러한 문제의 조기 징후는 걷는 동안 팔을 흔들지 못하는 것이다. • 강직은 움직임의 속도에 관계없이 양방향의 수동적 움직임에 대한 저항으로, 두 가지 형태의 강직인 납-파이프(lead-pipe) 강직과 톱니바퀴(cogwheel) 강직이 있다. • 납-파이프 강직은 속도에 관계없이 모든 방향의 수동적 팔다리 운동에서 일정한 저항을 느끼는 것이다. • 톱니바퀴 강직은 납-파이프 강직과 떨림의 결합에 대한 결과로 발생한다. 강직은 움직임의 저항을 증가시키고, 떨림은 움직임의 저항을 풀어준다. 결과적으로 톱니바퀴 강직은 수동적인 움직임에서 저항이 증가되었다가 갑자기 풀어지는 것과 같은 특징을 보이며, 이는 덜컥거리며 톱니바퀴가 굴러가는 것과 같은 불규칙한 저항과 갑작스러운 움직임으로 나타난다. • 몸통의 강직은 가슴벽 운동을 제한하여 호흡과 발성을 방해한다. 강직은 하루 종일 에너지 소비를 증가시킬 수 있으며, 이러한 환자들이 운동 후 피로를 느끼는 것은 이와 관련되어 있을 수 있다.
자세 불안정성	• 종종걸음, 자세 기능이상, 보행 시 동결현상은 파킨슨병 환자에게서 나타나는 자세 불안정의 세 가지 원인이다. • 자세 불안정성은 파킨슨병 환자에게는 매우 심각한 문제이며, 개인의 활동과 삶의 참여를 제한하는 중요한 원인이다. • 시공간 결핍(visuospatial deficits)과 균형에 관련된 감각정보의 느린 처리는 서서 균형 잡기, 걷거나 주변 돌기를 유지하는 데 어려움이 있다. • 균형을 잡을 때 엉덩이와 발목 전략을 혼합하여 사용하는 파킨슨병 환자는 부적절한 균형반응을 보이며, 자세 폄 상실과 예상된 또는 예상치 못한 자세 방해에 대한 대처를 못하게 되어서 넘어질 수 있다. • 파킨슨병 환자는 시각에 지나치게 의존해서 움직임 신호를 포착하고, 적절한 자세를 취하기 위해 속귀의 안뜰 정보를 사용할 수 없다.

표 9.29 파킨슨병의 증상과 특징(계속)

증상	특징
	• 종종걸음(festination) - 발을 질질 끌면서 짧게 내딛고, 누군가를 따라잡으려는 것처럼 걸음 속도가 점점 빨라진다. 이런 걸음걸이를 일컬어 종종걸음이라고 한다. - 짧은 보폭으로 느리게 발을 끌며 움직이기 때문에 발 간격(foot clearance)이 감소하고, 결과적으로 낙상 위험이 증가한다. • 자세 기능이상(postural dysfunction) - 무게중심을 앞쪽으로 이동시키는 머리, 목, 몸통의 굽힘이 있으며, 무릎관절과 엉덩관절 또한 굽혀진 자세를 취하게 되어 독특한 고릴라자세를 취하게 된다. 팔꿉관절과 손목관절은 굽혀진 상태에서 팔은 약간 옆으로 벌려진다. 하지만 엉덩이와 무릎의 과다굽힘은 체중을 좀 더 뒤쪽으로 옮기도록 도와줄 수 있다. 시간이 지남에 따라 이러한 자세 변화는 몸통 강직 때문에 고정되고, 굽힘근긴장이상(flexion dystonia)이 나타날 수 있다. 몸통 폄의 상실은 질병의 초기에 발생하며, 이어서 회전 상실과 팔 흔들기 상실이 나타난다. • 동결현상(freezing episode) - 환자가 한 자세에 빠져나오지 못하게 되면 발생한다. 이것은 일반적으로 걷는 동안 발생하며, 출입구나 바닥표면 변화와 같은 환경적 상황에 의해 촉발될 수 있다. 동결현상은 팔을 움직이고 말을 할 때 또는 눈을 깜박일 때처럼 언제라도 발생할 수 있다.
가면 얼굴	• 눈을 깜빡거리는 횟수가 감소하며 한 곳을 응시하는 것 같고 무표정하다.
언어장애	• 강직, 운동느림, 안정떨림으로 인해 저운동성 조음장애가 나타난다. 저운동성 조음장애는 목소리가 작아지고 단조로우며 조절되지 않은 속도로 말을 하게 되는 특징을 나타낸다. 강직과 운동성 감소로 인해 파킨슨병 환자의 90% 이상에서 삼킴 곤란을 보이고, 침 흘림 등이 동반된다.
기타	• 피로는 파킨슨병 환자의 50%에 영향을 미치며, 활동을 지속적으로 유지하려고 노력하는 것을 힘들게 하기 때문에 자세 불안정을 유발시킨다. 또한, 자율신경계 기능이상으로 기립성저혈압, 배뇨장애, 변비, 땀 흘림, 체온조절 장애 등이 나타난다. 파킨슨병 환자는 1차적인 감각 손실은 나타나지 않으나 50%의 환자에서 통증, 저림, 차가움 등이 나타나기도 한다.

3 운동치료

1) 파킨슨병 환자에 대한 일반적인 운동치료

일차적인 물리치료 목표는 진행되는 병리에 맞서서 기능을 최대화시키는 것이므로 조기중재에 중점을 두어야 한다. 운동은 신체 활동을 촉진하고 유연성을 유지하며 운동의 시작과 유동성을 향상시키며 자세 불안정성과 피로를 감소시킨다. 운동은 일상생활동작을 중심으로 해야 하며 보다 쉽게 움직일 수 있는 운동전략을 가르치는 것이 가장 중요하다. 걷기, 돌아서기, 일어서고 앉기, 뒤집기(turning over), 침대에서 내려오기 등과 같은 일상 과제 수행을 향상시키는 데 사용되는 전략으로 초점을 맞추어야 한다.

두 번째 목표는 전반적인 상태 악화, 경축과 관련된 근골격계 변화 그리고 몸통 폄과 회전 상실과 같은 이차적인 합병증을 예방하는 것이다(표 9.30).

표 9.30 파킨슨병의 단계별 운동치료 원칙

- 질환의 초기단계라면 치료는 예방과 교육에 중점을 둔다.
- 어느 정도 진행된 중간단계라면 환자가 경험하고 있는 여러 장애를 극복하기 위한 상호보완적 치료 계획을 중점적으로 시행한다.
- 후기의 치료 목표는 호흡기능 증진과 환자의 증상에 알맞는 기능적 보조에 중점을 둔다.

운동치료 프로그램	• 전신의 근육 힘을 강화하고 운동 기능을 유지시켜 환자 자신의 생활능력을 증진시키는데 의의가 있다. - 몸통과 팔다리 그리고 얼굴 운동 - 언어와 호흡운동 - 보행 재교육 - 균형유지 훈련 및 교육 - 이완요법
특수 운동치료 프로그램	• 환자 개개인의 문제가 되고 있는 부분을 개선시키고 유연성을 회복시켜 유연성 부족으로 인해 생길 수 있는 이차적 문제를 미리 예방하는 데 의의가 있다. - 특정 기능 훈련을 위해 고안된 집에서 시행 가능한 개인별 운동 프로그램 - 자세의 안정성을 높이기 위한 몸통 근육 힘 강화 유산소 운동 - 전반적인 신체 기능의 향상을 위한 개별적인 증진 운동 프로그램 - 넘어짐 방지를 위한 다리 근육 힘 강화와 균형감각 훈련 - 근 이완 훈련 - 방향전환 촉진을 위한 보행 훈련

2) 사례별 운동치료

[사례] 파킨슨병 환자의 물리치료 임상기록지

환자이름	이○○	성별	남	생년월일	1962.05.20	발병일	
진단명	파킨슨병	재발 여부	유	입원날짜	2015.03.18	외래날짜	2022.05.13
주관적인 증상	- 팔다리의 뻣뻣함. 몸을 펴거나 회전하기 어려움 - 종종 몸 전체가 타는 듯한 감각 - 걸을 때 넘어질 우려 있음. 보행 시 시작 및 방향전환이 어려움						
객관적인 평가	1. ROM: slightly limitation of ROM for distal joints d/t flexed muscle tightness of upper & lower extremities 2. MMT: generally good 3. Sitting balance: static: good/dynamic: good 4. Standing balance: static: fair/dynamic: poor~fair for condition 5. Gait: short step, rigidity, flexed posture, & festinating gait with freezing episode						
치료 계획	1. 몸의 강직으로 인한 뻣뻣함을 감소시키기 위해 몸통 굽힘근과 회전근의 신장 운동 및 유연성 향상 2. 강직과 자세 불안정성으로 인한 낙상예방을 위해 균형능력 향상 운동 3. 보행은 가능하지만, 보행의 시작과 끝이 어려우므로 PNF의 율동적 개시 운동법 적용 및 교육 - 4주 내에 신체 유연성 및 기능 향상 목표 - 8주 내에 독립적인 균형 및 보행능력 향상 목표						
치료 교육	보호자의 가정 운동프로그램 교육 및 환자 실시						

(1) 이완 운동

이완 운동은 강직과 피로를 치료할 때 사용한다. 부드럽고 느린 몸통 흔들기와 팔다리 회전은 강직을 감소시킨다. 파킨슨병 환자는 가슴 근육이 짧아져 흉부 몸통 폄이 일어나지 않고 회전 운동이 제한되기 때문에 초기에 자세 폄근과 회전 운동으로 이완을 강조하는 것이 중요하다.

구르기를 시작하는 초기에는 옆으로 누운 자세에서 머리, 목, 어깨, 골반, 다리의 순서로 움직이는 연습을 하고, 이러한 훈련이 성공적으로 이루어지면 바로 누운 자세에서 엎드려 누운 자세로 또는 엎드려 누운 자세에서 바로 누운 자세로 전환하는 훈련으로 이어간다(그림 9.35, 9.36).

율동적 개시(rhythmic initiation)라는 PNF 치료 기법은 움직임을 시작하거나 움직인 동안에 관절 가동범위를 증가시키는 것을 돕기 위해서 사용할 수 있다. 이 기법은 환자가 돌아눕기(rolling)와 앉기 혹은 서기와 같은 기능적인 운동패턴을 수행할 때 가장 도움이 된다. 율동적 회전은 몸쪽 부분의 근육이 먼쪽 부분의 근육보다 더 강하기 때문에 몸쪽 부분에서부터 시작해야 하며, 점차 먼쪽 부분으로 적용한다. 강직이 감소한 후에는 운동이 더 쉬워지고, 피로가 덜 하다. 큰 움직임이 특히 유용하며, 전체 범위를 포괄해야 하고, 폄을 강조해야 한다. 양측 대칭적 움직임은 상호교차적인(reciprocal) 움직임보다 쉬우며, 다음 대각선 운동패턴으로 나아갈 수 있다.

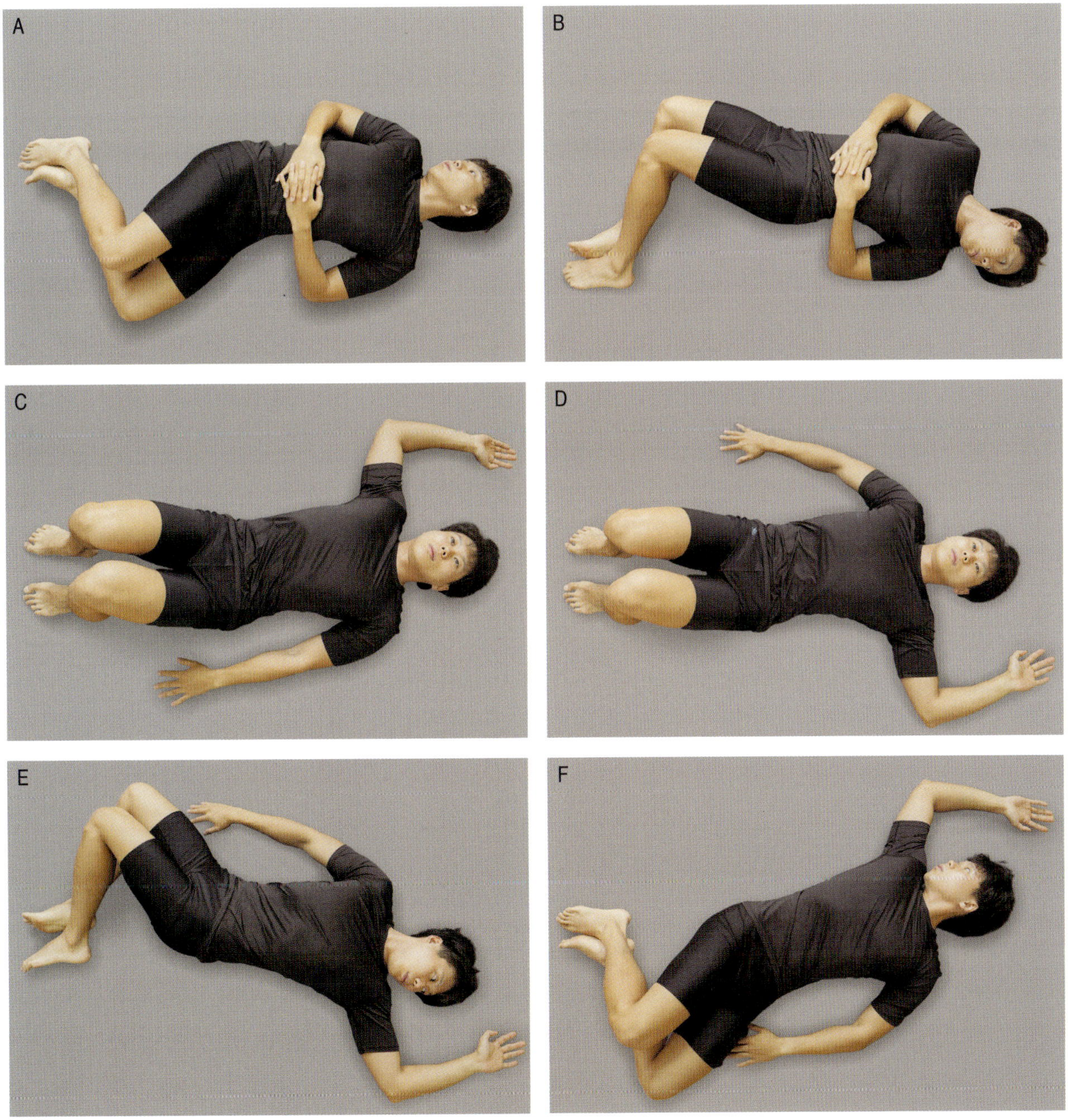

그림 9.35 바로 누운 자세에서 회전 동작

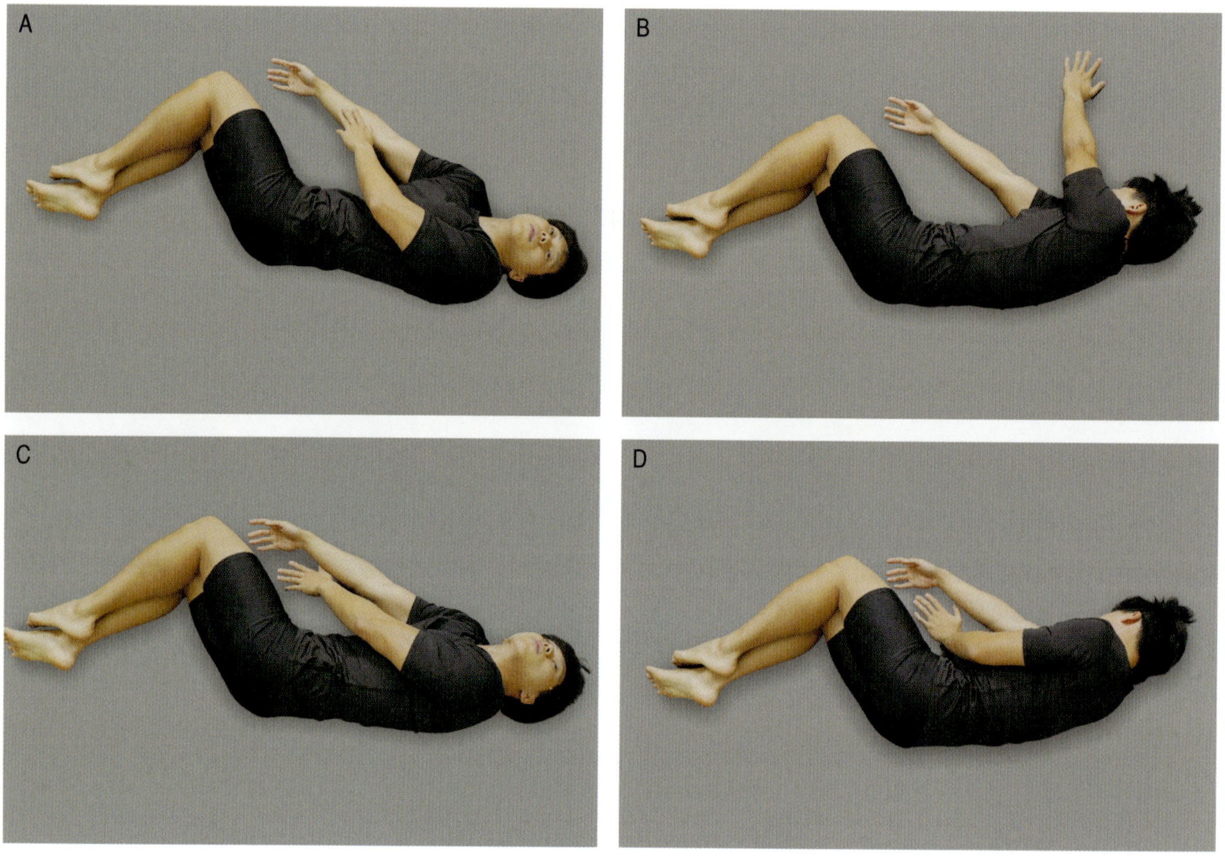

그림 9.36 옆으로 누운 자세에서 회전 동작

(2) 관절가동운동

파킨슨병 환자는 굽힘근이 짧아져 전체적으로 몸을 웅크리는 듯한 자세로 이행되는 경우가 많기 때문에, 폄근에 대한 능동 운동과 가벼운 저항 운동을 통해 이를 예방하고 교정하는 것이 중요하다. 환자가 능동 운동을 제대로 시행할 수 없는 경우에는 능동 보조 운동과 수동 운동을 적절하게 혼용하여 사용한다.

(3) 운동성 촉진 운동

운동느림증을 특징으로 하는 파킨슨병 환자의 운동성 촉진을 위한 훈련을 실시할 때는 한 개의 관절에서 독립적으로 운동이 일어나도록 하는 것보다는 여러 개의 관절이 함께 참여하는 기능적 운동패턴으로 실시하는 것이 좋다. 특히 자세 운동과 돌림(rotation) 활동을 촉진할 수 있는 운동을 포함하는 동작을 기본 운동으로 실시한다(그림 9.37).

PNF의 대각선 패턴 운동인 어깨관절 굽힘, 벌림, 바깥돌림으로 구성된 양측대칭성 D2 굽힘 패턴을 팔에 적용하면 상부 몸통의 폄이 촉진되고 척추뒤굽힘을 예방하는 데 도움이 된다. 이 운동을 시행할 때 가슴 확장을 증진하는 호흡 운동과의 협조가 이루어지도록 하는 것이 중요하다. 엉덩관절 폄, 벌림, 안쪽돌림으로 이루어진 다리의 D1 폄 패턴은 엉덩관절과 무릎관절의 굽힘 패턴을 예방하고 개선하고자 할 때 가장 추천되는 방법이다.

운동을 처음 시작할 때는 치료사가 패턴 내에서 수동적으로 팔다리를 움직이기 시작하여 점차 운동범위를 넓혀가도록 하고, 가능할 경우 능동 보조 혹은 능동 운동으로 이어간다. 팔다리패턴은 운동범위의 증진에 따라 느린 반전기술(slow reversal technique)을 사용함으로써 운동을 더욱 부드럽게 수행할 수 있다. 언어와 청각, 촉각 등을 자극하면 감각이 강화되고, 환자가 자신이 실시하는 동작을 스스로 인식하는 데 도움이 된다.

A

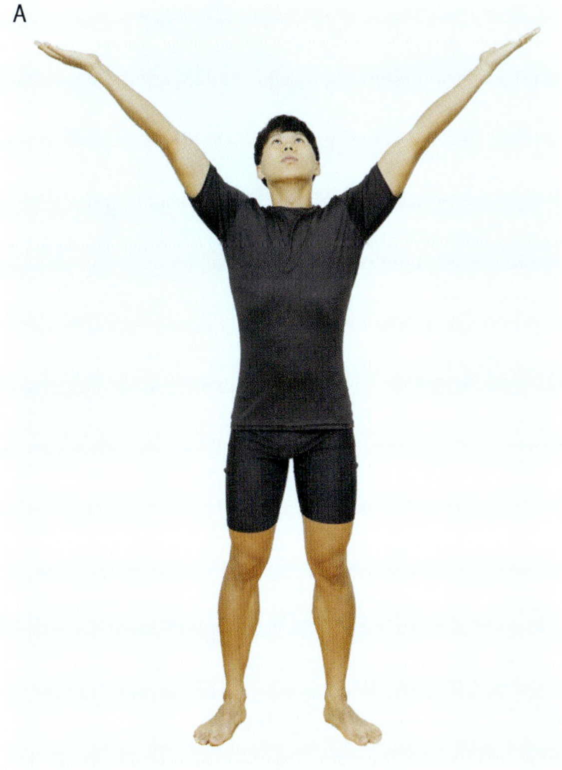

B

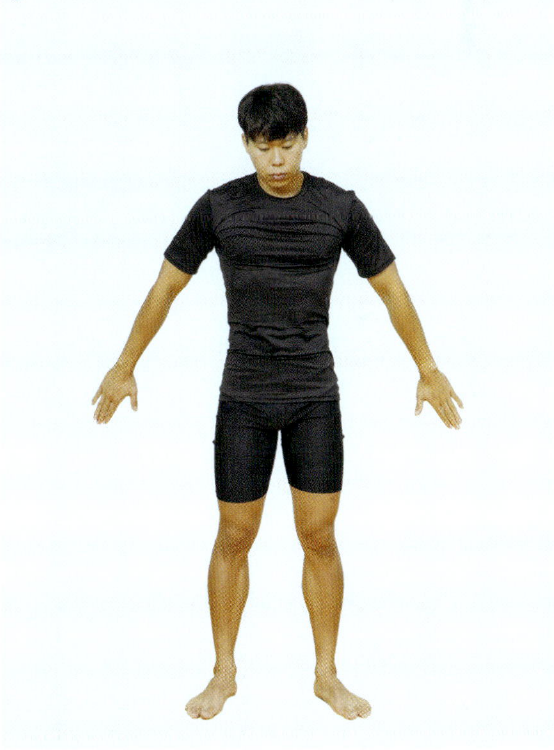

그림 9.37 팔다리의 운동성 촉진 운동.
A: PNF의 양측대칭성 팔 D2 굽힘 패턴, B: PNF의 양측대칭성 팔 D1 폄 패턴

(4) 균형 운동

초기에는 앉은 자세나 선 자세에서 체중이동 훈련으로부터 시작한다. 앉은 자세에서 일어서기, 발 이동하기, 걷기와 같은 동작 훈련은 환자에게 흥미와 자신감을 심어주는 데 도움이 된다(그림 9.38).

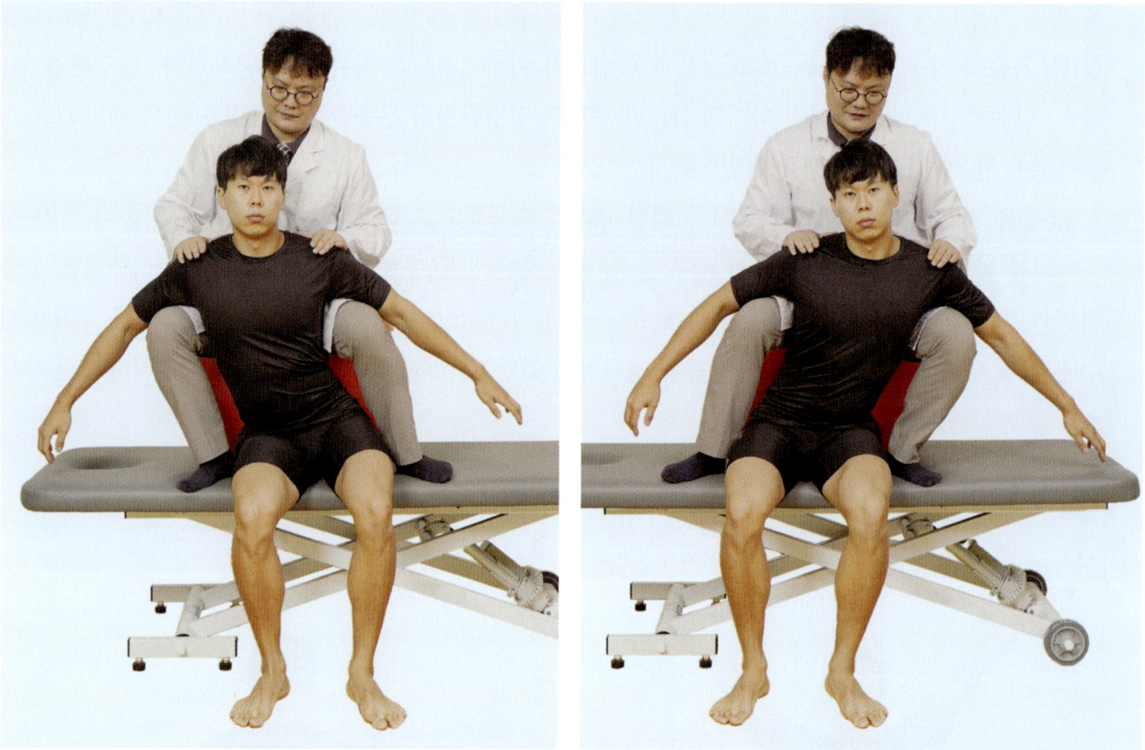

그림 9.38 균형 운동

균형 운동은 공 위에 앉아서 몸을 좌우 · 전후로 움직이거나 앉은 자세 또는 선 자세에서 몸을 기울이는 동작과 같은 다양한 운동들을 적절하게 활용한다. 서기와 걷기를 통한 균형반응 훈련은 매일 시행해야 한다.

(5) 호흡 운동

강직이나 구부러진 자세로 인한 척추와 어깨, 가슴우리의 가동성이 줄어듦에 따라 폐활량이 저하되며 기도에 분비물이 고일 수 있다. 따라서 가슴벽 운동성과 허파의 환기 증진을 위해 심호흡 운동을 훈련한다. 특히 가로막 호흡과 가슴 바닥부의 확장 운동이 강조되어야 한다(그림 9.39).

환자는 편안하게 지지된 바로 누운 자세를 취하게 하고 가로막을 이용해 천천히 깊게 심호흡하는 법을 배운다. 누운 자세에서 심호흡이 익숙해지면 가로막과 외측 가슴 확장(lateral chest expansion)에 집중하면서 앉기와 서기에서도 심호흡 운동을 시행한다.

몸통이 종종 강직되기 때문에 환자가 완전한 가슴벽 확장을 완수하기가 어려울 수 있다. 따라서 시각적인 되먹임, 스트레칭, 근력 강화 운동으로 가슴벽의 경축과 자세 부정렬을 해결해야 한다. 한 가지 방법으로 양측 D2 굽힘 PNF 패턴을 수행하면서 숨을 깊게 들이마시고, D2 폄 PNF 패턴을 수행하면서 숨을 내쉬게 한다.

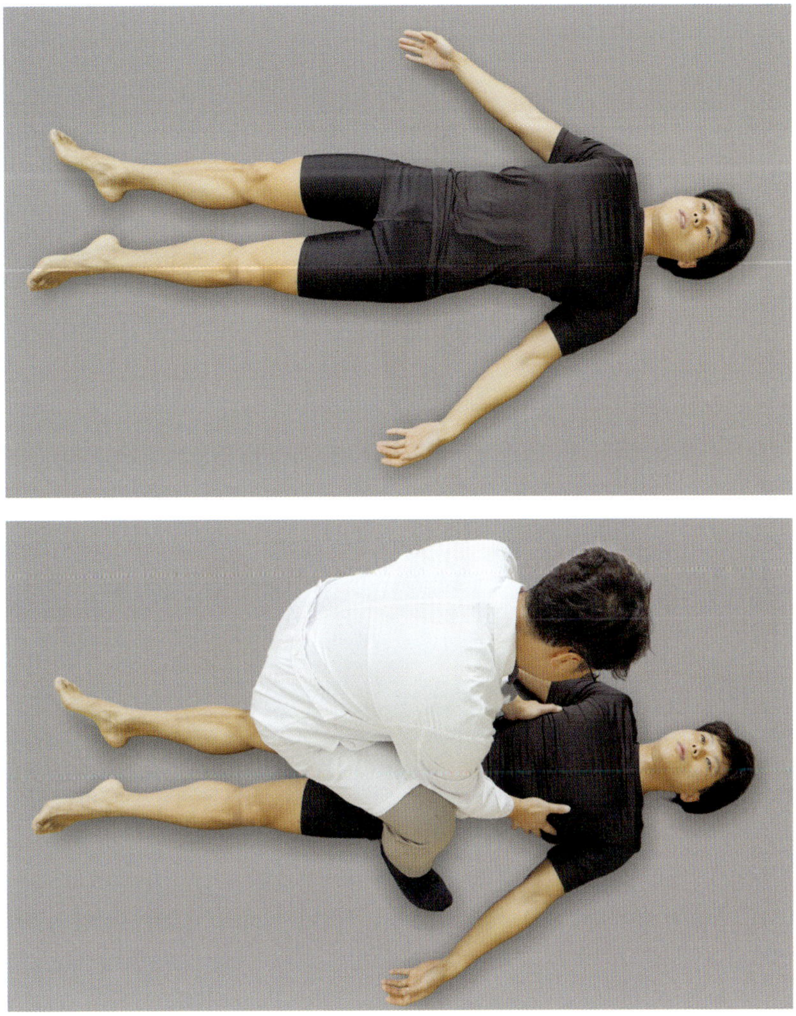

그림 9.39 호흡 운동

(6) 보행 훈련

파킨슨병 환자는 발을 끄는 걸음과 팔을 흔드는 동작이 상실된 특징적인 보행을 나타낸다. 파킨슨병 환자에서 보행 훈련의 목표는 한 발짝 길이(step length)를 길게 하고, 몸통 동작과 팔 흔들기 촉진, 발뒤꿈치-발끝(heel-toe) 보행패턴을 강조하여 정상보행에 가까운 패턴을 만드는 데 있다.

옆으로 걷기, 뒤로 걷기, 다리 꼬아 걷기 그리고 다양한 리듬으로 행진하기와 같은 대체 보행패턴을 연습하며, 보폭을 길게 하는 것에 대해 생각하기, 걷기 전에 걸어야 할 길을 마음속으로 되새기기, 걷는 동안에는 추가적인 정신적 혹은 이차적인 운동 과제를 피하는 것과 같은 주의력 집중 전략은 걷기를 향상시킬 수 있다. 8자 보행을 통해 방향전환 연습을 집중적으로 시키며 방향전환을 하다 자주 넘어지므로 넘어진 자세에서 일어나는 훈련을 함께 실시해야 한다(그림 9.40).

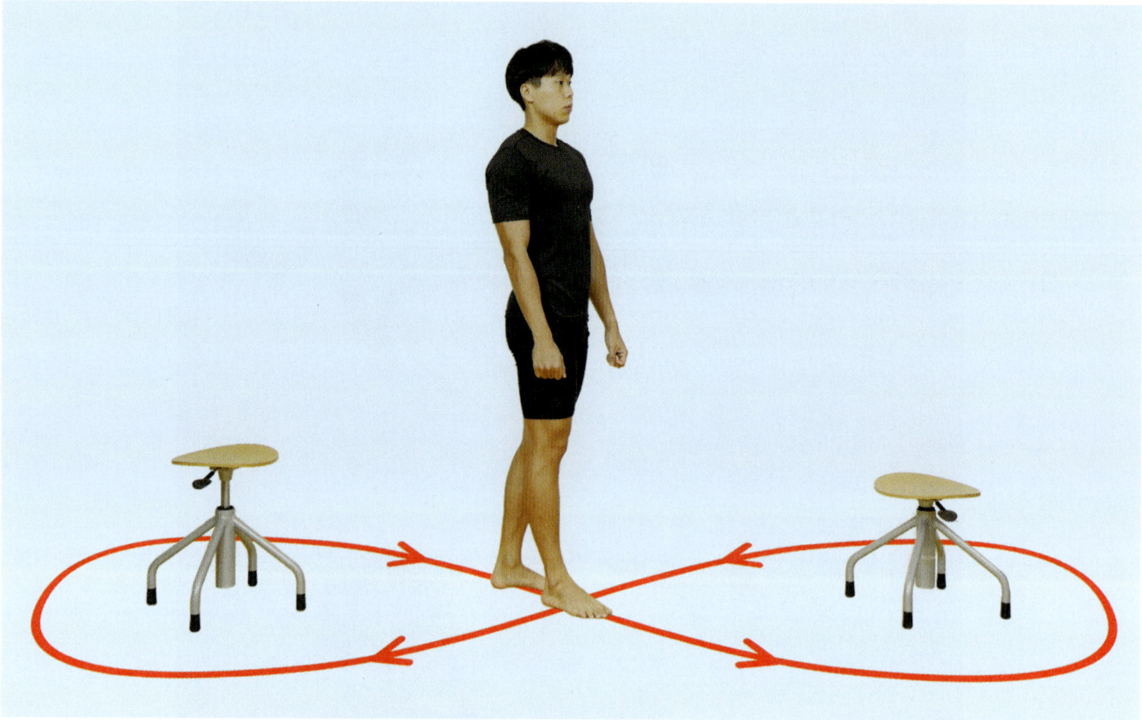

그림 9.40 보행 훈련

(7) 보조도구 사용

보조도구 사용의 효율성에 따라 결정하며, 지팡이나 워커 사용은 팔다리의 협응 정도에 달려 있다. 누르는 브레이크와 바퀴가 달린 워커는 몇몇 환자들에게 유용할 수 있지만, 반대로 후방지지 워커는 뒤쪽 방향으로 나아갈 때 균형을 잃은 환자에게 도움이 될 수 있다. 어떤 보조도구를 사용하든지 몸통 굽힘이 아니라 폄을 증진하도록 수정해야 한다. 동결현상이 나타날 때는 지팡이가 유용할 수 있다.

(8) 보호자와 환자 교육

가정에서의 규칙적인 운동이 운동능력 상실을 예방하는 데 가장 중요하다는 것을 인식시킨다. 아침에 일어나면 강직을 감소시키기 위해 가벼운 체조를 실시하고 운동을 시작하고자 할 때 가볍게 몸을 흔드는 동작이 운동 시작에 도움을 줄 수 있음을 교육한다. 환자의 가족에게는 환자가 주어진 과제를 잘 수행할 수 있도록 충분한 시간을 배려하고 보조해야 하지만 너무 많은 보조로 가족 의존적이 되어서는 안 된다는 것을 교육시킨다.

활동과제 ④

78세 여성 환자가 한 달 전부터 움직임이 느려지고 손이 떨리며 보행 시 앞으로 쓰러지는 불안감을 느껴 병원에 내원하였다. 내원 당시에는 인지나 대화에 문제가 없었으나, 무표정한 상태로 구부정한 자세를 취하고 있었으며, 검사를 진행하는 동안 매우 느린 움직임을 보였다.

- 다음 사례는 무슨 질환의 대표적인 증상인지 정리하시오.

- 다음 사례의 원인에 대해 정리하시오.

- 다음 사례의 중재 방법에 대해 정리하시오.

사례 8 뇌성마비

1 개요

뇌성마비(cerebral palsy, CP)는 태아 혹은 영아의 뇌에 발생하는 비진행적인 손상으로 운동 및 자세의 장애를 초래하여 활동의 제한이 발생하는 임상증후군이며 감각, 인지, 의사소통, 지각, 행동의 장애 및 경련 등이 흔히 동반된다. 뇌성마비는 기원전 5세기에 Hippocrates에 의해 문헌에 기록되었고, 19세기 William John Little에 의해서 처음 불리었다. 이때 경직형 양하지마비(spastic diplegia)를 'Little disease' 라고 이름 지었다. Little은 분만 도중 무산소증으로 인해 나타난 비정상적인 운동과 근 긴장도, 자세 이상 등을 학회에 보고하였고, 이후 1889년 William Osler에 의해 Little이 발표한 증상을 뇌성마비라고 불렀다. 비록 병변은 진행성이 아니지만 성장과 운동발달에 따라 자기만의 고유한 형태로 동작과 자세조절이 변화될 수 있다. 우리나라에서는 1999년 뇌성마비를 뇌병변장애에 포함시키고, 발달장애(developmental disorder)에 지적장애와 자폐성 장애를 포함시켰다. 하지만 외국문헌이나 국내 학술논문에서 나오는 발달장애는 뇌성마비까지 포함하여 발달과정에 문제가 있는 질환을 통틀어 부르는 용어이므로 혼동하지 말아야 한다.

뇌성마비에 대한 분류는 최소 세 가지 다른 방법으로 분류할 수 있다. 첫째는 침범 분포에 따라 분류하고, 둘째는 신경학적 유형으로 분류한다. 셋째는 유럽의 뇌성마비 분류기준으로 분류하며, 넷째는 경증과 중등증, 중증이라는 용어를 사용하기보다 기능에 따라 분류한다.

1) 해부학적 부위에 따른 분류

신체 침범 부위에 따라 분류하는 방법은 일반적으로 양하지마비(diplegia), 반신마비(hemiplegia), 팔다리마비(quadriplegia)로 구분하며, 경우에 따라 단마비(monoplegia), 삼지마비(triplegia) 등을 추가해서 사용하기도 한다.

2) 신경학적 유형에 따른 분류

신경학적 유형에 따른 분류는 경직형, 운동이상형, 실조형으로 구분되는 경우가 많다. 경직형은 주로 대뇌겉질에 손상을 받아 발생하고, 운동이상형은 바닥핵이 주로 손상받아 발생하며, 실조형은 소뇌 손상으로 발생한다(표 9.31).

표 9.31 신경학적 유형에 따른 특성

단계	치료
경직형	신체 근육의 근 긴장도가 높아지는 경우를 말한다. 팔다리를 움직이려고 하면, 경직성의 경우 큰 저항감이 느껴지며 관절 구축 및 변형이 발생할 수 있다.
운동이상형	운동을 할 때 목적 없이 빠르거나 느린운동패턴 또는 운동패턴 없이 꿈틀거리거나 움찔하는 듯한 움직임을 나타낸다.
실조형	수의적 운동은 가능하지만 운동조절이 불가능하고 협응성이 떨어진다.

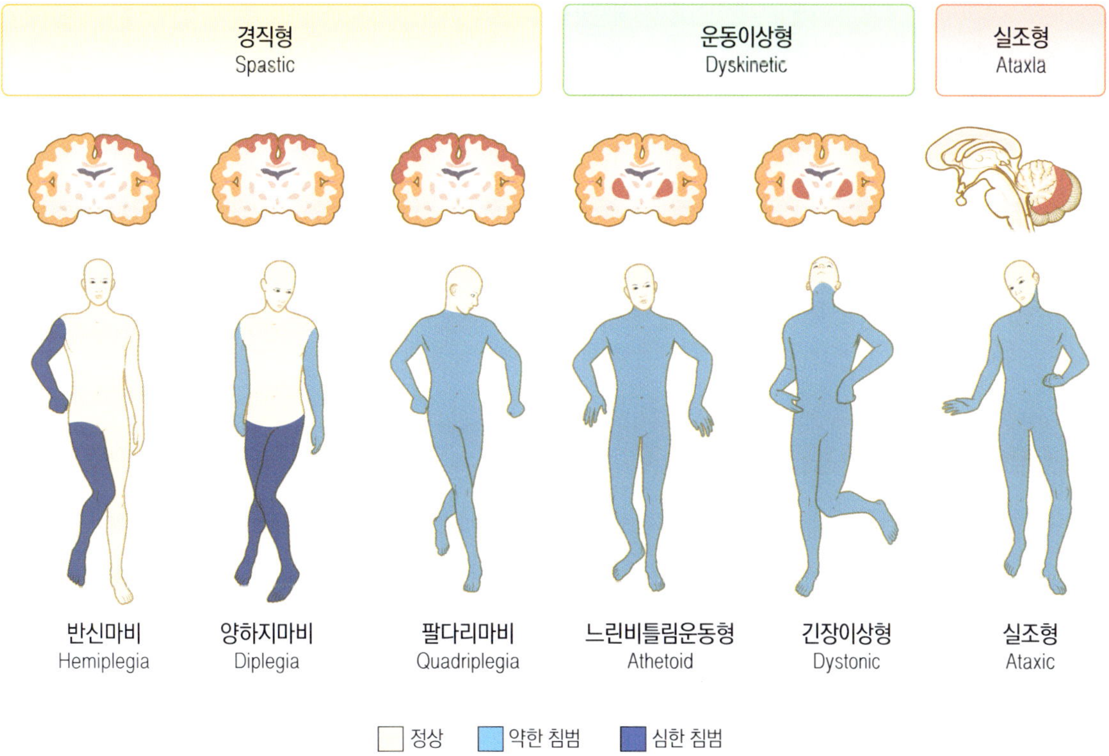

그림 9.41 해부학적 부위 및 신경학적 유형에 따른 뇌성마비 분류

3) 유럽의 뇌성마비 분류기준

최근에는 객관적인 분류기준이 마련되어 있어 신뢰도가 높은 SCPE (Surveillance of cerebral palsy in Europe) 분류기준이 전 세계적으로 많이 사용되고 있다. 국내에서도 대한소아재활발달의학회를 중심으로 SCPE 분류기준을 사용하는 경우가 많아지고 있다(표 9.32).

표 9.32 SCPE 분류기준

경직형	• 경직형 뇌성마비는 아래 내용 두 가지 이상 해당되는 경우 - 자세 또는 움직임에서의 비정상적인 형태 - 근 긴장도의 증가(꼭 항상 증가되어 있어야 하는 것은 아님) - 병적 반사(Babinski 징후, 과도한 신장 반사) • 경직형 뇌성마비는 양쪽이나 한쪽으로 나타날 수 있음 - 경직형 양쪽 뇌성마비: 양측 팔다리 모두 침범한 경우 - 경직형 한쪽 뇌성마비: 팔다리 한쪽만 침범한 경우
운동이상형	• 운동이상형 뇌성마비는 아래 두 가지 모두 해당되는 경우 - 자세 또는 움직임에서의 비정상적인 패턴 - 불수의적이고, 조절되지 않으며, 반복적인 움직임이 전형적으로 나타남 • 운동이상형 뇌성마비는 근긴장이상형 또는 무도-느린비틀림운동형으로 나타남 - 근긴장이상형 뇌성마비: 활동 감소, 근 긴장도 항상 증가 - 무도-느린비틀림운동형: 활동 증가, 근 긴장도 항상 감소
실조형	• 실조형 뇌성마비는 아래 두 가지 모두 해당되는 경우 - 자세 또는 움직임에서의 비정상적인 패턴 - 순서적인 근육의 협응이 되지 않아 움직임 시 비정상적인 힘, 리듬, 정확도가 나타남

4) 뇌성마비 기능에 따른 분류체계

장애를 분류하는 가장 좋은 방법은 기능에 미치는 영향을 살펴보는 것이다. 대운동기능 분류체계(gross motor function classification system, GMFCS)는 뇌성마비 아동의 운동성을 분류할 때 많이 사용하는 방법이고, 사물조작능력 분류체계(manual ability classification system, MACS)는 뇌성마비 아동이 일상적인 활동을 하면서 손을 사용하는 방법을 분류할 때 선호하는 방법이다. 의사소통기능 분류체계(communication function classification system, CFCS)도 뇌성마비 아동에게 사용한다(표 9.33).

표 9.33 뇌성마비 기능에 따른 분류체계

운동성	대운동기능 분류체계
1단계	제한 없이 걷기
2단계	제한적으로 걷기
3단계	손으로 잡는 이동기구를 이용해 걷기
4단계	제한적으로 자가 이동하기, 전동 이동기구 사용 가능
5단계	수동 휠체어를 타고 이동하기
손 사용	**사물조작능력 분류체계**
1단계	사물을 쉽게 성공적으로 다룸
2단계	대부분의 사물을 다루지만 그 속도나 질이 다소 감소함
3단계	사물을 잘 다루지 못해서 활동 준비나 변경을 할 수 있도록 도와주어야 함
4단계	쉽게 다룰 수 있는 사물을 제한적으로 선택해서 제한된 상황에서 다룸
5단계	사물을 전혀 다루지 못하고, 간단한 행동을 수행하는 데도 심각한 제한을 받음
의사소통	**의사소통기능 분류체계**
1단계	친숙한 상대와 친숙하지 않은 상대와 효과적으로 소통하는 발신자와 수신자
2단계	친숙한 상대와 친숙하지 않은 상대와 효과적이지만 느리게 소통하는 발신자나 수신자
3단계	친숙한 상대와 효과적으로 소통하는 발신자와 수신자
4단계	친숙한 상대와 이따금씩 효과적으로 소통하는 발신자와 수신자
5단계	친숙한 상대와 좀처럼 효과적으로 소통하지 못하는 발신자와 수신자

2 임상적 특징

1) 근육계 및 뼈대계 손상

일차적 손상인 근육계 손상으로 근 긴장도 및 반사 항진이 나타나며, 이차적 손상인 뼈대계 기형 및 변형으로 연계되어 나타난다. 비정상적으로 높은 근 긴장도는 경직으로 표현되며, 이는 간헐적 경련으로 나타난다. 이러한 근육은 짧은 길이에서 수동적 스트레칭에 저항이 나타나는 낮은 신장성으로 안정성, 운동성 및 효율성에 제한을 보인다. 일차적 손상인 불충분한 근력, 경직, 낮은 신장성, 반사 항진 등은 이차적 손상인 기형, 변형 및 비정상적 체중부하가 일어나 골격에 영향을 미친다. 목과 몸통에서 기운목과 척추 변형이 나타나며, 엉덩관절의 모음근 및 굽힘근, 무릎의 굽힘근, 발목의 발바닥 굽힘근, 어깨관절의 모음근, 팔꿉관절, 손목 및 손가락의 굽힘근 등에서 구축이 발생한다.

2) 신경근육계 손상

뇌성마비는 근육 활동에서 선택적 조절의 어려움을 나타낸다. 즉, 협동근과 대항근의 부적절한 협력 수축과 정상적 움직임에서의 부적절한 움직임 순서를 보인다.

3) 관련 장애

뇌성마비의 관련 장애로는 시각장애, 정신지체장애, 언어장애, 성장장애, 감각통합장애, 청각장애, 정서장애, 간질발작장애, 구강장애, 호흡장애 및 학습장애 등이 동반된다.

4) 신경학적 유형에 따른 특징

(1) 경직형

근육의 과긴장은 대항근, 특히 팔 굽힘근과 다리 굽힘근 및 폄근에서 나타나기 쉽다. 특히 어깨 당김근(scapular retractors)과 팔꿉관절, 아래팔, 손목, 손가락 굽힘근이 심각한 침범에 노출되기 쉬운 팔 근육이다. 양하지마비, 팔다리마비, 반신마비 아동은 동일한 다리 근육에 손상을 입는다. 예를 들어, 엉덩관절 굽힘근과 모음근, 무릎 굽힘근 중에서도 안쪽 뒤넙다리근, 발목 발바닥 굽힘근에 발생한다. 몸통 근육조직에서도 과긴장이 나타날 수 있다. 몸통 근육의 과긴장은 들숨과 날숨 동안 가로막과 가슴벽의 정상적인 운동을 방해해서 소리를 낼 때 필요한 호흡조절을 손상시킬 수 있다(그림 9.42).

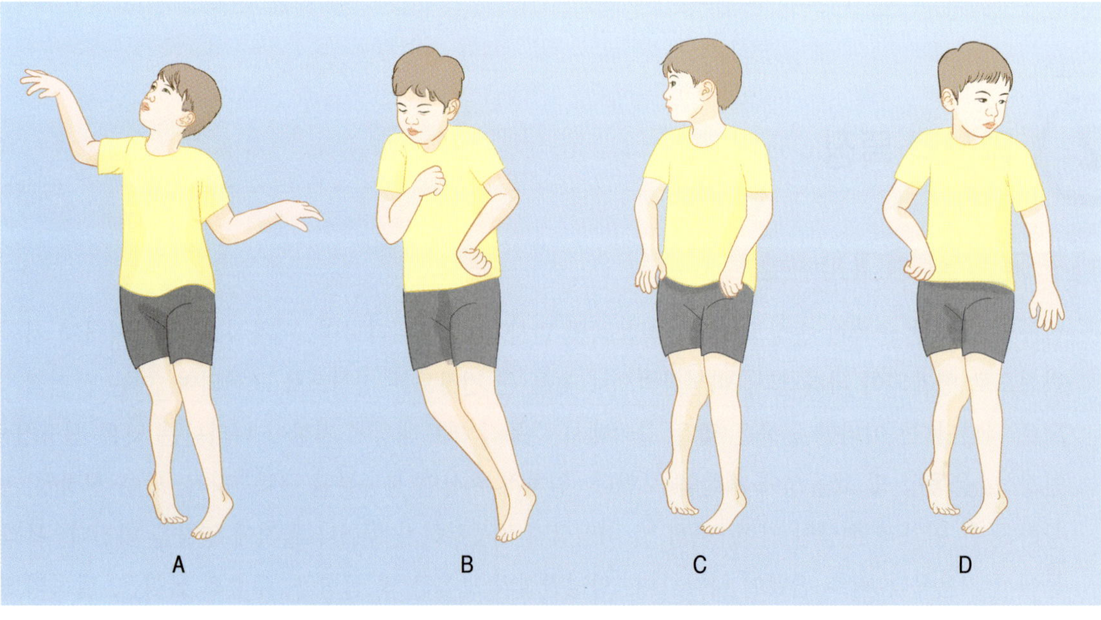

그림 9.42 경직형 뇌성마비 침범 분포에 따른 아동의 자세.
A: 경직형 팔다리마비-폄 우세, B: 경직형 팔다리마비-굽힘 우세, C: 경직형 양하지마비, D: 오른쪽 경직형 반신마비

(2) 느린비틀림운동형

움직임을 하는 동안 저긴장증(hypotonia)과 과긴장증(hypertonia)이 양쪽 모두 나타나며, 목적이 없는 빠르거나 느린 운동패턴 혹은 비패턴형으로 나타난다. 휴식 시에도 팔다리가 꿈틀하며 움직이거나, 움찔하는 불수의적인 움직임이 나타난다(그림 9.43).

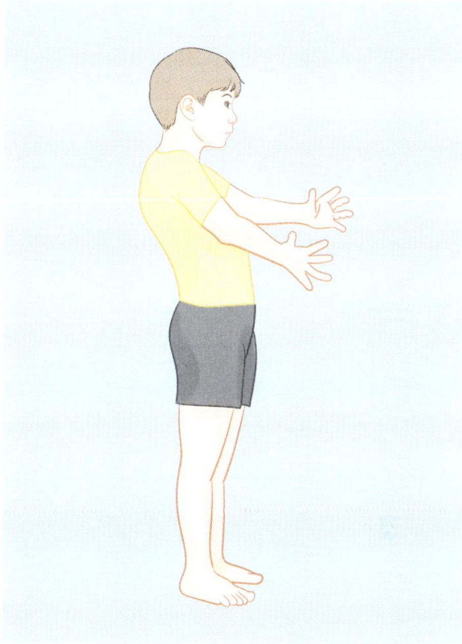

그림 9.43 느린비틀림운동형 뇌성마비 아동의 자세

(3) 실조형

일반적으로 자세 긴장저하를 보인다. 이들은 보통 양하지마비 분포를 보이며, 몸통과 다리가 가장 크게 영향을 받는다. 긴장저하 아동은 어떤 자세를 취하든 머리와 몸통을 정중선에 안정적으로 두고 유지하기가 어렵기 때문에, 기저면을 넓게 확보하고 일어서야 한다. 모든 자세에서 자세 반응이 느리게 발달하고 균형손상이 나타나는 실조성 뇌성마비 아동은 균형을 유지하려고 몸통을 가쪽으로 크게 이탈시킨 채 걷는다(비틀걸음, staggering)(그림 9.44).

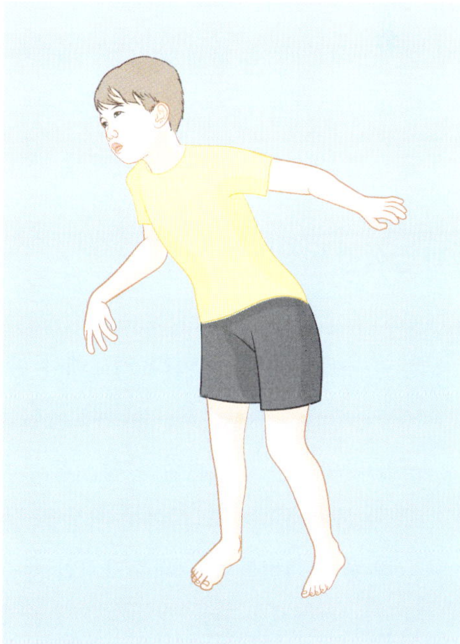

그림 9.44 실조형 뇌성마비 아동의 자세

(4) 이완형

이완형 뇌성마비 아동은 근긴장저하증이라고도 불리며, 신체가 마비되거나 약해지는 현상으로 나타나며 외상이나 특별한 원인도 없이도 전체적으로 약해지는 경우를 말한다. 아동들은 자라면서 느린비틀림운동형이나 실조형 뇌성마비 아동으로 발달이 진행될 수도 있다. 중력을 이기는 근력이 매우 약하고, 아주 낮은 근 긴장도를 갖고 있으며, 동기부여와 움직임이 매우 적고 수동적이다. 그리고 호흡이나 먹고 마시는 등 일상생활활동을 수행하는 데 있어 많은 도움을 받아야 된다.

(5) 혼합형

경직형, 느린비틀림운동형, 실조형이 함께 동반되어 혼합된 형태의 증상을 보이는 뇌성마비 아동도 있다. 정도의 차이는 환자들마다 다르다. 혼합형의 경우, 매우 복잡하고 예측할 수 없는 형태로 증상이 나타나기 때문에 치료하기 가장 어려울 수 있다.

3 운동치료

1) 뇌성마비 아동에 대한 일반적인 운동치료

뇌성마비 아동은 평생 기능적 제한 및 움직임 이상을 보이기 때문에 일차적으로 운동발달 촉진과 기능적 운동기술 학습을 강조한다. 기능적이며 정상적인 움직임을 경험하도록 유도하면서 움직임 개선 및 독립적인 활동을 할 수 있도록 한다.

(1) 경직형 뇌성마비 아동

모든 가능한 자세와 자세 간의 이동성 동작에 중점을 둔다. 관절가동범위, 자세잡기, 활동적인 움직임 운동으로 구축을 미리 억제해야 한다. 팔다리마비 뇌성마비 아동의 경직되기 쉬운 부위로는 어깨 모음근과 팔꿈치, 손목, 손가락 굽힘근이 있으며, 다리 경직도 나타날 수 있다. 반면, 양하지마비 뇌성마비 아동은 엉덩관절 굽힘근과 모음근, 무릎 굽힘근, 발목 발바닥 굽힘근이 침범당할 가능성이 높다. 또한 반신마비 뇌성마비 아동은 상기와 동일한 관절에 한쪽으로 침범될 수 있다. 경직형을 억제하는 유용한 기법들로는 체중지지와 체중 이동, 느리고 리듬감 있는 흔들기 등이 있다. 적극적으로 몸통 돌림과 신체분절 분리 움직임도 치료 활동과 가정 프로그램에 포함시켜야 한다.

(2) 느린비틀림운동형 또는 실조형 뇌성마비 아동

체중지지의 안정성과 몸통이나 팔다리 지지 제공에 중점을 둔다. 뇌성마비 아동에게 초기에는 몸통 또는 팔다리의 몸쪽 관절에 체중지지를 적은 범위로 적용하면서 움직임으로 유도하며, 추후 허용되는 움직임 내에서 치료사가 저항을 가함으로써 관절과 자세 정렬에 관한 감각정보를 뇌성마비 아동에게 제공할 수 있다. 또한, 중량 조끼와 같은 약간의 저항을 제공하지만 움직임을 억제하지 않는 좀 더 무거운 장난감 같은 것들을 이용하면 도움이 된다.

(3) 연령에 따른 단계별 운동치료 목적

유아기에서 성인기에 이르는 뇌성마비 아동의 연속적인 운동치료로 조기 중재, 취학 전 연령, 취학 연령과 청소년기, 성인기의 4단계로 나눠서 설명한다(표 9.34).

표 9.34 연령에 따른 운동치료 목적

1단계: 조기 중재	1. 유아-부모 상호 작용 증진 2. 기능적 기술과 놀이 발달 증진 3. 감각운동 발달 증진 4. 머리와 몸통 조절 확립 5. 직립 방향을 취하고 유지
2단계: 취학 전 연령	1. 독립적 이동 수단의 확립 2. 기능적 움직임 증진 3. 몸단장과 옷 입기 같은 일상생활활동 수행능력 개선 4. 또래와의 사회적 상호작용 개선
3단계: 취학 연령과 청소년기	1. 독립적 이동성 지속 2. 독립적 일상생활활동과 도구적 일상생활활동 기술 발달 3. 체력과 긍정적인 자아상 발달을 촉진 4. 지역사회 통합 촉진 5. 직업 관련 계획 세우기 6. 또래와의 사회적 상호작용 촉진
4단계: 성인기	1. 이동성과 일상생활활동 수행의 독립성 증진 2. 건강한 생활 방식 증진 3. 지역사회 참여 증진 4. 독립적인 생활 증진 5. 직업활동 증진

2) 사례별 운동치료

[사례] 뇌성마비 환자의 물리치료 임상기록지

환자이름	박○○	성별	남	생년월일	2020.09.10	발병일	2019.12.11
진단명	경직형 양하지마비 (백질연화증)	재발 여부	유	입원날짜	2021.01.15	외래날짜	2022.04.09
주관적인 증상	- 2살부터 스스로 조금씩 걷기 시작함 - 최근에 까치발이 더 심해지고, 다리는 안으로 들어가면서 장시간 걷지 못하고 종종 넘어진다고 함 - 최근 다리에 보톡스 주사를 맞음						
객관적인 평가	1. ROM: passive ROM에는 normal/active ROM 시에는 팔다리 전체적으로 slightly limitation 2. MMT: 양쪽 팔의 근력은 G/N, both hip joint: F+/F+, 양쪽 무릎관절 P+/F-, 양쪽 발목관절 P/P 3. Sitting balance: static: good/dynamic: fair 4. Standing balance: static: fair/dynamic: poor~fair 5. Gait: 4~5m walking with AFO, 종종 fall down 6. GMFM: A영역(lying & rolling)-100%/B영역(siting)-100% C영역(crawling & keeling)-95%/D영역(standing)-70% E영역(walking, running & jumping)-55%						
치료 계획	1. 단계별 운동기술 습득훈련 1) 바로 누운 자세: 뇌성마비 아동의 목과 배 굽힘근 발달 촉진/체중 이동 및 근 긴장 감소를 위한 운동 2) 옆으로 누운 자세: 신체와 신체의 상호작용에 대한 인식 증진 3) 엎드려 누운 자세: 폄근 경직억제를 위한 운동/머리의 조절과 균형반응 유도를 위한 운동 4) 앉은 자세: 몸통 근육의 이완을 위한 운동/손가락 펴는 것을 촉진하는 운동/균형반응 유도를 위한 운동 5) 네발기기 자세: 몸통 조절을 통한 머리 유지 6) 무릎 서기 자세: 엉덩관절 근육의 고정능력 발달 7) 선 자세: 보행연습						
치료 교육	가족 및 다양한 전문가에 대한 관리						

(1) 발달단계별 운동방법

① 바로 누운 자세

아이가 누워서 무릎을 구부리고 발을 지지면에 납작하게 댈 때 조기 체중지지가 가능해진다. 긴장성 미로반사(tonic labyrinthine reflex)의 폄근 활성화 영향력에 대응하려면 아이의 몸통을 웨지(wedge) 위에 올리거나 다리를 볼 위에 올려서 아이의 몸을 구부릴 수 있어야 한다. 머리와 몸통 상부의 굽힘은 눕기 자세에서 긴장성 미로반사의 영향력을 줄일 수 있다. 아이의 눈높이에서 물체를 제시하거나 흔들면 아이가 놀이를 하거나 물체를 탐구하기 위해 양팔을 사용하도록 촉진할 수 있다(표 9.35).

표 9.35 바로 누운 자세의 운동

운동		방법	반응
뇌성마비아의 목과 배 굽힘근 발달 촉진 운동	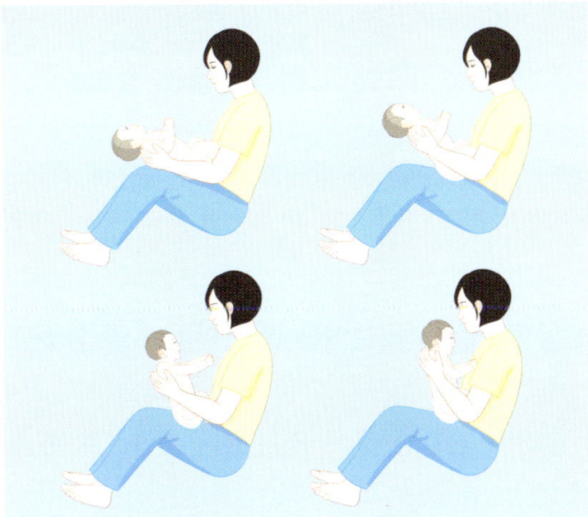	• 치료사가 아기를 안고 무릎을 구부린 상태에 아기를 들어 올림	• 아기는 자동적으로 머리를 들어 올리게 되며, 양팔은 앞으로 뻗게 되고, 양다리는 오므리게 됨 • 배의 근력이 강화됨
체중 이동 및 근 긴장 감소를 위한 운동	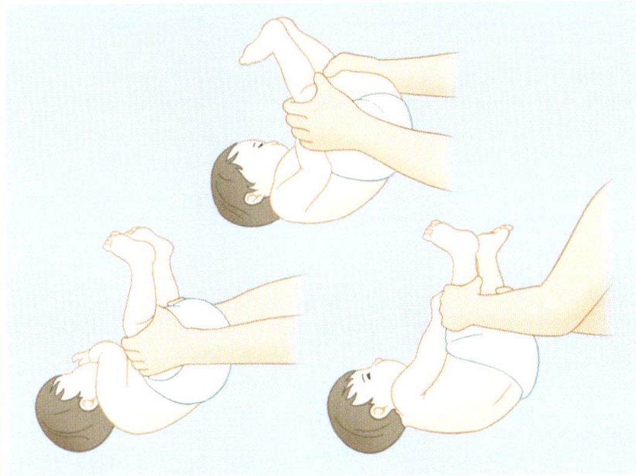	• 아기를 잡고 아기의 양다리를 머리 쪽으로 이동시키기도 하고, 좌우로 골반을 돌려 몸통과 어깨와 머리가 돌림되도록 유도함	• 3개월 된 아기는 양다리를 90° 정도 들어 올릴 수 있음 • 7개월에 이르면 아기가 양발을 양손으로 잡아 입으로 가져갈 수 있음 • 이는 눈과 양손, 양발의 협응운동이 가능하다는 것을 의미함

② 옆으로 누운 자세

이 자세는 머리의 중립 위치 때문에 대부분의 긴장성 반사 효과를 약화시키기에 가장 좋다. 머리 아래쪽 받침 지지물이 너무 두꺼워서 가쪽굽힘이 일어나지 않도록 주의한다. 이 자세에서는 또한 구르기와 앉기에 대비해 몸통 돌림을 습득하기 쉬울 뿐만 아니라 어깨와 골반 내밀기를 배우기가 비교적 쉽다. 아이가 옆으로 누운 쪽은 체중을 지지하고 신장되어야 한다. 이러한 조치는 아이를 옆으로 눕히기 전에 수동적으로 취해 줄 수 있다. 아이의 자세가 바뀔 때 가쪽 체중 이동으로 이러한 자세가 나타날 수도 있다(표 9.36).

표 9.36 옆으로 누운 자세의 운동

<table>
<tr><th colspan="2">운동</th><th>방법</th><th>반응</th></tr>
<tr><td>신체와 신체의 상호작용에 대한 인식 증진 운동</td><td>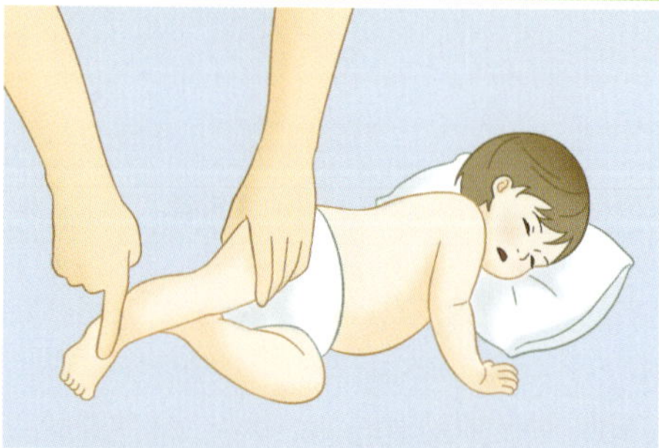</td><td>• 치료사가 뇌성마비아의 양 손을 붙잡고 움직임을 느낄 수 있게 해 줌
• 아기가 모든 신체를 알고 느낄 수 있도록 이마, 볼, 입술, 가슴, 배, 넙다리 부위, 무릎, 종아리, 발 등을 만질 수 있게 함</td><td>• 아기가 손을 입으로 가져가거나 두 손을 서로 합치는 등의 동작이 나타남</td></tr>
</table>

③ 엎드려 누운 자세

엎드려 누운 자세는 엉덩이와 무릎 굽힘근을 다소 늘여줄 뿐만 아니라 팔을 통한 체중지지를 개선해 준다. 머리와 몸통 조절은 눈-머리 관계를 향상시켜 줄 뿐만 아니라 적극적인 폄 발달로 촉진될 수 있다. 아이가 팔꿈치나 뻗은 양팔로 짚고 엎드려 있을 때의 움직임은 팔의 체중지지와 체중이동을 향상시킬 수 있다(표 9.37).

표 9.37 엎드려 누운 자세의 운동

<table>
<tr><th colspan="2">운동</th><th>방법</th><th>반응</th></tr>
<tr><td>폄근 경직 억제를 위한 운동</td><td>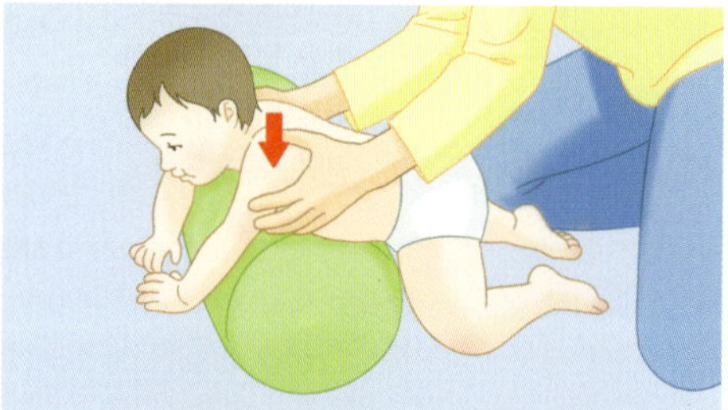</td><td>• 폼롤러를 이용하여 양팔 지탱과 머리 조절을 유도함
• 치료사는 아기의 양 어깨를 아래 방향으로 약간 힘 있게 누름</td><td rowspan="2">• 아기는 머리를 쳐들게 되고 등을 펴게 됨
• 몸통의 폄근 긴장이 부족하거나 미약한 아기에게 시도함</td></tr>
<tr><td>머리의 조절과 균형반응 유도를 위한 운동</td><td>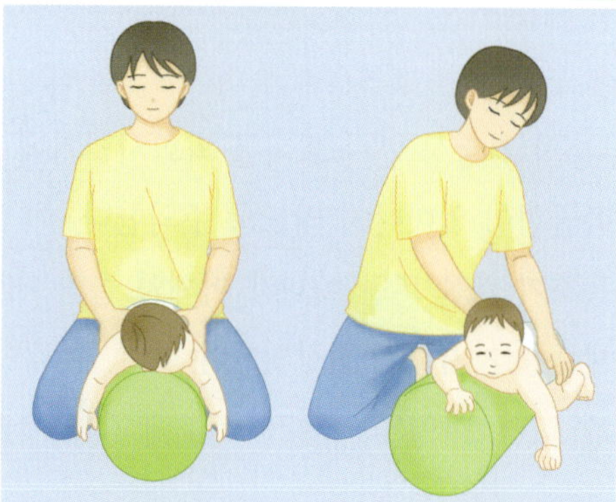</td><td>• 폼롤러를 옆으로 놓고 아기를 그 위에 엎드려 눕혀 놓음
• 치료사는 아기의 엉덩이를 잡아 주면서 양옆으로 굴려 줌
• 아기는 넘어지지 않으려고 한쪽은 롤 위에 지탱하려 하고, 다른 한쪽 팔은 펴서 지탱하려고 함
• 이러한 자동반응을 이용하여 양쪽 팔의 지탱능력을 강화함</td></tr>
</table>

④ 앉은 자세

앉기보다 더 기능적인 자세는 거의 없다. 앉기 자세에서는 팔다리를 이용해 체중을 지지할 수 있고, 활동적인 머리와 몸통 조절이 개선된다. 쭉 뻗은 몸통은 구부러진 다리와 분리된다. 바로잡기와 균형 반응을 촉진할 수도 있다. 먹기와 옷 입기, 목욕하기, 움직임 동작과 같은 일상생활활동도 장려할 수 있다(표 9.38).

표 9.38 앉은 자세의 운동

운동		방법	반응
몸통 근육의 이완을 위한 운동	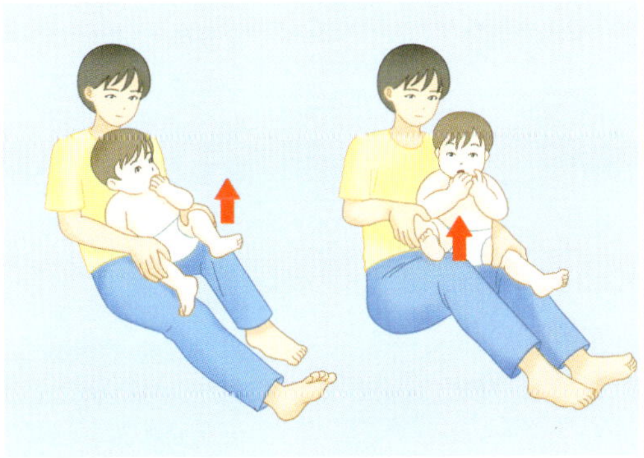	• 치료사는 양 무릎을 구부린 다음 잎아서 뇌싱마비아를 치료사의 중심에 앉히고 아기의 넙다리 부위를 잡음 • 치료사는 양다리를 교대로 폈다 오므렸다 하면서 아기가 중심을 잡도록 유도함	• 아기의 팔다리와 몸통이 이완됨
손가락 펴는 것을 촉진하는 운동	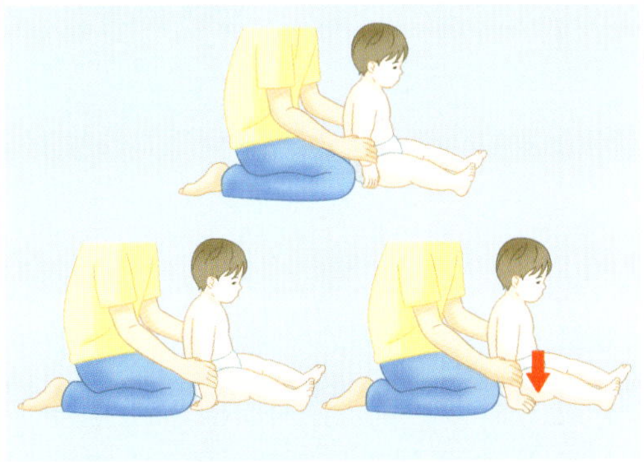	• 치료사는 아기의 손목 위를 잡고, 손등을 바닥으로 밀면서 손바닥이 바닥에 짚어지도록 함 • 그 다음에 아기의 손바닥에 자극이 가도록 약간씩 견고하게 힘을 가함	• 앉은 자세에서 아기가 손가락을 펼 수 있음 • 양팔을 앞으로 대칭으로 뻗음
앉은 자세에서 균형반응 유도를 위한 운동	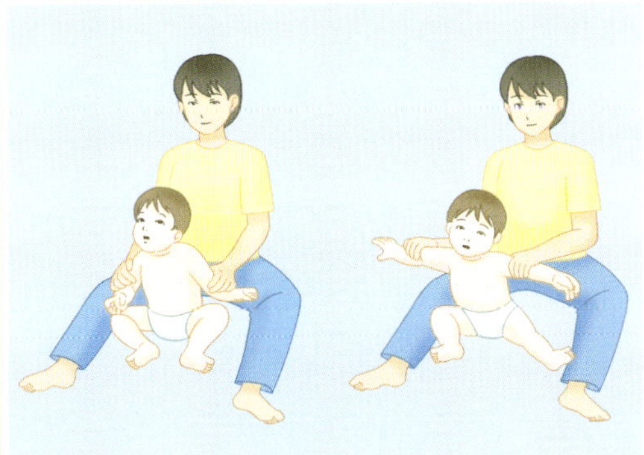	• 앉아 있는 뇌성마비아의 양 팔꿈치를 양손으로 잡아 옆으로 벌리면서 좌우로 체중을 쏠리도록 하여 균형을 유지하며 연습을 실시함	• 체중 이동이 일어남 • 머리와 몸통의 균형을 잡음

⑤ 네발기기 자세

네발기기 자세의 장점은 팔다리가 모두 체중을 지지하고, 몸통이 중력에 직접적으로 저항해야 한다는 것이다. 이 자세에서는 팔다리의 움직임과 몸통의 움직임, 몸통 상부와 하부의 움직임을 분리할 수 있는 기회가 생긴다(표 9.39).

표 9.39 네발기기 자세의 운동

운동		방법	반응
앉은 자세에서 돌아눕기 운동 (몸통 조절을 통한 머리 유지)	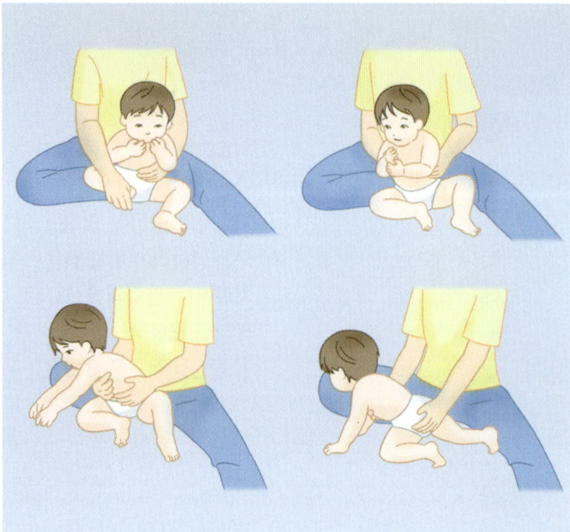	• 앉아 있는 아기의 오른쪽 다리를 구부려 준 다음, 체중을 오른쪽으로 쏠리게 하고 아기를 엎드려 누운 자세로 함 • 아기가 균형을 잃지 않도록 천천히 움직이면서 네발기기 자세를 취할 수 있도록 유도함	• 아기가 몸통 조절을 통해 머리를 바로 유지할 수 있고 바로 앉은 자세를 나타내게 됨

⑥ 무릎 서기 자세

분리된 자세인 무릎 서기 자세에서 아동은 무릎을 구부리면서 몸통과 엉덩이를 펴는 연습을 할 수 있다. 엉덩관절 굽힘근이 늘어날 수 있고, 모든 팔다리 관절을 조절하지 않고도 균형반응을 연습할 수 있다. 무릎 서기 자세에서 놀이를 하는 것은 발달상 적절하며, 이 자세에서 지지를 받으면 반 무릎 서기 자세로 이행하는 연습도 할 수 있다(표 9.40).

⑧ 선 자세

서기를 통한 다리를 통한 체중지지는 긴 뼈 성장에 매우 중요하다. 체중지지는 아킬레스 힘줄과 무릎 굽힘근을 늘여줄 수 있고, 활동적인 머리와 몸통 조절을 향상시킬 수 있다. 또한 똑바로 서기는 또래들과 사회적 상호작용을 하는 데 필요한 적절한 시각적 입력을 제공해 준다(표 9.41).

표 9.40 무릎 서기 자세의 운동

운동		방법	반응
앉은 자세에서 일어서기를 위한 운동	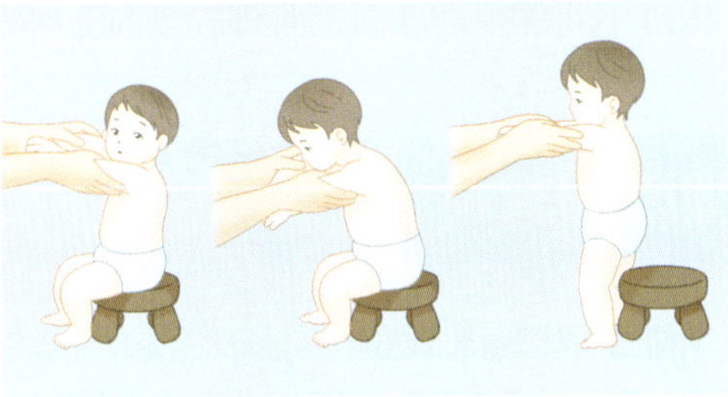	• 의자에 앉아 있는 뇌성마비아의 양팔을 잡아주고 몸통을 약간 구부릴 수 있도록 팔을 잡아당김 • 아기의 체중이 양발에 쏠리게 되어 아기가 자동적으로 일어서게 됨	• 무릎에 힘이 들어가면서 일어서는 동작을 취하게 됨
엉덩관절 근육의 고정능력 발달 운동	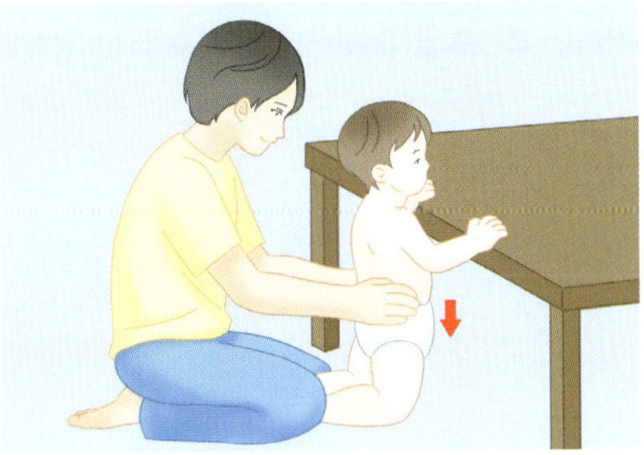	• 뇌성마비아의 어깨 높이에 해당되는 책상이나 걸상을 앞에 놓고, 아기가 책상이나 걸상에 손을 잡고 무릎으로 서게 함 • 치료사는 아기의 골반 위를 약간 힘을 주어 압력을 아래쪽으로 가하면서 두드려 줌	

표 9.41 선 자세의 운동

운동		방법	반응
보행 연습	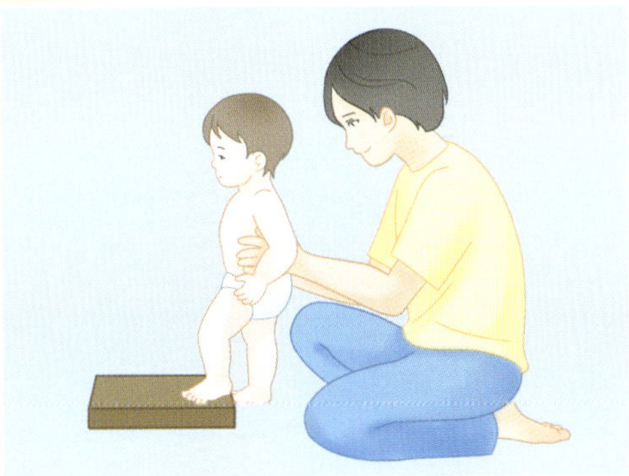	• 뇌성마비아의 앞에 5~10cm 정도 높이의 널빤지를 놓고 아기가 발을 들어 널빤지 위에 올려놓는 연습을 시킴 • 발을 교대로 연습시킴	• 서거나 보행 시, 지지반응으로 하지를 바닥에 지탱하는 긴장도가 증가됨

(2) 가족 및 다양한 전문가에 대한 관리

치료사는 중재를 계획할 때 부모와 아동과의 관계, 가족들의 스트레스, 부모의 양육방식, 가족의 사생활, 부모의 경제력 그리고 문화적 다양성 등을 고려해야 한다. 특히 가족들의 참여 프로그램과 일상생활활동 프로그램을 연계하는 것이 중요하며, 가족들이나 뇌성마비 아동이 할 수 있는 것과 할 수 없는 것을 받아들이는 것은 매우 중요하다. 뇌성마비 아동은 형제나 친구들의 활동을 통해 움직임 범위와 기능적인 독립성이 향상된다.

활동과제 ⑥

19세 여아가 뇌성마비 진단을 받고 통원치료를 위해 물리치료실로 내원하였다. 치료사와의 눈맞춤이 힘들고 둔한 발성을 한다. 근 긴장도의 변화가 심하여 자세유지가 힘들고, 굽힘근과 폄근의 조화로운 움직임조절이 매우 어려워서 머리를 오른쪽으로 돌리면 왼쪽 팔다리는 굽혀지고, 오른쪽 팔다리는 폄 긴장이 증가되는 양상을 보인다.

- 다음 사례에서 뇌성마비 형태는 무엇이며, 뇌성마비 형태에 대해 정리하시오.

- 뇌성마비 분류에 대해 정리하시오.

- 뇌성마비 관련 임상 증상에 대해 정리하시오.

사례 9 치매

1 개요

치매(dementia)의 demence라는 용어는 1381년 프랑스에서부터 사용하였고, 영국은 dementia라는 용어를 1592년부터, 스페인은 demencia라는 용어를 1791년부터 사용하였다. 프랑스의 Pinnel은 노인성 치매(senile dementia)라는 용어를 처음으로 사용하였다. 치매는 '정신이 나간 상태(out of mind)'를 뜻하는 라틴어인 'dement'에서 유래된 것으로, 뇌의 기질적 정신장애의 하나로써 뇌조직의 항구적인 손상이나 일시적 기능장애로 인해 후천적으로 지적능력을 포함한 정신기능의 쇠퇴 및 행동장애를 말한다. 즉, 어떤 하나의 질병명이 아니라 다양한 증상들이 함께 나타나는 후천적 임상증후군을 말한다. 치매는 정신박약(amentia)과 같이 지능의 장애이긴 하지만 정신박약과는 다른 기전을 가지고 있다. 정신박약이 주로 지능의 발달이 늦거나 또는 정지된 것임에 반해 치매는 정상적으로 발달이 된 지능이 대뇌의 질환으로 인해 저하된 것을 말한다.

세계보건기구의 국제질병분류 10판(ICD-10, 1992)은 치매를 보통 노인의 만성 또는 진행성 질환으로 생긴 증후군이며, 이로 인해 기억력, 사고력, 지남력, 이해, 계산, 학습능력, 언어 및 판단력을 포함한 고도의 대뇌겉질 기능의 다발성 장애라고 정의하고 있다. 또한 의식의 혼탁이 없으며 개인의 일상생활활동이 손상될 정도로 장애가 심해야 하며, 최소한 6개월 이상 장애가 지속되어야 한다. 반면, 미국 정신의학회에서 만든 「정신질환 진단 및 통계 편람 4판」(DSM-IV, 1994)에서는 치매는 기억력장애와 함께 언어상실증, 행위상실, 인식불능, 집행기능의 장애 등을 수반하며, 이러한 장애가 사회적 직업적 기능에 중대한 지장을 진단 기준으로 제시하였다. 2003년 노인정신의학회에서는 치매란 신경세포 군에 손상을 초래할 수 있는 여러 가지 원인 질환들로 인해 후천적으로 기억을 포함하는 두 가지 이상의 인지 기능이 떨어져 일상생활을 제대로 수행하지 못하는 임상증후군이라고 하였다. 여러 학자들의 정의와 각 학회에서 발표한 보고서들을 종합해 보았을 때, 치매란 후천적으로 뇌의 인지 기능이 감퇴되는 복합적 임상증후군이다. 이를 바탕으로 임상에서는 치매 분류를 위한 다양한 평가도구를 이용한다(표 9.42).

표 9.42 치매 분류를 위한 평가도구

평가도구	설명
한국판 간이정신상태 검사 (Korean Mini-Mental State Examination, MMSE-K)	시간 지남력 5점, 장소 지남력 5점, 기억 등록 3점, 기억회상 3점, 주위집중 및 계산 5점, 언어 기능 7점, 이해 및 판단 2점으로 구성되어 있으며, 점수 범위는 0~30점이다. 24점 이상은 정상, 20~23점은 치매 의심, 15~19점 확정적 치매, 14점 이하는 중증치매로 분류한다.
K-3MS (Korean Modified Mini-Mental State Examination)	지남력 20점(시간 15점, 장소 5점), 기억등록 3점, 주위집중 및 계산 7점, 기억회상 9점, 언어 능력 21점, 그리기 10점, 과거 기억 5점, 유창성 10점, 추상적 사고 6점, 지연 기억 검사 9점으로 구성되어 있으며, 점수 범위는 0~100점 범위이다. 72점을 기준으로 점수가 낮을수록 심한 인지장애이다.
임상치매평가 (Clinical Dementia Rating, CDR)	치매 환자의 평가와 인지 기능에 대한 6가지 영역을 환자와 보호자를 대상으로 평가한다. 인지 및 사회 기능 영역들의 평가는 기억력, 지남력, 판단력과 문제해결 능력, 사회활동, 집안 생활과 취미, 위생 및 몸치장으로 구성되어 있으며, 치매환자와 보호자의 면담을 통해 측정한다. CDR 등급은 5등급이며, CDR 0은 치매 아님, CDR 0.5는 치매 의심, CDR 1은 경도, CDR 2는 중등도, CDR 3은 심함을 나타낸다.

1) 알츠하이머병

1906년 독일 정신과 의사 Alois Alzheimer(1864~1915)는 51세기의 Auguste D라는 여성 환자에게서 진행성 인지기능장애, 환각, 망상, 생활능력상실의 증상을 확인하였고, 부검 결과 뇌 겉질의 신경세포 내에 섬유질 다발(neurofibrillary tangle)을 이루고 있는 것과 세포 바깥에 비정상적인 물질인 아밀로이드 반(amyloid plaque)이 존재한다고 보고하였다. 후에 그의 동료이자 상사인 Emil Kraepelin이 그의 업적을 기리며 그 병을 알츠하이머병이라고 명명하였다.

알츠하이머병(Alzheimer's disease)은 일반인에게 가장 흔하며, 전체 치매의 55~70% 정도를 차지한다. 알츠하이머병의 원인으로는 신경전달물질인 아세틸콜린(acetylcholine, Ach) 결핍이 가장 유력한 병인으로 제시되고 있으며, 환경적 독성, 베타아밀로이드단백질(B-amyloid protein)의 세포 내외 혈관침착, 바이러스 감염, 면역학적 변화, 유전적 요인 등이 언급되고 있다. 알츠하이머병의 5~10%는 유전요인에 의해 발병하고, 나머지는 산발적으로 발생한다. 병리적 소견은 대뇌의 위축으로 뇌의 무게가 감소하고, 뇌실이 확장된다. 대뇌의 용적은 18% 정도 감소하고, 해마와 편도가 위축된다(그림 9.45).

이밖에도 기억력과 지적능력을 유지하는 데 필요한 중요 뇌 부위의 신경세포들의 괴사가 된다는 것과 뇌 신경세포들 사이에 신호를 전달해 주는 화학적 물질의 분비가 매우 감소된다는 것을 발견하였다. 알츠하이머병의 초기 증상은 가벼운 건망증으로 시작된다. 그 후 병이 점차 진행되면서 이해

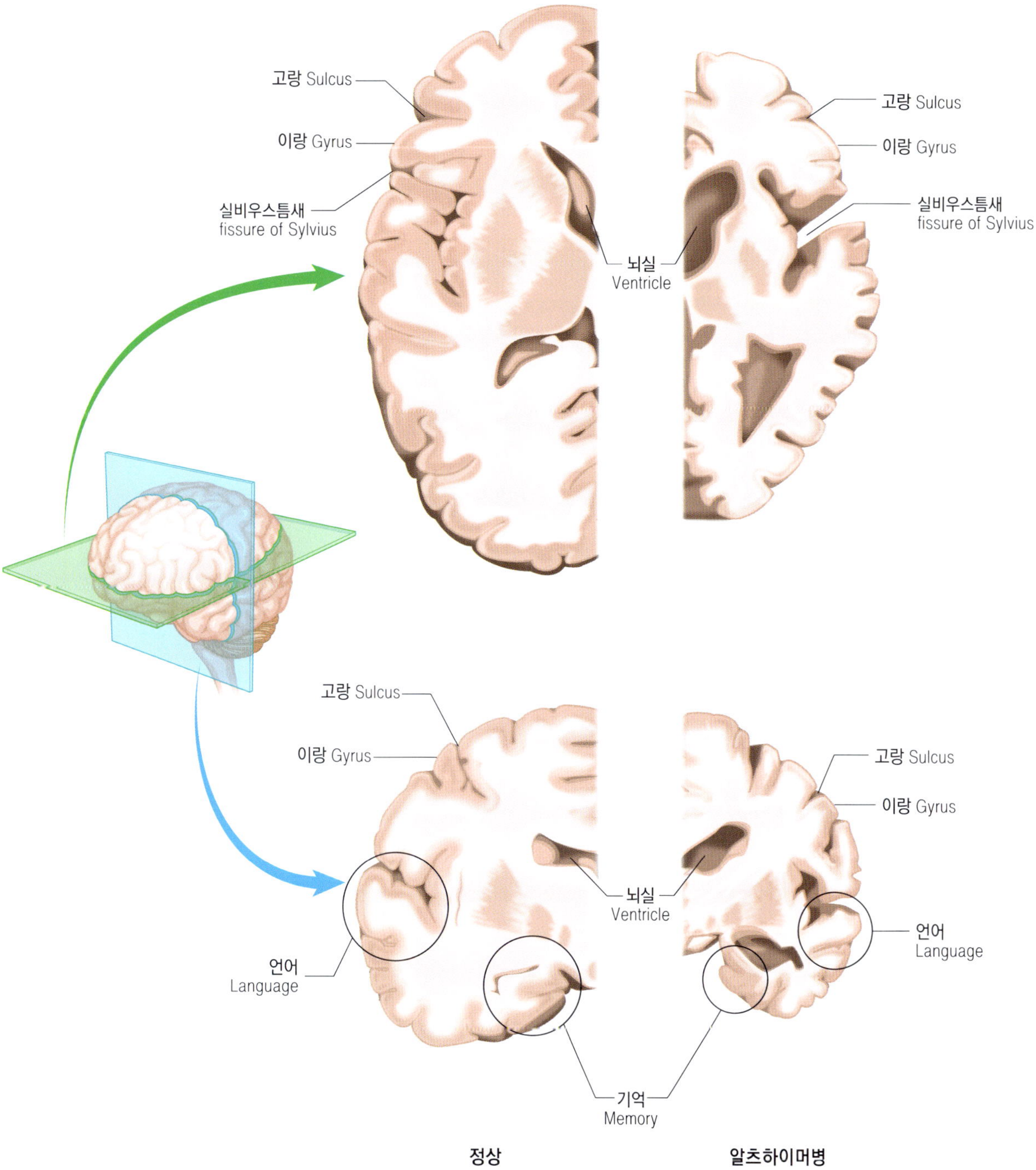

그림 9.45 알츠하이머병의 뇌 단면

력, 언어구사, 읽고 쓰기 능력 등의 장애를 발생시킨다. 결국 이러한 이유로 알츠하이머병 환자들은 불안해하고 공격적으로 변할 수도 있다.

DSM-IV에 따르면 알츠하이머 진단 기준은 기억력장애와 하나 이상의 명백한 인지장애가 있어야 하며(언어상실증, 행위상실, 인식불능 또는 계획, 순서화, 조직, 추상화 등의 실행 기능의 장애), 인지 기능의 장애가 사회적, 직업적 의미가 있어야 한다. 단계적인 발병과 계속되는 인지기능의 쇠퇴가 있어야 하며, 인지장애가 중추신경계 장애, 정신성 질환, 물질에 의한 장애 등도 제외된다(박스 9.4).

박스 9.4

DSM-IV 진단기준 치매

A. 여러 가지 인지결핍이 발생하는데, 다음 두 가지로 나타난다.

1) 기억장애(새로운 정보를 학습할 능력이 장애되거나 과거 학습한 정보를 회상할 능력이 장애됨)
2) 다음 인지장애 중 하나(또는 그 이상)
   - 언어상실증(언어장애)
   - 행위상실(건강한 운동 기능이 있음에도 불구하고 운동성 활동을 수행할 능력이 장애됨)
   - 인식불능(건강한 감각 운동이 있음에도 불구하고 대상을 인지하거나 알아보지 못함)
   - 수행기능의 장애(예: 기획, 조직, 연결, 추상)

B. A1) 및 A2) 기준의 인지적 결합 감각이 사회적 및 직업적 기능의 유의한 장애를 초래하며 과거 기능수준으로부터 유의한 감퇴를 나타낸다.

C. 경과는 점진적 발생과 지속적 인지기능 감퇴가 특징이다.

D. A1) 및 A2)의 인지 결함은 다음의 어느 것 때문도 아니다.

- 기억과 인지의 점진적 결함을 야기하는 다른 중추신경계 상태(예: 뇌혈관장애, 파킨슨병, 헌팅톤병, 경막하혈종, 정상반 수두증, 뇌종양)
- 치매를 야기하는 것으로 알려진 전신상태[예: 갑상샘기능저하증, 비타민 B12 또는 엽산(folic acid) 결핍증, 니아신(niacin) 결핍증, 고칼슘형증(hypercalcemia), 신경매독, HIV 감염]
- 물질-유도성 상태

2) 뇌혈관성 치매

뇌혈관성 치매(vascular dementia)는 치매의 원인들 중 두 번째로 흔하며 환자의 약 20%를 차지한다. 하지만, 최근 뇌혈관성 치매가 급격하게 증가되는 추세를 보이고 있다. 혈관치매는 뇌에 혈액을 공급하는 뇌혈관들이 좁아지거나 막힌 것이 원인이 되어 나타난다. 즉, 혈관치매는 뇌 안의 혈액공급의 장애로 인하여 발생되는 치매라고 할 수 있다. 혈관치매를 가지고 있는 사람은 인지 기능이 단계적으로 악화되는 임상 양상을 보인다. 특징적으로 시각장애, 언어장애 등과 팔다리의 마비가 흔하게 나타난다. 뇌혈관성 치매는 고혈압, 심장질환, 고지혈증, 당뇨 등의 원인으로 알려져 있으며, 약 20%의 경우는 원인의 발견으로 정상적으로 치료가 이루어지면 크게 호전될 수 있다. 가장 흔한 유형은 다발성 뇌경색 치매이다. 혈관성 치매를 진단하려면 첫째, 환자는 치매를 앓고 있어야 하고, 둘째, 병력이나 임상적 평가 혹은 뇌 영상 자료에서 뇌혈관 질환의 증거가 있어야 하며, 셋째, 치매와 뇌혈관 질환 사이에 직접적인 인과관계가 있어야 한다.

3) 루이체 치매

루이체 치매(diffuse Lewy body dementia)는 치매 질환의 원인 중 세 번째로 흔한 질환으로 여성보다 남성에서 두 배 정도 더 많이 발생된다. 루이체는 손상되어가는 신경세포 속에서 발견되며 뇌줄기와 흑질 부위에서 잘 관찰된다. 이 부위는 파킨슨병 환자의 주요 병변 부위와 같은 곳이다. 루이체가 대뇌에 광범위하게 발견되면 알츠하이머병과 매우 유사한 치매 증상을 나타낸다. 하지만, 루이체 치매는 진행 양상이 알츠하이머병과는 다르고, 인지능력의 심한 변화를 보이며, 의식장애까지 나타날 수도 있다. 특히 환각을 보게 되는데, 심할 경우 환자들은 지금이 환각인지 실제인지 구별하기가 어려워진다. 루이체 치매의 초기증상은 시간이 흐를수록 심해지면서 다시 좋아졌다가 끝내는 매우 심한 증상이 계속된다.

4) 이마관자엽 치매

이마관자엽 치매(frontotemporal dementia)는 알츠하이머병과 함께 대표적인 퇴행성 겉질치매이나 주로 침범되는 부위가 이마–관자이며, 알츠하이머병에 비해 발병 연령이 45~65세로 낮은 편이다. 임상적으로 이마엽 퇴행형, 픽형, 진행성 언어상실증으로 나눌 수 있다.

(1) 이마엽 치매

이마엽 퇴행의 초기 증상은 인지 기능은 비교적 보존되는 반면, 성격 변화와 행동장애가 현저히 나타나는 것이 특징이다. 욕구나 의욕 저하로 인하여 무관심, 무감동, 우울증이 생길 수 있다. 말기에 원시적 반사와 경직, 근무력증이 나타난다.

(2) 픽병

염색체의 열성 유전을 하는 질환으로서 뇌위축이 이마엽과 관자엽에 현저히 나타나는 질환이다. 특이한 병리적 소견인 픽체(pick body)가 기억과 관련된 해마와 새피질 등에서 발견되고, 신경세포가 현저히 감소되어 있다. 알츠하이머병과 비슷한 임상 양상을 보이지만, 픽병(Pick disease)은 초기부터 자제력이 없어지고 성격이 조잡해지거나 난폭해지며 사회적 규칙을 무시하고 충동적인 행동을 한다. 때로는 범죄행위를 저지르고도 죄책감을 느끼지 않는 등의 행동장애, 인격장애 등이 먼저 나타나고 마지막으로 기억장애가 나타나는 것이 특징이다. 알츠하이머병보다 발생빈도가 낮고, 남자보다는 여자에서 많이 발병하며, 초기에 유발된다.

(3) 진행성 언어상실증

초기에 우성 대뇌반구의 실비우스 틈새(sylvian fissure) 주위 겉질(이마엽의 아래 부위와 관자엽의 경계부)에 비대칭적인 위축이 보인다. 가장 큰 특징은 인지 기능의 변화 없이 발병 후 수년 동안 언어장애만 보인다는 점이다.

2 임상적 특징

치매의 일차 증상으로 뇌신경 손상에 의한 기억력장애를 포함하는 신경인지기능장애가 나타나며, 그 이후에 행동장애, 환각, 망상, 수면장애, 인격의 변화 등의 정신과적 이차 증상이 나타난다(표 9.43).

표 9.43 치매에 따른 증상

인지기능장애	
기억력장애	대표적인 증상으로 대부분 최근 기억부터 잊어버리다가 점차 먼 과거의 기억도 감퇴되어, 과거에 능숙하게 잘했던 행동(운동)이나 길 찾기 등의 능력이 현저하게 감소하게 된다. 심지어 자신의 인적사항 및 가족 구성원들의 기본사항도 잊어버리는 심한 기억장애를 동반하게 되는 특징이 있다.
지남력장애	시간, 장소, 사람을 알지 못하거나 일부분을 잘못 알게 된다. 계절감각이 없어 의복 착용에 문제가 생기고, 장소 혼란으로 길을 잃고 헤매기도 하며, 자기 집에 있으면서도 다른 곳에 있다고 착각하여 한밤중에 외출을 고집하기도 한다.
언어장애	환자는 의사를 표현할 때 말하려는 단어가 떠오르지 않고, 알맞은 단어를 선택하지 못하게 된다. 이로 인해 환자는 말수가 줄어들고 의사소통능력의 장애가 나타난다.
시공간능력장애	익숙한 거리에서 길을 잃거나 심할 경우 집안에서 욕실이나 방을 찾지 못하는 상황까지도 발생된다.
실행능력장애 (실행증, apraxia)	수행 기능은 어떤 일을 수행하기에 앞서 계획하고, 그 계획을 바탕으로 차례대로 진행하며, 어떤 오류가 있을 때 그 진행과정을 도중에 중지하는 등의 능력을 말한다. 예를 들어, 운동화 끈을 매는 소소한 일과 도구의 사용법을 잊어버려 가스레인지나 텔레비전 등의 순서를 따라야 하는 일상생활에 어려움을 호소하게 된다.
판단력장애	환자는 판단력의 장애가 생겨 돈 관리의 어려움을 느끼게 되며 아무 필요가 없는 물건을 사기도 한다.
인식불능증 (실인증, agnosia)	흔히 나타나는 증상으로, 지각능력이 온전한데도 불구하고 사물을 인지하지 못하고 그 의미를 파악하지 못한다.
정신행동	
환각 (hallucination)	보통 환청과 환시의 형태로 치매 환자에게 가장 흔하게 나타나며, 이러한 증상은 치매에 의해 나타날 수도 있지만 약물남용 때문에도 나타날 수 있으므로 주의 깊게 관찰해야 한다.

표 9.43 치매에 따른 증상(계속)

망상(delusion)	알츠하이머형 치매 환자의 경우 약 30~40%가 치매 초기나 중기에 주로 편집증적 또는 체계적이지 못한 피해망상이 나타나게 된다. 가장 흔히 발생되는 피해망상증은 기억력장애와 연관되어 자기 소유물을 도둑맞았다고 생각하는 도둑망상의 형태이다.
정동장애 (affective disorders)	불안, 조증(조급증, mania), 우울증, 감정실조, 무감동, 심한 감정의 굴곡 등을 나타내는 것으로, 치매 환자에게 흔히 나타난다.
무감동/무관심	주변에 관심과 흥미가 없고 의욕이 감소한다.
신경증상	
대부분의 피질성 치매는 초기에 신경증상이 흔하게 나타나지 않지만, 혈관성 치매와 같은 아래 겉질 치매의 경우 근력, 지구력, 반사 기능, 자세와 보행 등에 이상을 초래한다.	

3 운동치료

1) 치매 환자에 대한 일반적인 운동치료

물리치료를 하는 목적은 치매의 완치보다는 진행과정을 지연시키며, 증상 완화를 도와 일상생활의 기능을 유지하고 통증을 완화시키는 데에 있다. 치료적 접근은 크게 신체적 접근법과 인지기능적 접근법 두 가지로 나눌 수 있다. 또한 지역사회적 개입 활동 접근을 추가적으로 포함시킬 수 있다.

(1) 신체적 접근법

치매는 일상생활활동에 큰 지장을 주기 때문에 일상생활의 제한과 기능적인 능력을 평가하는 것이 중요하다. 그러므로 치매 환자의 신체적 접근법의 목표는 환자의 신체적 기능능력의 유지와 향상이며, 신체활동을 통한 인지능력(집중력, 기억력, 사고력)의 유지를 통해 각종 활동에 참여할 수 있게 하는 것이다(표 9.44).

(2) 인지기능적 접근법

치매 환자들은 시간이 지남에 따라 불안하고 초조함을 가지는 경우가 많기 때문에, 이에 대한 이해와 개입이 필요하다. 환자가 공격적이고 이상 행동을 나타낼 경우, 치료사는 주의를 집중시키고 재확인 시켜 주며, 현재 나타나는 상황을 조용한 환경에서 차분하고 느리며 부드러운 목소리로 설명해 주어야 한다. 또한 환자가 이러한 상황을 받아들일 수 있게 적당한 시간을 주어야 한다.

표 9.44 치매증상에 따른 운동치료

초기: 약간의 도움 필요(minimally dependent)	
증상	• 기억력장애(최근 경험 망각, 오래된 경험은 잘 기억) • 집중력 저하, 계산 착오 • 언어장애(경미한 장애) • 일상생활과 사회활동으로부터 회피반응 • 성격 및 기분 변화(우울, 짜증)
운동치료	일상생활에 능동적 참여를 이끌어내야 한다. 대부분의 기능적 동작에 능동적 참여를 권하며, 환자가 제한된 부분은 부분적 도움을 통해 기능적 동작을 수행할 수 있도록 한다. 일상생활의 기본은 섭취, 배설, 위생, 이동, 목욕 등으로 초기 환자에게는 이러한 일상생활활동을 독립적으로 수행할 수 있게 해야 한다. 운동은 환자가 자발적으로 참여할 수 있고 치료목적과 연관이 있어야 한다. 또한 운동은 환자가 유치하거나 지루하게 느끼는 것은 피해야 한다. 운동 시 환자를 강제로 참여하게 하면 안 되며, 치료사는 간결하고 명료한 지침을 통해 체계적으로 접근해야 한다. 환자가 흥미를 가지는 놀이, 공예, 리듬감 있는 활동은 근력, 관절운동, 의식 및 자각심을 유지하는 데 효과적이다.
중기: 상당한 도움이 필요(mild to moderately dependent)	
증상	• 기억력장애의 심화(오래된 경험까지 망각) • 지남력장애(시간관념 감소, 길을 잃는 경우 발생) • 언어장애(표현력과 이해력 저하) • 행동증상(난폭행동, 초조행동, 환각, 망상, 수면장애)
운동치료	치매 환자의 중기 양상은 지남력장애와 개인위생의 어려움이다. 그러므로 이 시기에는 배설을 독립적으로 유지할 수 있는 노력이 중요하다. 치료사는 환자에게 작은 움직임이라도 스스로 할 수 있게 해야 하며, 운동은 환자의 생활방식에서 찾는 것이 흥미를 유발하기 쉽다. 운동 방식은 능동 운동에서 능동 보조 운동으로 실시해야 한다. 하지만 부위에 따라서는 수동 운동이 필요하다.
말기: 전적으로 의존하여 생활(totally dependent)	
증상	• 기억력장애 더욱 심화(거의 모든 경험 망각) • 지남력장애 심화(가족을 인식하지 못함) • 언어장애 심화 • 행동증상 지속
운동치료	가능한 작은 움직임이라도 능동적으로 이끌어내는 것이 중요하지만, 환자가 움직임이 어려울 경우에는 수동 운동을 실시해야 한다. 환자는 관절가동범위 감소로 인해 연부조직의 위축 및 단축이 발생하여 일상생활에 큰 불편함을 느낀다. 그러므로 관절가동범위를 유지하거나 변형을 예방하기 위해 환자의 능동적 움직임을 만들어야 하며, 그렇지 못할 경우에는 수동 운동을 실시해야 한다.

① 인지적 접근

치매 환자의 남아 있는 기억 기능을 강화하고, 손상된 기억 기능을 보완하는 작업을 통해 일상생활활동에 필요한 기억을 향상 · 유지시키는 다양한 기억재활 방법들이다(표 9.45).

② 정신행동적 접근

정신행동증상이 사회적 상호작용, 외부 자극 등에 대한 환자들의 욕구를 나타내는 의사소통의 형태라는 개념에서 접근하는 방식이다(표 9.46).

표 9.45 기억재활 방법

방법	내용
오류배제학습	최초로 학습하는 단계에서 발생하는 오류를 제거하여 기억 효율을 증가시키는 방법이다. 기억장애 환자들은 학습 단계에서 생긴 오류의 영향을 크게 받으며, 그 오류를 스스로 해결하는 데 한계를 나타낸다. 그러므로 첫 학습 단계에서 오류가 발생하지 않도록 환자에게 정보를 제공하는 방법이다.
점진적 단서소실	정보를 습득함에 있어 초기에는 그 정보에 대한 충분한 단서를 제공하고, 학습됨에 따라 단서의 일부분을 점점 줄여나가서 최종적으로는 단서 없이 정보를 기억하게 하는 방법이다.
시간차 회상 훈련	정보의 회상 간격을 늘려가면서 반복적으로 회상시켜 정보의 저장을 향상시키는 방법이다. 즉, 환자에게 정보를 학습시키고 정해진 시간 간격 후에 다시 회상시켜 성공적으로 회상을 하면 그 간격을 점차 증가시키고, 실패한다면 다시 정보를 학습시켜 동일 간격으로 회상하는 과정을 반복하는 것이다.
기억 보조도구 활용	기억해야 할 정보를 메모장이나 전자 기계를 활용하여 미리 입력된 스케줄이 특정 시간이 되면 알려주는 방법이다. 이러한 기억 보조도구를 사용하는 방법도 치매 환자의 기억 기능을 보완해 주는 좋은 방법이다. - 현실감각 훈련(Reality orientation): 현실감각 훈련은 알츠하이머병 환자에게 시간, 장소, 사람 지남력을 질문하고 대답하게 하여 지남력을 유지시키고, 환자가 길을 잘못 찾지 않고 다른 장소로 이동할 수 있는 능력을 훈련하는 방법이다. - 회상요법(Reminiscence therapy): 혼자 혹은 집단으로 자신의 과거회상을 사진이나 비디오 등을 이용하여 조용히 혹은 다른 사람들 앞에서 발표하게 하는 훈련방법이다.

표 9.46 미충족 욕구에 대한 접근방법

접근방법	내용
인정요법	치매 환자의 말과 행동이 보호자나 간병인에게는 혼란스럽게 보일지라도 의미가 있는 것이므로, 이상한 말과 행동을 수용하고 환자의 감정을 표현할 수 있도록 유도하는 개입방법이다. 즉, 현실 검증력이 손상된 치매 환자의 주관적인 현실세계를 수용하고, 환자의 내면의 세계와 감정이입하여 의사소통을 한다.
음악요법	음악을 통해 정서적 이완을 제공하고 정신적 · 신체적 기능 회복을 증진하여 주변 환경에 대한 환자의 관심을 증가시키는 방법이다.
향기요법	나무, 뿌리, 꽃, 잎 등의 천연 향을 사용하여 신진대사를 촉진하고 후각을 통한 대뇌자극을 제공하여 좋은 향기와 신체를 부드럽게 만져주는 방법으로, 스트레스와 초조증상을 감소시키는 방법이다.

③ 학습된 행동에 대한 접근

치매 환자의 적절한 행동에 대한 보상으로 칭찬, 애완동물과의 접촉 등을 제공하고, 환자의 불편한 감정을 감소시키기 위한 스트레칭 제공 등의 개입을 통해 환자의 초조증상 행동을 감소시키거나 조절하는 방법이다.

④ 환경취약성과 스트레스–역치 감소에 대한 접근

광선치료는 해가 지면 초조해지는 증상이나 저녁 때 지남력이 감소하는 현상을 해소시키기 위해 낮 동안 강한 빛을 비추는 방법이다.

(3) 지역사회적 개입 활동 접근

환자와 가족의 정신적 부담을 감소시킬 수 있는 것이 치료의 핵심 요소가 되어야 한다. 좁게는 환자들의 기억재활 훈련, 넓게는 가족들을 참여시키는 치매가족교실 등이 있다. 치매 환자에게는 기억재활 훈련을 통해 환자의 상태를 반영하는 개별 치료를 제공하고, 이를 통해 자신감과 동기를 불러일으킬 수 있다. 가족의 경우, 치매가족 프로그램 등을 통해 가정에서 기억재활 훈련을 제공함으로써 치료에 적극적으로 참여시킬 수 있다.

2) 사례별 운동치료

[사례] 치매 환자의 물리치료 임상기록지

환자이름	하○○	성별	여	생년월일	1962.07.04	발병일	
진단명	치매	재발 여부	무	입원날짜	2021.08.22	외래날짜	2022.05.18
주관적인 증상	- 기억장애 - 지남력장애 - 시공간능력장애 - 언어장애(어눌한 발음) - 불안						
객관적인 평가	1. ROM: distal extremity slighlty ROM limitation 2. MMT: generally Fair+~Good 3. Sitting balance: static: Non-specified/dynamic: Non-specified 4. Standing balance: static: fair/dynamic: poor 5. Gait: 보행 시 불안정하며, short step						
치료 계획	1. 4주 이내에 환자의 신체 기능 향상을 위한 기본평면패턴에서 대각선패턴까지 자발적 운동 2. 8주 이내에 일상생활과 관련된 박수치기, 서로 인사하기, 앞으로 다가기기, 교감하기, 피아노 연주, 북치기 등 리듬감 있는 활동을 통해 근력과 관절운동 시행						
치료 교육	1. 보호자의 가정 운동프로그램 교육 및 환자에게 실시 2. 글쓰기, 식사하기 등의 일상생활 훈련 시행 3. 인지 기능 훈련인 그림 그리기, 종이 접기, 퍼즐 맞추기, 몸동작 따라하기 훈련 시행						

(1) PNF 접근법을 이용한 운동방법

신체운동을 위한 기본평면패턴에서 대각선패턴까지 개인별 운동수준에 따라 자발적으로 다양한 운동을 실시한다(그림 9.46, 9.47).

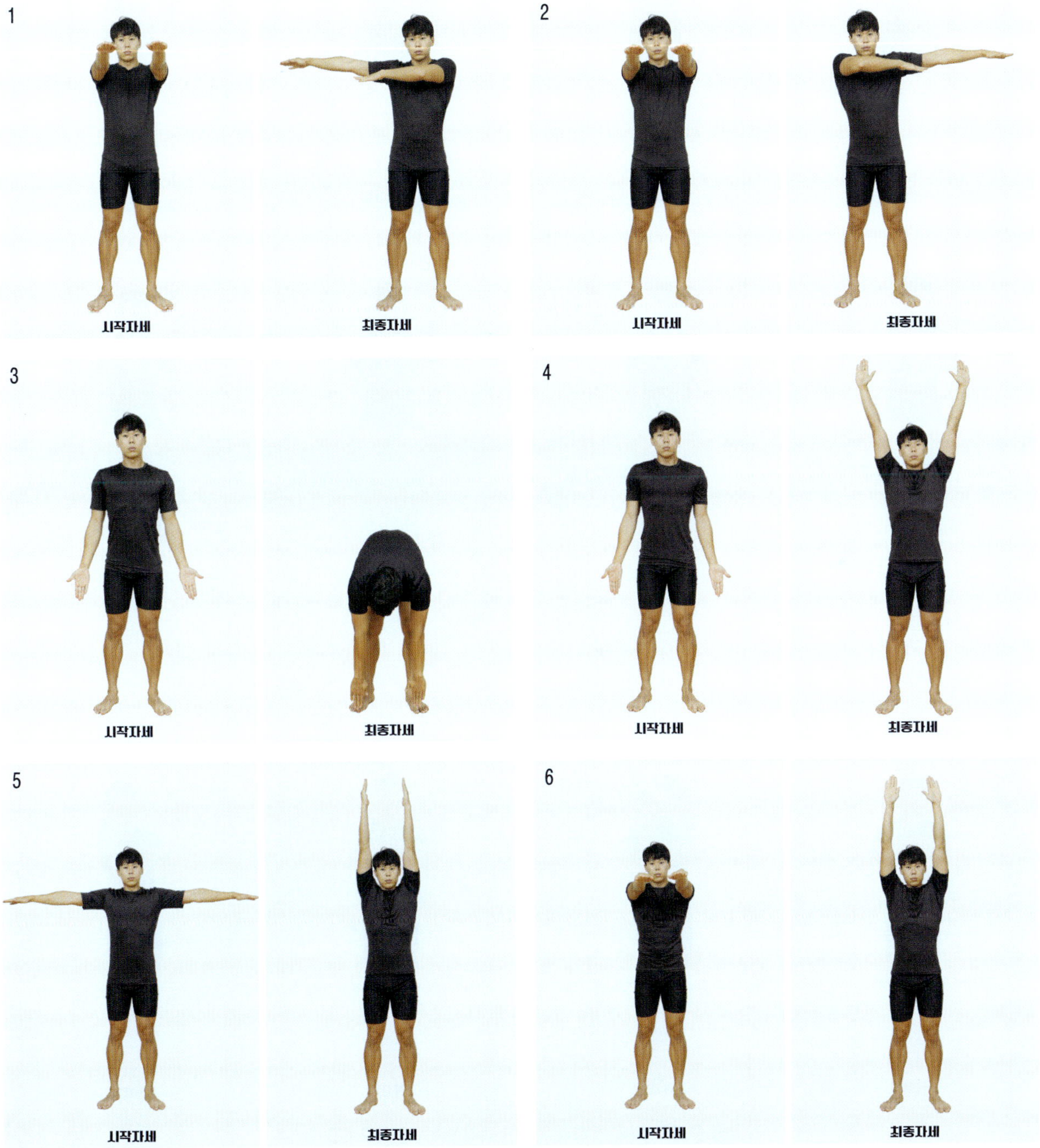

그림 9.46 PNF 방법을 이용한 기본평면패턴 운동프로그램

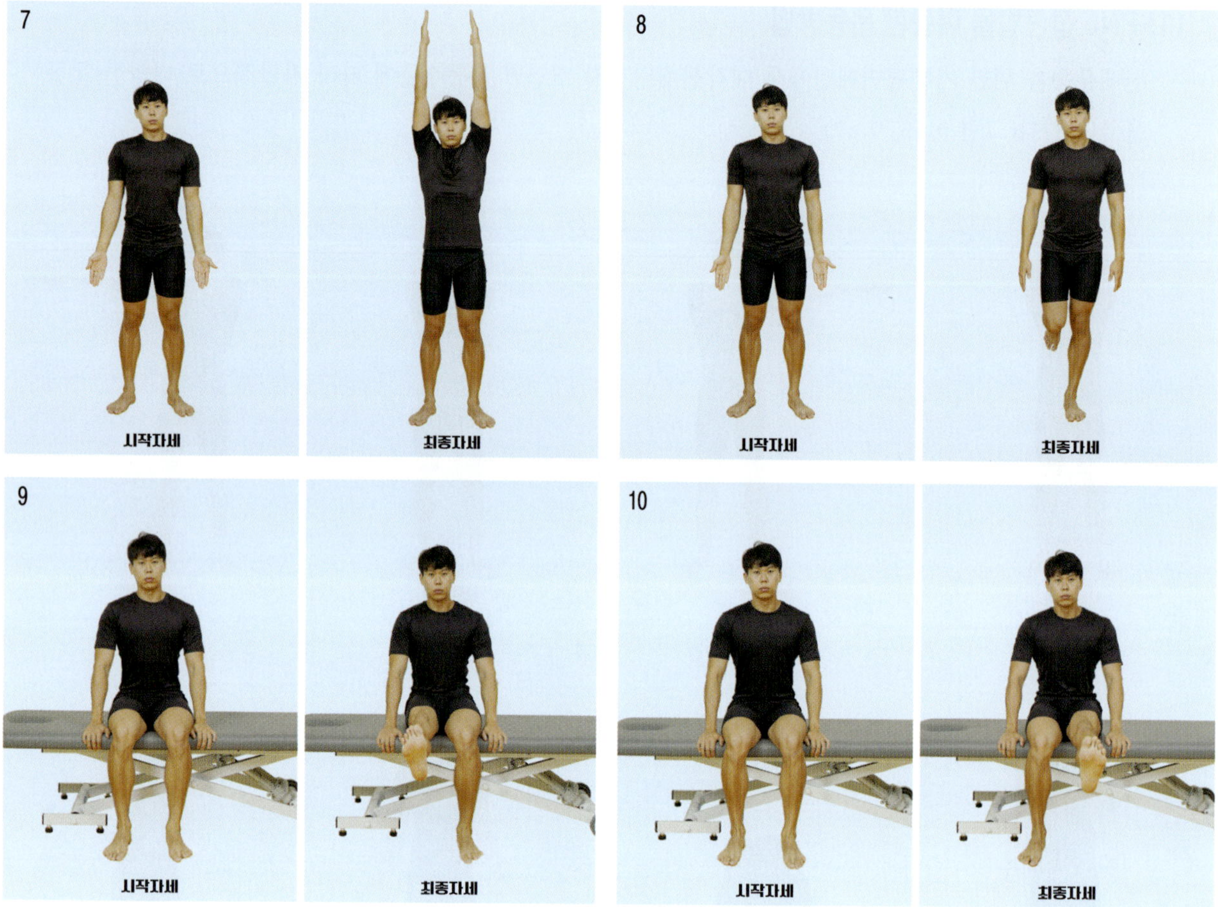

그림 9.46 계속

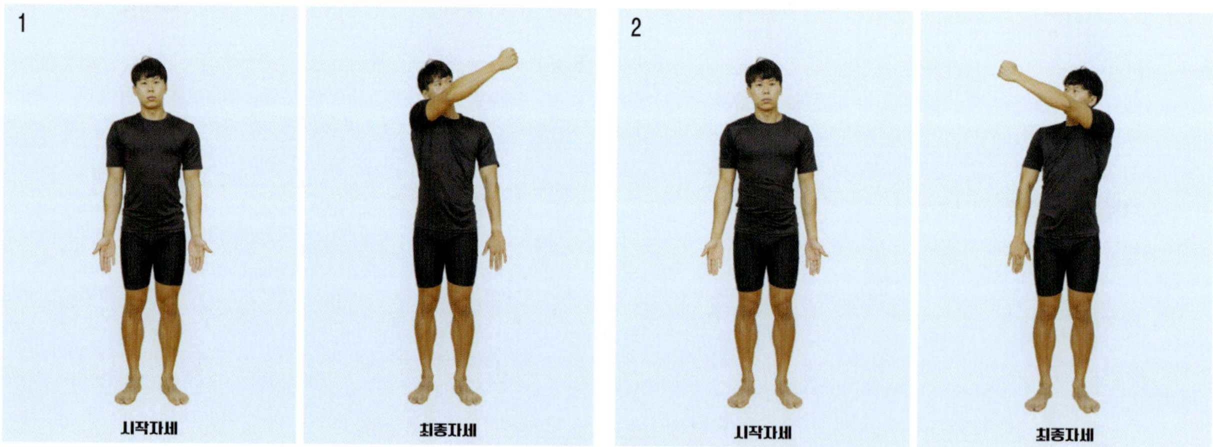

그림 9.47 PNF 방법을 이용한 대각선패턴 운동프로그램

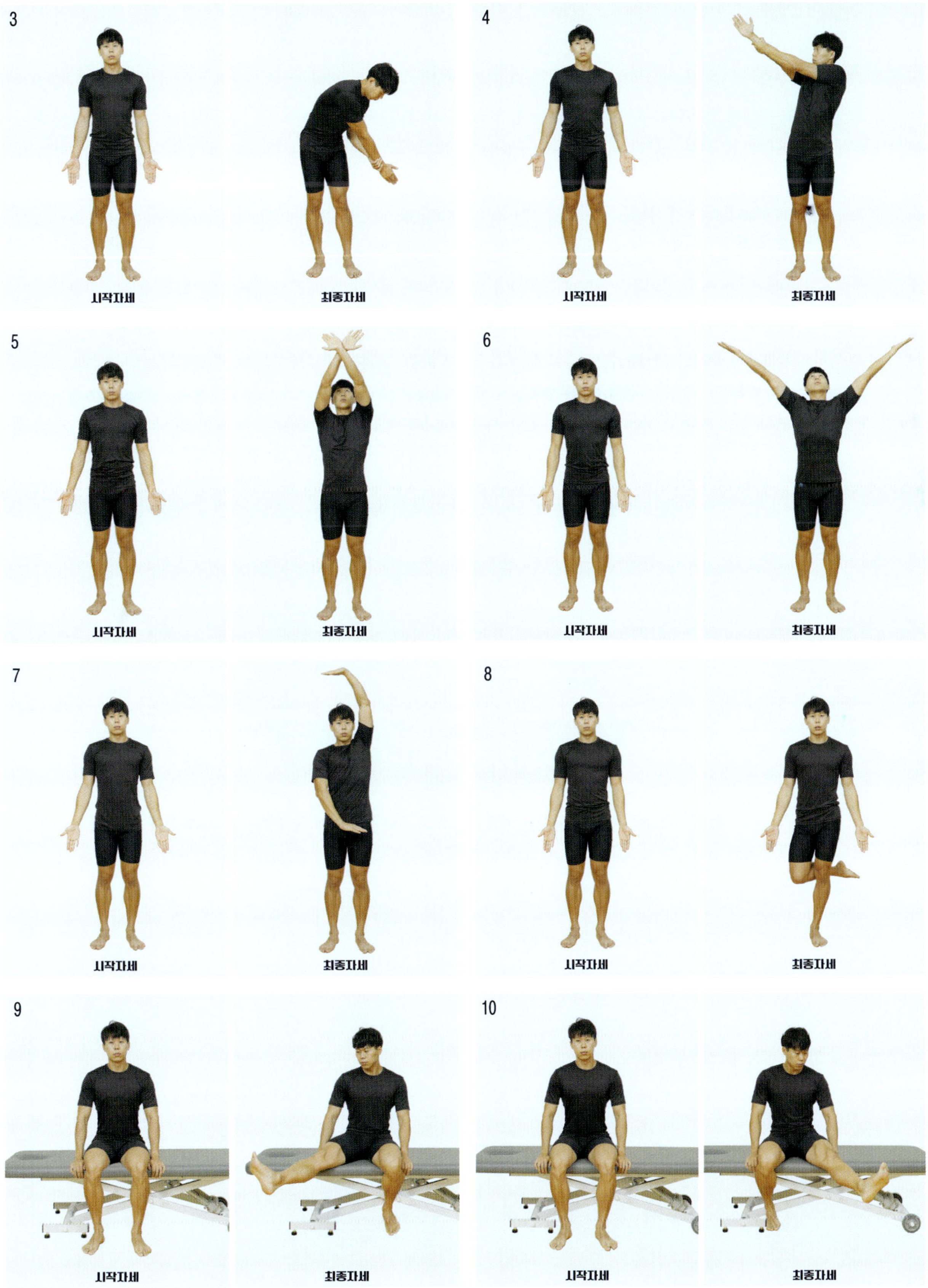
3
시작자세
최종자세
4
시작자세
최종자세
5
시작자세
최종자세
6
시작자세
최종자세
7
시작자세
최종자세
8
시작자세
최종자세
9
시작자세
최종자세
10
시작자세
최종자세

그림 9.47 계속

(2) 치매의 예방

최상의 치료는 예방이다. 치매의 발생 위험성을 증가시키는 요소들을 미리 조절하여 치매에 걸릴 확률을 감소시킬 수 있다. 치매는 규칙적이고 건강한 생활패턴을 통해서 예방이 가능하다(박스 9.5).

박스 9.5

치매 예방교육

- 효율적으로 뇌를 자극할 수 있는 방법은 손과 입의 사용이다. 손을 많이 사용하고, 음식을 많이 씹어야 한다.
- 활발한 뇌 활동은 치매 발병을 감소시킬 수 있다. 두뇌가 활발히 움직이도록 기억하고 학습하는 습관을 가져야 한다.
- 담배를 피우는 사람은 치매에 걸릴 위험이 안 피우는 사람보다 1.5배나 높게 나타나므로 금연을 해야 한다. 또한, 과도한 음주는 뇌세포를 파괴시키고, 치매의 원인인 고혈압, 당뇨병 등의 발생 위험을 높이므로 과음을 피해야 한다.
- 중등도의 적당한 운동은 신체적 · 정신적 건강에 좋다. 규칙적인 운동은 고혈압, 당뇨병, 고지혈증 등 치매의 원인이 되는 질환을 예방하고 증상을 호전시킬 수 있다.
- 우울증이 있는 사람은 치매 발생의 위험이 3배나 높아진다. 취미활동에 적극적으로 참여하고, 사람들과 어울려 우울증과 외로움을 피해야 한다.
- 치매의 치료는 초기에 치료해야 증상 완화와 중증 단계로 발전하는 것을 방지할 수 있다. 따라서 치매는 가능한 빨리 치료하는 것이 중요하다.

활동과제 ⑥

82세 남성은 3개월 전부터 성격 변화와 급격한 기억력 감소로 자녀들에 의해 대학병원에 내원하였다. 현재 겉으로 보기에는 인지와 의사소통 및 독립적인 일상생활에 아무런 문제가 없었지만, 영상진단 결과 알츠하이머 치매로 진단되었다.

- 다음 알츠하이머 치매의 뇌 단면의 특징에 대해 정리하시오.

- 치매의 분류에 대해 정리하시오.

- 치매의 특징에 대해 정리하시오.

사례 ⑩ 기타 신경원 질환

1 Guillain-Barre 증후군

1) 개요

Guillain-Barre 증후군(Guillain-Barre syndrome, GBS)은 바이러스 감염 등에 의한 말초신경의 급성 염증성 탈수초질환으로, Landry에 의해 1859년 처음 보고되었다. 이후 1916년에 프랑스 생리학자 Guillan, Barre, Strohl는 이완성과 무반사가 특징인 증후군으로 기술했으며, 질환명은 Landry-Guillan-Barre-Strohl 증후군으로 불리었으나 오늘날에는 Guillain-Barre 증후군 또는 급성 염증성 탈수초성 다발성 신경병증(acute inflammatory demyelinating polyneuropathy, AIDP)으로 불리고 있다. Guillain-Barre 증후군의 임상적 · 전기생리학적 · 병리학적 특징은 급성 염증성의 말이집 파괴 자가면역 질병으로 특정 바이러스, 박테리아의 감염 또는 예방접종 및 수술 이후 감각약화, 운동실조, 팔다리 마비 등의 변화가 나타난다는 것이다. 가장 흔한 감염인자는 위장염을 일으키는 박테리아 캄필로박터 제주니(campylobadter jejuni)다.

2) 임상적 특징

발생 초기 발가락이 타는 듯하고 얼얼한 느낌 또는 감각과민 등의 감각변화가 나타나기 시작하며, 마비

표 9.47 Guillain-Barre 증후군의 임상적 특징

Guillain-Barre 증후군	임싱 양싱
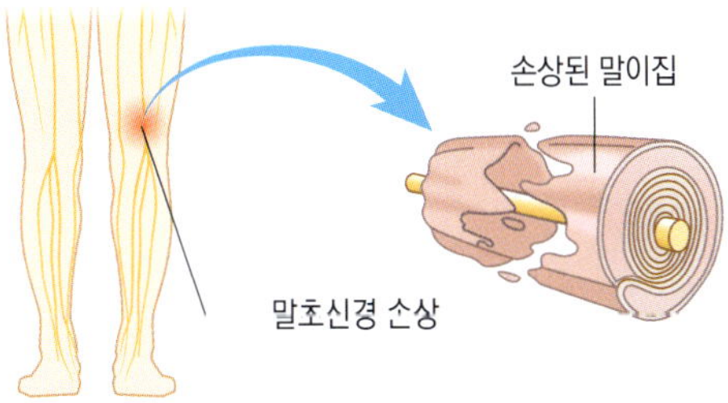 	• 약화: 다리에서 시작하여 팔 또는 얼굴 쪽으로 진행 • 호흡근 약화: 경우에 따라 호흡기에 의한 보조 필요 • 얼굴신경마비 • 감각이상 및 감각저하: 손 또는 팔 • 자율신경기능부전 • 통증 • 언어장애

출처: https://www.grepmed.com/images/12956/guillainbarre

증상이 신체 중심의 먼쪽에서 시작하여 중심부로, 주로 다리에서부터 팔로 진행되는 특징을 나타낸다. 대부분의 환자는 발병 이후 약 2~4주 후 가장 심한 신경학적 증상을 나타내며, 3~4주 이후 회복양상을 나타낸다. 뇌신경이 침범되면 얼굴신경마비 증상과 언어장애 및 삼킴장애가 동반되기도 하며, 심한 경우 호흡근 마비로 인해 사망하는 경우도 있다(표 9.47).

3) 운동치료

(1) Guillain-Barre 증후군 환자에 대한 일반적인 운동치료

① 급성기 단계

급성기의 물리치료 목적은 급성징후 및 증상을 최소화하고 잠재적 합병증을 예방하며 통증을 관리하는 것이다. 환자의 신체 기능 수준에 맞추어 구축을 예방하기 위해 자세를 적절하게 취하도록 하며 관절가동운동을 시행한다. 근력을 강화하는 운동은 환자 수준에 맞게 그리고 피로를 유발하지 않는 범위에서 짧게 시행한다. 호흡근육의 침범으로 인한 호흡능력 감소에 대해 주의 깊은 관찰이 필요하고, 경우에 따라 인공호흡기를 이용할 수 있으며, 기도청결을 위한 타진법, 침상자세 교육 등을 실시한다.

② 중기 단계

보통 발병 3주 이내에 증상이 가장 심한 단계로, 직립 자세 순응, 호흡 기능 유지 및 향상, 관절가동범위 유지, 피로예방 등을 목표로 한다. 앉은 자세를 유지할 수 있도록 하며, 가급적 자세를 지속적으로 변경하여 한 부위에 압력이 집중되는 것을 방지한다.

③ 후기 단계

4주 이후 회복양상이 신체 중심부터 먼쪽 부위로 진행된다. 기능수행 능력을 향상시키기 위해 점진적으로 근력과 지구력 강화 훈련을 시행한다. 이동 및 보행 훈련, 균형 훈련 등을 실시할 수 있으며, 다만 발목 발등 굽힘근, 발 내재근, 손목 폄근, 손가락 내재근 등의 신체 먼쪽 근육에서 약화가 남아 있을 수 있어 환자 회복에 따라 적절한 보조장치가 필요할 수 있다.

2 다발경화증

1) 개요

다발경화증(multiple sclerosis)은 중추신경계의 면역 이상으로 인한 만성적인 염증성 탈수초 질환으로, 다양한 신경 손상 증상이 동반되는 중추신경계질환이다. 백혈구와 같은 면역 세포들이 뇌와 척수의 희소돌기아교세포에 의해 생성된 말이집을 파괴시키고, 축삭을 손상시키며, 딱딱한 플라크를 형성한다. 주로 시신경과 뇌실주위 백색질, 겉질척수로, 뇌줄기, 소뇌다리, 척수 등에서 많이 발생한다. 임상 경과에 따라 임상단독증후군(clinically isolated syndrome, CIS), 재발완화형(relapsing remitting MS, RRMS), 2차진행형(secondary progressive MS, SPMS), 원발성 진행형(primary progressive MS, PPMS)의 4가지 형태로 분류되며, 재발완화형이 85%를 차지한다.

2) 임상적 특징

발병 초기부터 신체 전체적으로 감각저하가 나타나며, 종종 바늘로 찌르는 듯한 통증 또는 타는 듯한 통증을 경험한다. 또한 대부분의 환자들이 시각에 관련된 문제를 나타내는데, 시신경의 염증으로 눈이 침침하거나(blurred vision), 겹보임(diplopia) 혹은 일시적인 실명(transitory blindness), 암점생성(scotoma, blind spot) 등이 나타나며, 소뇌와 안뜰경로의 침범으로 눈떨림(nystagmus)이 나타난다. 병태생리학적으로 다발경화증이 피로를 유발하는 과정이 명확하지 않지만, 대부분의 다발경화증 환자들에게서 피로는 가장 빈번하게 나타나는 증상이다. 이는 일상생활동작 수행능력에 상당한 영향을 끼친다. 체온이 상승하는 경우 시력저하, 저림현상과 같은 감각이상 증가, 과도한 피로가 발생할 수 있는데, 이를 Uhthoff 징후(Uhthoff's sign)라고 한다(표 9.48).

표 9.48 다발경화증의 임상적 특징

다발경화증	임상 양상
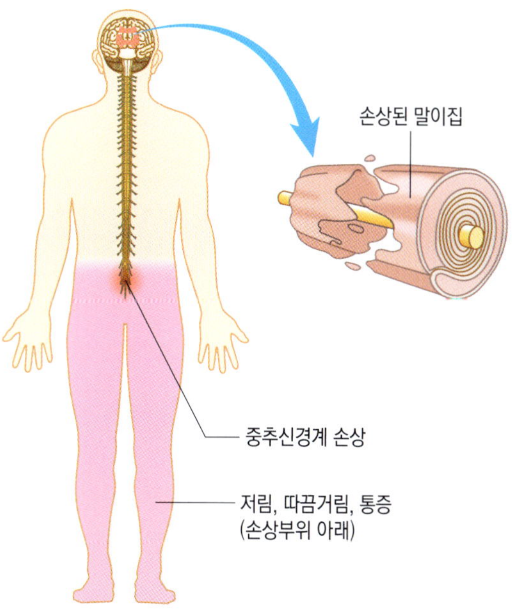	• 초기에 감각이상이 나타남 • 하지의 먼쪽에서 몸쪽으로 진행하며, 점차 팔로 서서히 진행 • 몸의 운동장애가 양측성으로 나타남 • 근력 약화는 대개 신경학적 증상이 나타난 후 3주 정도에 가장 심하게 나타남 • 위치감각, 촉각, 통증 등의 지각장애가 나타남 • 호흡근 및 뇌신경 침범 • 눈 증상: 흐릿함 또는 겹보임, 한쪽 시력상실, 암점 • 깊은힘줄반사의 소실 • 혈압의 불안정, 빈맥, 요저류, 창자막힘증 등의 자율신경 기능장애 발생 • 얼굴신경의 침범으로 얼굴근육 약화 • 심한 경우 기관절개술과 인공호흡 필요 • 신경전도 속도의 저하 또는 신경차단 • 빠른 피루감 • 뇌척수액 검사 시 단백질이 증가하며, 알부민-세포해리 소견이 관찰

운동신경로의 손상으로 근력 약화, 경직, 마비 등이 발생하며, 소뇌의 침범은 실조 및 의도떨림, 균형조절장애를 일으킨다. 또한 말하기와 삼킴에 관련된 구조물들의 운동조절 기능 약화로 구음장애, 언어상실, 삼킴장애를 일으킬 수 있다.

3) 운동치료

(1) 다발경화증 환자에 대한 일반적인 운동치료

다발경화증은 침범된 신경계에 따라 근 경련, 경직, 근력 약화, 떨림, 운동실조 등의 운동손상과 척수 뒤기둥 손상에 따른 진동감각, 관절 위치감각 등이 상실되고, 기억력 감퇴, 정보처리 속도 저하 등의 인지장애가 나타나 일상생활에 대한 능력을 떨어뜨린다. 따라서 다발경화증에 대한 운동치료는 질병의 진행을 최소화하여 최대한의 기능적 독립성을 유지하는 데 목적을 두고 시행되어야 한다.

① 관절가동운동

급성기 중증 환자의 경우, 지속적인 침상생활로 인한 관절가동성에 잠재적인 제한을 방지하기 위해 가급적 빠른 시점에 지속적으로 수동관절운동이 필요할 수 있다. 능동 운동을 시행할 수 있는 경우에는 관절, 근 길이의 변형을 예방할 수 있도록 약화된 작용근을 강화할 수 있도록 실시해야 한다. 이러한 운동은 치료사만을 통해 시행되는 것은 시간적 제한이 있을 수 있으므로 보호자, 돌봄자 등에게 교육을 통하여 꾸준한 관리가 이루어지도록 해야 한다.

② 근력 운동

다발경화증 환자는 쉽게 피로하기 때문에 환자의 수준에 따라 운동 강도를 다르게 할 수 있다. 가급적 적은 에너지소모와 최대의 목표를 성취할 수 있도록 하고, 저강도에서 중강도의 운동을 반복적으로 시행하는 것이 효과적이며, 운동 사이에 1~5분간의 휴식을 통해 피로를 피하도록 한다. 또한 지구력 훈련을 통해 유산소성 적응능력과 피로에 대한 저항을 기를 수 있도록 유산소성 훈련의 접근도 필요하다. 다발경화증 환자의 중심체온 상승은 증상을 악화시킬 수 있으므로 사전에 시원한 환경을 조성하여(26.5~29.5℃) 실시하고, 수영장에서 운동은 균형을 보조해 주어 효과적인 훈련이 될 수 있다.

③ 감각 재훈련

감각손상은 온열 치료 등의 적용에서 화상을 입을 수 있는 위험성이 있으며, 지속적으로 체중이 부과된 신체 부위에 욕창이 발생하기 쉽다. 따라서 피부는 청결하고 건조하게 관리하고 특정한 자세가 지속되지 않도록 15~20분마다 자세를 변경하도록 해야 한다. 그리고 손상된 감각을 자극촉진 기법과 되먹임을 활용하여 감각 재훈련을 실시한다.

④ 실조증 치료

다발경화증으로 인해 실조증 증세가 있는 경우 침범되지 않는 신체 부위부터 치료한다. 체중을 이용하여 신체 몸쪽 부위 근육의 협력 수축을 촉진하며 조금씩 조절된 체중 이동이 될 수 있도록 훈련한다. 그리고 다시 체중을 제거할 때 실조가 증가할 수 있으므로 주의 깊게 실시한다. 저항을 제공할 수 있는 모래주머니, 무게벨트 등의 사용 역시 고유감각 인식을 향상시켜 일어서기, 걷기 등에서 안정성을 강화시킨다. 다만 무게 저항이 사라질 때 반동 현상이 발생할 수 있으므로 효과를 얻기 위한 최소의 무게를 몸통에 적용하는 것이 바람직하다. 안정성을 제공하는 몸쪽 근육의 협력 수축을 촉진하기 위해 운동발달단계에 따른 팔꿈치로 지지한 상태에서 엎드린 자세, 앉은 자세, 네발기기 자세, 무릎 자세 등은 효율적인 방법이 될 수 있다.

⑤ 보행 훈련

근력 약화, 균형감각 감소, 경직, 실조증 등은 다발경화증 환자의 보행을 어렵게 하는 요인들로 작용할 수 있다. 보행을 위해 자세 안정성을 유지할 수 있도록 근력 훈련과 균형 훈련이 시행되어야 하며, 점차적으로 체중 이동, 몸통의 동적 균형조절, 조절된 전진이 이루어질 수 있도록 무게중심과 기저면의 난이도를 높여가며 정상 보행패턴을 훈련시킨다. 실조가 있는 환자들에게 중량이 증가된 워커를 제공하면 효율적인 훈련이 될 수 있다.

(2) 사례별 운동치료

[사례] 다발경화증 환자의 물리치료 임상기록지

<table>
<tr><td>환자이름</td><td>패트리샤○○</td><td>성별</td><td>여</td><td>생년월일</td><td>1993.02.26</td><td>발병일</td><td>2020.02.09</td></tr>
<tr><td>진단명</td><td>재발완화형 다발경화증</td><td>재발 여부</td><td>재발</td><td>입원날짜</td><td></td><td>외래날짜</td><td>2022.02.09</td></tr>
<tr><td>주관적인 증상</td><td colspan="7">- 2020.02.09. 일시적으로 겹보임, 암점 등 시각적 이상과 운동을 시작하려 할 때 떨림이 나타나 병원에 내원하여 진단결과 다발경화증 진단을 받음
- 증상이 회복되어 직장으로 복귀하여 출장으로 2022.01.15. 한국에 입국함
- 며칠 전부터 눈떨림과 같은 안구증상과 근력 약화 그리고 비틀거리는 보행 등 증상이 나타나 병원을 방문함</td></tr>
<tr><td>객관적인 평가</td><td colspan="7">1. 확장된 장애상태척도: 피라미드기능(3), 소뇌기능(2), 뇌줄기기능(2)
2. 근력: 다리근력 약화(F+)
3. 감각: 정상</td></tr>
<tr><td>치료 계획</td><td colspan="7">1. 근력 강화 운동: 다리 근력 G 단계 이상으로 향상
2. 보행 훈련: Frenkel 운동
3. 피로관리</td></tr>
<tr><td>치료 교육</td><td colspan="7">1. 다리 근력 증진을 위한 자가 운동
2. 실조증 개선을 위한 Frenkel 운동 교육</td></tr>
<tr><td>기타</td><td colspan="7">치료 효과를 증진시키기 위한 보호자 교육</td></tr>
</table>

3 무도병

1) 개요

무도병(chorea)은 “춤을 추다”라는 뜻의 그리스어에서 유래한 질환으로, 팔다리 및 몸통 근육이 예측할 수 없이 갑작스럽게 불규칙적이고 반복적인 불수의적 운동이상 질환을 말한다. 이러한 불규칙적인 움직임 얼굴, 입, 몸통과 팔다리의 먼쪽 부위에서 잘 나타나고 수면 중에는 사라진다. 무도병은 유전, 바이러스감염, 노화로 인한 뇌손상, 뇌경색 등에 의해 발생할 수 있는데, 가장 대표적인 것은 유전적 원인의 Huntington 무도병(Huntington's chorea)과 바이러스 감염성의 Sydenham 무도병(Sydenham's chorea)이다(표 9.49).

표 9.49 Huntington 무도병과 Sydenham 무도병의 구분

구분	Huntington 무도병	Sydenham 무도병
원인	유전	연쇄상 구균 감염 이후
발생시기	주로 30~40대	주로 15세 이전
증상	운동능력 손상, 정신 기능 손상	불수의적 경련
진행속도	서서히 진행	빠르게 진행
예후	대개 발병 후 10~15년 후 사망	발병 수주 후 대부분 호전

2) 임상적 특징

(1) Huntington 무도병

Huntington 무도병의 발병 초기에는 우울함, 불안, 걱정 등의 감정 또는 성격변화가 나타나며, 과긴장 반사, 비정상적인 눈바깥 움직임, 미세한 협응력장애, 둔한 동작이 나타나지만 일상생활동작을 독립적으로 수행할 수 있다. 중기에 이르면 무도병 증상이 현저하게 나타나며, 근 긴장 저하, 인지장애, 균형 및 보행의 어려움으로 스스로 운동과제를 수행하는 것이 어려워진다. 후기에는 중등도 이상의 무도병 증상이 나타나고 강직, 운동완만증, 근 긴장 이상 등의 파킨슨병 환자의 특징적 증상이 나타나고, 삼킴장애와 환각, 망상 또는 치매증상의 시작되어 통상적인 의사소통이 어렵게 되며, 호흡장애도 발생할 수 있어 거의 대부분의 일상생활동작에 도움이 필요하게 된다.

(2) Sydenham 무도병

Sydenham 무도병은 피아노를 치는 듯한 손가락이 불수의적으로 움직이는 운동장애가 나타나며, 이러한 증상이 몸 전체에 나타난다. 얼굴에서는 실룩실룩거리는 듯한 표정이 반복되며, 균형을 조절하기 어렵고, 경우에 따라 실조보행을 보이기도 한다.

3) 운동치료

(1) 무도병 환자에 대한 일반적인 운동치료

다양한 원인에 의해 발생하는 무도병은 가급적 증상을 지연시키고 일상생활 기능에 필요한 기능을 향상시키는 데 목적을 두고 시행한다. 정서적인 불안정은 신체 기능에 악영향을 줄 수 있으므로 외부적 자극이 최소화된 조용한 치료환경을 제공하여 치료에 집중하고 기억력을 향상시킬 수 있도록 한다. 불수의적이고 불규칙적인 움직임이 특징인 무도병의 증상을 개선하기 위해 모래주머니 등을 활용하여 신체 먼쪽 부위를 고정하거나 네발기기 자세 등의 관절압박을 통해 자세 안정성과 항중력 자세유지를 획득할 수 있도록 하여 점진적인 균형능력 향상을 이룰 수 있도록 한다. 자세조절능력의 향상은 조금 더 조절된 움직임을 만들어 낼 수 있을 것이다.

4 물뇌증

1) 개요

물뇌증(hydrocephaus)은 다양한 원인으로 뇌척수액 순환의 장애가 발생해 뇌척수액 용적이 증가하여 머릿속 압력 증가와 대뇌뇌실이 확장된 상태를 일컫는다. 가쪽뇌실에서 생성된 뇌척수액은 제3뇌실을 거쳐 대뇌수도관과 제4뇌실로 흐르고, 제4뇌실의 가쪽구멍과 정중구멍을 통해 거미막의 위시상정맥굴에 있는 정맥혈관을 통해 재흡수된다. 그러나 이러한 생성과 순환이 정상적으로 작동하지 않아 뇌척수액의 과잉 생성, 뇌척수액의 순환경로의 폐쇄, 뇌척수액의 흡수장애 등이 발생하여 뇌압을 상승시키고 뇌를 압박하여 신경학적 증상을 유발한다. 또한 머리뼈의 봉합이 완전하게 이루어지지 않은 상태에서 물뇌증의 진행은 신생아 머리둘레를 증가시킬 수 있다. 뇌척수액의 흐름에 따라 물뇌증은 교통성(commuicating)과 비교통성(noncommuicating)으로 구분되어 사용되고 있다(Dandy & Blackfan, 1914).

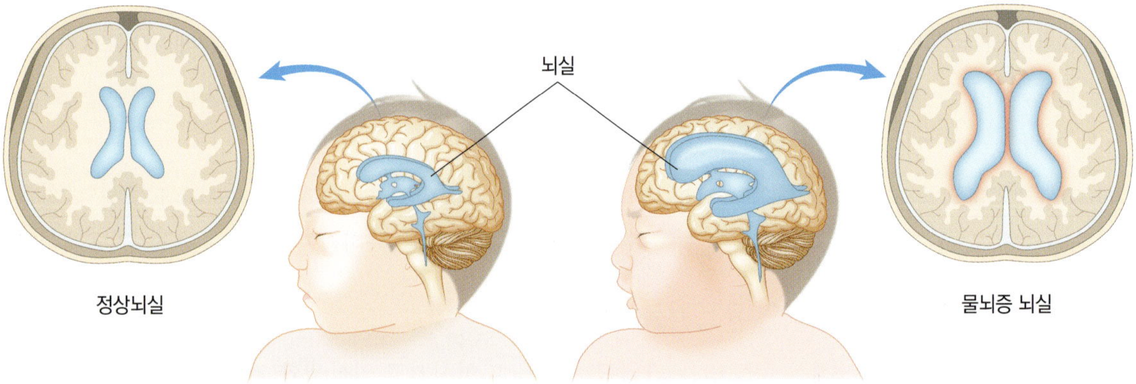

그림 9.48 물뇌증

2) 임상적 특징

머리뼈가 완전하게 봉합되지 않은 신생아의 경우 머리둘레의 증가, 앞숫구멍(anterior fontanelle)의 팽윤, 머리뼈를 두드리며 항아리 깨지는 소리가 나는 Macewen 징후(Macewen sign)가 나타나는 특징이 나타난다. 후기 신생아의 경우 뇌압의 상승으로 중간뇌덮개를 압박하여 위쪽주시가 나타날 수 있고, 빛에 대한 느린동공반사, 정신지연, 성장장애 등이 발생할 수 있다. 머리뼈 봉합이 완전하게 일어난 청소년기 및 성인이 다양한 원인에 의해 머리내압이 상승하게 되면 두통, 구토, 의식저하, 위쪽주시 현상 등이 나타날 수 있다. 물뇌증에 대한 의학적 치료에는 뇌척수액의 생산을 감소시키는 약물을 사용 또는 흡수를 촉진시키거나 우회통로를 통해 배출하기 위한 외과적 수술이 적용된다.

3) 운동치료

(1) 물뇌증 환자에 대한 일반적인 운동치료

물뇌증 환자는 중추신경계통 손상 환자에게 적용하는 일반적인 검사와 평가를 시행하며, 특히 아동의 경우 운동발달, 반사발달, 기능적 동작 등을 포함한 평가를 통해 적절한 치료 계획을 세워 운동치료를 적용해야 한다. 신경학적 손상이 없는 아동의 경우에도 크고 무거운 머리로 인해 머리조절이 어렵고 스스로 자세변경이 어려울 수 있다. 욕창 방지를 위한 지속적인 자세변경이 필요하며, 머리조절을 위한 목과 어깨 주변근육을 강화시켜 스스로 목을 조절할 수 있도록 해 주어야 한다. 아이의 운동발달 수준에 따라서 앉기, 서기, 걷기 등의 단계에 맞는 운동치료를 실시하며, 특히 머리무게로 인한 균형상실이 일어날 수 있음을 고려해야 한다.

5 Charcot-Marie-Tooth

1) 개요

Charcot-Marie-Tooth 질환(Charcot-Marie-Tooth disease, CMT)은 상염색체 유전자 변형에 의해 말초신경의 말이집, 축삭의 손상이 발생하여 팔다리 근육 위축과 마비가 일어나는 유전 운동감각성 신경병증이다. 1986년 이 질환을 거의 동시에 보고한 프랑스의 Jean-Martin Charcot와 Pierre Marie 그리고 영국의 Howard Henry Tooth의 이름에서 유래되었다. 말초신경 말이집 단백질을 형성하는 데 작용하는 17번 유전자가 유전자 중복 변형을 일으켜 말이집과 축삭의 손상을 일으키는 것으로 여겨진다. 점차 척수 앞뿔세포 및 뒤기둥 그리고 가쪽피라미드로 침범이 일어난다. 주로 늦은 아동기, 청소년기의 남자에게 호발되어 오랜 기간 진행되는 질환이다.

2) 임상적 특징

Charcot-Marie-Tooth 질환의 증상 정도는 개인적인 차이가 있을 수 있지만 대개 비슷하게 나타난다. 일반적인 증상은 대칭적인 다리 근육의 위축이 심하게 나타나며, 발 내재근과 발가락 폄근 등으로 점차 진행되어 오목발, 갈퀴발가락 등의 기형이 나타나고, 발처짐 보행이 나타난다. 다리 근육의 위

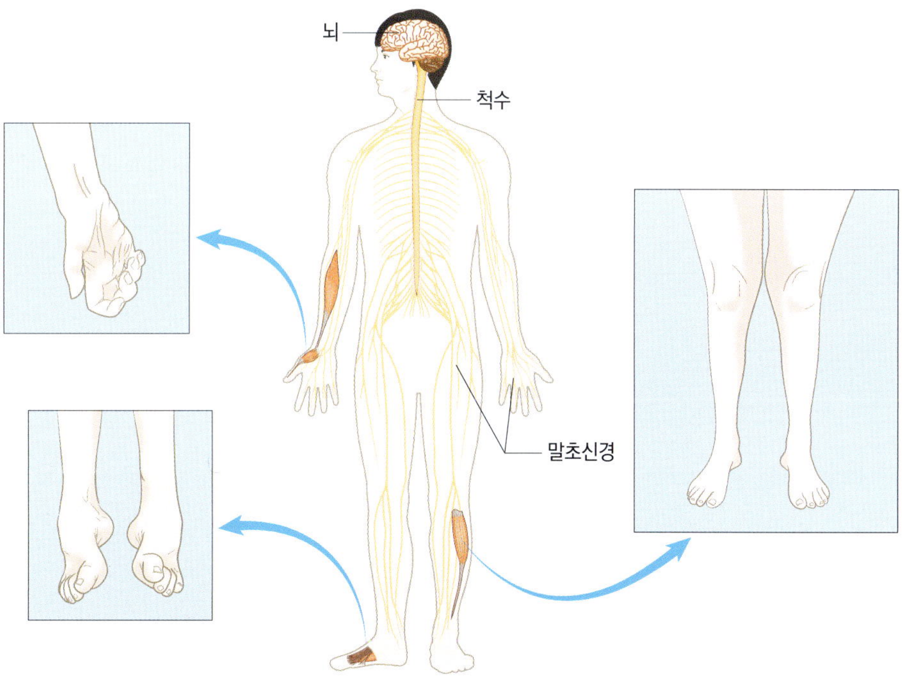

그림 9.49 Charcot-Marie-Tooth 질환의 임상 증상

축은 흡사 거위다리 모양 또는 황새다리 형태로 진행되고, 대개 넙다리 1/3 위쪽 그리고 팔꿉 위쪽의 침범은 일어나지 않으며, 질환의 지속은 팔 먼쪽으로 진행되어 갈퀴손 변형이 생긴다.

종아리 부위의 촉각, 통각, 온각의 감소와 소실이 있으며, 척수 뒤기둥의 침범은 진동 감각 등의 상실로 이어져 실조성 보행을 일으킬 수 있다.

3) 운동치료

(1) Charcot-Marie-Tooth 환자에 대한 일반적인 운동치료

유전질환으로 서서히 진행되는 Charcot-Marie-Tooth 질환의 물리치료 중재는 근본적인 치료보다는 관절 변형과 보행 장애를 최소화하는 등의 증상 완화 및 지연을 통해 삶의 질을 향상시키는 데 목적을 두고 있다. 특히 침범된 종아리근육, 발목근육, 무릎관절의 근력에 대한 강화 훈련을 실시하며, 발의 변형과 관절가동범위를 유지하기 위한 관절가동운동과 뻗침 운동이 중요하다. 보행을 위해 클렌작 보조기나 후방정지 발목발보조기 등을 이용하고, 보행 훈련에서는 에너지 소비를 최소화 하도록 한다.

참고문헌

강태우 외 옮김. 신경계물리치료학. 2021.

김동완. 뇌졸중 환자의 증상과 보행 개선을 위한 운동프로그램의 문헌적 고찰. 용인대학교 체육과학대학원. 2010.

김동훈, 김경훈. 체중지지 트레드밀 후방보행훈련과 기능적 전기자극 치료가 외상성 뇌손상 환자의 균형 및 보행 능력에 미치는 영향: 증례 연구. 정형스포츠물리치료학회지. 2020.

김명철 외. 신경계 운동치료학. 퍼시픽북스. 2016.

김미점, 염동삼. 강제유도운동치료가 외상성 뇌손상 환자의 손의 기민성과 놓기 능력에 미치는 효과. 한국고령친화건강정책학회지. 2009.1(1);51-61.

김석선, 조현미. 치매예방프로그램에 대한 체계적 문헌고찰: 국내문헌을 중심으로. 한국콘텐츠학회논문지. 2018

김연희 외. 뇌졸중 재활치료를 위한 한국형 표준 진료 지침. Brain & NeuroRehabilitation Vol.2, No.1, 2009.

김용욱, 김준엽, 고동진. 외상성 뇌손상 후 발생한 운동장애. 연세대학교 의과대학 재활의학교실 및 재활의학연구소. 2012.

김재남, 이창대, 박지혁. 운동프로그램이 치매환자의 일상생활활동에 미치는 효과에 대한 체계적 고찰. 재활치료과학. 2015.

김정현. 뇌성마비 아동의 운동학습 효과: 체계적 고찰. 대한물리치료과학회지. 2021.

김종만 옮김. 질환별물리치료. 정담미디어. 2010.

김준영. 승마 시뮬레이션 중재가 뇌졸중 환자의 보행능력에 미치는 영향. 한림대학교. 2014.

김지훈, 정재훈. 외상성 뇌손상 환자의 관리기능 중재에 관한 체계적 고찰. 2019.

김진홍. 호흡운동이 만성 뇌졸중 환자의 폐 기능 및 운동능력에 미치는 영향. 가천대학교 보건대학원. 2012.

김창헌. PNF를 이용한 경부 운동이 뇌졸중 환자의 연하기능과 경부 통증에 미치는 영향. 대한고유수용성신경근촉진법학회. 2015.

김형준 옮김. 척수손상의 재활치료와 관리. 엘스비어코리아. 2010.

김호묵, 정병국 외. 과제 지향적 수중재활운동 전후에 따른 뇌졸중 편마비 환자의 근력 및 일상생활의 수행 능력 비교. 한국특수체육학회지. 2006.

민경옥 외. 신경계운동치료학. 하늘뜨락. 2013.

민경옥 외. 최신 신경계운동치료학. 하늘뜨락. 2018.

박세연, 박명화. 치매 가족 지지프로그램이 가족 부양자의 부양부담감, 우울, 스트레스에 미치는 효과: 체계적 고찰 및 메타분석. 대한간호학회지. 2015.

박소연, 신인수. 국내 뇌졸중 편마비 환자를 대상으로 한 건측억제-환측유도 치료효과의 메타분석. 한국전문물리치료학회지. 2012.

박아름, 이재신. 뇌성마비 아동의 신체기능 및 일상생활 향상을 위해 적용된 과제 중심 훈련의 체계적 고찰. 대한감각통합치료학회지. 2021.

박영주, 홍은경. 국내 뇌성마비 아동의 자세조절 향상을 위한 운동 중재 효과: 체계적 고찰. 대한감각통합치료학회지. 2016.

박유린 외. 고유수용성신경근촉진법이 뇌졸중 환자의 연하기능에 미치는 효과. 한국산학기술학회논문지. 2012.

박주영. 인지운동치료가 뇌졸중 환자의 운동감각기능과 일상생활활동에 미치는 영향. 가천대학교. 2018.

박진영. 거울치료가 뇌졸중 환자의 상지기능과 일상생활활동에 미치는 효과. 인제대학교. 2011.

송용관, 박진훈. 소뇌질환의 신경생리학적 특성과 운동기능 장애. 체육과학연구. 2014.

신경계 운동치료학 편찬위원회. 신경계 운동치료학. 범문에듀케이션. 2018.

신경계질환 물리치료 중재학 편찬위원회. 신경계질환 물리치료 중재학. 현문사. 2018.

신경계질환 중재학 편찬위원회. 신경계질환 중재학. 범문에듀케이션. 2018.

신경계질환물리치료중재학 편찬위원회. 신경계 질환 물리치료 중재학. 대한나래출판사. 2017.

유지성 외. 뇌졸중환자에서 로봇보조 보행치료 후 뇌가소(증례보고). Brain & NeuroRehabilitation Vol.1, No.1, 2008.

윤정민. 가로막 호흡 운동과 입술 오므리기 호흡 운동이 만성 뇌졸중 환자의 폐 기능과 보행에 미치는 효과. 대구대학교. 2019.

이건철 외. 사례중심 신경계 운동치료학. 현문사. 2016.

이건철 외. 신경계운동치료학 2판. 현문사. 2019.

이주상 외. 신경계물리치료학 3판. 군자출판사. 2021.

이채우. 파킨슨병 치매에 대한 고찰. 고령자 · 치매작업치료학회지. 2009.

장지연. 인지운동치료가 뇌졸중 환자의 상지기능과 일상생활활동에 미치는 효과. 광주여자대학교. 2012.

전민호, 이진화. 뇌질환 환자의 로봇 재활치료. J Korean Med Assoc. 2013.

정병국. 수중재활운동 중재 방법이 경직성 뇌성마비아의 기능적 움직임에 미치는 영향. repository.hanyang.ac.kr. 2007.

정병국. 수중재활운동의 이해. 운동사대회 초록집. 2002.

정병국. 수중재활운동의 중요성과 외상성 뇌손상의 수중재활운동. 대한운동사협회. 2003.

주은솔, 방요순. 국내 파킨슨병 환자의 낙상관련 중재 프로그램에 관한 체계적 고찰. 인문사회. 2021.

최아영. 승마기구 훈련이 만성 뇌졸중 환자의 몸통근 활성도와 균형에 미치는 영향. 남부대학교. 2014.

한국보건의료연구원. 파킨슨병 환자에서 하지재활로봇을 이용한 보행치료. 2021.

황병용. 보바스치료 개념에 의한 뇌졸중 재활운동. 대한운동사협회. 2003.

Bates, A., & N Hanson, N. (1996). Aquatic exercise therapy, WB Saunders Company.

Bruce H Dobkin. (2004). Neurobiology of rehabilitation, Ann N Y Acad Sci, 1038: 148-170.

Bussel, B., Roby-Brami, A., Azouvi, P., Biraben, A., Yakovleff, A., & Held, J. P. (1988). Myoclonus in a patient with a spinal cord transection. Possible involvement of the spinal stepping generator. Brain, 111, 1235-1245.

Carl van Walraven, Robert G Hart, Daniel E Singer, Peter J Koudstaal, Stuart Connolly. (2003). Oral anticoagulants vs. aspirin for stroke prevention in patients with non-valvular atrial fibrillation: the verdict is in, Card Electrophysiol Rev. 7(4), 374-378.

Chen, G., & Patten, C. (2006). Treadmill training with harness support: selection of parameters for individuals with poststroke hemiparesis, J Rehabil Res Dev. 43(4), 485-498.

Huxham, F. E., Goldie, P. A., & Patla, A. E. (2001). Theoretical considerations in balance assessment, Aust J Physiother, 47(2), 89-100.

Miller, E. W., Quinn, M. E., & Seddon, P. G. (2002). Body weight support treadmill and overground ambulation training for two patients with chronic disability secondary to stroke, Ellen Winchell Miller 1, Phys Ther. 2002 Jan; 82(1), 53-61

Steven L Wolf, et al. (2006). Effect of constraint-induced movement therapy on upper extremity function 3 to 9 months after stroke: the EXCITE randomized clinical trial, Jama, 296(17): 2095-2104.

Waagfjord, J., Levangle, P. K., & Certo, C. M. (1990). Effects of treadmill training on gait in a hemipar etic patient . Phys T her. 70: 549-560.

Werner, C. et al. (2002). Treadmill training with partial body weight support and an electromechanical gait trainer for restoration of gait in subacute stroke patients: a randomized crossover study, Stroke, 33(12), 2895-2901.

Yael Goverover et al. (2017). Changes in activity participation following traumatic brain injury, Neuropsychol Rehabil, 27(4), 472-485.

외상성 뇌손상 운동치료-뇌손상 회복을 위한 15가지 운동

https://www.flintrehab.com/exercises-for-brain-injury-recovery/

https://www.physio-pedia.com/Therapeutic_Interventions_for_Traumatic_Brain_Injury

색인

색인

색인

색인

번호

A

B

C

D

색인

색인